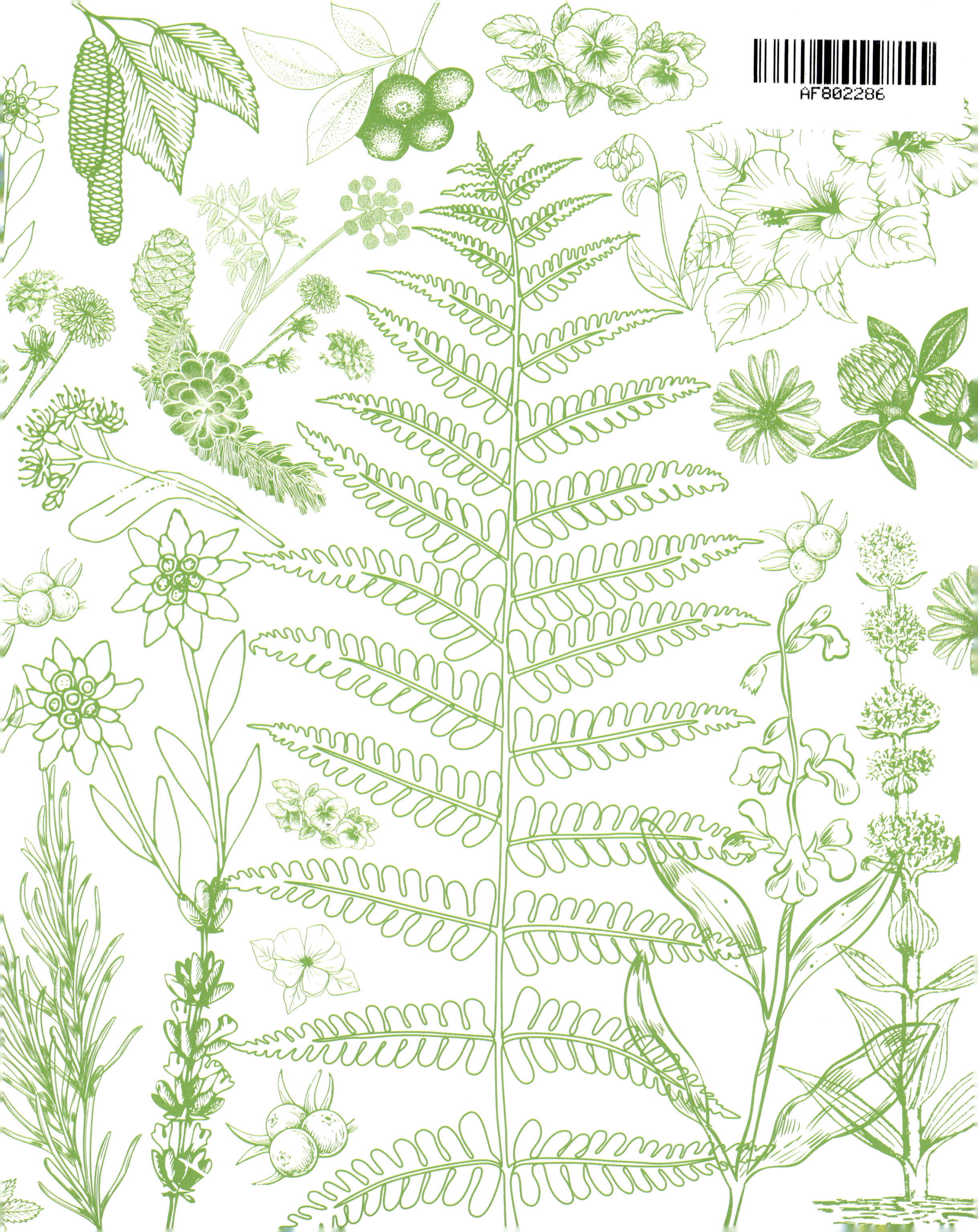

Michaela Thöni-Kohler

Heilkräuter aus den Alpen

Michaela Thöni-Kohler

HEILKRÄUTER AUS DEN ALPEN

DIE NATURAPOTHEKE FÜR WOHLBEFINDEN UND GENUSS

Ernten +++ Anwenden +++ Aufbewahren +++

Tyrolia-Verlag · Innsbruck-Wien

Inhalt

itq sompnq ...
i tepatq frigq calor supfluus tempia
mna caules sal lac casens acetu
xxi capc octos icona xci difigi clara
c darmie pg cibu stellia vidi qui
li dilaco flebo hec auribq gferunt
pedun caz purgaco teplaz vitae.
caue et idigestia legumina ventosa
q fricad gstri grauant aq frigida et
da no iponere et iposita expelle
balneoz supflug aq hec nocet aurib
pluuie auster aer tuu qllq somi
tepla replecio sopnq post teplas cap
be florcas frigidq hec gferut denabus
ue cu sal sale ul sal gema coct adcub
t tetit addico abue et post ipano
ubia mncire ficq et oliue pannis ocu
le splen qd libz druca qz masticat cu de
om tenu pulugaui frae addita spi
g abu cu vomo ul aq hec nocet deng
q potq corrupta r tepla p capue noct
g potq pistes salsi vomitq frigs lac co ag
lac pistes salsi vomitq calida
corrupta argentu vinu calida

Die Volksheilkunde in den Alpen

1.

Die besondere geografische Situation der Alpen hat dazu geführt, dass sich in den verschiedenen Tälern, bedingt durch ihre Abgeschiedenheit, die Volksheilkunde durchaus individuell entwickelt hat.

Bis ins letzte Jahrhundert waren Ärzte, Apotheken oder Hospitäler nicht überall verfügbar und oft nur sehr schwer zu erreichen. Außerdem konnten sich die Bauern aus den Tälern eine medizinische Versorgung beim Arzt oder im Krankenhaus meist gar nicht leisten.

Deshalb war es wichtig, sich selbst helfen zu können. Dies geschah meist durch die Nutzung von heimischen Pflanzen – welche auch immer zur Verfügung standen. Teil der Heilkunde waren oft auch tierische Mittel, die sogenannte „Drecksapotheke", und magische Rituale (Aberglaube), welche zur Heilung oder zum Schutz dienten. Manches ist aus dieser Zeit noch erhalten geblieben. So zum Beispiel die Verwendung des Murmeltierfettes bei Entzündungen oder das Anbringen von Schutzpflanzen an der Stalltür.

Außerdem wurden auch die sogenannten Bauerndoktoren aufgesucht, um sich Hilfe zu holen. Diese waren keine studierten Mediziner, sondern meist Laien, die sich das Wissen bei anderen Bauerndoktoren oder durch Erfahrung angeeignet hatten. Oft waren diese auch als Hebammen oder Viehdoktoren tätig.

Klöster spielten im Mittelalter eine wichtige Rolle als Orte der Wissensbewahrung und Anwendung der Heilkunde. Es gab in den Klöstern, in den sogenannten Infirmarien, medizinische Versorgung für die arme bäuerliche Bevölkerung. Die Arzneien dafür wurden in den Klöstern meist selbst hergestellt, die Pflanzen dafür im dazugehörigen Klostergarten angepflanzt.

Die Benediktinermönche brachten auch verschiedene Pflanzen aus dem Mittelmeerraum in unsere Region und bauten diese in den Klostergärten an. Klöster bewahrten als kulturelle Zentren heilkundliches Wissen, da sie viele Bücher, darunter auch welche über Heil- und Kräuterkunde, vervielfältigten und in ihren Bibliotheken über Jahrhunderte sorgsam hüteten.

Auch bei den Burgen gab es meist einen Kräutergarten und in manchen Burgbibliotheken fanden sich medizinische Bücher. Die Herrscher bezogen Arzneien, wie zum Beispiel Weihrauch, Ingwer oder Pfeffer, von fahrenden Kaufleuten und Apotheken. Auf diese Weise wurden sowohl die Familie des Burgherrn als auch die Burgbewohner medizinisch versorgt.

Das volksheilkundliche Wissen fußte in erster Linie auf Erfahrung. Die Zusammenhänge in Bezug auf Pflanzenstoffe und deren Wirkungen auf den menschlichen Körper waren nicht bekannt. Die Krankheit wurde oft als Dämon oder Fluch angesehen. Das volksheilkundliche Wissen wurde meist mündlich weitergegeben und nur selten niedergeschrieben.

Bis ins 19. Jahrhundert hinein war die Krankheitslehre von der antiken Humoralpathologie (Vier-Säfte-Lehre) geprägt. Diese geht davon aus, dass die richtige Mischung bzw. Zusammensetzung der Körpersäfte die Voraussetzung für Gesundheit ist. Die vier Säfte Gelbe Galle (cholera, colera), Schwarze Galle (melancholia, melancolia), Blut (sanguis) und Schleim (phlegma, flegma) mussten zur Heilung wieder in Einklang gebracht werden.

Danach setzte sich ein mechanistisches Weltbild durch, in welchem man den Körper nicht mehr ganzheitlich betrachtete, sondern als Ansammlung von Einzelteilen, welche auch als solche behandelt wurden. Das volksheilkundliche Wissen rückte in den Hintergrund und wurde oft von den Medizinern sogar belächelt.

FÜR DIE ALPINE VOLKSHEILKUNDE WICHTIGE ÄRZTE UND GELEHRTE

Einige wichtige Ärzte und Gelehrte, welche auch die alpine Volksheilkunde beeinflussten, möchte ich hier kurz vorstellen, da sie in diesem Buch öfter Erwähnung finden.

Pedanios Dioskurides war ein griechischer Arzt, der im 1. Jahrhundert zu Zeiten des Kaisers Nero in der römischen Provinz Kilikien lebte. Dioskurides gilt als Pionier der Pharmakologie. In seinem berühmtesten Werk „Materia medica" („Über Arzneistoffe") beschreibt er ca. 1000 Arzneimittel pflanzlichen, tierischen und mineralischen Ursprungs und 4740 medizinische Anwendungen.

Die Deutsche Hildegard von Bingen (11./12. Jh.) war Benediktinerin, Äbtissin, Dichterin, Komponistin und Universalgelehrte. Sie beschrieb in ihren Werken Krankheiten und pflanzliche Heilmittel.

Hieronymus Bock (15./16. Jh.) war ein deutscher Botaniker, Arzt und lutherischer Prediger. Er zählt zu den „Vätern der Botanik". Sein Buch *„New Kreütter Bůch von underscheydt, würckung und namen der kreütter so in Teütschen landen wachsen. Auch der selbigen eygentlichem und wolgegründetem gebrauch in der Artznei, zů behalten und zů fürdern leibs gesuntheyt fast nutz und tröstlichen, vorab gemeynem verstand"* erschien in erster, nicht illustrierter Auflage in Straßburg im Jahr 1539.

Pietro Andrea Gregorio Mattioli (16. Jh.) war ein italienischer Arzt und Botaniker sowie Leibarzt von Erzherzog Ferdinand II. und von Kaiser Maximilian II. Der Humanist und Arzt Georg Handsch (16. Jh.) arbeitete gemeinsam mit Mattioli an verschiedenen Büchern wie dem „New Kreüterbuch" von 1563.

Diese beiden Ärzte waren auch im Umfeld der Philippine und Anna Welser zu finden. Philippine Welser (16. Jh.), eine Augsburger Patriziertochter und die erste Ehefrau von Erzherzog Ferdinand II., lebte und starb auf Schloss Ambras in Tirol. Berühmt ist ihr Kochbuch und das Arzneimittelbuch (Handschrift ca. 1560–1570), welches aber eigentlich ihre Mutter Anna Welser verfasste.

Theophrastus Bombast von Hohenheim, genannt „Paracelsus" (15./16. Jh.), war ein Schweizer Arzt, Naturphilosoph, Alchemist, Laientheologe und Sozialethiker. Er war zu seiner Zeit einer der berühmtesten europäischen Ärzte. Er stellte die Humoralpathologie (Vier-Säfte-Lehre) in Frage. Für ihn war die Betrachtung der Zusammenhänge wichtig. Eine Krankheit führt er auf fünf Ursachen – auch *entia* genannt – zurück. Sobald diese gefunden waren, konnten sie durch die Wiederherstellung des Gleichgewichts im Körper mit Hilfe wirksamer Arzneimittel beseitigt werden. Er hinterließ uns zahlreiche Schriften.

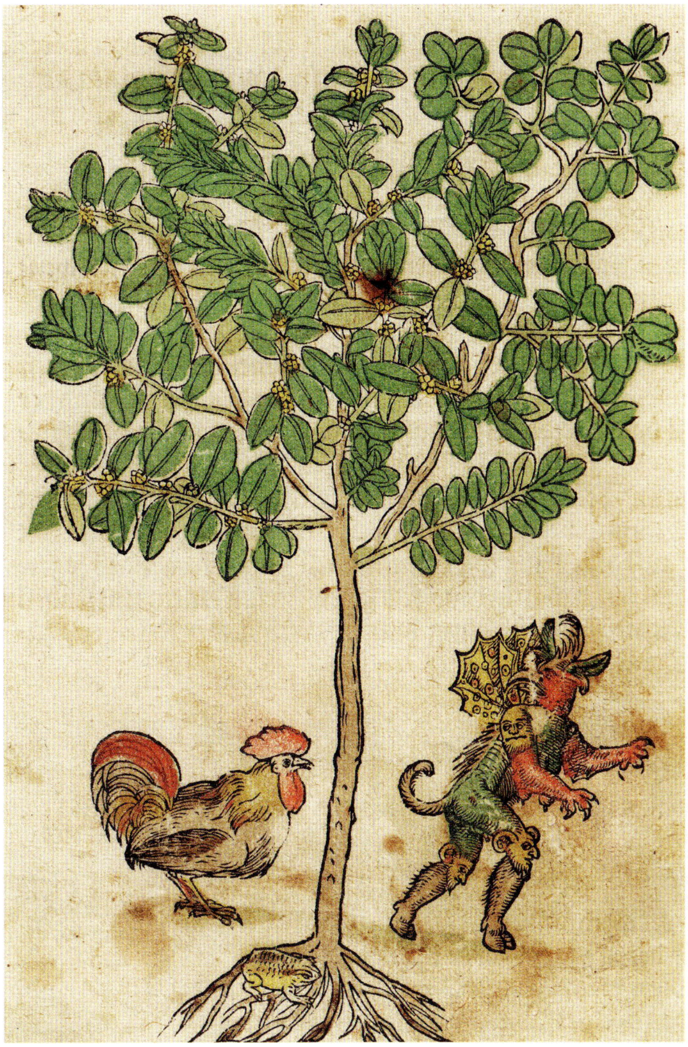

„All Ding' sind Gift und nichts ohn' Gift; allein die Dosis macht, dass ein Ding kein Gift ist."

Paracelsus

Der bayerische römisch-katholische Priester Sebastian Anton Kneipp (19. Jh.) war Naturheilkundler. Er machte die Wasserkuren und das Wassertreten bekannt und beschäftigte sich auch mit der Pflanzenheilkunde.

Kräuterpfarrer Johann Künzle (1857–1945) war ein katholischer Schweizer Pfarrer und Publizist. Er ist einer der bekanntesten Kräuterpfarrer und beschäftigte sich mit Alternativmedizin und der Pflanzenheilkunde. Seine wichtigsten Werke sind das „Grosse Kräuterheilbuch" (1944) und das Buch „Chrut und Uchrut".

ERHALTENE ARZNEIBÜCHER AUS DEN ALPEN

„Innsbrucker Kräuterbuch" oder „Prüller Kräuterbuch" heißt das erste Buch über Heilkräuter in deutscher Sprache und wurde im 12. Jh. geschrieben. Leider ist es nicht mehr vollständig vorhanden.

Das Stamser Arzneibuch (12. Jh., Stams) ist ein schulmedizinisches Buch und beschreibt die Behandlung von Krankheiten von „Kopf bis Fuß" und die Wirkung von 19 Heilpflanzen.

Das Arzneibuch der Alt-Taentzlin (vor 1550, Schwaz) ist eine Rezeptsammlung, in welcher man auch Tipps zur Schönheitspflege findet.

Das Arzneibuch der Philippine Welser (1560–1580) wurde eigentlich von Philippines Mutter Anna Welser geschrieben und enthält viele Rezepte.

Von Susanna von Tobar stammt ein 1565 verfasstes Hausarzneibuch. Das Buch ist eine Sammlung von Rezepten, deren Herkunft nur teilweise bekannt ist. Von Tobar war von 1560 bis 1566 Hofmeisterin am Innsbrucker Hof.

1563 erschien das „New Kreüterbuch" von Pietro Andrea Gregorio Mattioli (1501–1578). Er war italienischer Arzt und Botaniker sowie Leibarzt des Erzherzogs Ferdinand II. und des Kaisers Maximilian II.

Das „Ertzney-Buech" von Melchior Miersperger (1607, Kitzbühel) ist ein buntes Sammelsurium an Rezepten und Heilmitteln für verschiedenste Krankheiten und Verletzungen. Miersperger war Wundarzt in Kitzbühel und versorgte dort die durch den Bergbau relativ wohlhabende Bevölkerung.

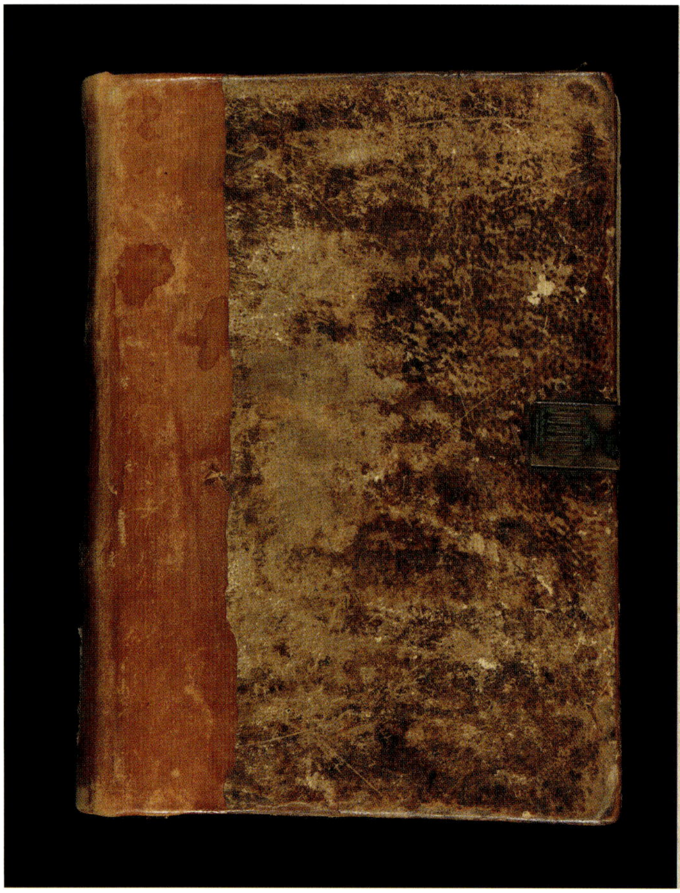

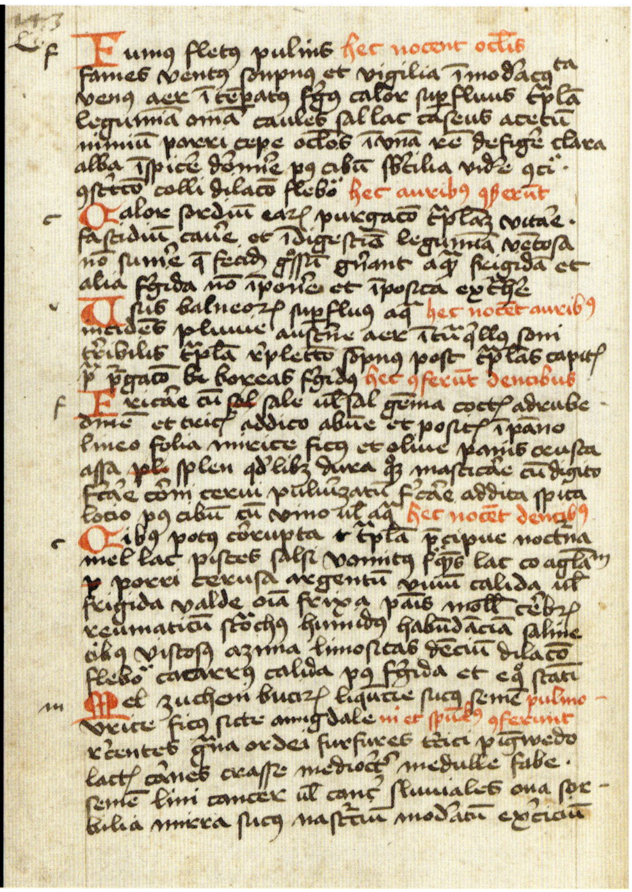

Die „Heylsame Hauß-Apotecken“ (1714, Innsbruck) hat ein anonymer Autor verfasst, welcher ein medizinischer Laie war, sich aber ein gewisses Fachwissen angeeignet hatte. In den Rezepten und Anwendungen wird eine Vielzahl an Heilpflanzen, darunter auch tierische Stoffe, benutzt.

Man findet in diesen Büchern viele Rezepte, die in der heutigen Zeit nur schwer nachzuvollziehen sind oder welche sich – auf Grund der teilweise giftigen Ingredienzien – nicht zur Nachahmung empfehlen.

Allerdings habe ich auch einige der in diesen alten Büchern zu findenden Rezepte, die mir aus heutiger Sicht sinnvoll erscheinen, wie zum Bespiel das „Grüne Wundsälblein“, in die Neuzeit transferiert und bei den jeweiligen Pflanzen angeführt.

BAUERNDOKTOREN UND HEILER IN DEN ALPEN

Da es bis ins 20. Jahrhundert hinein in den Alpen an ausgebildeten Medizinern fehlte, gab es viele Laienmediziner, Heiler oder auch Bauerndoktoren. Ich möchte hier nur einige erwähnen, welche sich besonders hervortaten. Ihre Methoden waren teilweise sehr rau und brutal. Es kamen auch die „Drecksmedizin“ und die Magie zum Einsatz. Meist verwendeten sie jedoch heimische Pflanzen, um zu heilen.

Diese Bauerndoktoren behandelten bis ins 20. Jahrhundert nach den Prinzipien der Vier-Säfte-Lehre. Zur Diagnose verwendeten sie oft die Harnschau, die Körpervermessung oder die Pulsdiagnostik.

Leider sind nur wenige Rezepte schriftlich überliefert worden. Einige von denen, welche sich in die heutige Zeit transferieren ließen, sind in diesem Buch zu finden.

Anton Auer (1840–1881) aus Wildermieming wurde auch der „Gerharter“ oder „Gerhartler“ genannt. Von ihm gibt es eine handschriftlich überlieferte, leider nicht vollständige Rezeptsammlung.

Josef Abenthung (1802/1803–1877) wurde auch der „Marxer aus Götzens“ genannt. Sein Spezialgebiet war die Behandlung von Beinbrüchen. Von ihm stammt das Rezept für das Dörrpflaster (siehe Fichte, Seite 51).

Amalia Hohenester aus Bayern (1827–1878) war als Wunderheilerin und sogenannte „Doktorbäuerin“ bekannt. Sie war eine Kräuterkundige und wurde auch wegen Kurpfuscherei angeklagt.

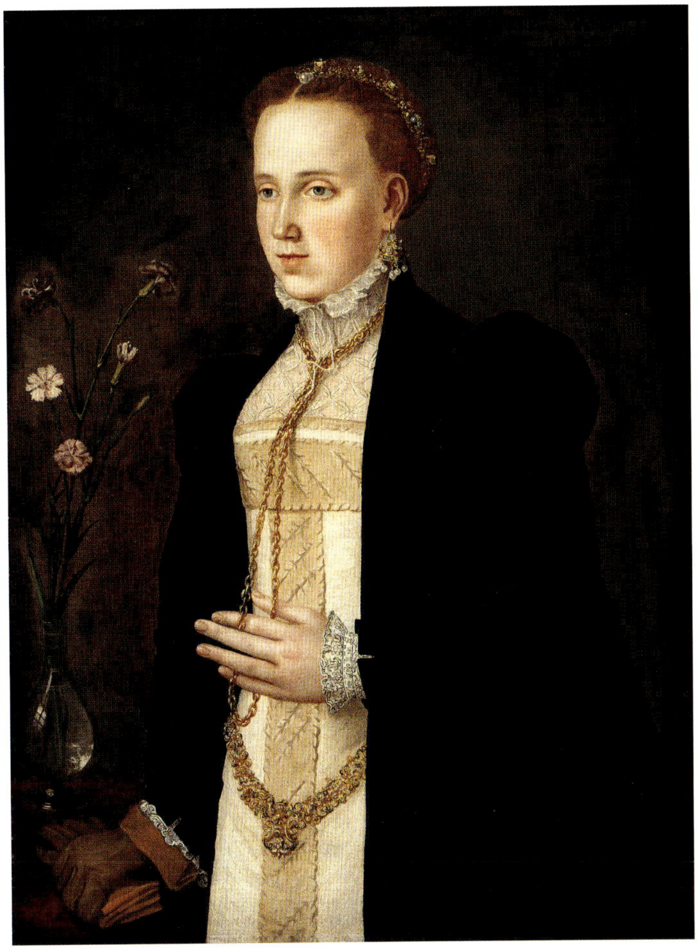

Der Bauerndoktor Alois Neuner (19./20. Jh.) aus dem Zillertal, auch „Kiendler“ genannt, war berühmt und berüchtigt für seine Heilmethoden. Sein Diagnoseverfahren war die Urinschau. Viele Kranke kamen ins Tiroler Zillertal, um sich beim Kiendler Hilfe zu holen. Seine Nachfahren tragen sein Erbe mit der Firma „Neuner's“ weiter.

Johann Abenthung, „Natterer Doktor“ (1914–1986) aus eben diesem Dorf, war Naturheilkundler und behandelte seine Patienten mit selbst gemischten Tees, Einreibungen oder Salben. Er war umstritten und wurde sogar einmal verurteilt. Er begann als Viehdoktor und ging dann in die „Lehre“ beim Zillertaler Kiendler.

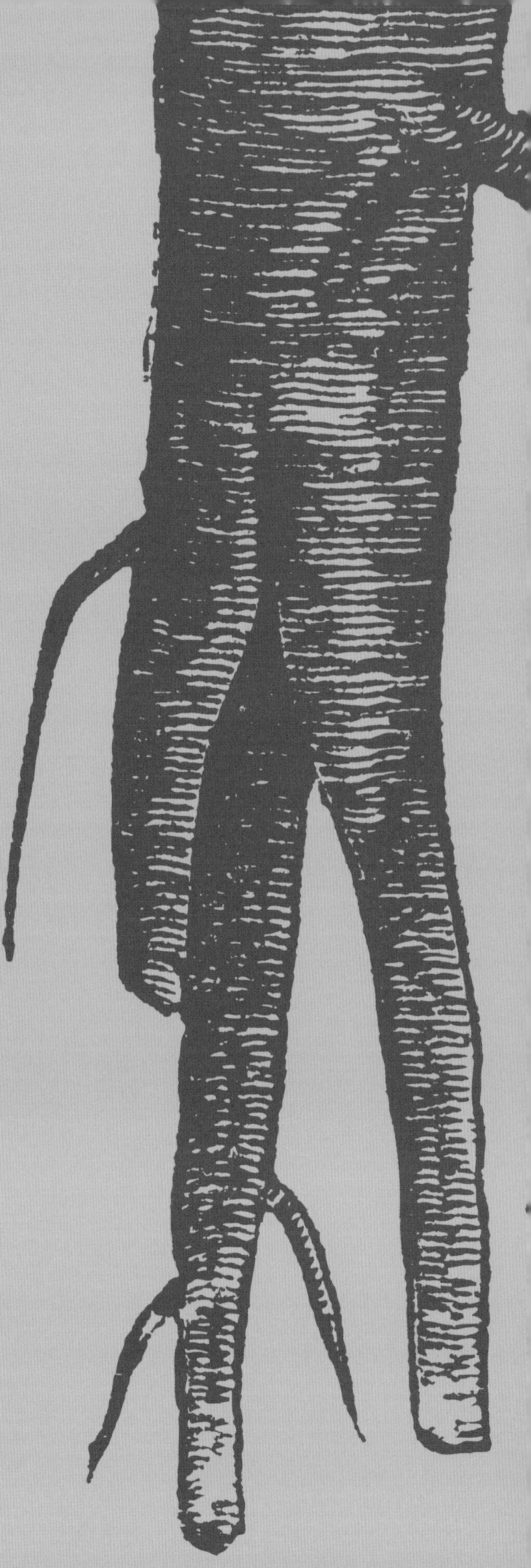

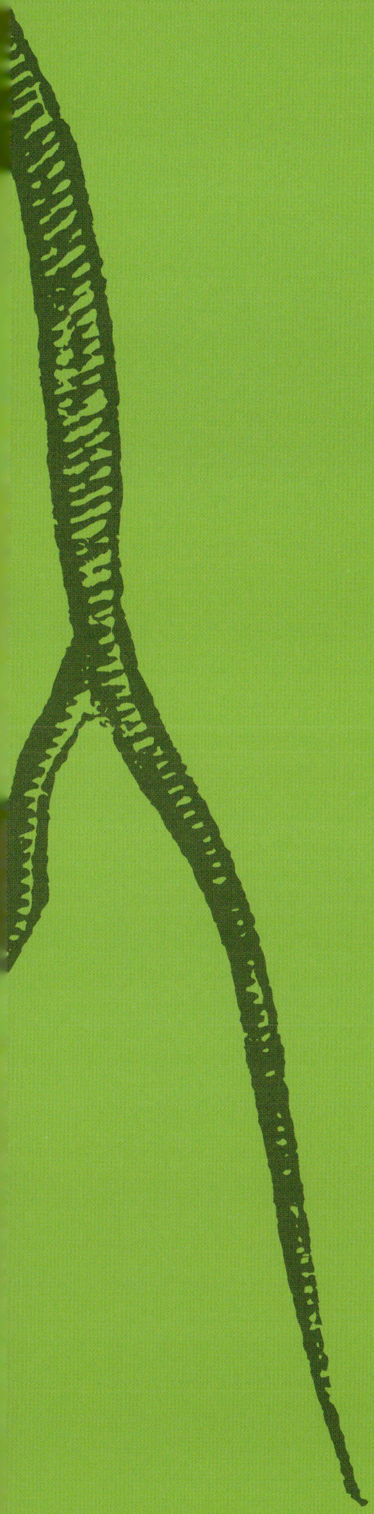

Starke Wurzeln

2.

Der Alant ist eine bis zu 2 m hohe, mehrjährige, krautige Pflanze mit auffälligen gelben Blütenköpfen, welche erst ab dem zweiten Jahr erscheinen. Der winterharte Korbblütler blüht von Juli bis September in kräftigem Gelb. Die bis zu 50 cm langen, lanzettenförmigen Blätter haben auf der Unterseite Filzhaare. Der starke Wurzelstock verströmt einen intensiven, aromatischen Geruch.

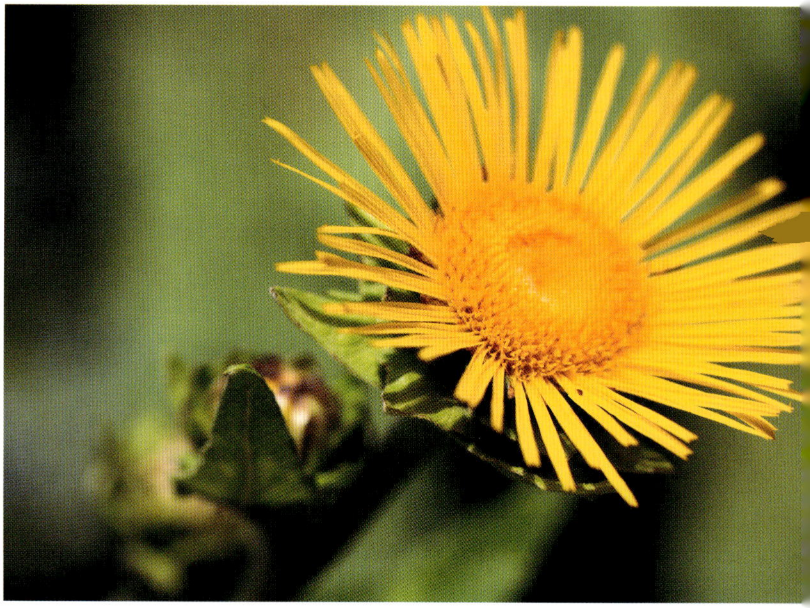

Alant

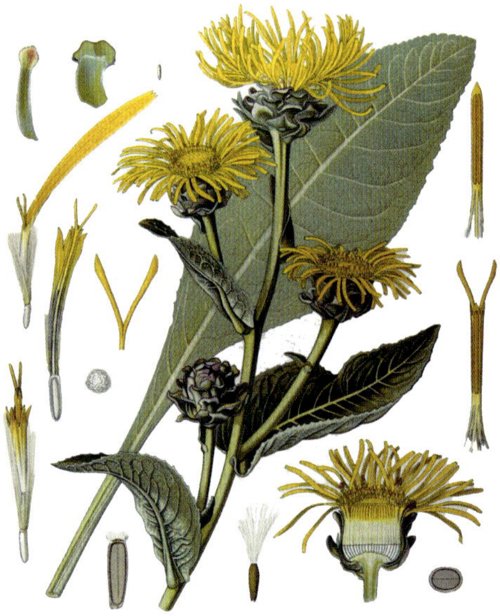

Lateinischer Name:	Inula helenium
Andere Namen:	Altwurz, Edelwurz, Heilwurz, Brustalant
Pflanzenfamilie:	Korbblütler (Asteraceae)
Verwendete Teile:	Wurzel, Blätter
Zubereitungsarten:	Tinktur, Tee, Wein, Räuchern, Honig, Sirup
Verwendung:	Hustenmittel, Atemwege, Lungenleiden, Magen, Verdauung, Sodbrennen, Menstruationsbeschwerden, Allheilmittel, Stärkungsmittel

Man sollte bei der Dosierung des Alants darauf achten, nicht zu viel zu verwenden. Außerdem kann er als Korbblütler bei Allergikern Reaktionen hervorrufen.

Der Echte Alant stammt ursprünglich aus Klein- und Zentralasien. Bei uns ist er fast ausschließlich in Gärten zu finden. Der Alant ist eine beliebte Bauerngartenpflanze und bevorzugt leicht feuchte, halbschattige bis sonnige Standorte.

Die wichtigsten Inhaltsstoffe des Alants sind Inulin (ein dem Fruchtzucker ähnliches Kohlenhydrat), ätherische Öle, Helenin, Azulen und Bitterstoffe. Das enthaltene Inulin bewirkt auch den süßen Geschmack der Alantwurzel. Inulin wird auch als Süßungsmittel verwendet.

ZUR GESCHICHTE

Der griechische Name des Alant helenium ist vermutlich von der griechischen Mythologie inspiriert. Zum einen sagt man, dass der Alant aus den Tränen der schönen Helena geboren wurde. Zum anderen soll Helena, bevor sie von Paris von Griechenland nach Troja entführt wurde, ihre Hände mit den Blüten des Alants gefüllt haben.

Der Echte Alant wird seit der Antike als Heil- und Gewürzpflanze verwendet. Die Wurzel des Alants fand bereits damals wegen ihres bitteren, harzigen Geschmacks Verwendung als Gewürz für Süßspeisen und Magenbitter. Der griechische Arzt Hippokrates (400/300 v. Chr.) soll die Wurzel als Frauenheilmittel gerühmt haben. Plinius der Ältere (1. Jh.), ein römischer Gelehrter, empfahl, Alantwurzeln zu kauen, um den Geschmackssinn zu verbessern, die Verdauung in Schwung zu bringen und die Stimmung zu heben. Plinius berichtete auch, dass Livia, die Gattin des Augustus, ihn täglich aß und wahrscheinlich deshalb sehr alt wurde. Plinius und der griechische Arzt Dioskurides (1. Jh.) beschrieben ihn als Mittel gegen Husten, Krämpfe und Magenschwäche und empfahlen, ihn in Form von Alantwein zu sich zu nehmen.

Auch für Hildegard von Bingen war der Alant eine wichtige Heilpflanze. Ein Sud aus Alantwurzeln wurde als Heilmittel bei Menstruationsbeschwerden eingenommen. Pulverisierte Alantwurzeln, mit Honig oder Zucker vermischt, wurden bei Atembeschwerden, Atemkrämpfen oder sogar bei Schlangenbissen verwendet. Der Alantwein galt als universelles Heil- und Stärkungsmittel, von dem man nach Hildegard in der Früh und am Abend ein Stamperl trinken sollte.

Paracelsus hat die Wurzel bei Husten und Lungenleiden eingesetzt.

Auch eine Salbe aus Alantwurzel und Schweineschmalz wurde äußerlich gegen Krätze, Geschwüre und Ekzeme angewandt. Kandierter Alant galt lange Zeit als Delikatesse. Man sollte jedoch nicht zu viel davon essen, da zu große Mengen zu Übelkeit und Erbrechen führen können.

IN DER ALPINEN VOLKSMEDIZIN

Hier wird hauptsächlich die Alantwurzel verwendet, welche man im Herbst gräbt, reinigt und im Schatten trocknet. Sie erweist sich besonders bei Husten als hilfreich. Diese Wirkung ist wahrscheinlich auf die enthaltenen ätherischen Öle, die einen schleim- und leicht krampflösenden Effekt haben, zurückzuführen. Ein Tee aus der Wurzel kann hier bei Bronchialbeschwerden, chronischem Husten und Reizhusten lindernd wirken. Dieser wird in der Volksheilkunde auch bei Magenbeschwerden, Sodbrennen und zur Regulierung der Menstruation eingesetzt. Empfohlen wird die Alantwurzel auch bei der klassischen Raucher-Krankheit COPD.

Durch seine schleimlösende Wirkung ist die Alantwurzel oft Bestandteil von Hustensäften. Alantwein kann auch bei Magen-Darm-Beschwerden und bei Verschleimung der Lunge angewandt werden.

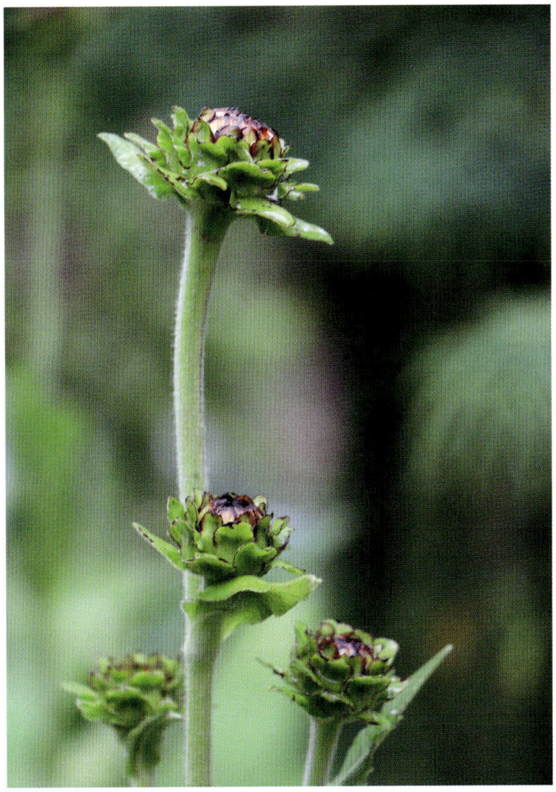

Die Wurzel des Echten Alants ist ein wunderbares Räucherwerk, welches bei Winterdepressionen hilft, die Seele erhellt und für gute Laune sorgt. Eine Alantwurzel-Räucherung kann blockierte Energien wieder in Fluss bringen, Ängste lösen und hat eine keimtötende Wirkung. Sie verströmt einen wunderbaren süßlichen, vanilleartigen, veilchenähnlichen Duft. In manchen Regionen der Alpen wurden zum Schutz auch der Stall und die Stube am Christtag mit Alantwurzel ausgeräuchert. Unbedingt getrocknete Wurzeln verwenden. Am schönsten duftet er, wenn man ihn auf einem Stövchen verräuchert.

Der Alant ist in vielen Regionen der Alpen auch Bestandteil der Kräuterbuschen, die an Mariä Himmelfahrt, dem 15. August, gebunden werden.

ANWENDUNGEN

Alanttinktur

Die sauberen, klein geschnittenen Alantwurzeln in 38%igem Alkohol ansetzen, 4 bis 8 Wochen an einem schattigen Ort ziehen lassen. Abfiltern und in einer dunklen Flasche verwahren. Bei Bedarf dreimal täglich 10 Tropfen pur oder in einem Glas Wasser verdünnt einnehmen.

Alanttee

1 bis 2 Teelöffel getrocknete Alantwurzeln in einer Tasse mit kochendem Wasser übergießen und dann 10 Minuten ziehen lassen. Danach abseihen und bei Husten, Magen-Darm-Beschwerden oder zur allgemeinen Stärkung täglich 3 bis 4 Tassen davon trinken.

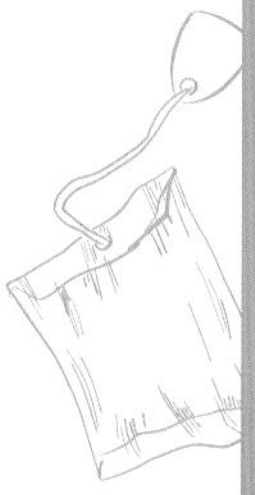

Hustentee

Je 1 Teil getrocknete Alantwurzeln, Spitzwegerichkraut, Thymian und Schlüsselblume vermengen. Einen Teelöffel davon pro Tasse mit heißem Wasser übergießen und mindestens 7 Minuten ziehen lassen. Bei Husten täglich drei Tassen trinken. Nicht länger als drei Wochen anwenden.

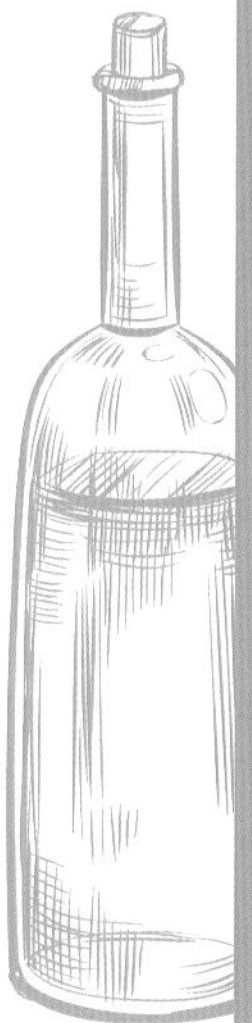

Alant-Lungenwein (nach Hildegard von Bingen)

Zu gleichen Teilen klein geschnittene Alantwurzeln, Königskerzenblüten, Schafgarbe und ein paar Wacholderbeeren mischen. Eine Handvoll von der Mischung in 0,7 l gutem Rotwein ca. 15 Minuten auskochen. Abkühlen lassen und mit Honig nach Geschmack süßen. Morgens und abends ein Stamperl trinken, bis die Lungenbeschwerden abklingen.

Alternative: Eine Handvoll frische Alantwurzeln klein schneiden, mit einer Flasche Weißwein übergießen, bei Zimmertemperatur zwei Tage ausziehen und dann abseihen.

Räuchermischung Gute Laune

Je einen Teil getrocknete Alantwurzeln, getrocknetes Johanniskraut, Zitronenmelissenkraut und Rosenblätter vermengen. Räuchermischung auf dem Stövchen oder der Räucherkohle verräuchern. Nie unbeaufsichtigt lassen.

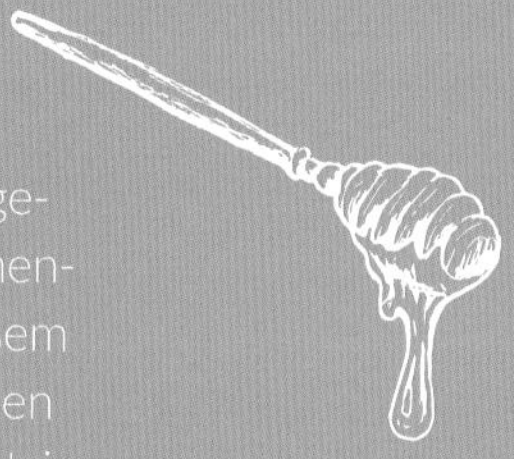

Alanthonig (nach Hildegard von Bingen)

Getrocknete Alantwurzeln zu einem feinen Pulver verreiben. Das Pulver mit Honig vermengen und bei Atembeschwerden einnehmen.

Hustensirup

Zu gleichen Teilen Alantwurzeln, Isländisches Moos, Thymian, Salbei, Huflattichblüten, Spitzwegerich und Fichtenwipfel in einen Kochtopf geben und mit Wasser gut bedecken. Einige Zitronenscheiben dazugeben. Das Ganze aufkochen und ca. 10 Minuten kochen lassen. Dann vom Herd nehmen und zugedeckt über Nacht stehen lassen. Das Wasser sollte sich nun weiß gefärbt haben. Alles abseihen und die Flüssigkeitsmenge abmessen. Die gleiche Menge Zucker hinzufügen und auf niedriger Stufe 3 bis 4 Stunden leicht köcheln lassen, bis die Masse eingedickt ist. Heiß in saubere Gläser abfüllen und gleich verschließen.

Der Beinwell ist eine ausdauernde Pflanze, die bis zu einem Meter hoch werden kann. Die Blüten des Raublattgewächses sind meist dunkelrosa bis violett und erblühen von Mai bis September, je nach Standort. Der starke Wurzelstock ist von außen schwarz, innen ist er weißlich. Als Standort bevorzugt er sonnige bis halbschattige, feuchte, nährstoffreiche Böden und feuchte Wiesen.

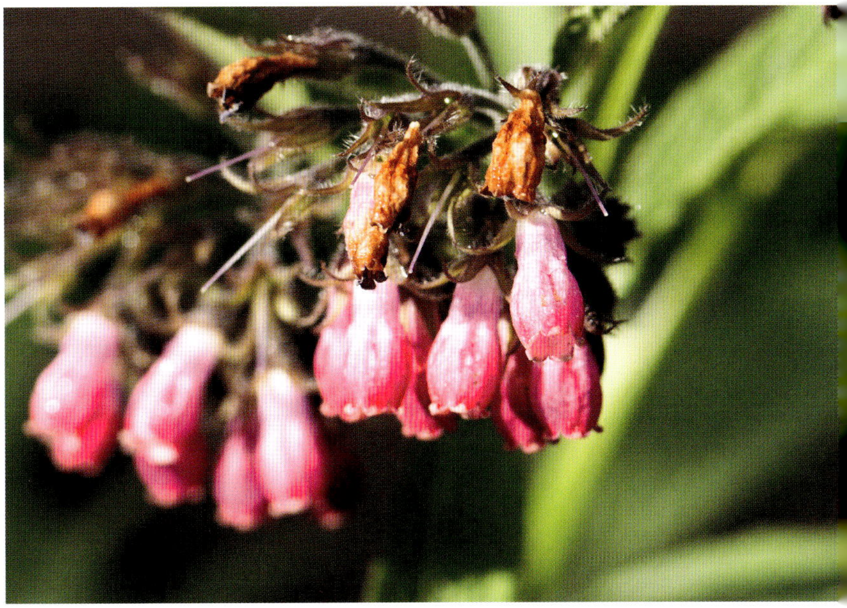

Beinwell

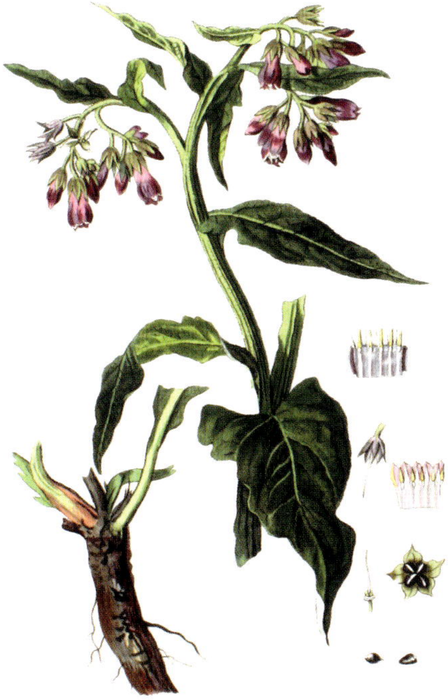

Lateinischer Name:	Symphytum officinale
Andere Namen:	Arznei-Beinwell, Beinwurz, Bienenkraut, Schmalwurz, Schwarzwurz, Wallwurz
Pflanzenfamilie:	Raublattgewächse (Boraginaceae)
Verwendete Teile:	Wurzel, Blätter
Zubereitungsarten:	Tinktur, Umschlag, Salbe, Küche, Garten
Verwendung:	Wundheilung, Zellerneuerung, Prellungen, Zerrungen, Verstauchungen, Muskel- und Knochenverletzungen, Venen, Blutergüsse, Rheumaschmerzen

Nur äußerlich anwenden! Enthält Pyrrolizidinalkaloide, daher ist er für Schwangere, Kinder und bei offenen Wunden nicht geeignet.

Zu den wichtigsten Inhaltsstoffen gehören Allantoin, Schleim- und Gerbstoffe, Asparagin, Alkaloide, ätherisches Öl, Flavonoide, Harz, Kieselsäure und Pyrrolizidinalkaloide. Von Jänner bis März bildet der Beinwell am meisten Allantoin in der Wurzel. Das ist der Stoff, der die Wundheilung und Zellerneuerung fördert. Im Sommer ist das Allantoin vermehrt in den Blättern und in den Blüten zu finden und in den Wurzeln kaum noch nachweisbar. Beinwell enthält auch Pyrrolizidinalkaloide; diese wirken lebertoxisch – also am besten äußerlich auf gesunder Haut anwenden, denn dann wird dieser Stoff kaum aufgenommen.

ZUR GESCHICHTE

Der lateinische Name *symphytum* kommt vom griechischen Wort *symphein*, bedeutet „zusammenwachsen" und bezieht sich auf die Heilwirkung der Pflanze bei Knochenbrüchen. Der deutsche Arzt Leonhart Fuchs (16. Jh.) schreibt in seinem Kräuterbuch, dass man ein Pflaster aus den Blättern machen und dieses auf die Wunden legen soll. Es wird heute wegen der enthaltenen Pyrrolizidinalkaloide davon abgeraten, den Beinwell auf offenen Wunden anzuwenden. Fuchs empfiehlt, aus der Wurzel einen Brei herzustellen, welcher bei Knochenbrüchen hilft. Auch die Universalgelehrten Hildegard von Bingen und Paracelsus waren überzeugt von der starken Heilkraft der Wallwurz.

IN DER ALPINEN VOLKSHEILKUNDE

Früher wurde der Beinwell innerlich gegen Husten, Verdauungsbeschwerden und Nierenschwäche als Tee oder Tinktur eingenommen. Davon wird heutzutage wegen der enthaltenen Pyrrolizidinalkaloide abgeraten.

Mit der schwarzen, schleimigen Tinktur kann man Einreibungen und Umschläge machen, welche gegen Gicht und Rheumaschmerzen helfen. Das kann auch nützlich sein, wenn man mit den Venen Probleme hat. Ein Brei aus frischen Beinwellwurzeln oder im Sommer aus den Blättern ist bei Prellungen, Zerrungen, Verstauchungen, Muskel- und Knochenverletzungen sehr wohltuend. Das enthaltene Allantoin fördert die Zellneubildung, beschleunigt das Zusammenwachsen gebrochener Knochen und lässt Blutergüsse schneller heilen. Man kann natürlich auch eine Salbe herstellen und auf die betroffenen Stellen auftragen.

Trotz seines Gehaltes an Pyrrolizidinalkaloiden wird der Beinwell in der Wildkräuterküche verwen-

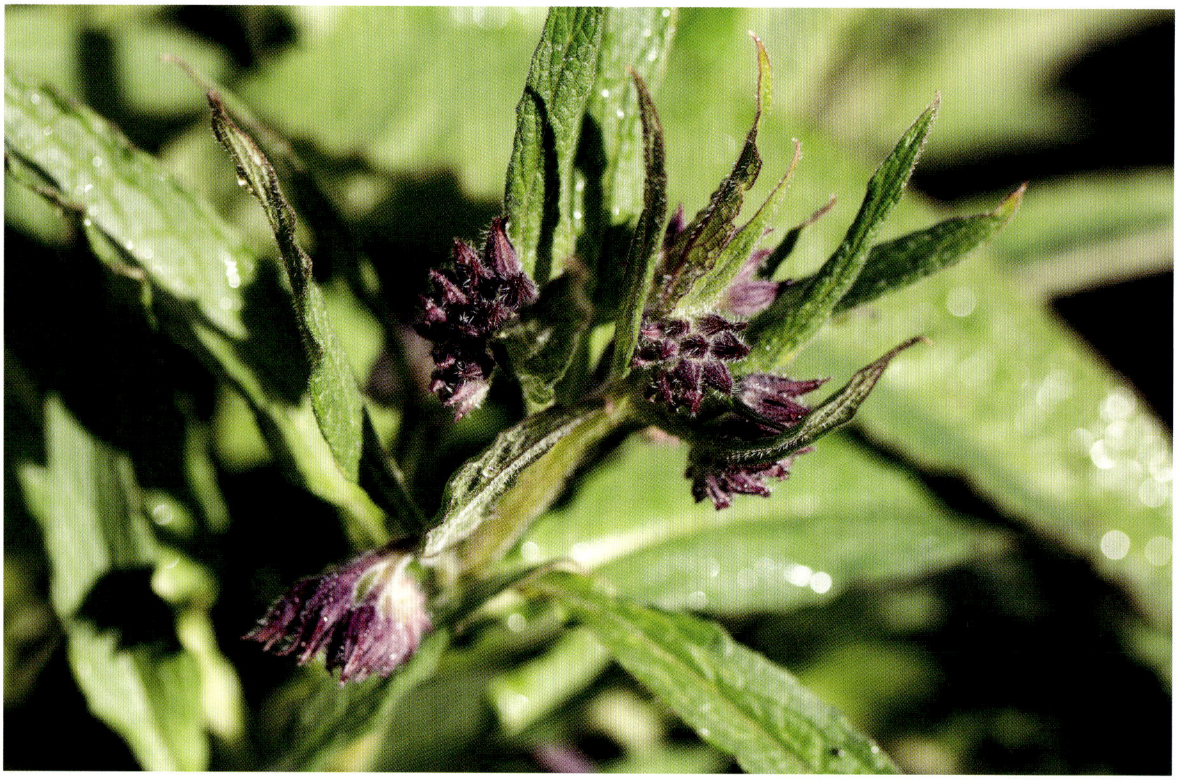

det. Man sollte jedoch darauf achten, ihn nur in Maßen zu sich zu nehmen, um die Leber nicht zu schädigen. Er hat einen leicht an Gurke erinnernden Geschmack. Zum Beispiel werden die Blätter gerne in Bierteig getaucht und gebacken. Auch im Kräutersalz oder im Wildkrautsalat finden diese Verwendung.

Die Blätter können auch wie Spinat verarbeitet werden. Da diese rau und klebrig sind, eignen sie sich auch gut, um damit pikante Rouladen, gefüllt mit Reis und Käse, herzustellen. Mit den hübschen Blüten können Speisen auch schön verziert werden.

Eine Jauche vom Beinwell ist ein gutes Mittel, um im Garten das Pflanzenwachstum anzuregen.

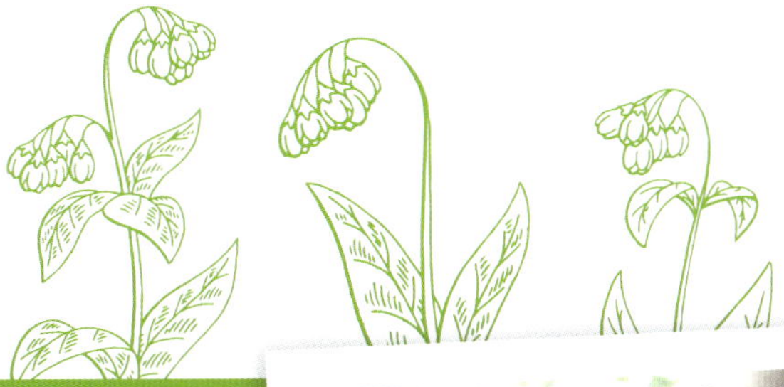

ANWENDUNGEN

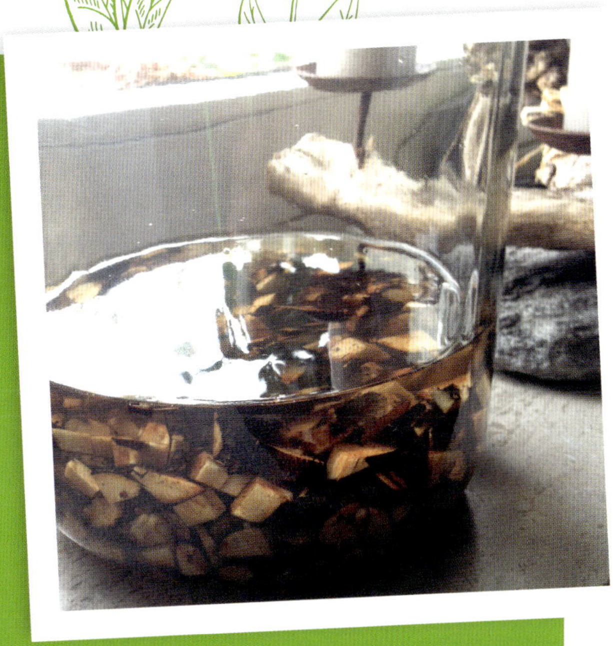

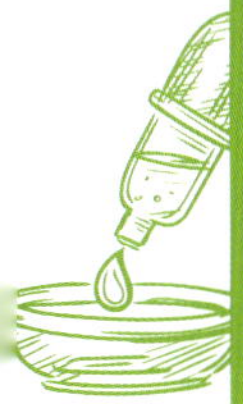

Beinwelltinktur

Gewaschene und klein geschnittene Beinwellwurzeln in ein Glas geben und mit 38%igem Korn bedecken. Glas verschließen und mindestens vier Wochen darin ausziehen lassen. Abseihen und in saubere, dunkle Fläschchen abfüllen. Damit einreiben oder in einer Salbe verarbeiten.

Beinwellumschlag

Frische Wurzeln (im Frühling und Herbst) oder Blätter (im Sommer) zerkleinern, bis ein Brei entsteht. Diesen Brei trägt man auf die betroffene Körperstelle auf und bedeckt sie mit einem Tuch. Diesen Umschlag kann man eine bis mehrere Stunden einwirken lassen. Nicht länger als drei Wochen anwenden.

Beinwellsalbe

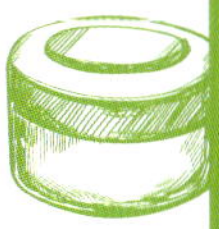

- 100 g Olivenöl
- getrocknete oder besser frische Beinwellwurzeln
- 10 g Bienenwachs

Die klein geschnittenen Beinwellwurzeln in Olivenöl leicht erwärmen und ca. eine Stunde ausziehen lassen. Dann abseihen, das Bienenwachs zum Olivenöl geben und schmelzen lassen. Nicht über 70 °C erhitzen! Abfüllen, abkühlen lassen und erst dann das Glas zuschrauben.

Narbensalbe (nach der Alt-Tiroler Naturapotheke)

siehe Zwiebel

Beinwelljauche

Für die Beinwelljauche werden circa 1 kg Beinwellblätter benötigt. Diese Blätter anschließend grob zerkleinern, in einen Kübel geben, mit 10 Liter Regenwasser aufgießen. Den Kübel mit einem luftdurchlässigen Baumwolltuch abdecken. Die Beinwelljauche einmal täglich umrühren, bis diese gegoren ist. Das erkennt man am Geruch oder auch daran, dass die Jauche nicht mehr schäumt. Immer nur im mit Wasser verdünnten Zustand (1:10) einsetzen und nur den Pflanzenboden, niemals die Pflanze selbst von oben begießen, da die scharfe Jauche die Pflanze sonst schädigen könnte.

Die Blutwurz gehört zu den Rosengewächsen und wächst gerne auf sonnigen Standorten mit durchlässigem Boden. Ihr besonderes Kennzeichen ist, dass sie vier gelbe Blütenblätter hat und sich die Wurzel bei Kontakt mit der Luft rot färbt. In ihrem lateinischen Namen *potentilla* steckt der Begriff Potenz, was so viel wie Kraft bedeutet und ihre Bedeutsamkeit in der Heilkunde betont.

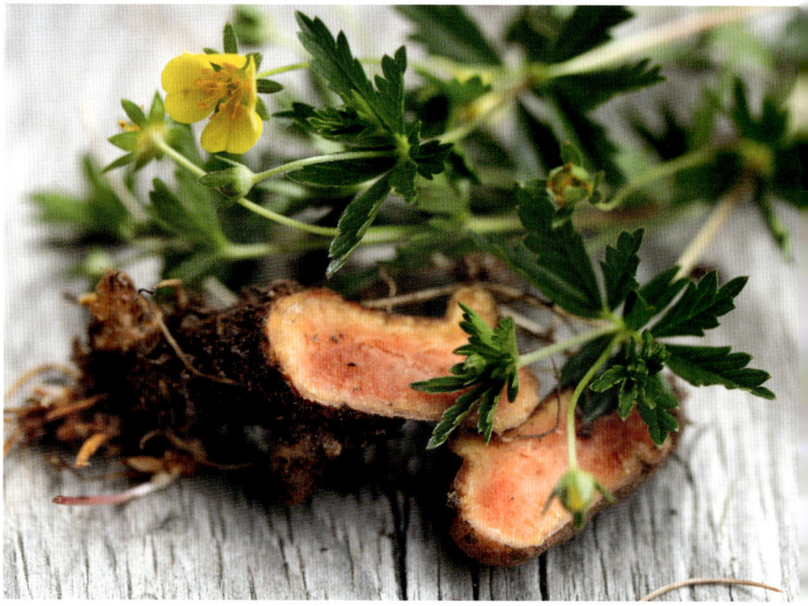

Blutwurz

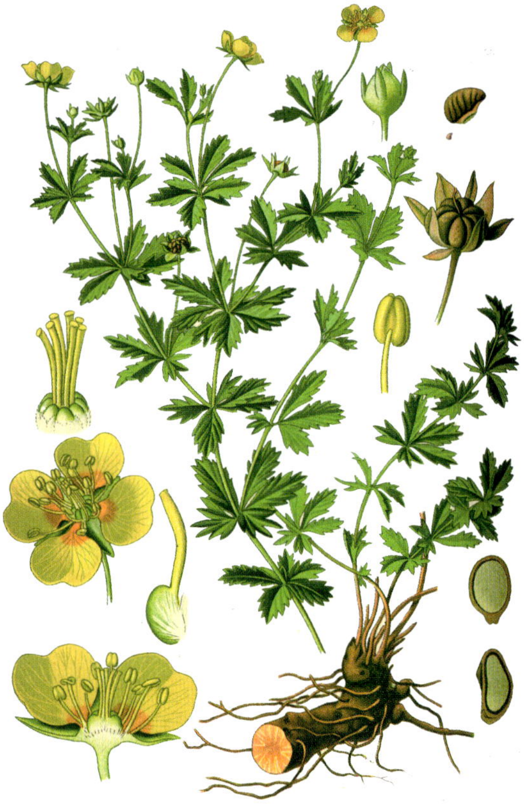

Lateinischer Name:	Potentilla erecta
Andere Namen:	Tormentill, Bauchwehwurzel, Ruhrwurz, Birkwurz, Feigwurz
Pflanzenfamilie:	Rosengewächse (Rosaceae)
Verwendete Teile:	Wurzel, Blätter
Zubereitungsarten:	Tinktur, Tee, Likör, Pulver, Wein
Verwendung:	Schutzpflanze, Verdauung, Durchfall, Magen, Blähungen, innere Blutungen, Hauterkrankungen, Zahnfleischentzündungen, entzündungshemmend

ZUR GESCHICHTE

Bereits Paracelsus sah die hauptsächliche Verwendung, wie in der Volksheilkunde, im Stillen von Blutungen. Hildegard von Bingen nannte die Blutwurz „Birkwurz" und empfahl sie bei Fieber, wobei Fieber hier mit Unwohlsein gleichgesetzt werden kann.

IN DER ALPINEN VOLKSHEILKUNDE

Die Blutwurzwurzel wird vor allem bei Problemen mit der Verdauung, wie zum Beispiel Durchfall, bei inneren Blutungen, Magenschmerzen und Blähungen verwendet. In Schnaps angesetzt, färbt sie diesen rot. Auch bei Hauterkrankungen und Zahnfleischentzündungen kommt sie oft zur Anwendung. Hier kann die Wirksamkeit auf die enthaltenen Gerbstoffe (bis zu 20 %) und Triterpene zurückgeführt werden. Gerbstoffe wirken zusammenziehend und desinfizierend, Triterpene wirken entzündungshemmend.

Auch das oberirdische Kraut kann man trocknen und einer Magenteemischung beigeben. Dieses wirkt allerdings weniger stark als die Wurzel.

Die Wurzel wurde auch zum Schutz als Amulett getragen, um schlechte Dinge fernzuhalten. Männern soll die Blutwurz, als Blutwurzwein eingenommen, bei vorzeitigem Samenerguss helfen.

„Esst Kranawitt und Tormentill, dann sterbt ihr nit so viel!", ist ein bekannter Spruch aus den Alpen. Mit Kranawitt ist der Wacholder gemeint.

ANWENDUNGEN

Blutwurztinktur

Die sauberen, klein geschnittenen Blutwurzwurzeln in 38%igem Alkohol ansetzen und 4 bis 8 Wochen an einem schattigen Ort ziehen lassen. Abfiltern und in einer dunklen Flasche verwahren. Bei Bedarf dreimal täglich 10 Tropfen einnehmen oder bei Zahnfleischproblemen den Mund mit der in Wasser verdünnten Tinktur spülen.

Blutwurzpulver

Die Wurzel sauber waschen und fein schneiden. Zum Trocknen im Schatten auflegen und ab und zu wenden. Wenn die Wurzel trocken ist, mit einer kleinen Kaffeemühle pulverisieren. Gut verschlossen verwahren. Das Pulver kann bei offenen Wunden helfen, diese rascher zu verschließen.

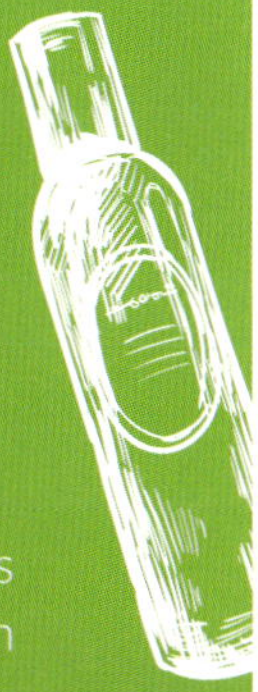

Magentee

1 Teil getrocknetes Blutwurzkraut, 1 Teil getrocknete Pfefferminze und ein paar Kümmel- und Fenchelsamen vermengen. 1 Teelöffel von der Mischung mit heißem Wasser übergießen und mindestens 10 Minuten ziehen lassen. Abseihen und bei Bedarf bis zu 3 Tassen täglich trinken.

Blutwurzwein (nach Hildegard von Bingen)

1 Handvoll gereinigte, klein geschnittene Blutwurzwurzeln in 0,7 l gutem Rotwein ca. 15 Minuten auskochen. Abkühlen lassen und mit Honig nach Geschmack süßen. Morgens und abends ein Stamperl trinken, bis das Unwohlsein wieder besser ist.

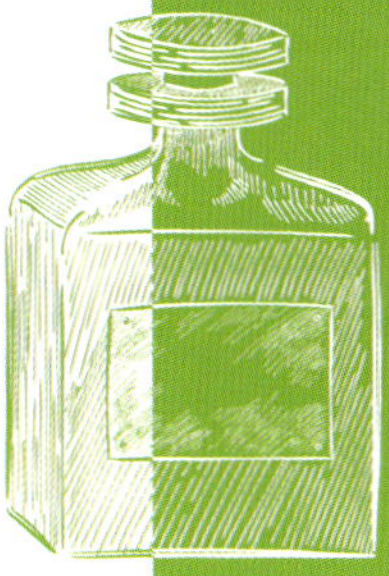

Blutwurzlikör

Um einen Likör herzustellen, verdünnen Sie die Blutwurztinktur nach Geschmack mit Wasser und süßen mit Zucker. Bei Bedarf ein Stamperl genießen.

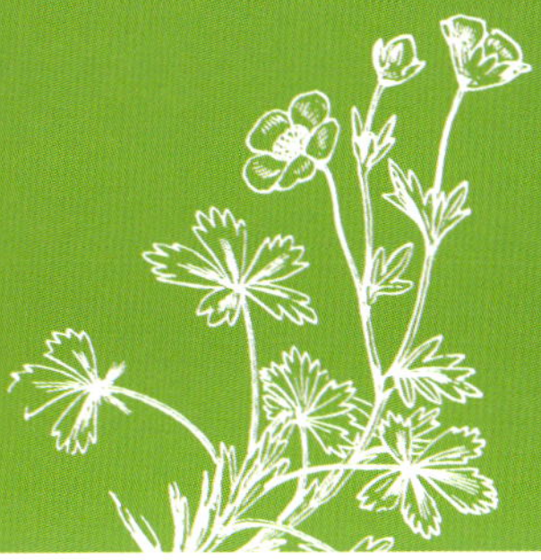

Ein echter Riese kann die Angelika mit einer Höhe von bis zu 3 m werden. Die zwei- bis vierjährige Pflanze blüht nur einmal, danach stirbt sie ab. Die doppeldoldigen Blütenstände sind fast kugelrund angeordnet, was auch ein wichtiges Unterscheidungsmerkmal zu anderen Doldenblütlern ist. Der Stängel ist rötlich und hohl. Wild findet man in den Alpen die Wald-Engelwurz, welche ebenso in der Volksheilkunde verwendet wird.

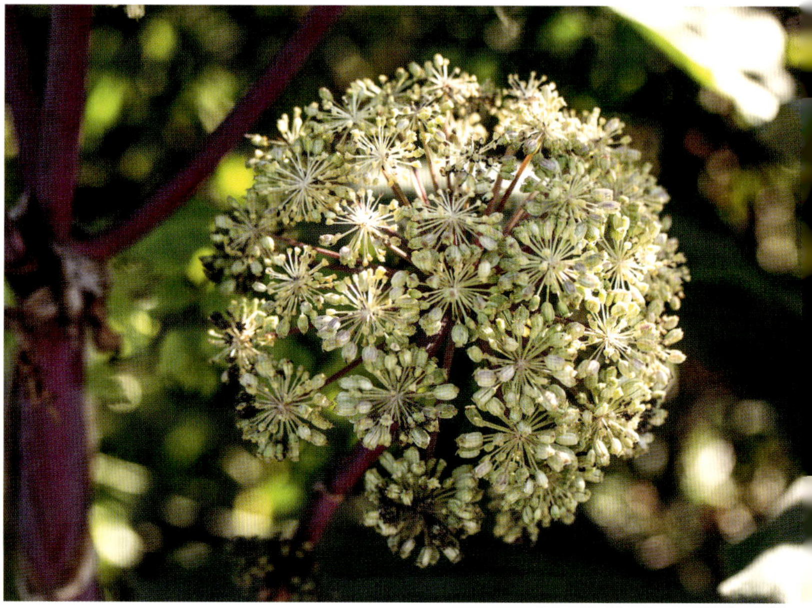

Engelwurz

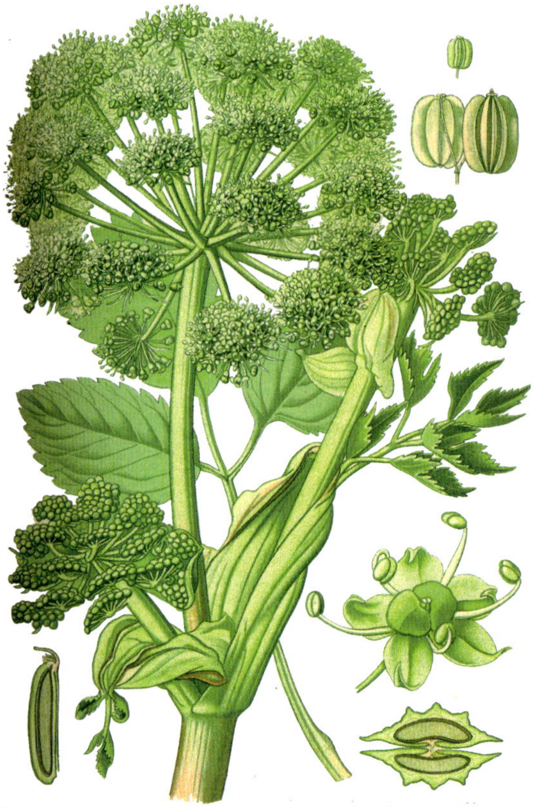

Lateinischer Name:	Angelica archangelica
Andere Namen:	Brustwurz, Dreieinigkeitswurzel, Edle Angelika, Angelika
Pflanzenfamilie:	Doldenblütler (Apiaceae)
Verwendete Teile:	Wurzel, Blätter, Samen
Zubereitungsarten:	Tinktur, Tee, Likör, Öl, Wein, Essig, Bad, Küche
Verwendung:	Schutzpflanze, Allheilmittel, Husten, Lungenleiden, Magen-Darm-Beschwerden, Abwehrkräfte, Vorbeugung von Erkältungskrankheiten, Rheuma, Nervenschmerzen, Gicht

Macht lichtempfindlich! Vorsicht mit der Sonne bei der Anwendung von Engelwurz!

Die Angelika enthält unter anderem ätherische Öle, Angelicin, Bergapten, Bitterstoffe, Gerbstoffe, Furanocumarine, Imperatorin, Pentadecanolid, Umbelliferon und Xanthotoxin. Die enthaltenen Furanocumarine können die Haut lichtempfindlicher machen und zu einer Dermatitis führen. Also Vorsicht mit der Sonne bei der Anwendung von Engelwurz.

ZUR GESCHICHTE

Die Kräuterbücher des 16. Jahrhunderts berichten vom Einsatz gegen die Pest, indem das Riechen an einer mit Essig getränkten Engelwurzwurzel vor der Seuche schützen sollte. Auch Paracelsus lobte die Engelwurz in Pestzeiten, ihren Saft verwendete er gegen Infektionen. Der Schweizer Kräuterpfarrer Künzle (19./20. Jh.) pries sie als kraftvolle Pflanze des Herzens und der Lebensfreude an.

IN DER ALPINEN VOLKSMEDIZIN

Die Angelika gilt als Allheilmittel und wurde auch in den Klostergärten angebaut. Ebenso stellte man aus ihr Liköre und Elixiere her. Zum Beispiel ist sie Bestandteil des bekannten Schwedenbitters, findet sich aber auch im Melissengeist der Karmeliternonnen, im Vierräuberessig (einem alten Rezept aus der Zeit der Pestepidemie in Frankreich) und im geheimen Rezept des Chartreuse-Likörs der französischen Kartäusermönche.

Ein Stück Wurzel zu kauen kann einen davor bewahren, sich mit Grippeviren anzustecken. Tee oder Auszug von der Engelwurz helfen auch bei Husten und Lungenleiden.

Da sie Bitterstoffe und ätherische Öle enthält, gehört sie zu den Amara-Drogen. Alkoholische Auszüge oder Tees werden gegen Appetitlosigkeit, leichte Magen- und Darmkrämpfe, Völlegefühl und Blähungen eingesetzt. Engelwurz wirkt karminativ, antimikrobiell bzw. antibiotisch und regt die Verdauung und die Bauchspeicheldrüse an. Die enthaltenen Bitterstoffe helfen auch bei der Verdauung von fetten Speisen. Dafür können auch einfach ein Paar Samen oder ein Wurzelstück gekaut werden.

Sich ein Amulett aus der Wurzel oder ein Sträußchen der Samen umzuhängen, soll bei Lampenfieber oder Prüfungsangst helfen. Das ätherische Angelikawurzelöl wird als Schutzöl gegen negative Einflüsse und Energien verwendet. Das Angelikawurzelöl gibt uns Mut, Zuversicht, Vertrauen und vermittelt Geborgenheit und Schutz. Außerdem stärkt es unsere Abwehrkräfte und hilft als Vorbeugung vor Erkältungskrankheiten. Ätherisches Angelikawurzelöl wirkt darüber hinaus entzündungshemmend und reguliert die Schleimproduktion.

Bei Rheuma, Nervenschmerzen oder Gicht verschafft auch ein Bad mit Engelwurz Linderung. Dazu einen Liter starken Tee kochen und zum Bad geben.

Zur Verwendung in der Volksheilkunde gräbt man die Wurzel im Herbst ihres ersten Jahres oder im Frühling des zweiten Jahres aus. Dann gut waschen und zum Trocknen klein schneiden. Die jungen Blätter werden im Frühling gesammelt und die Samen, wenn sie reif sind, im Herbst.

In den nordischen Ländern wird die Engelwurz schon lange in der Küche verwendet. Die Angelika schmeckt sehr aromatisch, angenehm und leicht süßlich. Man findet die Stängel kandiert, als Gelee oder mit Früchten zu Marmelade eingekocht. Stängel, Blätter, Wurzeln und Samen können als Gewürz oder Salat verwendet werden.

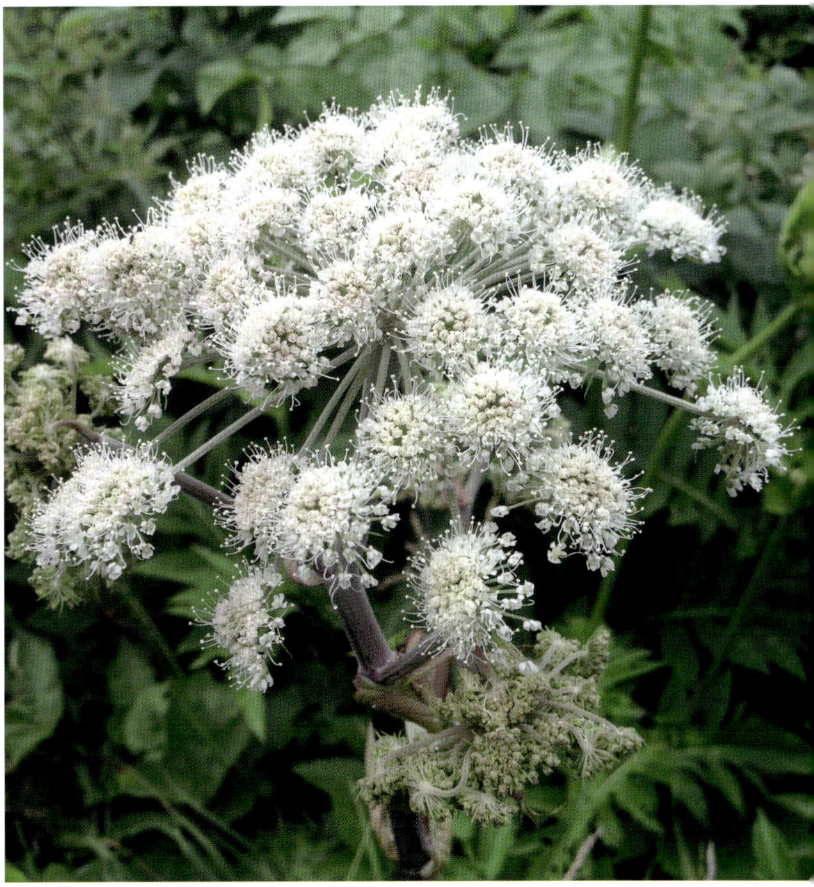

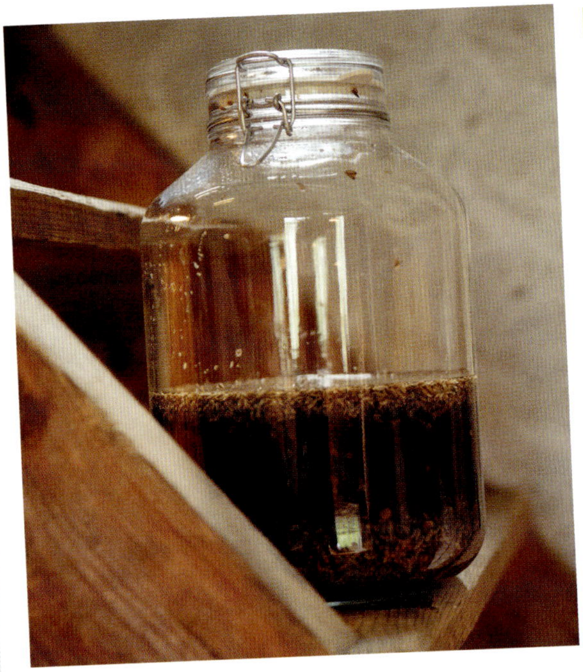

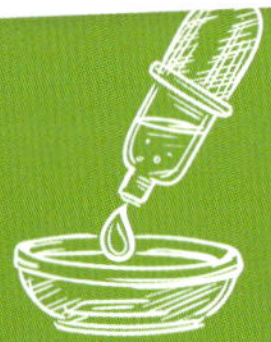

Angelikatinktur

Die sauberen, klein geschnittenen Engelwurzwurzeln, -samen und -blätter in 50%igem Alkohol ansetzen, 4 bis 8 Wochen an einem schattigen Ort ziehen lassen. Abfiltern und in einer dunklen Flasche verwahren. Bei Bedarf dreimal täglich 10 Tropfen einnehmen.

Angelikatee

2 Teelöffel Engelwurzwurzeln mit 1/4 l Wasser bis zum Sieden erhitzen und 15 Minuten ausziehen lassen. Bei Bedarf bis zu drei Tassen täglich trinken.

Angelikalikör

+ 60 g Angelikasamen
+ je 10 g Fenchelsamen, Anissamen & Koriandersamen
+ 1 l Korn

Alles mit dem Korn in ein Glas geben und gut verschließen, mindestens eine Woche stehen lassen, dann Zucker und Wasser nach Geschmack dazugeben. Dieser Likör hilft bei Blähungen und regt die Verdauung an.

Engelwurzbrustöl

Zu gleichen Teilen den klein geschnittenen Löwenzahn (das ganze Kraut), Engelwurzwurzeln und Frauenmantelkraut in ein Glas geben und mit gutem Olivenöl übergießen, bis die Pflanzen bedeckt sind. 2 bis 4 Wochen im Schatten ziehen lassen. Gefäß die ersten vier Tage nur mit einem Baumwolltuch abdecken und erst dann verschließen. Abseihen und in kleine, dunkle Flaschen füllen. Am besten kühl und dunkel lagern.

Engelwurzwein

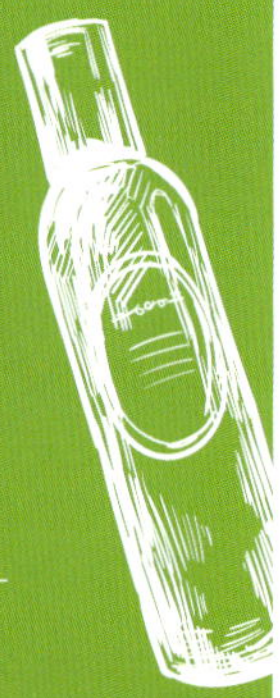

+ 60 g fein geschnittene Engelwurzwurzeln
+ 2 g Anissamen
+ 1 l trockener Weißwein

Die Wurzeln waschen, klein schneiden und mit dem Wein ansetzen. Nach zwei Tagen die Anissamen hinzufügen und wieder zwei Tage stehen lassen. Dann abseihen. Jeden zweiten Tag ein Esslöffel hilft gut gegen Verdauungsbeschwerden.

Melissengeist

siehe Melisse

Vierräuberessig

Je eine halbe Handvoll klein geschnittene Lavendelblüten, Salbei, Rosmarin, Thymian, Pfefferminze, Engelwurzwurzeln, je 10 Stück Wacholderbeeren und Gewürznelken, etwas Zimtrinde und 2 frisch gehackte Knoblauchzehen in 1 Liter guten Apfelessig geben.
2 bis 4 Wochen an einem warmen Ort stehen lassen, täglich schütteln. Abseihen und täglich einen Teelöffel einnehmen.

Schwedenbitter (nach Maria Treben)

Wermutkraut, Angelikawurzel, Manna, Rhabarberwurzel, Myrrhe, Zitwerwurzel, Eberwurzel, Kampfer und Sennesblätter zu gleichen Teilen mit etwas Safran vermengen und in 38%igem Alkohol ansetzen, 4 bis 8 Wochen an einem schattigen Ort ziehen lassen. Abfiltern und in einer dunklen Flasche verwahren. Bei Bedarf ein Stamperl trinken oder damit einreiben.

Die mehrjährige, ausdauernde, gelb blühende, bis zu 1,5 m hohe Pflanze ist streng geschützt. Der Enzian bildet eine starke, sehr dicke Wurzel, welche bis zu 1 m lang werden kann. Er blüht erst nach 5 bis 10 Jahren von Juli bis August. Der Enzian wächst auf kalkreichen, humusreichen und tiefgründigen Böden in vollsonniger Lage zwischen 500 und 2.500 m Seehöhe.

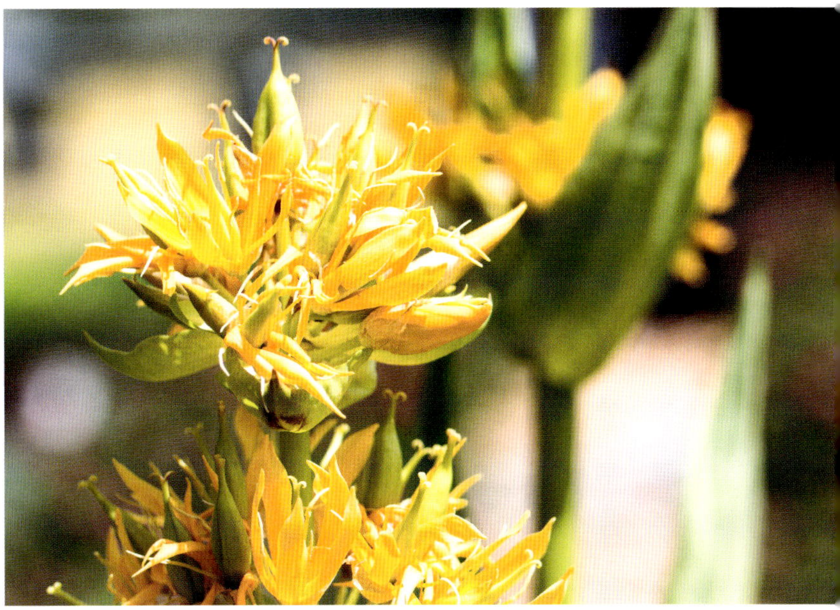

Enzian (Gelber Enzian)

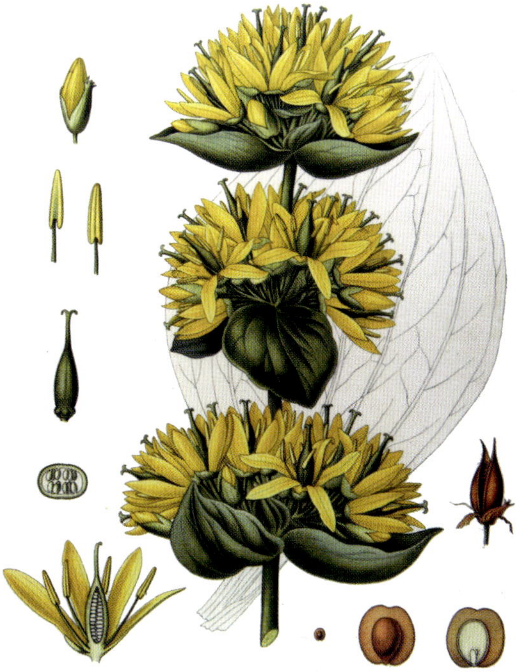

Lateinischer Name:	Gentiana lutea
Andere Namen:	Bitterwurz, Ritterwurz, Darmwurz, Fieberwurz, Königswurz, Hochwurz, Zinnzallwurz
Pflanzenfamilie:	Enziangewächse (Gentianaceae)
Verwendete Teile:	Wurzel
Zubereitungsarten:	Tinktur, Tee, Likör, Pulver, Pflaster
Verwendung:	Schutzpflanze, Magen-Darm-Beschwerden, Potenz, Durchblutung, allgemeine Stärkung, Wunden, Geschwüre, Muskelschmerzen, Rheuma, Verstauchungen, Gelenkschmerzen

Man sollte den Enzian bei Magengeschwüren und Sodbrennen nicht verwenden!

Der im Gelben Enzian enthaltene Bitterstoff Amarogentin ist der bitterste bekannte Naturstoff.

ZUR GESCHICHTE

Vom illyrischen König Gentius (2. Jh. v. Chr.) hat der Enzian angeblich seinen Namen. Dieser soll den Enzian entdeckt und ihn gegen die Pest empfohlen haben. Seine Wirkung bei Magen-Darm-Beschwerden wurde schon von Dioskurides geschätzt, der ihn in Form von Enziansirup einsetzte. Für Hildegard von Bingen und Hieronymus Bock war die Enzianwurzel ein wirksames Mittel, um die Potenz zu fördern. Hildegard empfahl sie außerdem bei Schmerzen am Herzen: So sollte man Enzianpulver in Suppe oder Wein zu sich nehmen, um die Herztätigkeit anzuregen und die Durchblutung zu fördern.

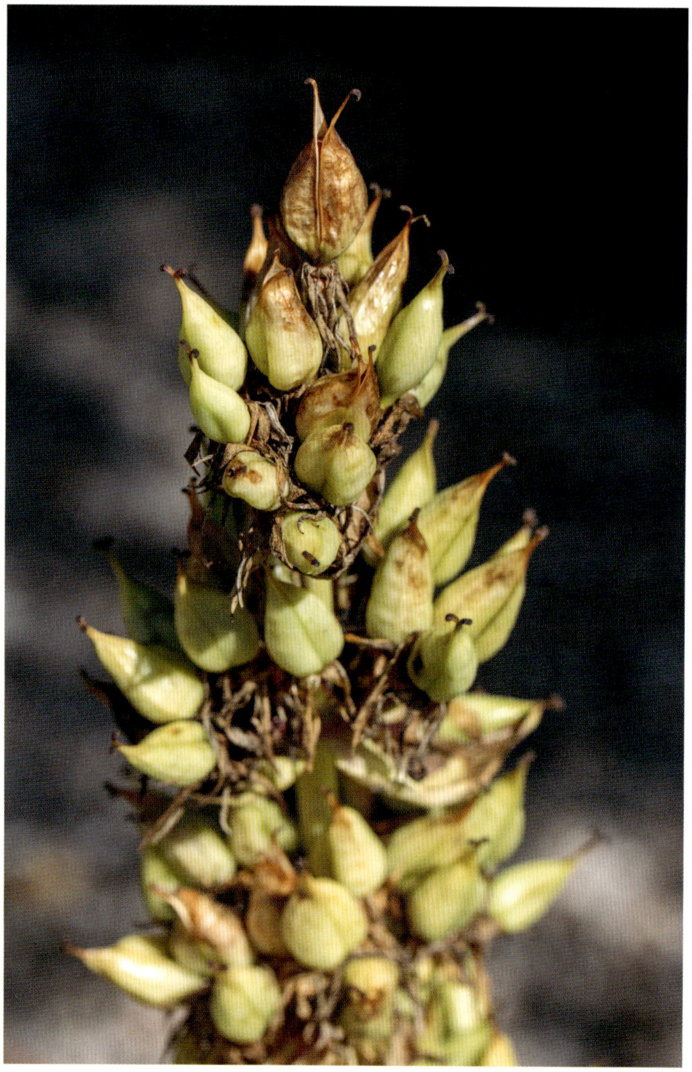

Wia die Enzianwurz is koani so stark.

IN DER ALPINEN VOLKSHEILKUNDE

In Tirol kann zum Beispiel eine Grabgenehmigung von der zuständigen Behörde ausgestellt werden. In Galtür werden jedes Jahr 13 Grabrechte verlost. Dort gibt es auch bereits ein erfolgreich angepflanztes Enzianfeld. In der alpinen Volksheilkunde wird vor allem die Wurzel des Gelben Enzians, aber auch die des punktierten Enzians verwendet. Diese kann bis zu 1 m lang werden und wird im Herbst gegraben, wenn die Kraft der Pflanze vom oberirdischen Kraut wieder zurück in die Wurzel geht. Diese Wurzeln werden dann gewaschen, klein geschnitten, meist mit Obst eingemaischt und zu Enzianschnaps destilliert. Der so gewonnene Enzianschnaps ist sehr teuer und ein beliebtes Mittel bei Magen-Darm-Beschwerden. Diese Wirkung ist auf seinen sehr hohen Gehalt an Bitterstoffen zurückzuführen. Der Enzian gilt als bitterste Pflanze der Alpen. Diese Bitterstoffe regen die Verdauung an, steigern den Appetit, helfen bei Völlegefühl und Blähungen. Soll er die Verdauung anregen, ist es ratsam, ihn ca. 30 Minuten vor dem Essen einzunehmen, sonst könnte er das Gegenteil bewirken.

Der Enzian wird in der alpinen Volksheilkunde zur allgemeinen Stärkung verwendet und ist in vielen stärkenden Mitteln und Liebestränken enthalten. So kann er auch bei Fieber wieder zu Kraft verhelfen. Außerdem verbessert er, ganz nach dem Motto „bitter macht lustig“, die Laune und sorgt für mehr Lebensfreude. Die Königswurz wird auch äußerlich bei schlecht heilenden Wunden und Geschwüren angewandt. Der Kiendler (Tiroler Bauernarzt aus dem Zillertal) machte zum Beispiel eine Wundauflage aus Enzianwurzelpulver und Olivenöl. Außerdem soll eine Einreibung bei Muskelschmerzen, Rheuma, Verstauchungen und Gelenkschmerzen gut helfen. Hier kann man einen Sud aus den Wurzeln oder die Tinktur verwenden.

Die Wurzel wurde oft als schützendes Amulett getragen, um Flüche und Verhexungen abzuwehren.

ANWENDUNGEN

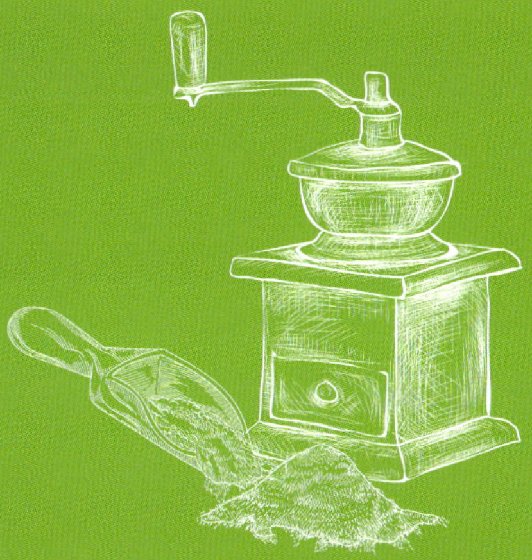

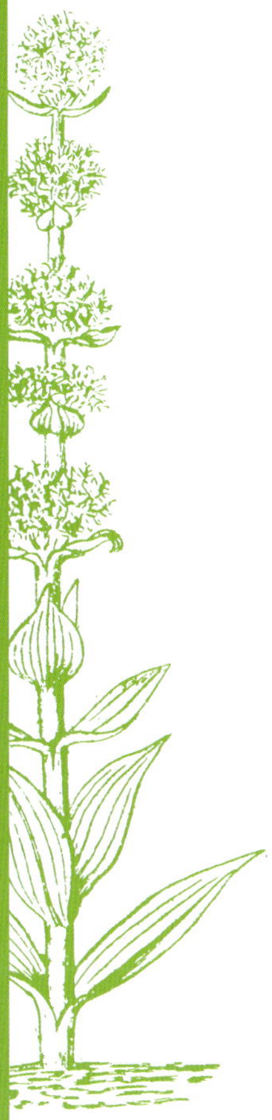

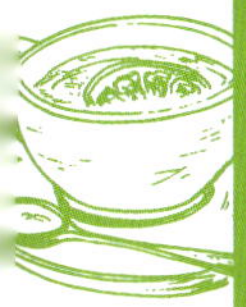

Enziantinktur

Die sauberen, klein geschnittenen Enzianwurzeln in 38%igem Alkohol ansetzen, 4 bis 8 Wochen an einem schattigen Ort ziehen lassen. Abfiltern und in einer dunklen Flasche verwahren. Bei Bedarf dreimal täglich 10 Tropfen einnehmen.

Enzianlikör

Um einen Likör herzustellen, verdünnen Sie die Enziantinktur nach Geschmack mit Wasser und süßen Sie mit Zucker. Bei Bedarf ein Stamperl genießen.

Enzian-Verdauungstee

Je 1 Teelöffel getrocknete Enzianwurzeln und Löwenzahnkraut mit heißem Wasser übergießen und mindestens 10 Minuten ziehen lassen. Abseihen und bei Bedarf bis zu 3 Tassen täglich trinken.

Magentee (aus dem Zillertal)

Enzian, Meisterwurz, Wermut, Fenchel, Minze, Kümmel, Anis, Johanniskraut, Arnika, Schafgarbe, Wacholder zu gleichen Teilen mischen und mit heißem Wasser aufgießen. 10 Minuten ziehen lassen. Je länger der Tee zieht, desto herber wird er, da sich mehr Gerbstoffe auslösen. Bei Bedarf 2 bis 3 Tassen pro Tag trinken.

Enzianpulver

Die Wurzel sauber waschen und fein schneiden. Zum Trocknen im Schatten auflegen und ab und zu wenden. Wenn die Wurzel gut trocken ist, mit einer kleinen Kaffeemühle pulverisieren. Gut verschlossen verwahren. Das Pulver mit Olivenöl vermischen und auf die schmerzende Stelle auftragen.

Enzianpflaster
(nach dem Zillertaler Kiendler)

Enzianpulver in angewärmtes Olivenöl einrühren, auf gequetschte Körperstelle auflegen und mit einem Tuch fixieren.

Die Meisterwurz ist eine wahre Meisterin unter den Heilpflanzen und gehört wohl zu den bekanntesten und wichtigsten alpinen Heilpflanzen. Die ausdauernde, krautige Pflanze wächst in Hochstaudenfluren in einer Höhenlage zwischen 1.500 und 2.100 m. Ihre weißen Doldenblüten sind sehr unscheinbar.

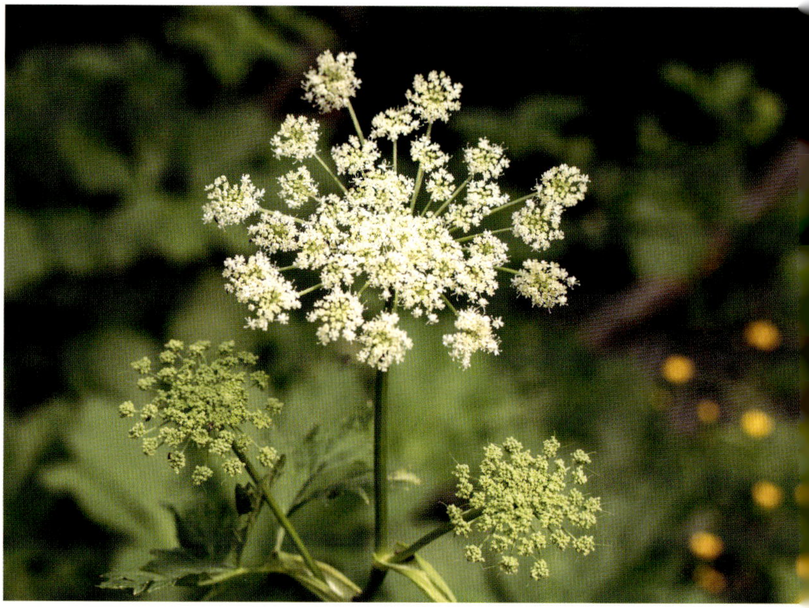

Meisterwurz

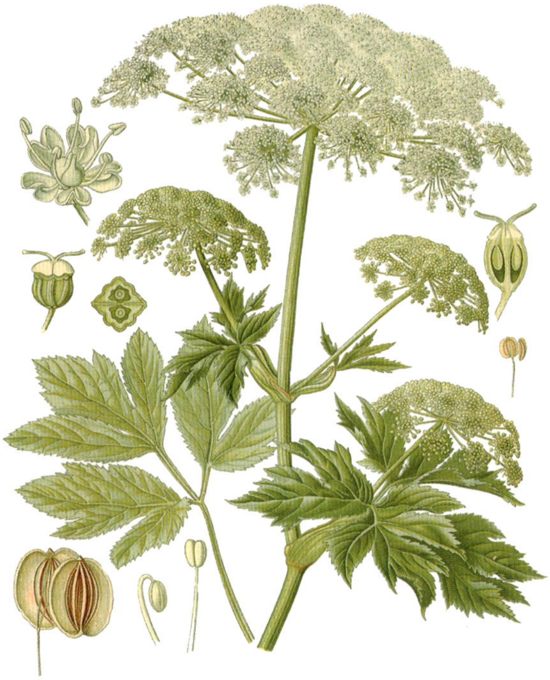

Lateinischer Name:	Peucedanum ostruthium
Andere Namen:	Berg-, Kaiser- oder Schwindwurz
Pflanzenfamilie:	Doldenblütler (Apiaceae)
Verwendete Teile:	Wurzel, Blätter, Samen
Zubereitungsarten:	Tinktur, Tee, Salz, Wein
Verwendung:	Schutzpflanze, Stärkungsmittel, antibakteriell, immunmodulierend, entzündungshemmend, Leber, appetitanregend, Grippe, Erkältung, Säuremangel, Magen-Darm-Beschwerden, Wunden, Blutdruck, Potenz

ZUR GESCHICHTE

Paracelsus kannte die Gebirgspflanze Meisterwurz sehr gut und schätzte sie besonders: *„Meisterwurz ist auch der fürnehmsten Kräuter eins so zu vielen Gebrechen dienlich“.* Er kannte auch die vor Ansteckungen schützende Wirkung und empfahl sie zum Schutz vor der Pest. Seine Patienten sollten ein Stück kauen, um die Ansteckungsgefahr zu mindern. Er sah in der Meisterwurz ein gutes Mittel für die Leber: *„Es hilft bei allen Schäden der Leber, ... bei Gelbsucht soll es ... verwendet werden.“* Durch die innerlich anregende Wirkung der Meisterwurz in Kombination mit einer leberanregenden, entgiftenden Wirkung verwendete Paracelsus die Meisterwurz in Rezepturen, die dazu dienen sollten, „den inneren Alchemisten“, also den Stoffwechsel, anzukurbeln. Besonders geeignet sah er die Meisterwurz auch dafür an, bei Männern die Lebensgeister zu stärken. Ein volkstümlicher Spruch meint dazu: *„Die Meisterwurz hilft dem Meister auf die Meisterin“.* Im Alpenraum wird sie noch immer als „Ginseng des Westens“, welcher als allgemeines Stärkungsmittel gilt, betrachtet.

IN DER ALPINEN VOLKSHEILKUNDE

In den Alpen wurde die Meisterwurz zum Schutz vor Verwünschungen und Verfluchungen verwendet. Zur Abwehr von bösen Hexen warf man diesen ein Stück Meisterwurz vor die Füße und die Hexe verschwand; oder man trug ein Stück Wurzel als Amulett um den Hals, um sich vor dem Bösen zu schützen. Man gebrauchte die getrockneten Blätter als Tabak, als allgemeines Stärkungsmittel und gegen viele Leiden. Die Kaiserwurz, auch Kaiserin der Berge genannt, hat viele Heilkräfte. Durch die in ihr enthaltenen Bitterstoffe, Gerbstoffe und ätherischen Öle wirkt sie antibakteriell, immunmodulierend, entzündungshemmend, stark belebend und stärkend.

Die Wurzeln fördern den Appetit, helfen bei Grippe und Erkältung, Säuremangel, Magen- und Darmgeschwüren. Bei verstopfter Nase einfach die getrocknete Wurzel auf eine heiße Herdplatte oder ein Stövchen legen und innerhalb kürzester Zeit löst sich die „Verstopfung“ der Nase. Bei Herannahen der Erkältung sollte man hingegen ein Stück Wurzel kauen – das empfahl auch schon Kräuterpfarrer Künzle. Das soll auch bei Zahnschmerzen gut tun. Bei Schiefern helfen aufgelegte Wurzelscheiben als Zugmittel.

Aus den Blättern kann man einen Tee zum Auswaschen von Wunden herstellen oder diese einfach quetschen und auf die Wunden legen. Als Tee stärken sie den Kreislauf und der Blutdruck wird reguliert. Wenn man beim Wandern ermüdet ist, hilft es, ein Meisterwurzblatt zu kauen, und man bekommt neue Energie.

Die reifen Samen können einfach gekaut, in das Kräutersalz oder in einen Bitterlikör gegeben werden. Sie wirken desinfizierend in Hals und Rachen.

Die Wurzel selbst wird im zeitigen Frühjahr und im späten Herbst geerntet, wenn die Kraft der Pflanze noch oder wieder in den Wurzeln steckt; ihre Heilwirkung ist dann am größten. Die Wurzeln sollten schon mehrere Jahresringe haben und somit schon etwas älter sein. Sie werden sauber gereinigt, gewaschen, in kleine Scheiben geschnitten und an einem luftigen und schattigen Platz für eine spätere Verwendung getrocknet. Frische Meisterwurzwurzeln werden für Tinkturen und zum Brennen von Heilschnaps verwendet. Das Brennen von Meisterwurzschnaps hat in den Alpen eine lange Tradition. Dieser wird vor allem bei Magenleiden eingesetzt.

Üblich sind in den Alpen auch Räucherungen mit der Meisterwurz; als Weihrauchersatz und zur Schadensabwehr wird die Wurzel hier eingesetzt. Zur Weihnachtszeit wurde die Stube mit der Wurzel ausgeräuchert. Auch heute noch kommt die

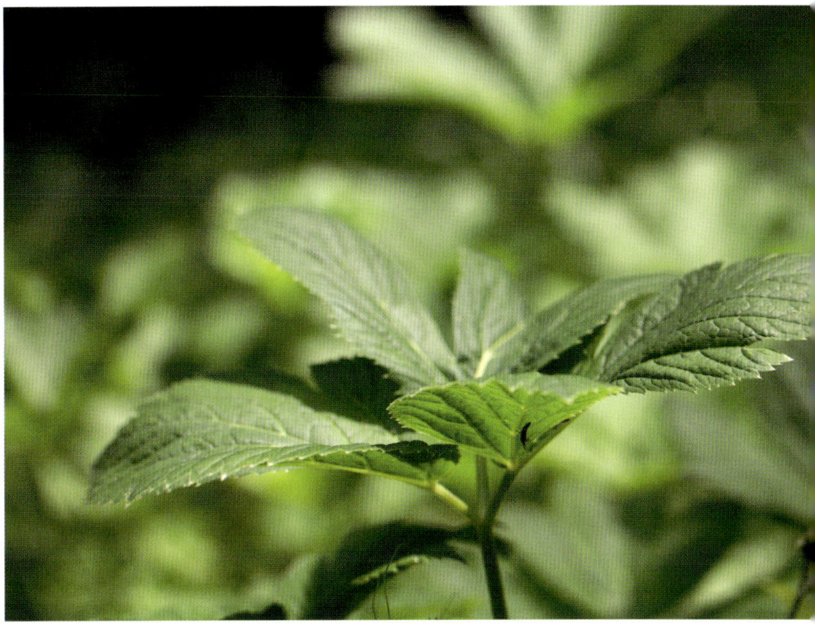

Meisterwurz bei Abräucherungen von Menschen und Tieren zum Einsatz. Nabelentzündungen bei Kälbern, „Stallgrippe“ und Klauenerkrankungen werden durch eine solche Räucherung behandelt. Eine Abräucherung mit der Meisterwurz wird vorbeugend als desinfizierende Maßnahme vorgenommen. Beim Räuchern unterstützt sie die Abwehrkräfte, gibt Ausdauer, wirkt stärkend und kräftigt, gerade in der dunkleren Jahreszeit! Die Wurzeln haben einen intensiven aromatischen Duft.

ANWENDUNGEN

Meisterwurztinktur

Die sauberen, klein geschnittenen Meisterwurzwurzeln in 38%igem Alkohol ansetzen, 4 bis 8 Wochen an einem schattigen Ort ziehen lassen. Abfiltern und in einer dunklen Flasche verwahren. Bei Bedarf dreimal täglich 10 Tropfen einnehmen.

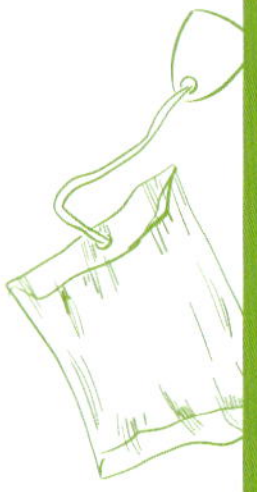

Meisterwurztee

1 Teelöffel getrocknete Wurzeln, Samen und/oder Blätter mit 1/4 l heißem Wasser aufgießen, 10 Minuten ziehen lassen.

Meisterwurzsalz

Hochwertiges Salz im Mörser mit den frischen, jungen Blättern verreiben. Danach Salz ausbreiten und mit einem Baumwolltuch zugedeckt trocknen lassen, danach wieder zerkleinern. Dieses wunderbare Bittersalz regt die Verdauung an.

Meisterwurzpulver

Die Wurzel sauber waschen und fein schneiden. Zum Trocknen im Schatten auflegen und ab und zu wenden. Wenn die Wurzel gut trocken ist, mit einer kleinen Kaffeemühle pulverisieren. Gut verschlossen verwahren. Kann geschnupft werden, um die Nasennebenhöhlen zu öffnen, oder auf Wunden gestreut werden.

Meisterwurz-Fiebermittel (nach Hildegard von Bingen)

2 Teelöffel Meisterwurzwurzel (im Mörser pulverisieren) mit 1/8 l Wein übergießen und 12 Stunden ziehen lassen, am Morgen wieder 1/8 l Wein dazugeben und vor jeder Mahlzeit ein Stamperl davon trinken. Der Fieberwein muss jeden Tag frisch zubereitet werden. Den Wein in leichten Fällen drei Tage, in schweren Fällen fünf Tage lang trinken.

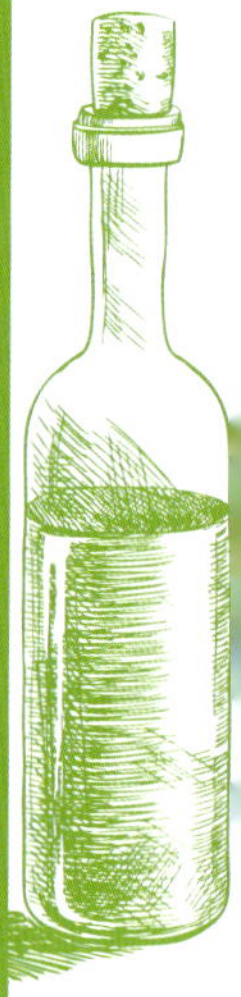

Meisterwurzsalbe (nach Christian Strobl)

+ 100 g Olivenöl
+ getrocknete oder besser frische Meisterwurzwurzeln
+ 10 g Bienenwachs
+ 10 Tropfen ätherisches Eukalyptusöl

Die klein geschnittenen Meisterwurzwurzeln in Olivenöl leicht erwärmen und ca. eine Stunde ausziehen lassen, dann abseihen. Nun das Bienenwachs zum Olivenöl geben und schmelzen lassen. Nicht über 70 °C erhitzen! Kalt rühren, bis die Salbe Körpertemperatur hat, dann 10 Tropfen ätherisches Eukalyptusöl dazugeben und abfüllen.

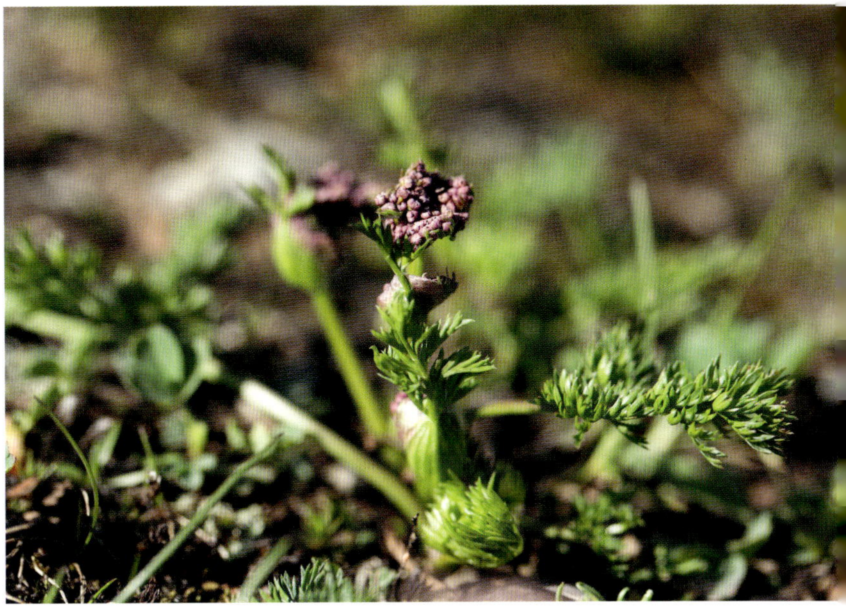

Die mehrjährige, ausdauernde Mutterwurz blüht von Juni bis August und in einer Seehöhe von 1.300 bis 2.400 m. Typisches Erkennungszeichen ist der grundständige, dichte Faserschopf. Sie blüht von Juni bis August in rosa bis purpur. Die Wurzel hat beim Ausgraben einen an Maggi erinnernden Geruch.

Mutterwurz (Alpen-Mutterwurz)

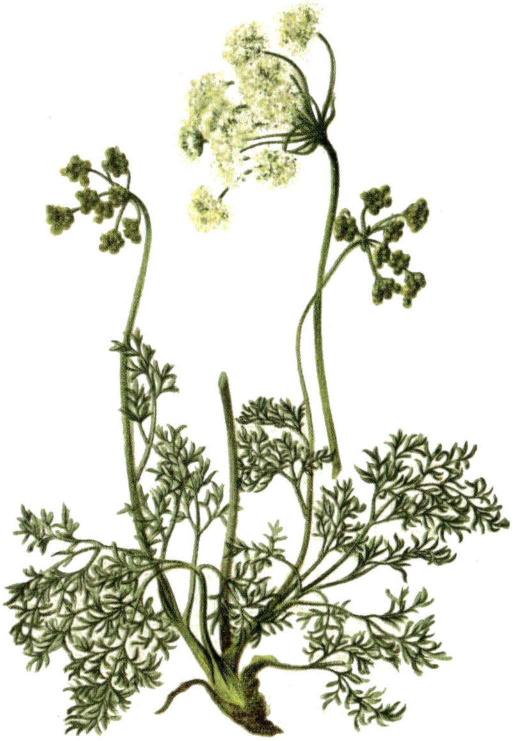

Lateinischer Name:	Ligusticum mutellina, Mutellina adonidifolia
Andere Namen:	Bergmutterkraut, Madaun, Bärenfenchel, Alpenliebstock
Pflanzenfamilie:	Doldenblütler (Apiaceae)
Verwendete Teile:	Wurzel, Kraut, Samen
Zubereitungsarten:	Tinktur, Tee, Likör, Salbe, Küche
Verwendung:	Frauenleiden, ausbleibende Menstruation, nach der Geburt, Ausbleiben der Muttermilch, Weißfluss, sexuelle Lust der Frau, Magen-Darm-Beschwerden, Fiebermittel, Schnupfen, Husten, Wunden

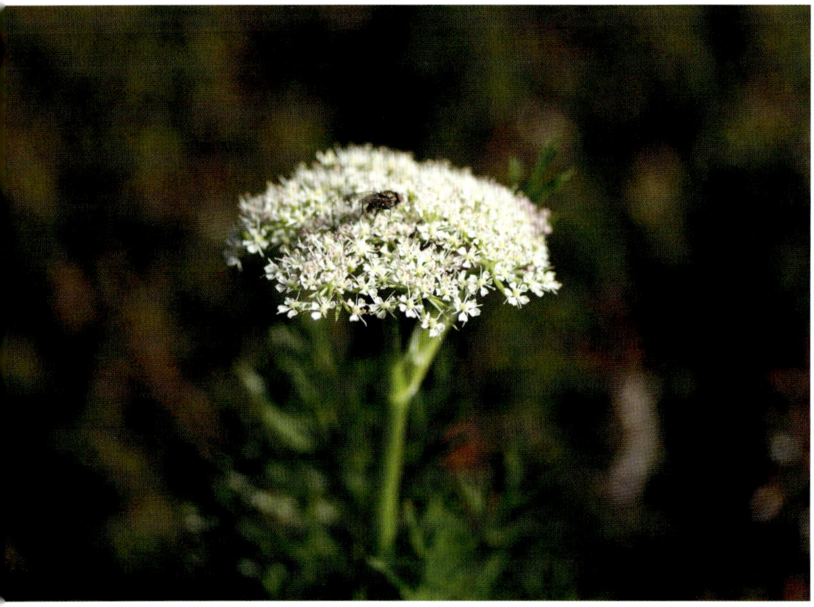

ZUR GESCHICHTE

Pfarrer Künzle empfahl sie bei Nierengrieß. In Bayern wird der sogenannte Bärwurzschnaps hergestellt, welcher allerdings eigentlich aus der Mutterwurz gemacht wird und nicht aus der Bärwurz (*Meum athamanticum*).

IN DER ALPINEN VOLKSHEILKUNDE

Die Alpen-Mutterwurz ist eine wichtige Pflanze in der Frauenheilkunde. In den Alpen wird sie bei vielen Frauenleiden eingesetzt. Bei ausbleibender Menstruation, nach der Geburt, bei Ausbleiben der Muttermilch oder bei Weißfluss. Außerdem soll die Mutterwurz die sexuelle Lust der Frau steigern. Sie wurde aber auch verwendet, um abzutreiben. Sie gilt auch als allgemein stärkend bei Wanderungen und bei Arbeiten am Berg und wird hier einfach gekaut. Außerdem wird sie gerne als Gewürz in der Küche, bei der Käseherstellung und zur Likörherstellung verwendet.

Ein Tee vom Kraut und der Wurzel stärkt den Magen und hilft bei Blähungen und Verstopfungen. Die Samen der Mutterwurz galten als Fiebermittel und wurden gegen Schwindsucht eingenommen. Abkochungen vom ganzen Kraut werden bei Schnupfen und Husten getrunken, frische Blätter als Wundauflagen benutzt.

ANWENDUNGEN

Mutterwurztinktur

Die sauberen, klein geschnittenen Mutterwurzwurzeln in 38%igem Alkohol ansetzen, 4 bis 8 Wochen an einem schattigen Ort ziehen lassen. Abfiltern und in einer dunklen Flasche verwahren. Bei Bedarf dreimal täglich 10 Tropfen.

Mutterwurztee

1 Teelöffel getrocknete Mutterwurzwurzel und -kraut mit heißem Wasser übergießen und mindestens 10 Minuten ziehen lassen. Abseihen und bei Bedarf bis zu 3 Tassen täglich trinken.

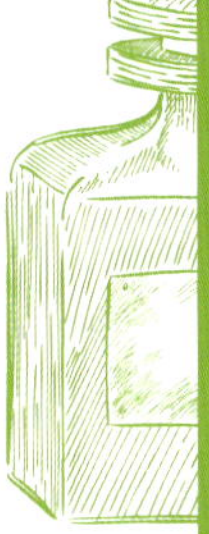

Mutterwurzlikör

Um einen Likör herzustellen, die Mutterwurztinktur nach Geschmack mit Wasser verdünnen oder/und mit Zucker süßen. Bei Bedarf ein Stamperl genießen.

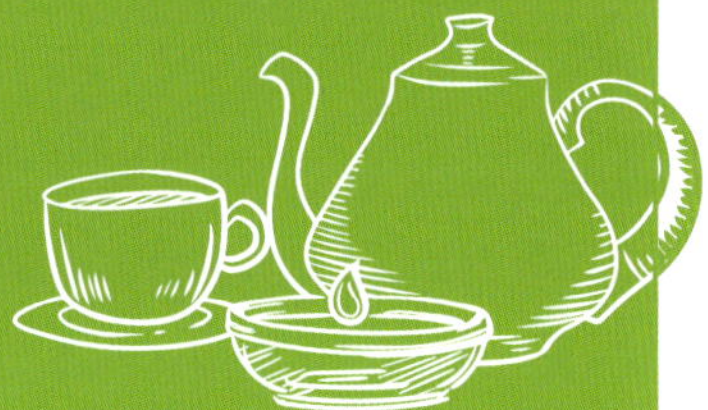

Mutterwurzsalbe

- 100 g Olivenöl
- getrocknete oder besser frische Mutterwurzwurzeln
- 10 g Bienenwachs

Die klein geschnittenen Mutterwurzwurzeln in Olivenöl leicht erwärmen und ca. eine Stunde ausziehen lassen, dann abseihen. Nun das Bienenwachs zum Olivenöl geben und schmelzen lassen. Nicht über 70 °C erhitzen! Abfüllen, abkühlen lassen und erst dann das Glas zuschrauben. Beschleunigt die Heilung von Wunden.

Die Silberdistel ist eine ausdauernde, krautige Pflanze, die bis zu 40 cm hoch werden kann. Sie besitzt eine bis zu 1 m lange Pfahlwurzel. Die 5 bis 10 cm große Blüte blüht von Juli bis September silberfarben. Die Silberdistel hat eine grundständige Blattrosette, die Blätter sind sehr stachelig.

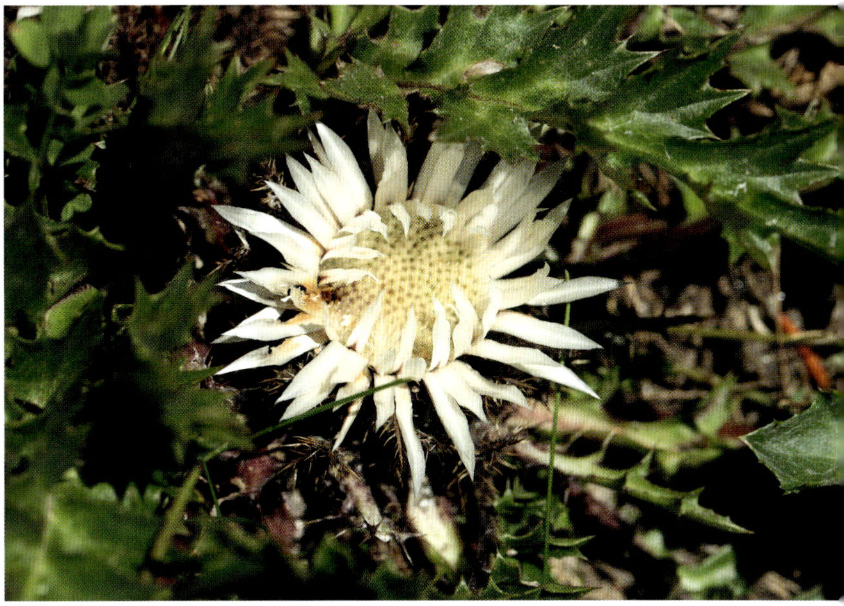

Silberdistel

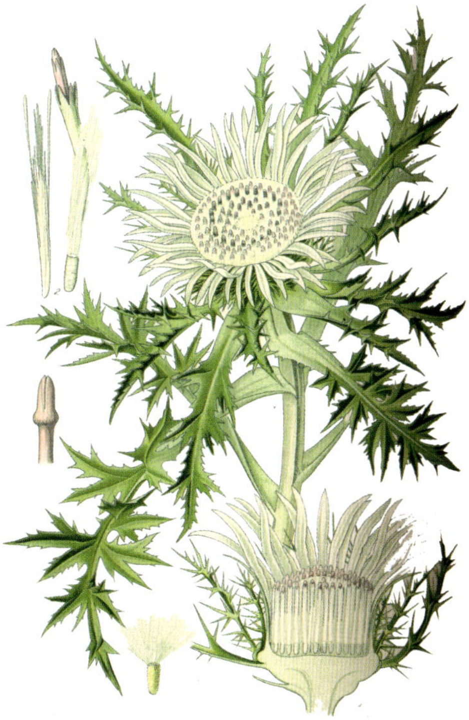

Lateinischer Name:	Carlina acaulis
Andere Namen:	Eberwurz, Jägerbrot, Wetterdistel, Distelbrötchen, Wiesenkas
Pflanzenfamilie:	Korbblütler (Asteraceae)
Verwendete Teile:	Wurzel, Blütenboden
Zubereitungsarten:	Tinktur, Wein, Pulver, Honig, Essig
Verwendung:	Potenzmittel, Stärkungsmittel, Schutzpflanze, Hautausschläge, Pilzerkrankungen, Ekzeme, Magenbeschwerden, Erkältungen

Sie mag vollsonnige Standorte und Kalkböden und wächst bis in eine Höhe von 2.000 m.

Sie wird auch als Wetterdistel bezeichnet, da sich die Blüte bei heranziehendem Schlechtwetter schließt. In manchen Regionen ist sie geschützt.

ZUR GESCHICHTE

Im 15. und 16. Jh. wurde die Silberdistel Eberwurz genannt und zu dieser Zeit vor allem als Potenzmittel und als Stärkungsmittel für Männer und Knaben verwendet. Das wusste auch Paracelsus. Zusammen mit Baldrian wurde die Eberwurz gegen die Pest verwendet.

Pfarrer Kneipp schrieb über die Silberdistel: *„Wer Schweres gegessen hat, das schwer im Magen liegt, der wird von dieser Wurzel Hilfe bekommen. Man trockne dazu die Wurzel und pulverisiere sie, dann nehme man eine Messerspitze davon, zweimal pro Tag, in Tee oder Wasser."*

IN DER ALPINEN VOLKSHEILKUNDE

Die Silberdistel ist noch heute in den Alpen eine schutzmagische Pflanze, welche zu diesem Zweck zum Beispiel an die Stalltür gehängt wird. Auch beim Almabtrieb ist sie Teil des Kopfschmucks der Kühe. Sich eine Wurzel um den Hals zu hängen, brachte Schutz und neue Energie und bewahrte einen vor Hexenschuss.

In der alpinen Volksheilkunde wird die Wurzel der Silberdistel innerlich und äußerlich angewandt; äußerlich bei Hautausschlägen, Pilzerkrankungen und Ekzemen, innerlich bei Magenbeschwerden und Erkältungen. Bei Entzündungen im Hals kann auch die Silberdisteltinktur gegurgelt werden.

Ihre antibiotischen und entkrampfenden Eigenschaften können auf die in der Wurzel enthaltenen ätherischen Öle, Gerb- und Bitterstoffe zurückgeführt werden.

Die Blütenböden wurden gerne roh oder gekocht gegessen. Daher kommt wohl der Name Distelbrötchen oder Wiesenkas. Man sagt ihnen nach, dass sie die Stimmung heben und stärkend wirken.

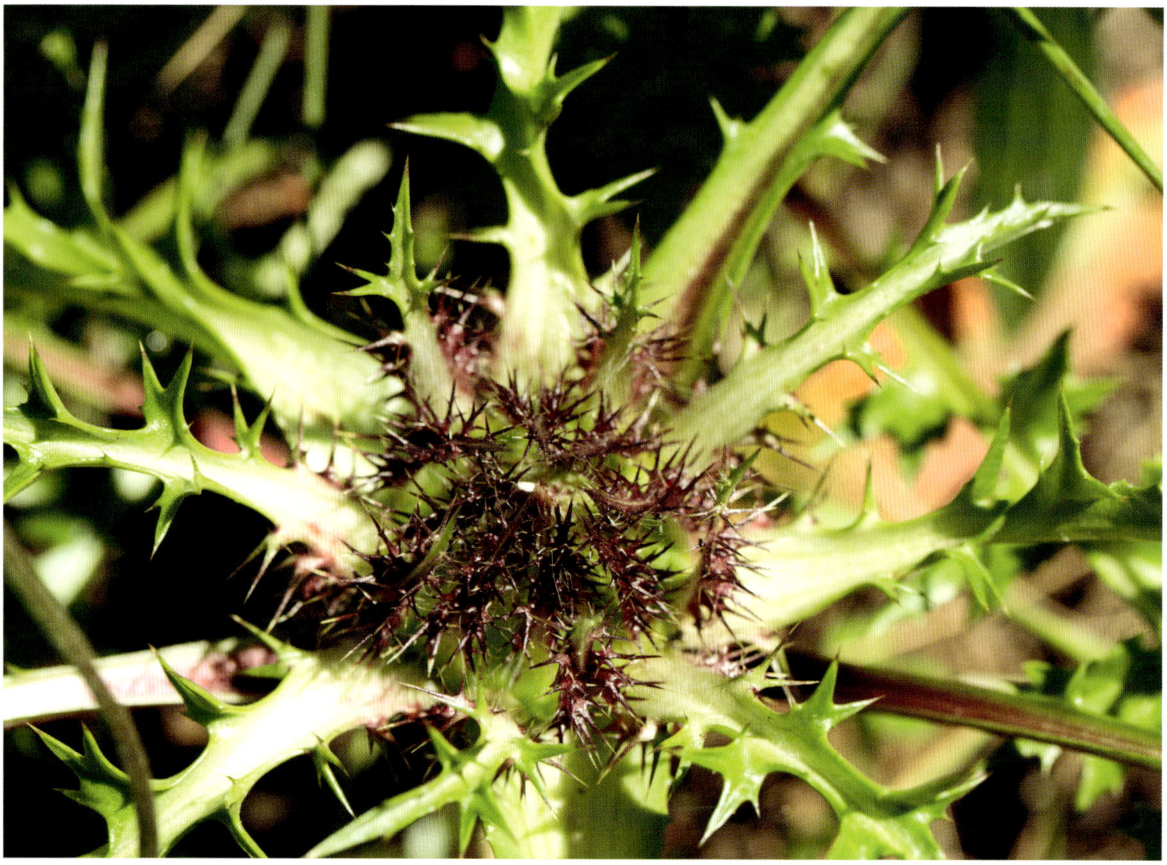

ANWENDUNGEN

Silberdisteltinktur
Die sauberen, klein geschnittenen Silberdistelwurzeln in 38%igem Alkohol ansetzen, 4 bis 8 Wochen an einem schattigen Ort ziehen lassen. Abfiltern und in einer dunklen Flasche verwahren. Bei Bedarf dreimal täglich 10 Tropfen einnehmen.

Silberdistelwein
1 Handvoll klein geschnittene Silberdistelwurzeln mit 0,7 l Weißwein in einem Glas ansetzen. Die Wurzeln sollten dabei gut bedeckt sein. Für ca. 10 Tage stehen lassen und abseihen. Vor dem Essen ein Stamperl trinken, um die Verdauung anzuregen.

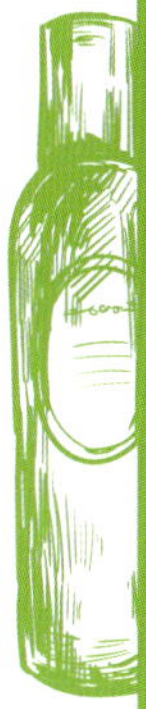

Silberdistelpulver
Getrocknete Silberdistelwurzeln zu einem feinen Pulver mahlen. Bei Magenbeschwerden dreimal täglich eine Messerspitze einnehmen oder mit etwas Olivenöl vermischt auf die Haut auftragen.

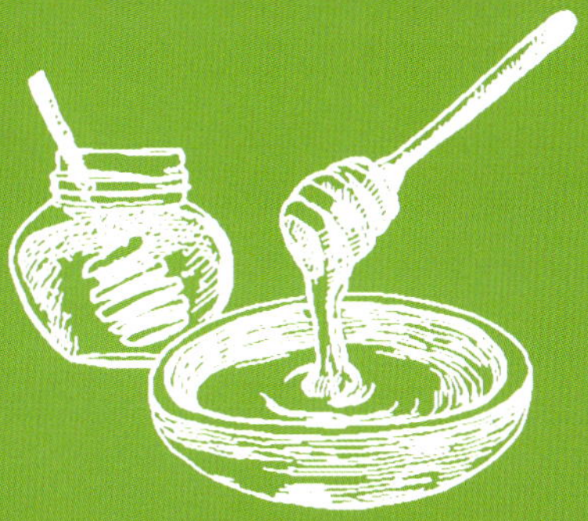

Silberdistelhonig
Silberdistelwurzelpulver mit etwas Honig vermengen und einnehmen.

Silberdistelessig
1 Handvoll klein geschnittene Silberdistelwurzeln in gutem Apfelessig kochen und damit die betroffenen Hautstellen behandeln.

Das Echte Salomonssiegel gehört zur Familie der Spargelgewächse und wird bis zu 70 cm hoch. An der weißen, horizontal wachsenden Wurzel hinterlässt der abgestorbene Stängel einen siegelartigen Abdruck, woher auch der Name kommt. Die weiß-grünen Blüten blühen von Mai bis Juni. Sie wachsen einzeln oder zu zweit hängend in den Blattachseln.

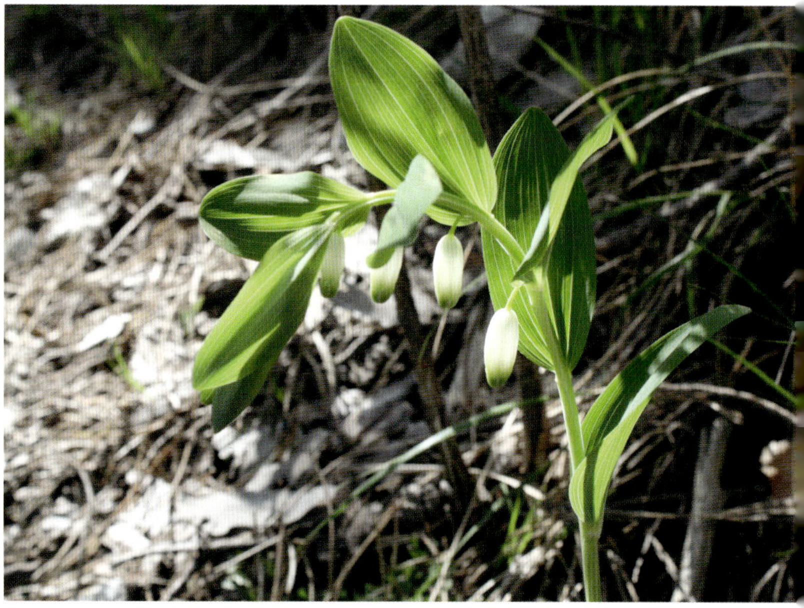

Salomonssiegel

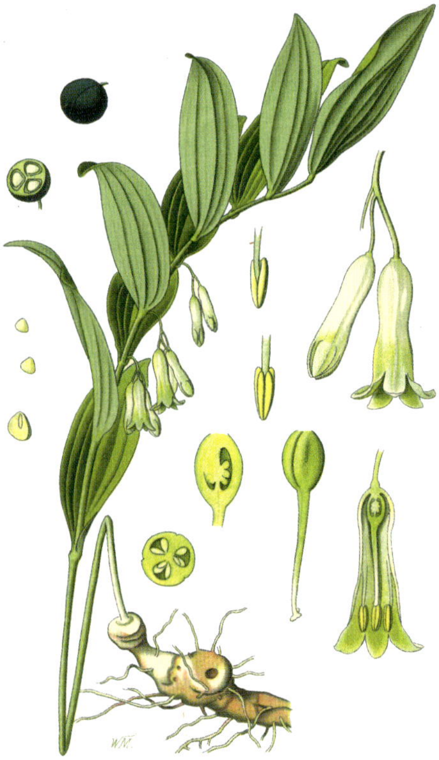

Lateinischer Name:	Polygonatum odoratum
Andere Namen:	Weißwurz, Wohlriechende Weißwurz, Duftende Weißwurz, Sieglwurz
Pflanzenfamilie:	Spargelgewächse (Asparagaceae)
Verwendete Teile:	Wurzel
Zubereitungsarten:	Tinktur, Öl, Salbe, Pflaster
Verwendung:	Wunden, Knochen, schmerzstillend, Hühneraugen, Entzündungen, Furunkel, Blutergüsse, Beulen, Quetschungen

Achtung! Giftig!
Nur äußerlich anwenden!

Die reifen Beeren sind blauschwarz. Die ganze Pflanze, vor allem die Beeren sind giftig. Deshalb wird das Salomonssiegel nur äußerlich angewendet.

ZUR GESCHICHTE

Seit jeher wird das Salomonssiegel als Heilpflanze verwendet, um Wunden oder beschädigtes Gewebe und Knochen zu heilen. Galen (2./3. Jh.), der vorwiegend in Rom tätige griechische Arzt und Anatom, empfahl die Salomonssiegelwurzel gegen Sommersprossen und Flecken auf der Haut.

Im 17. Jahrhundert verwendeten viele Damen in Italien das Salomonssiegel als Schönheitsmittel. Es verbesserte den Teint und half gegen Altersflecken und Sommersprossen. Außerdem wurde es als Aphrodisiakum verwendet und war Bestandteil von Liebestränken.

IN DER ALPINEN VOLKSHEILKUNDE

In den Alpen wird die Wurzel verwendet, da diese entzündungshemmend und schmerzstillend wirkt. Früher wurden Hühneraugen, Nagelbettentzündungen und Furunkel damit behandelt. Bei Blutergüssen, Beulen und Quetschungen kann man aus den Wurzeln einen Pflanzenbrei machen und diesen als Auflage um die betroffene Stelle binden. Das Salomonssiegel macht sich auch gut nach einem Unfall, gemeinsam mit dem Beinwell in einer Salbe für Knochen- oder Knorpelverletzungen.

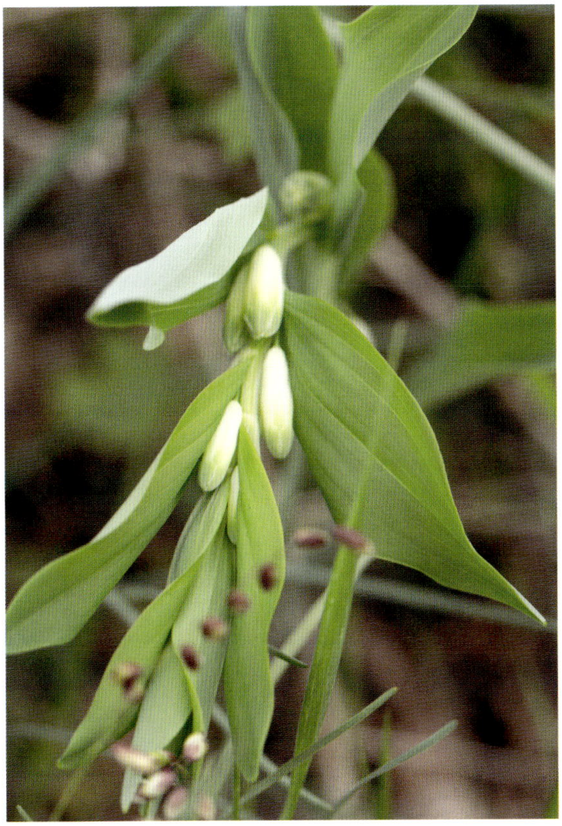

ANWENDUNGEN

Salomonssiegeltinktur

Die sauberen, klein geschnittenen Salomonssiegelwurzeln in 38%igem Alkohol ansetzen und 4 bis 8 Wochen an einem schattigen Ort ziehen lassen. Abfiltern und in einer dunklen Flasche verwahren. Bei Bedarf dreimal täglich 10 Tropfen einnehmen.

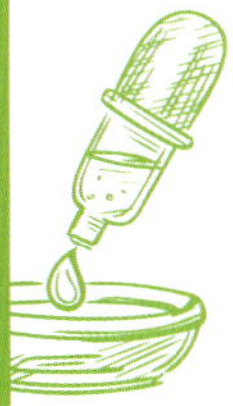

Salomonssiegelöl

Die frisch gesammelten, klein geschnittenen und sauberen Wurzeln in ein Glas geben und mit gutem Olivenöl übergießen, sodass sie bedeckt sind. 2 bis 4 Wochen im Schatten ziehen lassen. Gefäß die ersten vier Tage nur mit einem Baumwolltuch abdecken und erst dann verschließen. Abseihen und in kleine, dunkle Flaschen füllen. Am besten kühl und dunkel lagern.

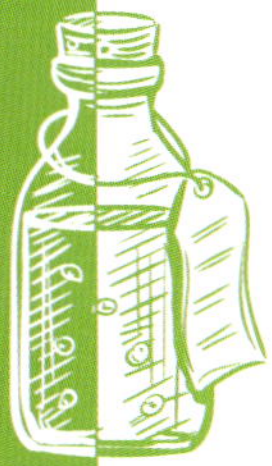

Knochenheilsalbe

+ 100 g Olivenöl
+ eine halbe Handvoll getrocknete oder besser frische Beinwellwurzeln und Salomonssiegelwurzeln
+ 10 g Bienenwachs

Die klein geschnittenen Salomonssiegel- und Beinwellwurzeln in Olivenöl leicht erwärmen und ca. eine Stunde ausziehen lassen, dann abseihen. Nun das Bienenwachs zum Olivenöl geben und schmelzen lassen. Nicht über 70 °C erhitzen! Abfüllen, abkühlen lassen und erst dann das Glas zuschrauben.

Salomonssiegelpflaster

Frische Salomonssiegelwurzeln zu Brei verarbeiten, dann auf die betroffenen Körperstellen auflegen und mit einem Tuch fixieren.

Die Wilde Karde ist eine zweijährige, krautige Pflanze, welche eine Höhe von bis zu 1,5 m erreicht. Sie bildet im ersten Jahr eine bodenständige Blattrosette. Die Stängel sind sehr stachelig, aber auch der Rest der Pflanze ist von Stacheln übersät. Sie blüht im zweiten Jahr von Juli bis August.

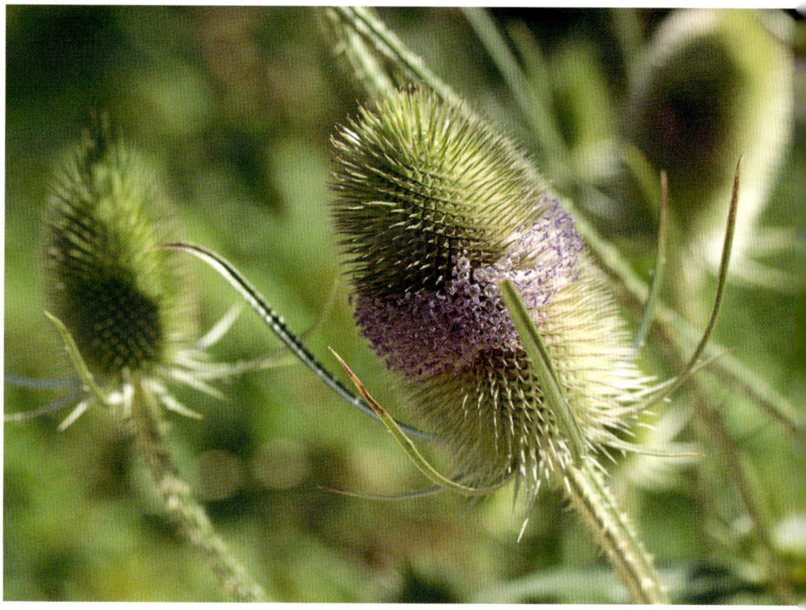

Wilde Karde

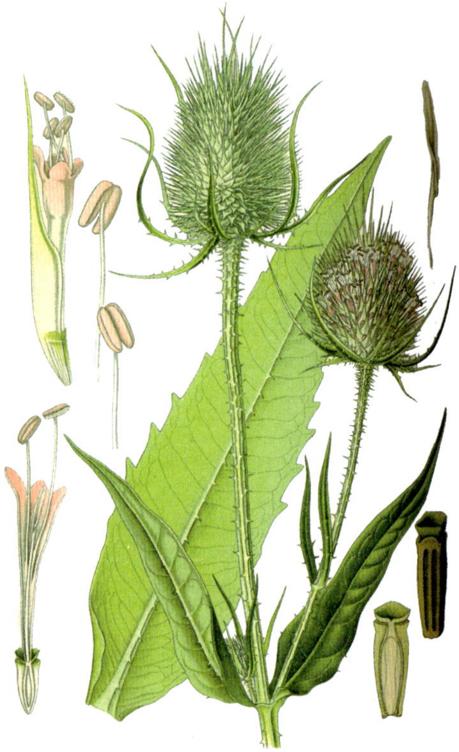

Lateinischer Name:	Dipsacus fullonum
Andere Namen:	Karde, Waldkarde
Pflanzenfamilie:	Geißblattgewächse (Caprifoliaceae)
Verwendete Teile:	Wurzel, Kraut, Samen
Zubereitungsarten:	Tinktur, Tee, Wein, Pulver
Verwendung:	Wunden, Schrunden, Fisteln, Warzen, Gicht, Rheuma, Leberbeschwerden, Gallenblase, Magen-Darm-Beschwerden, Immunsystem, Borreliose, Hautflechten,Hautunreinheiten, Ekzeme, Akne, Abszesse, Kopfschmerzen, Schmerzlinderung, Entzündungen

Die 7 cm großen, eiförmigen Blütenstände mit kleinen blauen „Körbchenblumen" sind von stacheligen, auffallend unterschiedlich langen und bogig aufsteigenden Hüllblättern eingerahmt. Die Blüten sind sehr beliebt bei langrüsseligen Insekten. Als Standort sind mittelfeuchte, nährstoffreiche, sonnige Stellen geeignet.

Der Name der Karde stammt von dem griechischen Wort *dipsan*, was so viel wie Durst bedeutet, denn das gesammelte Wasser half so manchem bei Durst und ist auch bei Vögeln als Wassertränke sehr beliebt.

Man nennt die Wilde Karde auch Zisternenpflanze, weil die gegenständigen, unten verwachsenen Blätter ein Wassersammelbecken bilden. Dieses dient zum Schutz gegen Fressfeinde, aber auch, um Insekten zu fangen.

Früher wurden die stacheligen Blütenköpfe der Weberkarde von Webern zum Aufrauen von Wollstoffen bzw. zum Kardieren von Wolle benutzt.

ZUR GESCHICHTE

Schon der griechische Arzt Dioskurides empfahl, die Wurzel der Wilden Karde in Wein sieden zu lassen und dann zu zerstoßen, bis eine dicke Paste entsteht. Diese sei ein gutes Mittel gegen Schrunden und Fisteln. Er war der Meinung, die Paste helfe sogar gegen Warzen, wenn man sie in einer kupfernen Dose aufbewahrte.

Im Mittelalter wurden Zubereitungen aus der Wurzel der Karde äußerlich bei Schrunden und Warzen verwendet. Auszüge aus der Wurzel kamen bei Gicht und Rheuma als Einreibungen gegen die Schmerzen zum Einsatz. Mattioli empfahl, bei Durchfall Kardenblätter mit Essig auf den Bauch zu legen.

IN DER ALPINEN VOLKSHEILKUNDE

Zur Anwendung kommt in erster Linie die Wurzel der Karde. Hier gräbt man im Frühling des zweiten Jahres die Wurzeln der Blattrosetten aus. Diese werden gewaschen, klein geschnitten, im Schatten getrocknet oder in Alkohol ausgezogen. Man kann auch aus den getrockneten Wurzeln ein Pulver zum Einnehmen herstellen.

Das Wasser aus den Trichtern, auch Venusbad genannt, welche die Blätter bilden, soll besondere Heilkraft haben. Man sagte, Mädchen, die sich mit diesem Wasser waschen, würden besonders schön werden.

In der alpinen Volksheilkunde wird die Wurzel gegen Gelbsucht und Leberbeschwerden, Durchfall, Magenkrankheiten, kleine Wunden, Gerstenkörner, Fisteln, Hautflechten und Nagelgeschwüre empfohlen. Sie kann auch bei Problemen mit der Gallenblase helfen und das Immunsystem stärken. Abkochungen der Wilden Karde wurden außerdem als Bleichmittel für Sommersprossen verwendet.

Wolf-Dieter Storl entdeckte die Pflanze wieder zur Behandlung von Borreliose. Er empfiehlt, dreimal täglich drei Esslöffel Kardentinktur einzunehmen. Hier gibt es viele Erfahrungsberichte, bei welchen die Behandlung der Borreliose sehr erfolgreich war. Auch Pater Johannes Pausch erzählte mir, dass er seine eigene Borrelioseerkrankung

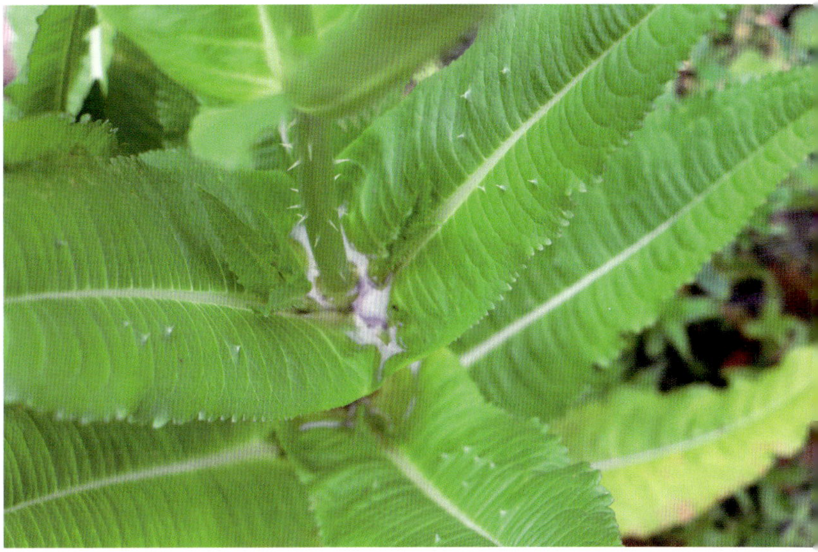

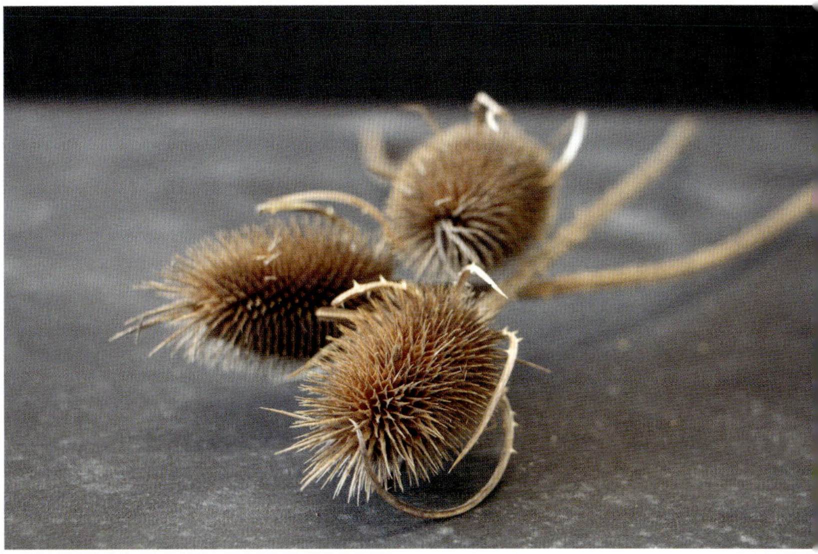

damit erfolgreich geheilt hat. Allerdings ist das wissenschaftlich nicht erwiesen.

Aus den Wurzeln kann man auch einen Tee zur inneren Reinigung des Körpers und zur Steigerung des Harnflusses herstellen. Dieser Tee soll bei Akne, Hautunreinheiten, Ekzemen, Abszessen und Kopfschmerzen Linderung verschaffen. Gegen Akne trinkt man am besten morgens und abends eine Tasse Kardenwurzeltee. Die Wurzeln der Karde haben adstringierende Eigenschaften und kräftigen das Gewebe, was somit gegen Cellulitis helfen kann.

Die Wilde-Karde-Wurzeln sind außerdem ein Mittel zur Schmerzbekämpfung, helfen dabei, Entzündungen abklingen zu lassen, mildern chronische Muskelentzündungen und stimulieren unser Nervensystem.

Diese Wirkungen sind auf die Inhaltsstoffe der Wilden Karde wie Glykoside, Mineralstoffe, Bitterstoffe, Tannin, Kaffeesäureverbindungen, organische Säuren, Glucoside und Saponine zurückzuführen.

ANWENDUNGEN

Wilde-Karde-Wurzeltinktur

Die sauberen, klein geschnittenen Kardewurzeln in 38%igem Alkohol ansetzen und 4 bis 8 Wochen an einem schattigen Ort ziehen lassen. Abfiltern und in einer dunklen Flasche verwahren. Bei Bedarf dreimal täglich 10 Tropfen einnehmen oder auf die Haut auftragen.

Wilde-Karde-Wurzeltee

1 bis 2 Teelöffel getrocknete Kardewurzeln in einer Tasse mit kochendem Wasser übergießen und dann 10 Minuten ziehen lassen, anschließend abseihen und bei Bedarf täglich 3 bis 4 Tassen davon trinken. Wolf-Dieter Storl empfiehlt, dreimal täglich 3 Esslöffel vor den Mahlzeiten einzunehmen, um die Borreliose zu bekämpfen.

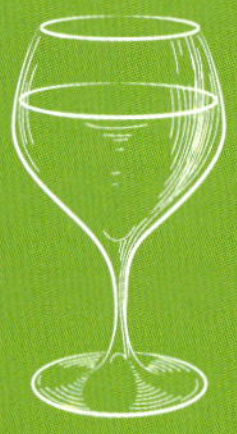

Wilde-Karde-Wurzelwein

1 Handvoll klein geschnittene Wilde-Karde-Wurzeln mit 0,7 l Weißwein in einem Glas ansetzen. Die Wurzeln sollten dabei gut bedeckt sein. Für ca. 10 Tage stehen lassen und abseihen. Bis zu dreimal täglich ein Stamperl trinken.

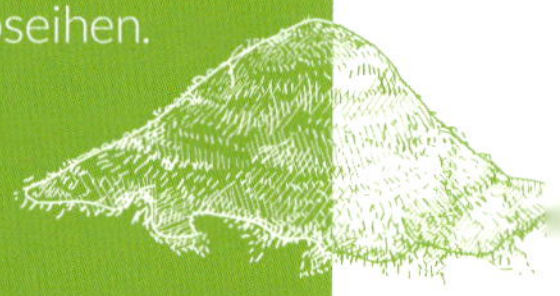

Wilde-Karde-Wurzelpulver

Getrocknete Wilde-Karde-Wurzeln zu einem feinen Pulver mahlen. Dreimal täglich eine Messerspitze einnehmen oder mit etwas Olivenöl vermischt auf die Haut auftragen.

Die Küchenzwiebel ist eine ausdauernde, krautige Pflanze, welche nach ein bis zwei Jahren geerntet wird. Sie ist eine der ältesten Kulturpflanzen des Menschen und wild nicht zu finden. Ihre kugelige Blüte ist weiß bis rosa. Sie wird bereits seit 5.000 Jahren als Heil-, Gewürz- und Gemüsepflanze angebaut.

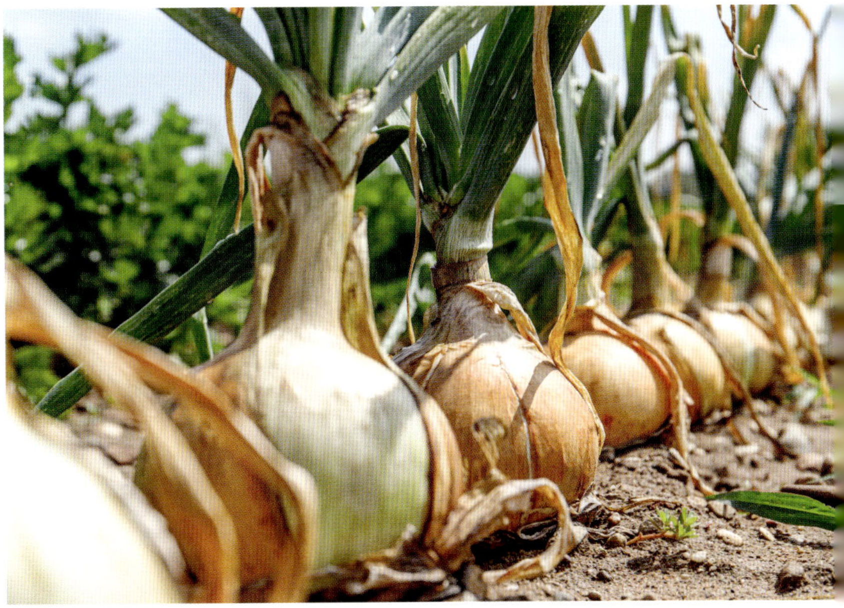

Zwiebel

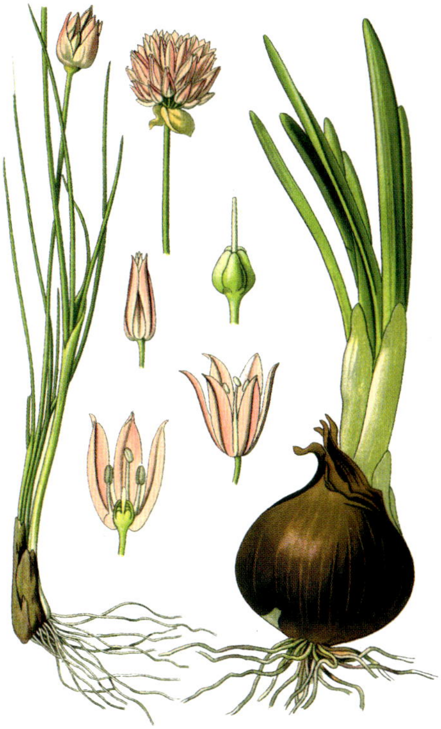

Lateinischer Name:	Allium cepa
Andere Namen:	Zwiebellauch, Bolle, Zipolle, Speisezwiebel, Küchenzwiebel, Gartenzwiebel, Sommerzwiebel, Hauszwiebel, Gemeine Zwiebel
Pflanzenfamilie:	Amaryllisgewächse (Amaryllidaceae)
Verwendete Teile:	Wurzel, Blütenboden
Zubereitungsarten:	Tinktur, Honig, Auflage, Salbe, Milch
Verwendung:	Verdauungsbeschwerden, Husten, Schleimlöser, Ohrenschmerzen, keim- und bakterientötende Wirkung, Blutdruck und Cholesterin regulierend, Insektenstiche, appetitanregend, verdauungsfördernd, Potenz

ZUR GESCHICHTE

Die alten Ägypter verehrten die Zwiebeln, brachten sie den Göttern als Opfer dar und gaben sie den Toten mit ins Grab. Dioskurides empfahl die Zwiebel zur Stärkung der Verdauung beziehungsweise zur Behandlung von Verdauungsbeschwerden und als ein Mittel gegen Vergiftungen verschiedenster Art.

Bei den Römern war die Zwiebel ein wichtiges Grundnahrungsmittel. Hippokrates empfahl sie gegen Haarausfall: *„Gegen das Ausfallen der Haare soll man die Stellen mit einer Zwiebel reiben".*

Hildegard von Bingen schrieb über die Zwiebel nicht nur Gutes: *„Roh ist sie so schädlich und giftig zu essen wie der Saft unnützer Kräuter. Gekocht ist sie gesund zu essen, weil durch das Feuer das Schädliche, das in ihr ist, vermindert wird. Gut gekocht ist sie für jene gut, die Schüttelfrost oder Fieber oder Gicht haben. Jenen aber, die magenkrank sind, bereitet sie sowohl roh als auch gekocht Schmerzen, weil sie feucht ist."*

Paracelsus meinte: *„Die Zwiebel ist so viel wert wie eine ganze Apotheke!"*

IN DER ALPINEN VOLKSHEILKUNDE

Die Zwiebel ist ein in den Alpen oft verwendetes Heilmittel. Sie wird innerlich und äußerlich angewandt. Bei Husten gilt sie als guter Schleimlöser und wird zu Sirup, Honig oder Milch verarbeitet. Auch äußerlich kommt sie zur Anwendung als Auflage auf die Brust, aber auch als Zwiebelpackerl bei Ohrenschmerzen. Man kann natürlich auch einfach geschnittene Zwiebeln auf einen Teller geben und neben das Bett stellen. Hier macht man sich ihre antibiotische, keim- und bakterientötende Wirkung zunutze, welche auf das enthaltene schwefelhaltige ätherische Öl Allicin zurückzuführen ist. Innerlich eingenommen beziehungsweise oft in die Speisen eingeplant, kann sie helfen, den Blutdruck und das Cholesterin zu regulieren. Auch bei Insektenstichen wird die Zwiebel, direkt auf die Haut aufgelegt, zur Linderung des Juckreizes beitragen. Ebenso wirkt sie appetitanregend und verdauungsfördernd. Die Zwiebel wird in der alpinen Volksheilkunde auch als Potenzmittel und Energiemittel verwendet.

Knoblauch und Zwiebel vertreiben alles Übel!

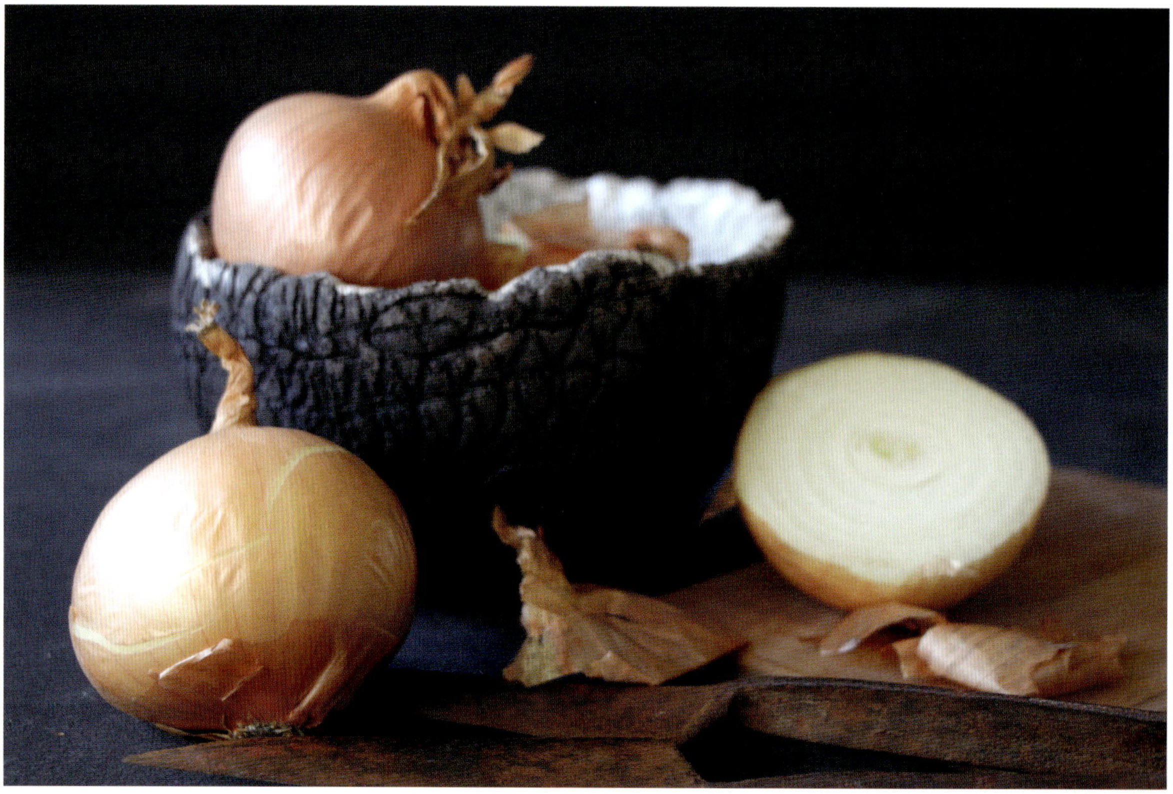

Zwiebeltinktur
Die sauberen, klein geschnittenen Zwiebeln in 38%igem Alkohol ansetzen und 4 bis 8 Wochen an einem schattigen Ort ziehen lassen. Abfiltern und in einer dunklen Flasche verwahren. Bei Bedarf dreimal täglich 10 Tropfen.

Zwiebelhonig
Eine frische Zwiebel klein schneiden und mit Honig vermengen. In einem geschlossenen Glas über Nacht ausziehen lassen. Am nächsten Tag den Honig gegen Husten teelöffelweise einnehmen.

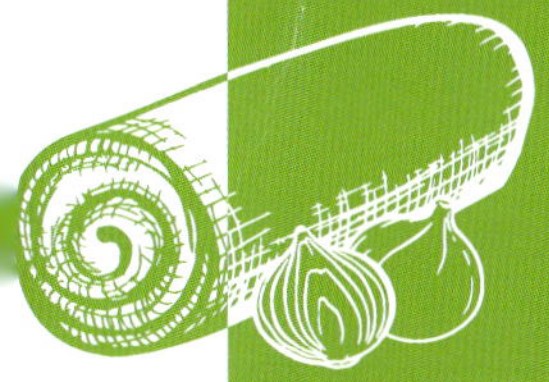

Hustenauflage (nach Philippine Welser)
3 Zwiebeln klein schneiden und andünsten, Veilchenöl und Rosenöl dazugeben, auf ein Tuch streichen und auf die Brust auflegen.

Husten- & Bronchitis-Salbe (nach Susanna von Tobar)
+ 125 ml Olivenöl
+ Saft von 6 Zwiebeln
+ 280 g Schweineschmalz

Alles in einem Topf erwärmen, nach dem Abkühlen in saubere Gläschen füllen und verschließen.

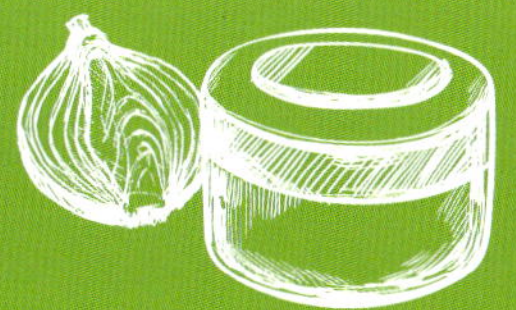

Narbensalbe (nach der Alt-Tiroler Naturapotheke)
+ 2 EL Zwiebelsaft
+ 20 g Beinwellwurzelpulver
+ 100 g Schweineschmalz

Schweineschmalz erwärmen und Beinwellwurzelpulver dazugeben. Nach 20-minütigem Rühren den Zwiebelsaft dazugeben. Abseihen und nach dem Abkühlen in saubere Gläschen füllen und verschließen. Mehrmals täglich die Narbe damit einmassieren.

Zwiebelpackerl
1 kleine Zwiebel klein schneiden und in einer Pfanne ohne Fett leicht erwärmen; in zwei kleine Tücher geben und zwei Packerl machen. Diese dann bei Ohrenschmerzen auf die Ohren legen und mit einem Tuch festbinden.

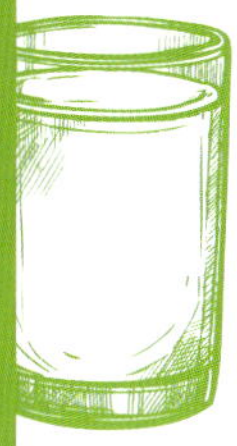

Zwiebelmilch
1 kleine Zwiebel klein schneiden und in 250 ml Milch 7 Minuten leicht köcheln lassen. Abseihen und mit Honig süßen. Schluckweise bei Halsschmerzen trinken.

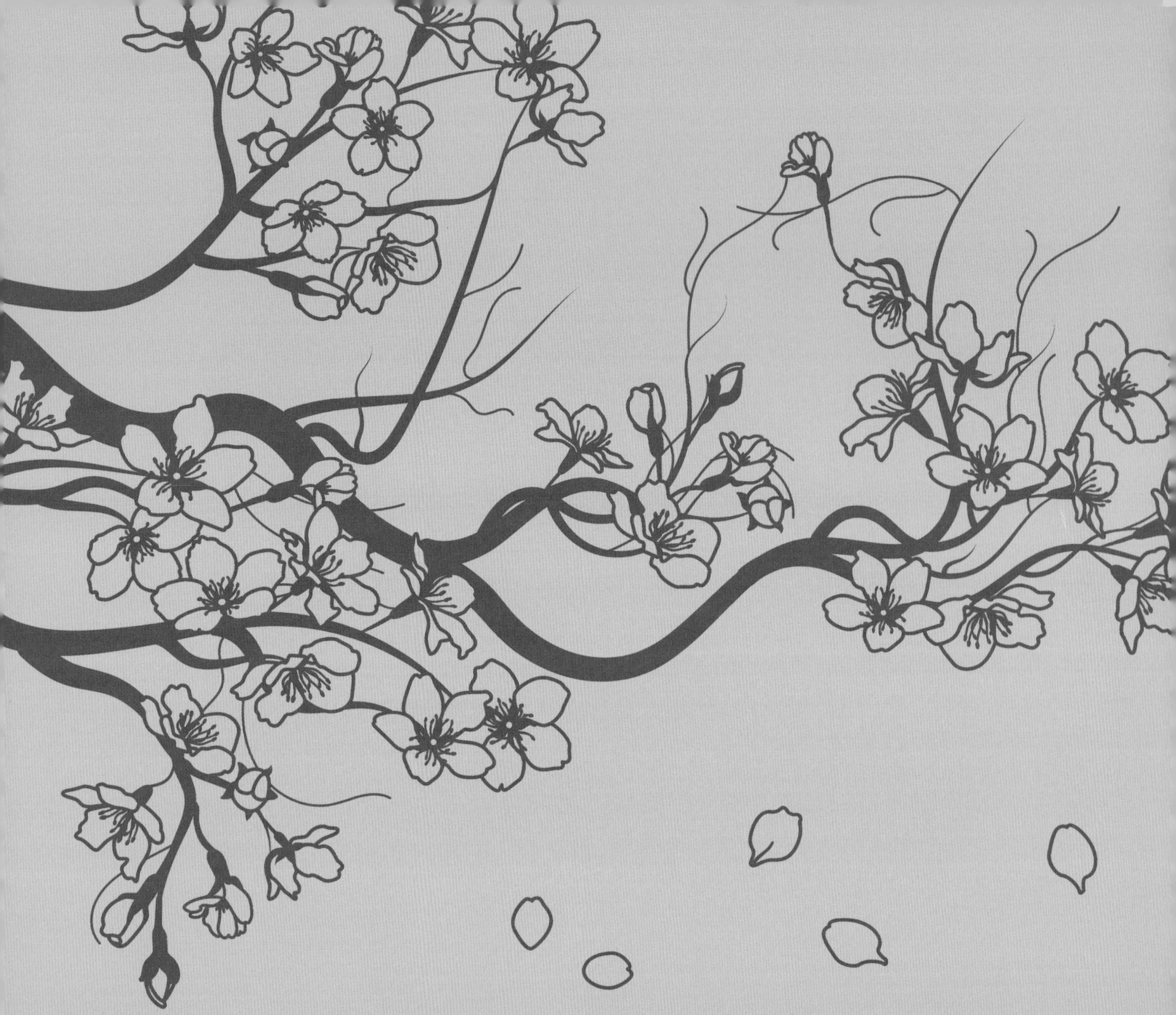

Kraftvolle Stauden & Bäume

3.

Die Birke ist ein mehrjähriger Baum, der bis zu 20 m hoch werden kann. Sie ist nicht besonders anspruchsvoll in Bezug auf Standort und Boden und blüht von April bis Mai. Typisches Kennzeichen ist die weiß-schwarze Rinde. Sie ist das Symbol für den Frühling und junge Mädchen.

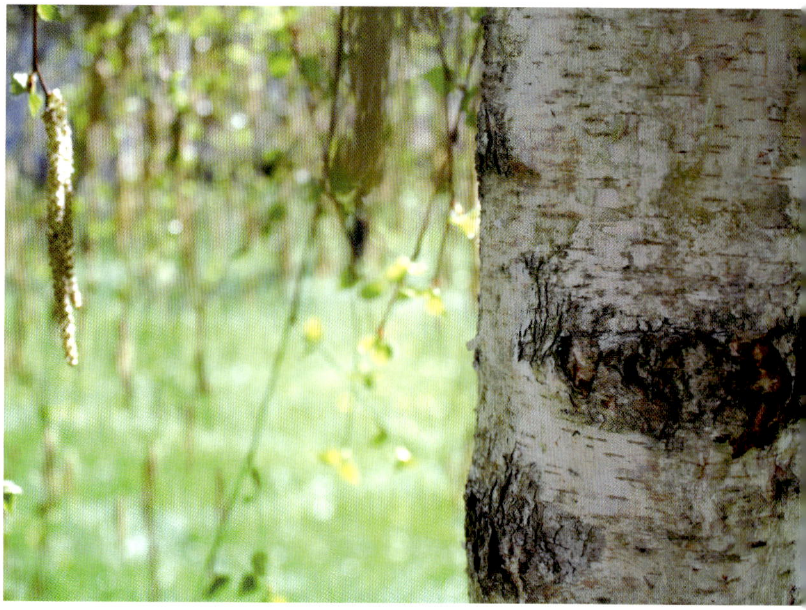

Birke (Hänge-Birke)

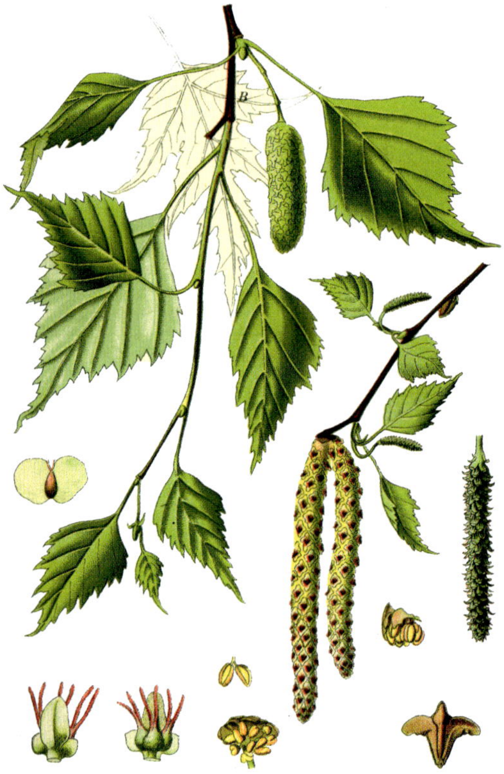

Lateinischer Name:	Betula pendula
Andere Namen:	Besenbaum, Birke
Pflanzenfamilie:	Birkengewächse (Betulaceae)
Verwendete Teile:	Knospen, Blätter, Rinde, Birkenwasser
Zubereitungsarten:	Tinktur, Tee, Salat, Gemmomazerat, Bad, Auflage, Küche
Verwendung:	Frühjahrskur, Haarpflege und -wuchs, Schuppen, Vitaminmangel, Hautausschläge, Stoffwechsel, Zellerneuerung, Ödeme, Rheuma, Schwellungen in den Gelenken

IN DER ALPINEN VOLKSHEILKUNDE

Die Birke gilt in den Alpen als wichtige magische Heilpflanze. Zum Beispiel wurde sie verwendet, um Warzen wegzuzaubern oder die Manneskraft wiederherzustellen, indem man auf die Zweige urinierte. Die Birke enthält Flavonoide, Gerbstoffe, ätherische Öle, Bitterstoffe, Vitamin C, Harz und Saponine. Es werden vor allem die Knospen, die jungen Blätter oder das Birkenwasser verwendet. Das Birkenwasser wird durch Anbohren des Baumes gewonnen. Im Frühling, wenn der Baum zu treiben beginnt, bohrt man ein kleines Loch, in welches gerade ein Strohhalm passt. Diesen befestigt man gemeinsam mit einer Flasche am Baum und am nächsten Tag ist das wertvolle Wasser in der Flasche. Danach wird das Loch wieder sorgsam mit einem Stückchen Holz und Pech verschlossen. Dieses Wasser kann man entweder gleich, quasi als Frühjahrskur, trinken oder zur Haarpflege verwenden bzw. weiterverarbeiten. Von diesem Wasser trinkt man täglich zwei bis drei Schnapsgläser, solange der Saft reicht. Damit der Saft nicht gärt, sollte man ihn im Kühlschrank aufbewahren. Zur längeren Verwahrung kann man ihn auch in Eiswürfelformen geben und einfrieren. Das Birkenwasser ist reich an Mineralien, wirkt blutreinigend, fördert den Haarwuchs, hilft gegen Schuppen, aber auch bei Vitaminmangel und Hautausschlägen.

Die frischen, jungen Birkenblätter eignen sich ebenso für den Wildsalat wie auch als Entschlackungstee. Die Birke erhöht die Harnmenge massiv und verhindert so die Ansiedlung von Keimen in den Harnwegen. Diese entwässernde Eigenschaft hilft, Giftstoffe auszuspülen. Der Tee stärkt die Drüsen, regt die Nieren sanft an, fördert den Stoffwechsel, die Zellerneuerung und vitalisiert den Körper. Also wunderbar für die Frühlingskur.

Außerdem wird die entwässernde Wirkung in der Volksheilkunde gegen Ödeme, Rheuma und Schwellungen in den Gelenken eingesetzt. Hier wird vor allem ein Tee aus Birkenblättern verwendet. Dieser kann getrunken, aber auch äußerlich als Bad oder Auflage angewendet werden.

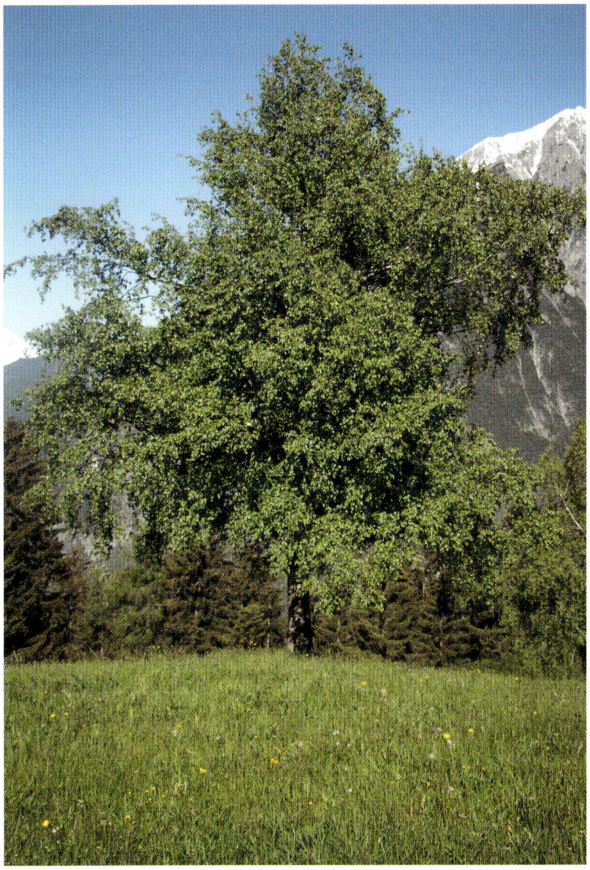

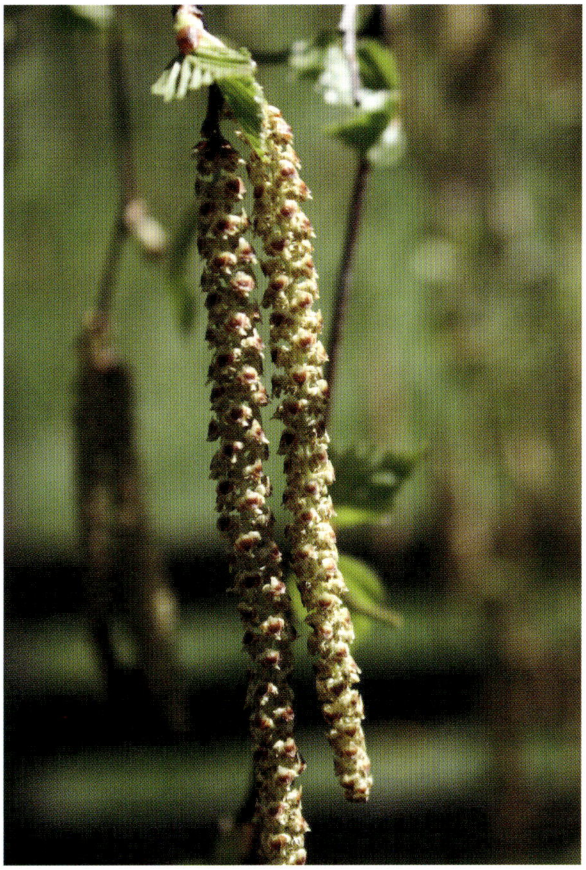

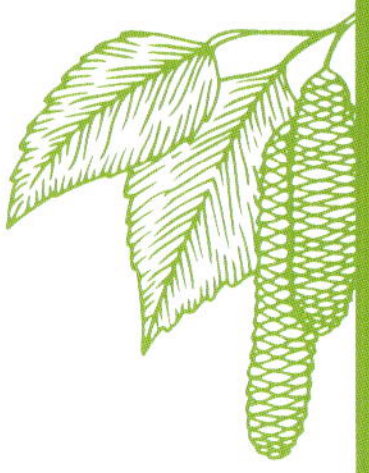

Birkentinktur

Die sauberen, klein geschnittenen Birkenblätter in 38%igem Alkohol ansetzen und 4 bis 8 Wochen an einem schattigen Ort ziehen lassen. Abfiltern und in einer dunklen Flasche verwahren. Bei Bedarf dreimal täglich 10 Tropfen einnehmen.

Wildsalat

Dieser wird wie ein ganz normaler Salat zubereitet!
Geeignete Wildkräuter: Bärlauch, Birkenblätter, Brennnessel, Brunnenkresse, Ehrenpreis, Giersch, Knoblauchrauke, Löwenzahn, Taubnessel, Vogelmiere und viele andere!

Entschlackungstee

Frische oder getrocknete Birkenblätter, Löwenzahnwurzeln und/oder -blätter und Brennnesseln (junge Triebe) werden zu gleichen Teilen gemischt und mit heißem Wasser aufgegossen. 7 Minuten ziehen lassen. Je länger der Tee zieht, desto herber wird er, da sich mehr Gerbstoffe auslösen. 2 bis 3 Tassen pro Tag max. 3 Wochen lang trinken.

Birkenknospen-Gemmomazerat

- 2 g Knospen
- 30 g destilliertes Wasser
- 30 g Ethanol 90 %
- 30 g Glycerin (pflanzlich)

Die Knospen klein geschnitten in der Mischung aus Wasser, Ethanol und Glycerin ansetzen und mindestens drei Wochen an einem schattigen Ort bei maximal 20 °C stehen lassen. Täglich schütteln. Dann abseihen und in einer dunklen Flasche verwahren. Dreimal täglich 15 Tropfen außerhalb der Mahlzeiten auf die Hand träufeln und aufschlecken. Für Kinder je nach Alter dreimal täglich 5 bis 10 Tropfen mit einem Schluck Wasser.

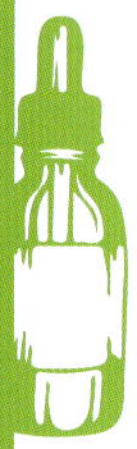

Die Fichte ist ein aufrecht wachsender, immergrüner Baum, der bis zu 40 m hoch wird. Sie ist sehr widerstandsfähig, kann bis zu 600 Jahre alt werden und einen Stammdurchmesser von bis zu 1,5 m erreichen.

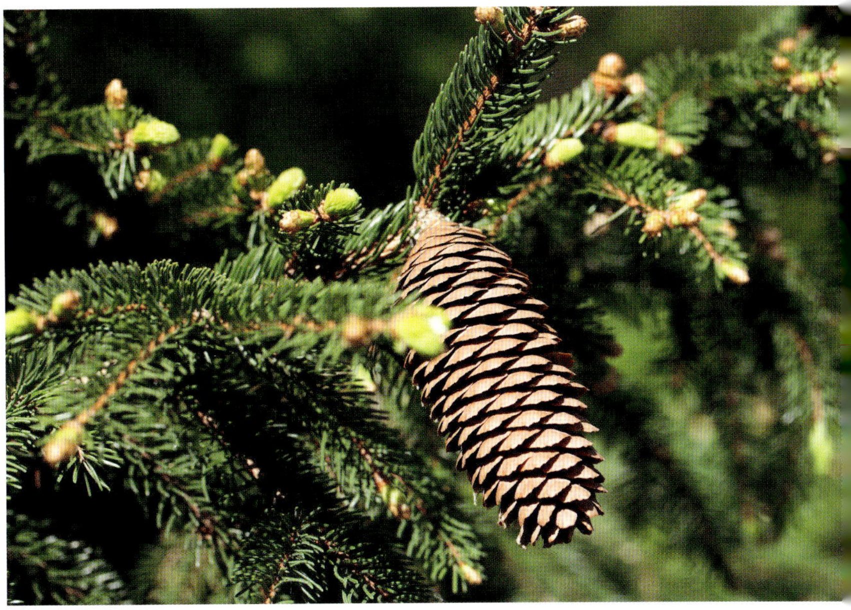

Fichte

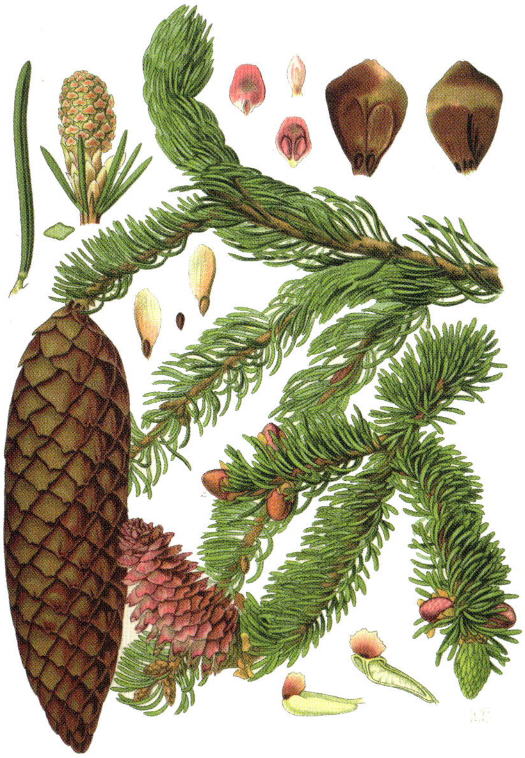

Lateinischer Name:	Picea abies
Andere Namen:	Gewöhnliche Fichte, Rotfichte, Rottanne
Pflanzenfamilie:	Kieferngewächse (Pinaceae)
Verwendete Teile:	Harz, Nadeln, Triebe
Zubereitungsarten:	Tee, Likör, Sirup, Gemmomazerat, Pflaster, Bad, Räuchermittel
Verwendung:	Zugsalbe, Hautverletzungen, Schmerzen des Bewegungsapparates, Gicht, Rheuma, Verspannung, Erkältung, Husten, Halsschmerzen, Durchblutungsstörungen

Harze sollten nur äußerlich angewendet werden.

Dort, wo das Grün so dichte um Kirch und Rasen steht,
Da wo die alte Fichte allein zum Himmel weht;
Da ruhet unsrer Toten frühzeitiges Geschick,
Und leitet von dem Boden zum Himmel unsern Blick.

Johann Wolfgang von Goethe

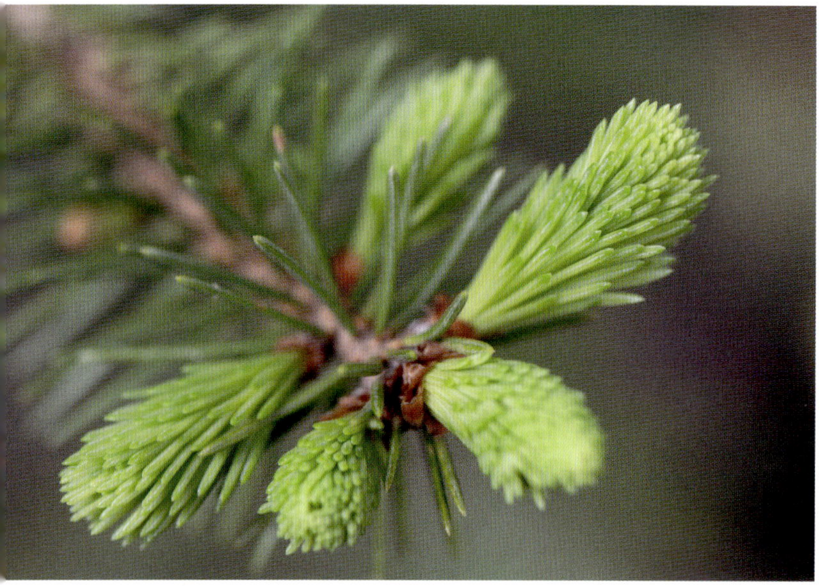

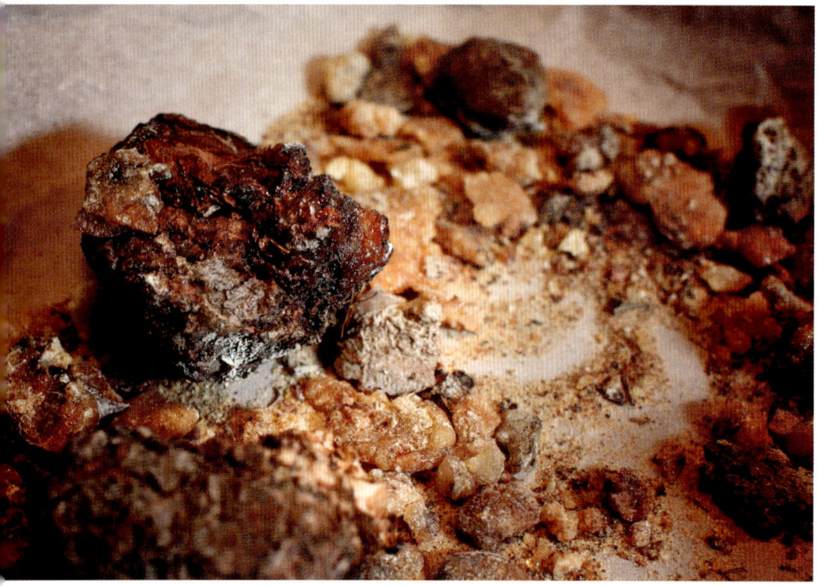

Die wichtigsten Inhaltsstoffe der Fichte sind ätherisches Öl, Terpentinöl, Harz, Glykosid Picein, Gerbstoff und Vitamin C. Bereits im Mittelalter wurde die Fichte als Heilpflanze eingesetzt.

IN DER ALPINEN VOLKSHEILKUNDE

Verwendet werden in den Alpen vor allem das Harz und die jungen Triebe. Nadelbäume produzieren Harz, um ihre Wunden zu verschließen. Das Pech enthält unter anderem Harzsäure und ätherische Öle und ist ein natürliches Pflaster mit antibakterieller und pilztötender Eigenschaft, das bei Mensch und Tier genutzt werden kann. In der Volksmedizin wird es traditionell gegen viele Wehwehchen verwendet: Zugsalbe, Schürfwunden, Schnitte, Verletzungen, Rheumatismus, Schmerzen des Bewegungsapparates, Erkältungen, Husten und Halsschmerzen.

Das Pech kann auch gut in eine Pechsalbe eingerührt werden, muss aber zuvor gereinigt werden. Eine solche Pechsalbe wirkt desinfizierend und kann zur Wundheilung, als Mittel gegen Gicht, Rheuma oder bei Brustleiden eingesetzt werden.

Aus den Nadeln gewinnt man durch Wasserdampfdestillation das ätherische Fichtennadelöl. Dieses wird bei Infekten der Atemwege und bei rheumatischen Beschwerden angewandt. Es sollte nur verdünnt zum Einsatz kommen. Die jungen Triebspitzen, welche im Frühling gesammelt werden, schmecken sauer und harzig zugleich und sind eine Delikatesse, aus der man in den Alpen traditionellerweise Fichtenwipfelsirup herstellt. Dieser ist ein wunderbares Mittel der alpinen Volksheilkunde bei Husten und kratzigem Hals. Außerdem sind die Wipfel ein Bestandteil des Franzbranntweins, welcher bei Durchblutungsstörungen und Verspannung angewandt wird. Aus den Fichtenwipfeln kann man auch einen Tee aufgießen, welcher ebenso bei Husten hilft.

Das Harz der Fichte wurde in den Alpen schon immer als Weihrauchersatz verräuchert. Es wirkt beim Räuchern schleimlösend und schmerzlindernd. Außerdem ist es desinfizierend, stärkt die Konzentrationsfähigkeit und klärt das Bewusstsein. Gereinigtes Fichtenharz kann man als Burgunderharz kaufen.

Das Harz ist das Gold der Bäume …

Erwin Thoma

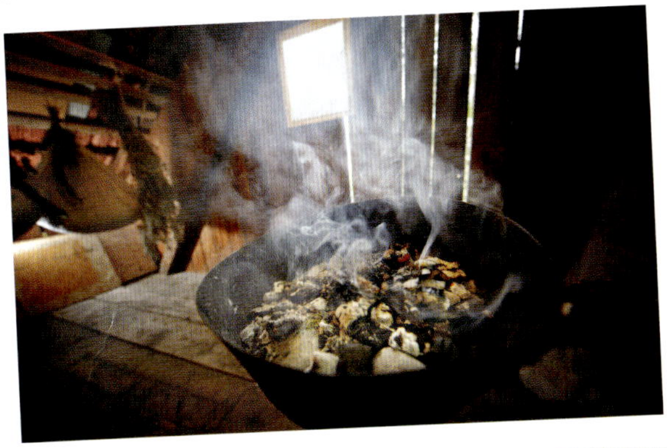

ANWENDUNGEN

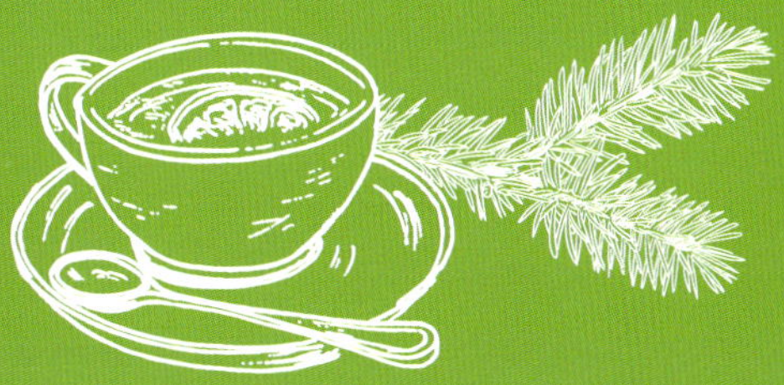

Fichtennadeltee
Pro Tasse einen Teelöffel getrocknete Fichtennadeln mit heißem Wasser aufgießen. 7 Minuten ziehen lassen. Abseihen und bei Bedarf 2 bis 3 Tassen täglich trinken.

Räuchermischung Schutz & Reinigung
Hartes, gemörsertes Fichtenharz, getrocknete Fichtennadeln, Wacholder, Beifuß und Salbei zu gleichen Teilen vermengen. Auf der Kohle oder am Stövchen verräuchern. Wirkt reinigend und schützend und desinfiziert die Raumluft.

Fichtenwipfelsirup
Für den Fichtenwipfelsirup die jungen, hellgrünen Triebe im Mai bzw. Juni ernten. Diese in einen Kochtopf geben und mit Wasser gut bedecken. Einige Orangenscheiben dazugeben. Alles aufkochen und ca. 10 Minuten köcheln. Dann vom Herd nehmen und zugedeckt über Nacht stehen lassen. Das Wasser sollte sich nun weiß gefärbt haben. Alles abseihen und die Flüssigkeitsmenge abmessen. Die gleiche Menge Zucker hinzufügen und leise 3 bis 4 Stunden köcheln lassen, bis die Masse eingedickt ist. Heiß in Gläser abfüllen und gleich verschließen.

Fichtenknospen-Gemmomazerat
- 2 g Knospen
- 30 g destilliertes Wasser
- 30 g Ethanol 90 %
- 30 g Glycerin (pflanzlich)

Die Knospen klein geschnitten in der Mischung aus Wasser, Ethanol und Glycerin ansetzen und mindestens drei Wochen an einem schattigen Ort bei maximal 20 °C stehen lassen. Täglich schütteln. Dann abseihen und in einer dunklen Flasche verwahren.

Dosierung: Dreimal täglich 15 Tropfen außerhalb der Mahlzeiten auf den Handrücken träufeln und aufschlecken. Für Kinder je nach Alter dreimal 5 bis 10 Tropfen mit einem Schluck Wasser.
Wird bei Arthrose, Osteoporose, chronischem Rheuma und Gelenksabnützungen zur Unterstützung empfohlen. Wirkt positiv auf den Fettstoffwechsel, die Gelenkknorpel und den Knochenstoffwechsel.

Franzbranntwein
siehe Föhre

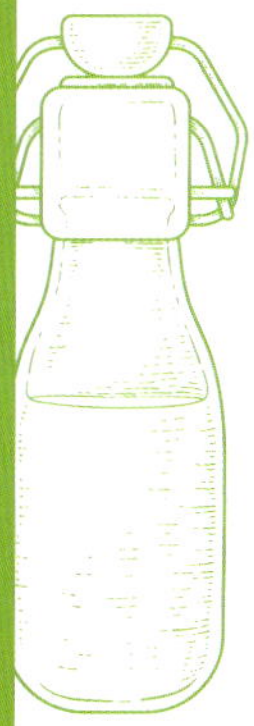

Dörrpflaster (nach Josef Abenthung)
1 Esslöffel Fichtenharz, etwas Heilerde und ein Eiweiß vermengen, auf ein sauberes Leintuch geben, auf die betroffene Stelle auflegen und festbinden.

Die Föhre gehört zu den Kiefern und ist ein in den Alpen sehr weit verbreiteter Baum. Der Grund dafür ist, dass sie nicht sehr anspruchsvoll ist und relativ schnell wächst. Die Föhre wird als Bau- und Möbelholz und als Brennholz verwendet. Sie kann bis zu 40 m hoch werden und einen Stammdurchmesser von 1 m haben. Die Rinde ist braun-rot.

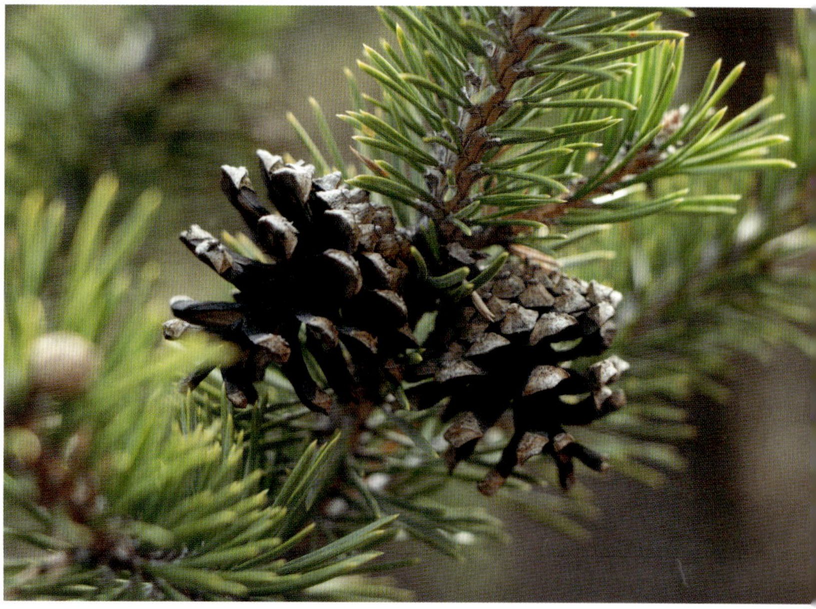

Föhre

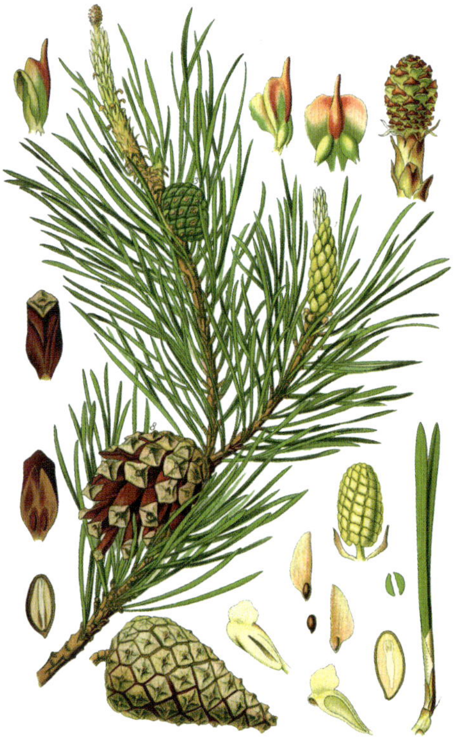

Lateinischer Name:	*Pinus sylvestris*
Andere Namen:	Kiefer, Waldkiefer
Pflanzenfamilie:	Kieferngewächse (Pinaceae)
Verwendete Teile:	Harz, Nadeln, Triebe
Zubereitungsarten:	Tinktur, Tee, Sirup, Pflaster, Salbe, Räuchermittel
Verwendung:	Frauenleiden, Atemwege, rheumatische Beschwerden, Muskel- und Nervenschmerzen, Wundheilung, Geschwüre

Harze sollten nur äußerlich angewandt werden.

Getrocknete, zusätzlich mit Harz oder Pech getränkte Späne aus Föhrenholz beleuchteten früher unsere Bauernstuben. Wegen des hohen Harzgehaltes ist das Föhrenholz äußerst witterungsbeständig.

ZUR GESCHICHTE

Schon im Altertum wurde die Föhre zu medizinischen Zwecken genutzt. Föhrenharz wurde sogar als Zahnersatz verwendet. Der griechische Arzt Hippokrates empfahl Föhrennadelöl zur äußerlichen Behandlung von Geschwüren und das Harz bei verschiedenen Frauenleiden.

Hildegard von Bingen schrieb zwar: *„Die Kiefer bedeutet die Trauer und hat in ihrer Natur kein Glücklichsein.“* Sie empfahl jedoch eine Salbe mit Föhrenharz als Augenheilmittel.

IN DER ALPINEN VOLKSHEILKUNDE

In den Alpen kommen vor allem die Triebspitzen, das ätherische Öl und das Harz zum Einsatz. Die Triebspitzen finden Verwendung bei Erkrankungen der oberen und unteren Atemwege, bei rheumatischen Beschwerden sowie bei leichten Muskel- und Nervenschmerzen. Die enthaltenen ätherischen Öle lösen festsitzenden Schleim in der Lunge. Das ätherische Kiefernnadelöl gibt außerdem Energie und Selbstvertrauen.

Das Harz kann auch gut in eine Salbe (siehe Rezept) eingearbeitet werden; diese ist gut als Wundheilmittel oder bei Atemwegsproblemen zum Einreiben der Brust geeignet.

Früher gewannen die „Pecher“ durch das Einschneiden der Rinde das sogenannte Balsamharz, bestehend aus Kolophonium und Terpentinöl, welches aus dem Harz durch Destillation gewonnen wird. Dieses wurden zum Abdichten von Schiffen und in der Industrie genutzt. Das Handwerk der „Pecherei“ wurde mündlich weitergegeben. Es gibt heutzutage nur noch eine Handvoll „Pecher“ in Österreich.

Das trockene Harz, die Rinde oder die Nadeln sind ein tolles Räuchermittel und duften sehr holzig, harzig und doch frisch. Eine Räucherung mit der Föhre gibt Energie, wirkt gut bei Atemwegsbeschwerden, Verkühlung und Grippe.

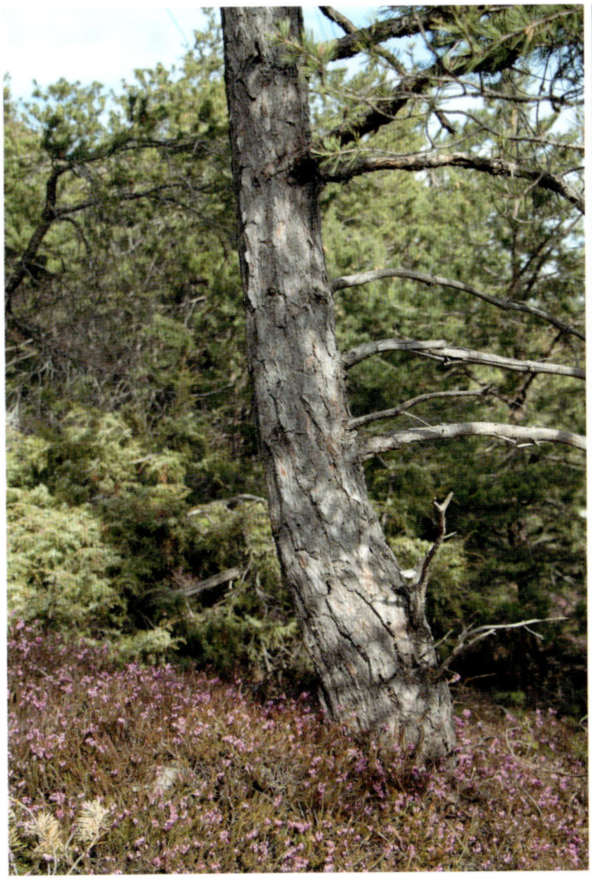

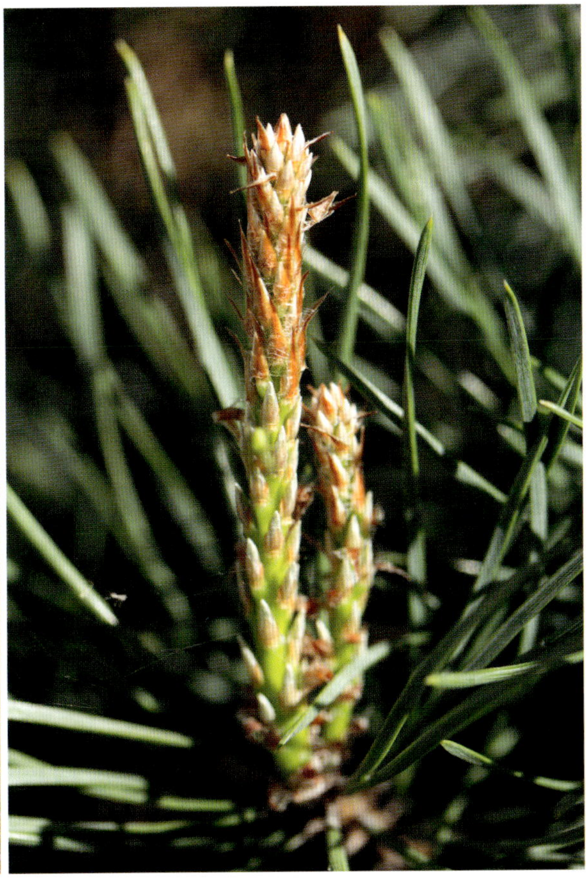

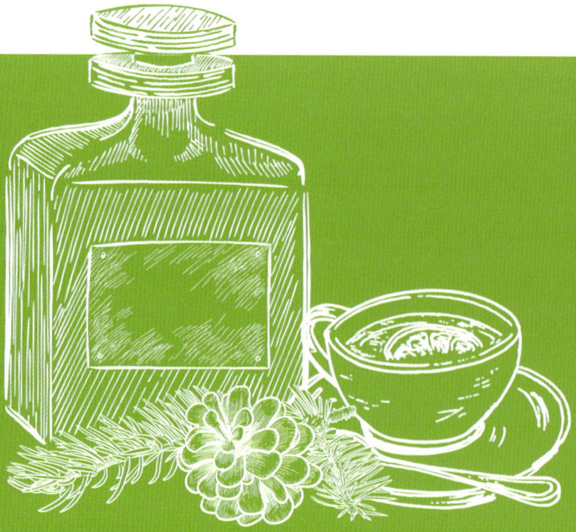

Föhrenwipfeltee

Pro Tasse einen Teelöffel getrocknete Föhrentriebe mit heißem Wasser aufgießen. 7 Minuten ziehen lassen. Abseihen und bei Problemen mit den Atemwegen 2 bis 3 Tassen täglich trinken.

Föhrenharzsalbe

- 100 g Olivenöl
- 10 g Harz
- 11 g Bienenwachs

Das Harz im Olivenöl über einem Wasserbad schmelzen und dann durch ein feines Sieb oder Tuch filtern, damit diverse Verschmutzungen entfernt sind. Dann das Bienenwachs dazugeben und unter ständigem Rühren wieder über dem Wasserbad schmelzen. Nicht über 70 °C erhitzen. In saubere Gläser abfüllen und erst nach dem Abkühlen verschließen.

Franzbranntwein

Je eine halbe Handvoll Triebspitzen von Kiefern, Fichten, Wacholder, Lärche und Latsche, evtl. auch ein bisschen Harz, Lavendel, Rosmarin, Pfefferminze, ein paar Wacholderbeeren und ein Stückchen Ingwer klein schneiden, in ein Weckglas geben und mit 38%igem Korn gut bedecken. Mindestens vier Wochen im Schatten bei Zimmertemperatur ausziehen lassen. Abseihen und 15 g Kampfer dazugeben. Stehen lassen, bis sich dieser aufgelöst hat. In dunkle Fläschchen abfüllen und verwahren.

Einreibung

Zu 100 ml Johanniskrautöl je 5 Tropfen reines ätherisches Kiefernnadelöl und ätherisches Rosmarinöl geben. Mit diesem Öl bei schmerzenden Muskeln und Verspannungen einreiben.
Achtung: Johanniskrautöl macht sensibel gegen Sonnenstrahlen, also am besten abends einreiben.

Der schwarze Holunder hat seinen Namen von seinen Beeren, welche ab September reif sind und schwarz-violett glänzen. Von Mai bis hinein in den Juli erscheinen am jungen Holz bis zu 30 cm große, flache Schirmrispen aus vielen Einzelblüten. Der wunderbare Duft ist unverwechselbar und typisch für den Holunder.

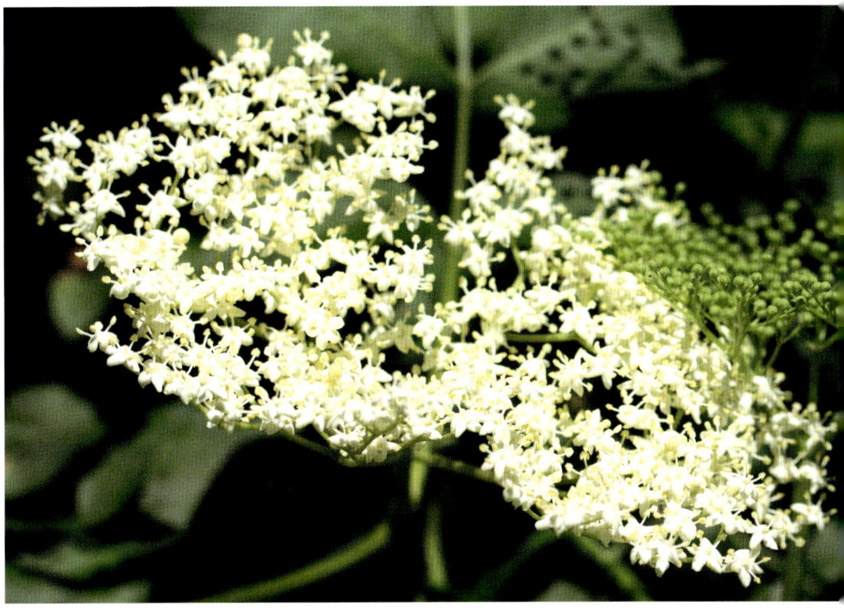

Holunder (Schwarzer Holunder)

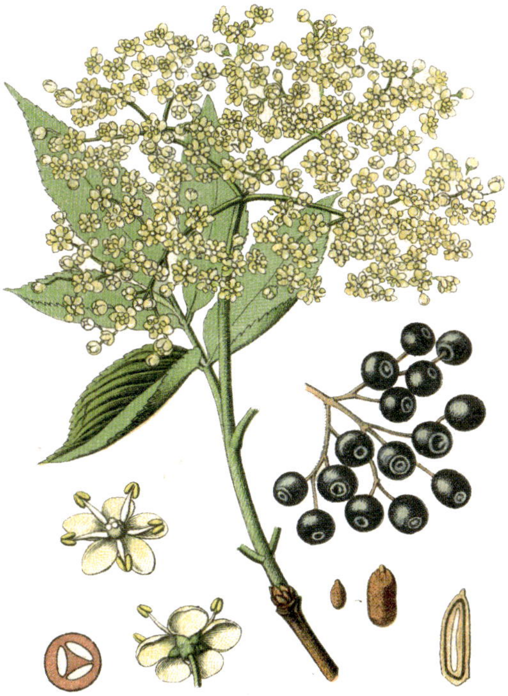

Lateinischer Name:	Sambucus nigra
Andere Namen:	Holler, Hollerbusch, Flieder, Holderbusch
Pflanzenfamilie:	Moschuskrautgewächse (Adoxaceae)
Verwendete Teile:	Blüten, Rinde, Wurzel, Beeren
Zubereitungsarten:	Tinktur, Tee, Likör, Sirup, Marmelade, Umschlag, Paste, Räuchermittel
Verwendung:	Geschwüre, Fieber, Grippe, Atemwegsinfekte, Abwehrstärkung, Wunden, Hautinfektionen, Verbrennungen, Verstauchungen, Prellungen, Rheuma, Abführmittel, Allheilmittel

ZUR GESCHICHTE

Der Holunderbusch kann etwa 100 Jahre alt werden. In den Alpen gilt diese Heilpflanze als die am häufigsten vorkommende Strauchart. Grundsätzlich ist der Holunder sehr anspruchslos und robust. Er ist frosthart und bevorzugt den Halbschatten.

Der Name Holunder leitet sich möglicherweise aus der nordischen Mythologie ab, in welcher der Strauch mit der Unterweltgöttin Frau Holle in Verbindung gebracht wurde. In unserer Gegend wurde der Hollerbusch als heilig angesehen und bei jedem Bauernhof gepflanzt. Das Fällen des Busches brachte Unglück, da in ihm die guten Hausgeister wohnten. Außerdem war er sehr wichtig für die Bauern, da er für viele Krankheiten ein Heilmittel bot.

Der Holunder wird schon seit langer Zeit in der Heilkunde verwendet. Hippokrates nützte ihn bei Verstopfung und als harntreibendes Mittel. Bei den alten Griechen wurden aber auch seine Wurzeln in Wein ausgekocht und gegen Wassersucht verwendet. Die Blätter legte man auf Geschwüre auf.

Im Mittelalter galt der Holunder als Allheilmittel und war sehr beliebt. Etwa ab dem 18. Jahrhundert setzten Heilkundige den Holunder bei Fieber und Atemwegsinfekten ein.

Vor dem Holler muss man immer den Hut ziehen!

IN DER ALPINEN VOLKSHEILKUNDE

Verwendet werden in den Alpen hauptsächlich die frischen oder getrockneten Blüten und die reifen Beeren. Die in den Blüten enthaltenen Flavonoide erhöhen die Abwehrkräfte gegen Viren. Deshalb ist der Hollerblütentee eine gute Wahl bei Grippe, da er auch schweißtreibend ist. Er hilft aber auch bei Husten, da er das Abhusten erleichtert.

Die reifen Beeren enthalten unter anderem Flavonoide, Anthocyane (diese starken Antioxidantien schützen die Körperzellen vor dem Angriff freier Radikale; dadurch stabilisieren sie die Körperzellwände und stärken zusätzlich das Immunsystem), ätherische Öle und Vitamine. In der alpinen Volksheilkunde wird empfohlen, im Herbst viel Hollerbeersaft zu trinken oder Hollerbeerkoch oder Gelee zu essen, um die Abwehr zu stärken. Denn die Beeren enthalten viel Vitamin C.

In rohem Zustand sind die Früchte des Holunderstrauchs leicht giftig, nach dem Kochen aber völlig ungefährlich. Die Beeren haben leicht abführende Wirkung.

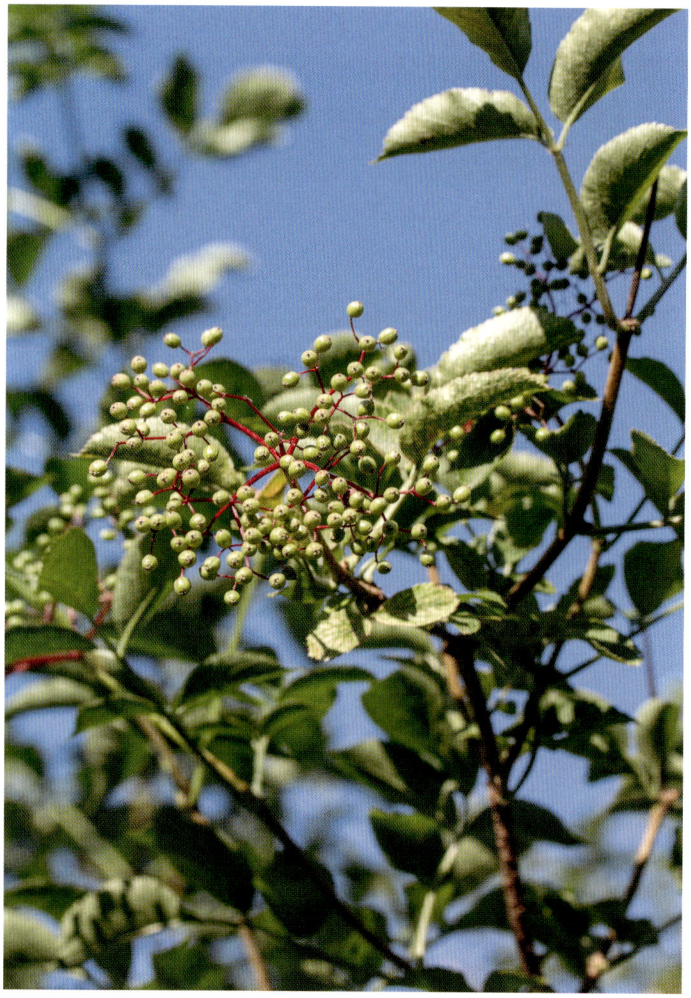

Auf Johannistag blüht der Holler, da wird die Liebe noch toller!

Äußerlich werden Holunderblüten in der Volksmedizin zur Beruhigung von Wunden, Hautinfektionen, Verbrennungen und kleinen Geschwüren verwendet. Die Blätter kommen bei Verstauchungen, Prellungen und Rheuma zum Einsatz. Rinde und Wurzel werden als Abführmittel eingesetzt.

Auch zum Räuchern können getrocknete Hollerblüten verwendet werden. Das fördert Konzentration, Ruhe und stärkt unsere Intuition.

Holunderblütentinktur

Die sauberen Holunderblüten in 38%igem Alkohol ansetzen, 4 bis 8 Wochen an einem schattigen Ort ziehen lassen. Abfiltern und in einer dunklen Flasche verwahren. Bei Bedarf dreimal täglich 10 Tropfen zur Abwehrstärkung einnehmen oder äußerlich auf die betroffene Hautstelle auftragen.

Grippetee

Getrocknete Hollerblüten, Lindenblüten, Thymian, Salbei, Malvenblüten & Mädesüßblüten zu gleichen Teilen vermischen. Wasser zum Kochen bringen. Pro Tasse einen Teelöffel der Mischung mit heißem Wasser aufgießen. 7 Minuten ziehen lassen, abseihen. Mehrmals täglich eine Tasse trinken.

Hollerblütensirup

40 Blütendolden mit 3 Liter Wasser übergießen. 4 Bio-Zitronen in Scheiben schneiden und 3 kg Zucker dazugeben, umrühren. Mit einem Tuch zudecken und drei Tage ziehen lassen, dabei immer wieder umrühren. Abseihen, in saubere Flaschen füllen, kühl lagern. Um die Haltbarkeit zu verlängern, kann der Sirup vor dem Abfüllen auch noch 7 Minuten abgekocht werden. 1:10 mit Wasser verdünnt genießen.

Hollerbeermarmelade

+ 100 g Hollerbeeren
+ 400 g Äpfel oder Birnen (geschält und entkernt)
+ 250 g Gelierzucker 2:1

Beeren von den Rispen pflücken, Birnen bzw. Äpfel schälen, Kerngehäuse entfernen und klein schneiden. Dann alles zusammen mit 250 g Gelierzucker 2:1 in einem Topf sanft köcheln lassen, nach ca. 7 Minuten Gelierprobe machen und in saubere Twist-off-Gläser abfüllen. Auf den Kopf stellen und abkühlen lassen.

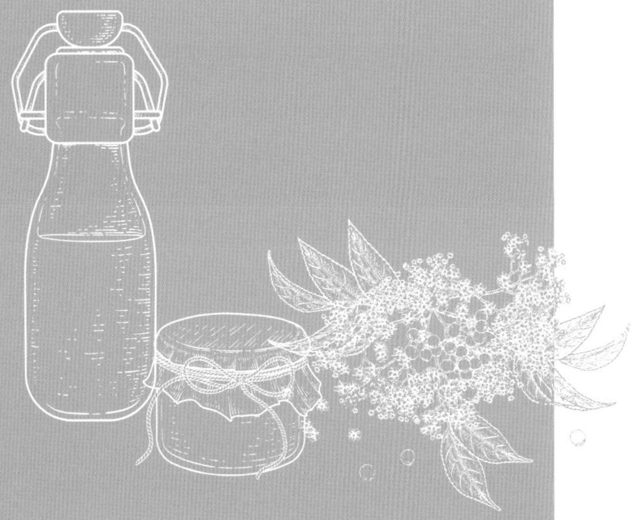

Holunderumschlag (nach Philippine Welser)

9 Holunderblätter zusammen in ein feuchtes Tuch geben und im Backofen erwärmen. Die Blätter dann auf die Furunkel auflegen.

Kopfwehpaste (nach Philippine Welser)

Je eine Handvoll Wacholderbeeren, Nusskerne, etwas Safran, Hollerblütenhydrolat und Rosenblütenhydrolat vermengen. Auf ein Tuch streichen und auf die Schläfen sowie die Stirn auflegen.

Holundermarmelade vom Roten Holler (aus dem Zillertal)

500 g Rote Hollerbeeren
250 g Gelierzucker 2:1

Beeren von den Rispen pflücken. Dann mit 250 g Gelierzucker 2:1 in einem Topf sanft köcheln lassen, nach ca. 7 Minuten Gelierprobe machen und in saubere Twist-off-Gläser abfüllen. Auf den Kopf stellen und abkühlen lassen. Bei Halsschmerzen und Angina täglich bis zu 5 Teelöffel einnehmen.

Es gibt Hunderte von Rosensorten, aber ihre typischen Merkmale, die Stacheln, Hagebutten und unpaarig gefiederten Blätter, machen sie unverkennbar. Die Rose ist mehrjährig, mag gerne Sonne und blüht je nach Sorte ab Juni bis August. Sie ist ein sommergrüner Strauch, welcher bis zu 4 m hoch werden kann. Sie mag gern frischen, eher trockenen Boden.

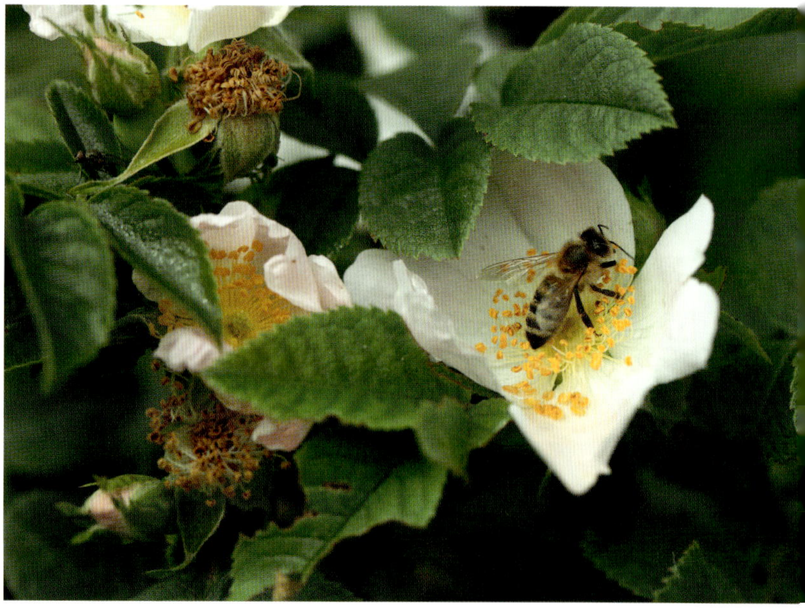

Hundsrose

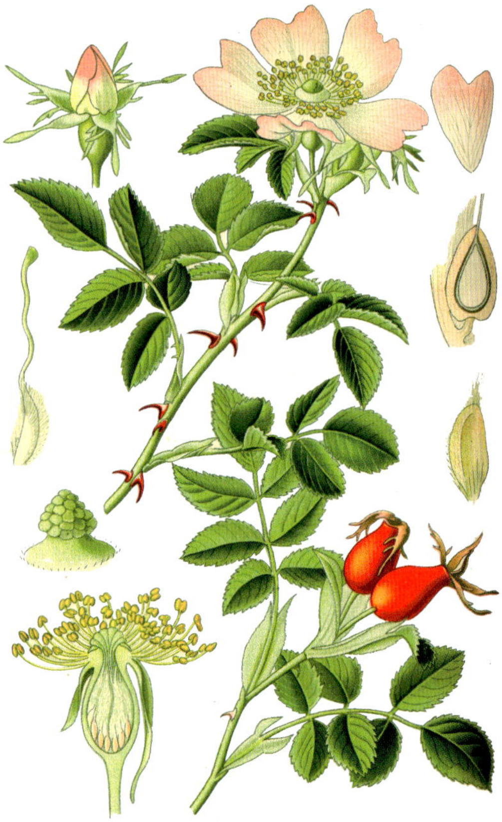

Lateinischer Name:	Rosa canina
Andere Namen:	Hagebutte, Hagrose, Heckenrose, Heiderose
Pflanzenfamilie:	Rosengewächse (Rosaceae)
Verwendete Teile:	Holz, Blüten, Früchte
Zubereitungsarten:	Tinktur, Tee, Sirup, Pulver, Likör, Salbe, Kosmetik, Honig, Wein, Räuchermittel, Augenkompresse
Verwendung:	Hautpflege, gereizte Augen, Zahnfleischentzündungen, Kopfschmerzen, Leber, Niere, Blutreinigung, Stärkung des Herzens, Nerven, Menstruationsbeschwerden, Schwindel, Abwehrkräfte, Stärkungsmittel

Stamm, Äste und Zweige sind meist mit Stacheln besetzt. Die Blüten sind zwischen 4 und 8 cm groß und rosa bis weiß.

Die Frucht der Hundsrose ist die Hagebutte, welche eine Sammelnussfrucht ist. In ihr befinden sich die Nüsschen, welche oft von Haaren umgeben sind. Diese sind bei Kindern sehr beliebt als Juckpulver.

ZUR GESCHICHTE

In Mitteleuropa wurden die heimischen Wildrosen von den Kelten und Germanen genutzt, was Funde von Hagebutten in Siedlungen zeigen. Der arabische Arzt Avicenna (ca. 980 bis 1037) widmete der Heilwirkung der Rose sogar ein eigenes Buch. Im Mittelalter wurde die Rose (Apothekerrose, Rosa gallica officinalis) in Klostergärten als Heilpflanze angepflanzt und vermehrt. Unter Karl dem Großen wurde sie ausdrücklich als anzubauende Heilpflanze empfohlen. Vor allem im Barock und Rokoko setzte sich die Rose in den Gärten durch.

Hildegard von Bingen schrieb schon: *„Sammle die Rosenblätter bei Tagesanbruch und lege sie über die Augen, sie machen dieselben klar und ziehen das Triefen heraus."* Bei gereizten Augen empfahl sie, Rosenblätter aufzulegen, hier wirken mit Rosenhydrolat getränkte Kompressen besonders gut.

Philippine Welser machte aus der Rose Sirup, Saft und Honig. Sie mischte Fenchelkraut, Rosenblätter, Rautenkraut und Schöllkraut für eine Augenkompresse gegen Rötungen der Augen. Auch in ihrem Kraftwasser, einem Destillat, war die Rose enthalten. Dieses empfahl sie gegen Zahnfleischentzündungen, Herzschwäche und Kopfschmerzen.

IN DER ALPINEN VOLKSHEILKUNDE

Zur Verwendung kommen vor allem die Blütenblätter und die Hagebutten. Sie sind gut für Leber und Nieren. Rosenblütentee dient der Blutreinigung, der Stärkung von Herz und Nerven sowie der Behandlung von starken Menstruationsbeschwerden. Er kann auch bei Zahnfleischentzündungen, Kopfweh und Schwindel eingesetzt werden. Aus Blüten und Hagebutten kann man Gelee, Zucker, Sirup, Wein, Pesto, aber auch Liköre herstellen. Die Rosenblütenblätter enthalten vor allem ätherische Öle, Gerbstoffe und Saponine. Die Hagebutten sind sehr reich an Vitamin C. 25 g davon decken den Tagesbedarf eines Erwachsenen und eignen sich wunderbar zur Steigerung der Abwehrkräfte und zur Vorbeugung gegen Erkältungskrankheiten. Sie können zu Mus oder Gelee verarbeitet werden, getrocknet schmecken sie wunderbar im Tee. Sie wurden früher auch als Stärkungsmittel für geschwächte und stillende Personen verabreicht.

Aus den Blütenblättern von Duftrosen, die besonders viel ätherisches Öl enthalten, wird Rosenöl hergestellt, welches sehr wertvoll ist und in der Parfümherstellung oft verwendet wird. Um ein Kilogramm reines ätherisches Rosenöl mit Wasserdampfdestillation herzustellen, werden ca. 5.000 kg Rosenblütenblätter benötigt. Das dabei ebenso entstehende Rosenhydrolat ist besonders geeignet,

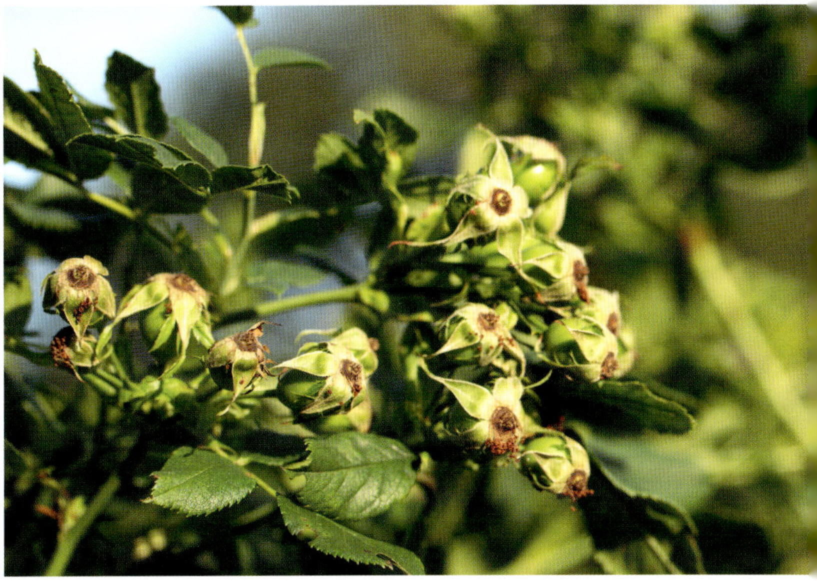

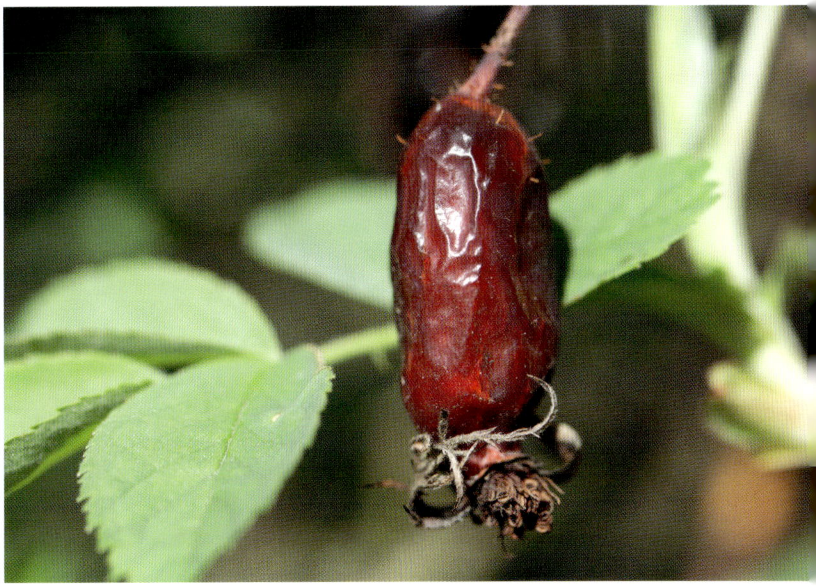

um trockene und reife Haut, aber auch empfindliche Babyhaut zu reinigen und zu pflegen. Es wirkt beruhigend und antiseptisch. Und es eignet sich auch wunderbar, um damit Naturkosmetik herzustellen, und kann zum Beispiel in Cremen oder Lotionen eingerührt werden.

Der Duft der Rosenblüten regt die Ausschüttung von Endorphinen an, die uns ein Gefühl der Entspannung bis Euphorie vermitteln. Beim Räuchern der getrockneten Blütenblätter entwickelt sich ein süßer, sinnlicher, zarter Duft. Da der Rauch belebend und gleichzeitig entspannend wirkt, für inneren Frieden und Ruhe sorgt, Ängste beseitigt und negative Energien vertreibt, werden Rosenblüten oft in Liebes- und Harmonie-Räuchermischungen verwendet.

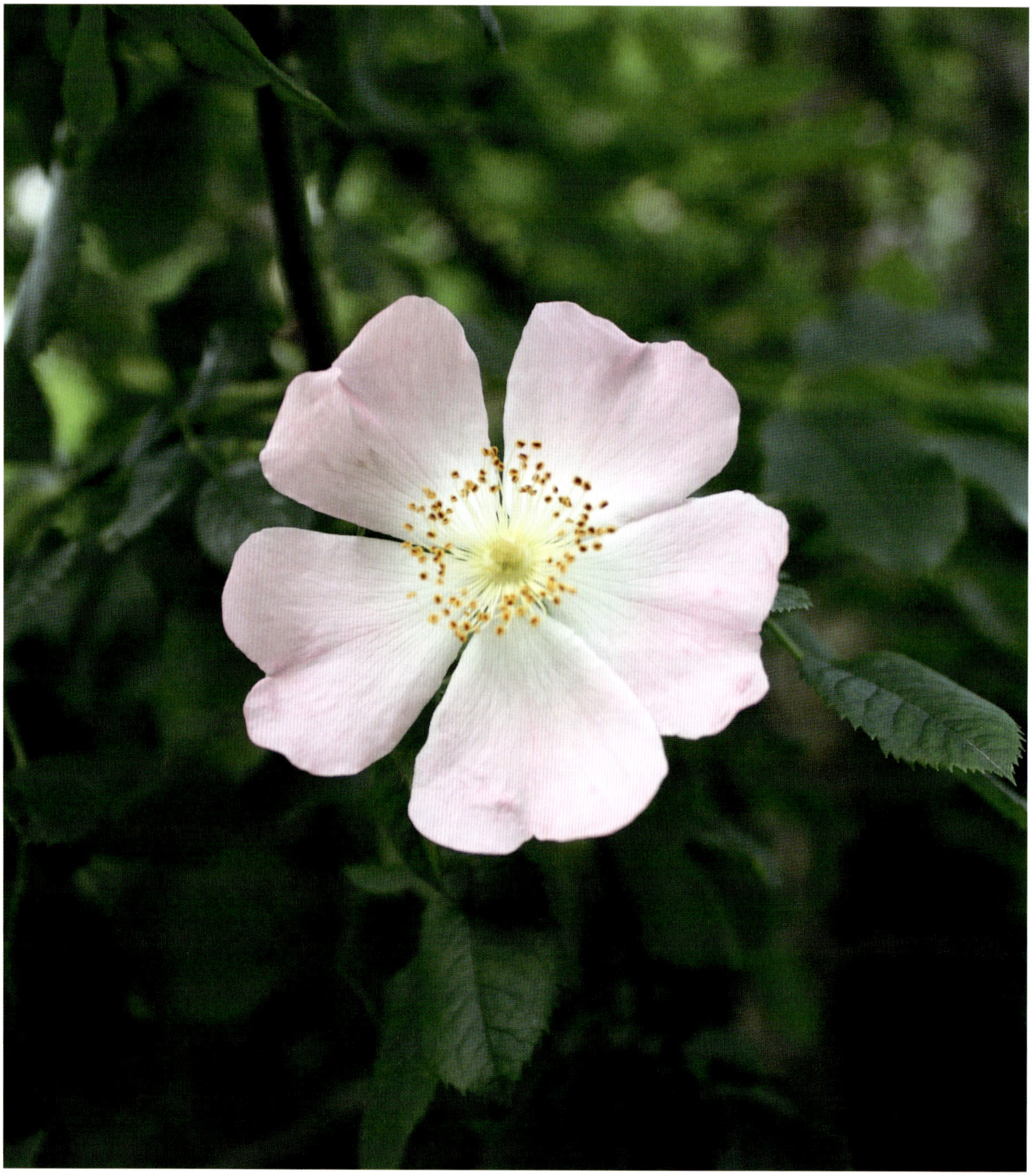

Rosenblütentee

Pro Tasse einen Teelöffel getrocknete Rosenblüten mit heißem Wasser aufgießen. 7 Minuten ziehen lassen. Abseihen und drei Wochen lang täglich eine Tasse trinken.

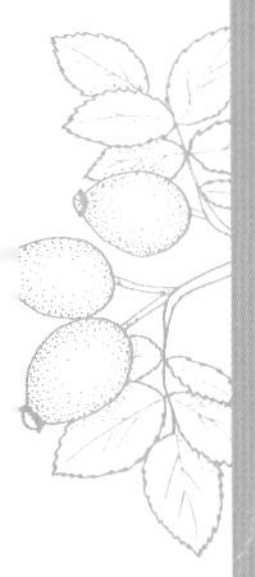

Hagebuttentee

Pro Tasse einen Teelöffel getrocknete Hagebutten mit heißem Wasser aufgießen. 7 Minuten ziehen lassen. Abseihen und drei Wochen lang täglich eine Tasse trinken.

Hagebuttenmarmelade

Hagebutten halbieren und die Kerne und Härchen entfernen. Zu 500 g Hagebutten 250 g Gelierzucker und etwas Zitronensaft dazugeben und 7 Minuten lang sprudelnd kochen. Heiß in Gläser abfüllen und gleich verschließen.

Rosensirup

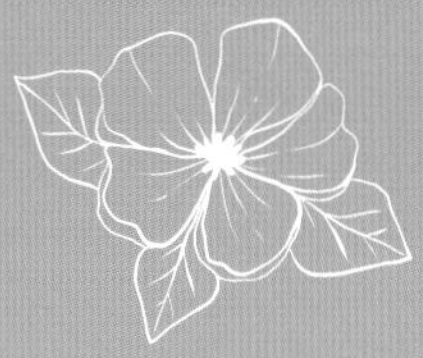

+ 3 Handvoll frische Rosenblüten
+ 1 Bio-Zitrone
+ 0,5 l Wasser
+ 500 g Zucker

Das Wasser mit dem Zucker so lange köcheln, bis der Zucker aufgelöst ist. Zitrone in Scheiben und Rosenblüten klein schneiden. Alles zusammen in ein Glas geben und mit dem heißen Zuckerwasser aufgießen. Bei Zimmertemperatur etwa zwei Tage lang verschlossen ziehen lassen und dann abseihen. Danach noch einmal aufkochen und noch heiß in Flaschen füllen. Kühl gelagert ca. 6 Monate haltbar.

Hagebuttenpulver

Hagebutten sammeln, halbieren, die Härchen entfernen und trocknen. Die getrockneten Hagebutten in einer Küchenmaschine zu feinem Pulver verarbeiten. Das ist ein toller Lieferant für Vitamin C. Es wirkt entzündungshemmend und hilft bei der Bindung freier Radikale. Dreimal täglich eine Messerspitze einnehmen.

Räuchermischung Liebe

Getrockneten Rosmarin, Rosenblätter und Mädesüßblüten zu gleichen Teilen mischen, eine Prise Zimt dazugeben und auf der Kohle oder am Stövchen verräuchern.

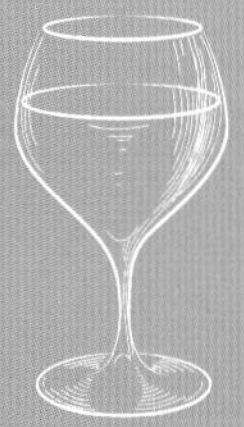

Herzwein (nach Philippine Welser)

Frisches oder getrocknetes Ochsenzungenkraut, Borretsch, Veilchen, Rosenblüten zu gleichen Teilen mit einem guten Wein übergießen. Zwei Wochen ausziehen lassen, abseihen, evtl. mit Honig süßen und bei nervösen Herzbeschwerden morgens und abends ein Stamperl trinken.

Rosenhonig (nach Philippine Welser)

+ 2 Handvoll Rosenblüten
+ 1 l Wasser
+ 1 kg Honig
+ 1 Stamperl Schnaps

Rosenblüten mit dem Wasser kurz aufkochen und über Nacht stehen lassen. Abseihen und den Honig dazugeben. Auf die Hälfte einkochen lassen und dann das Stamperl Schnaps hinzufügen. Heiß in Gläser abfüllen und gleich verschließen. Bei Entzündungen im Mund- und Rachenbereich einnehmen.

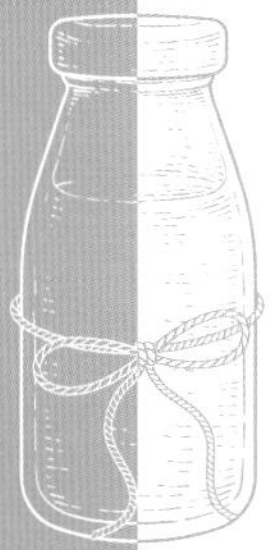

Gurgelwasser (nach Susanna von Tobar)

+ 1 Handvoll Wintergrün
+ 1 Handvoll Rosenblüten
+ 1 EL Rosenhonig
+ 1/2 Handvoll Anis
+ 1/2 Handvoll Rosmarin
+ 2 l Wasser

Alles mit dem Wasser kurz aufkochen und über Nacht stehen lassen. Abseihen und auf die Hälfte einkochen lassen. Heiß in Flaschen abfüllen und gleich verschließen. Bei Halsschmerzen damit gurgeln.

Gurgelwasser (nach der Heylsamen Hauß-Apotecken)

Kreislaufanregend und allgemein stärkend.
Je 1 Teil von Lavendelblüten, Rosmarin, Roten Nelkenblüten, Rosenblüten, Veilchen, Majoran, Melisse, Zimt, Nelke und Galgant in 1 Liter Weißwein ansetzen. Zwei Wochen ausziehen lassen, abseihen, evtl. mit Honig süßen und bei Halsschmerzen morgens und abends ein Stamperl trinken.

Mit ihren tiefen Wurzeln trotzt die Lärche, welche zur Familie der Kiefern gehört, starken Stürmen und nimmt auch sonst eine Sonderstellung unter den Nadelbäumen ein. Sie ist die Einzige, bei der sich die Nadeln im Herbst leuchtend gelb verfärben und abfallen. Bei Boden und Standort ist der einhäusige Baum nicht wählerisch und wird bis zu 40 m hoch.

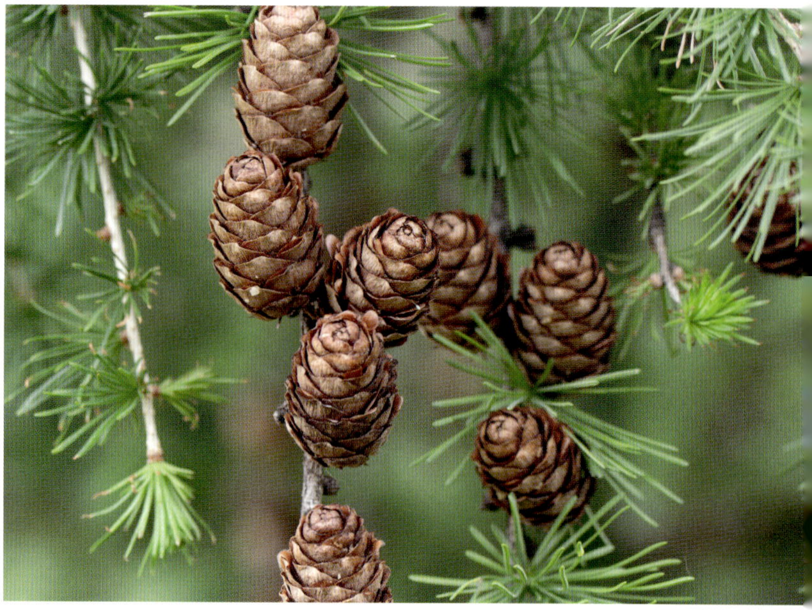

Lärche

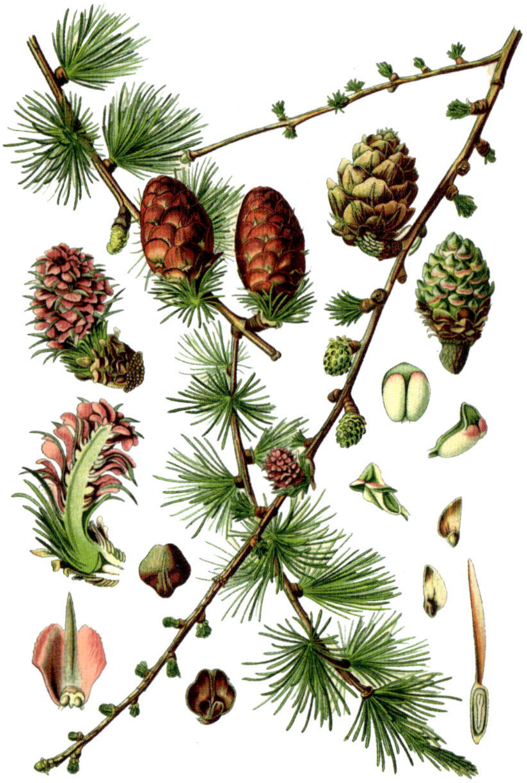

Lateinischer Name:	Larix decidua
Andere Namen:	Lorche, Larch
Pflanzenfamilie:	Kieferngewächse (Pinaceae)
Verwendete Teile:	Harz, Nadeln, Triebe
Zubereitungsarten:	Tinktur, Tee, Likör, Sirup, Gemmomazerat, Pflaster, Öl, Salbe, Räuchermittel
Verwendung:	Wunden, Entzündungen, Husten, Bronchitis

Harze sollten nur äußerlich angewandt werden.

ZUR GESCHICHTE

Das Pech der Lärche, auch Lerget, Lörget oder Lerchenterpentin genannt, zählt zu den wertvollsten Harzen überhaupt. Dieses Harz wurde früher von den sogenannten „Pechern" gewonnen. Sie bohrten die Lärchen mit einem Lergetbohrer an und fingen dann das flüssige Gold in einem Kübel auf. Das Lärchenharz wurde als Terpentin nach Venedig verkauft, weshalb es auch den Namen „Venezianisches Terpentin" hat. Mattioli schrieb zum Lärchenharz: *„... weicht, wermet, zerheilt und säubert"*.

IN DER ALPINEN VOLKSHEILKUNDE

Das Harz wurde in den Alpen schon immer bei Verletzungen verwendet und oft schon im Wald direkt auf die Wunde gegeben. Es wirkt desinfizierend und keimtötend bei Wunden und Entzündungen. Es macht sich auch wunderbar in einer Zugsalbe. Früher strich man das Lärchenpech auch auf ein Tuch und verwendete dieses dann als Pflaster.

Bei Husten und Bronchitis wird es in einer Salbe auf Brust und Rücken aufgetragen und erleichtert so das Abhusten. Die Anwendung von Lärchenharz findet vorwiegend äußerlich statt, da es innerlich zu Nebenwirkungen kommen kann.

Das ätherische Öl der Lärche wird durch Wasserdampfdestillation gewonnen. 700 kg Zweige und Äste ergeben ungefähr einen Liter Öl. Es eignet sich wunderbar zum Inhalieren bei Atemwegsbeschwerden. In einer Duftlampe angewandt, bringt es gute Laune und hilft gegen Stress. Es macht sich auch gut, wenn man ein paar Tropfen ins Sauna-Aufgusswasser gibt.

Das trockene Lärchenharz, aber auch die Nadeln oder das Holz entfalten einen balsamischen, zitronigen Duft beim Räuchern. Hier wirkt es vor allem auf die Atemorgane, wärmt, entkrampft und löst festsitzenden Schleim bei Husten und Nebenhöhlenentzündungen. Der Rauch stellt die innere Ruhe wieder her.

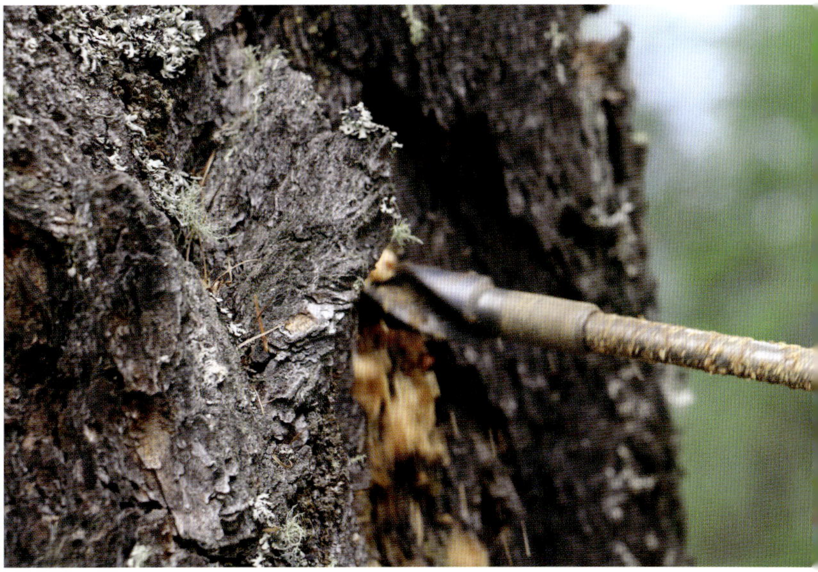

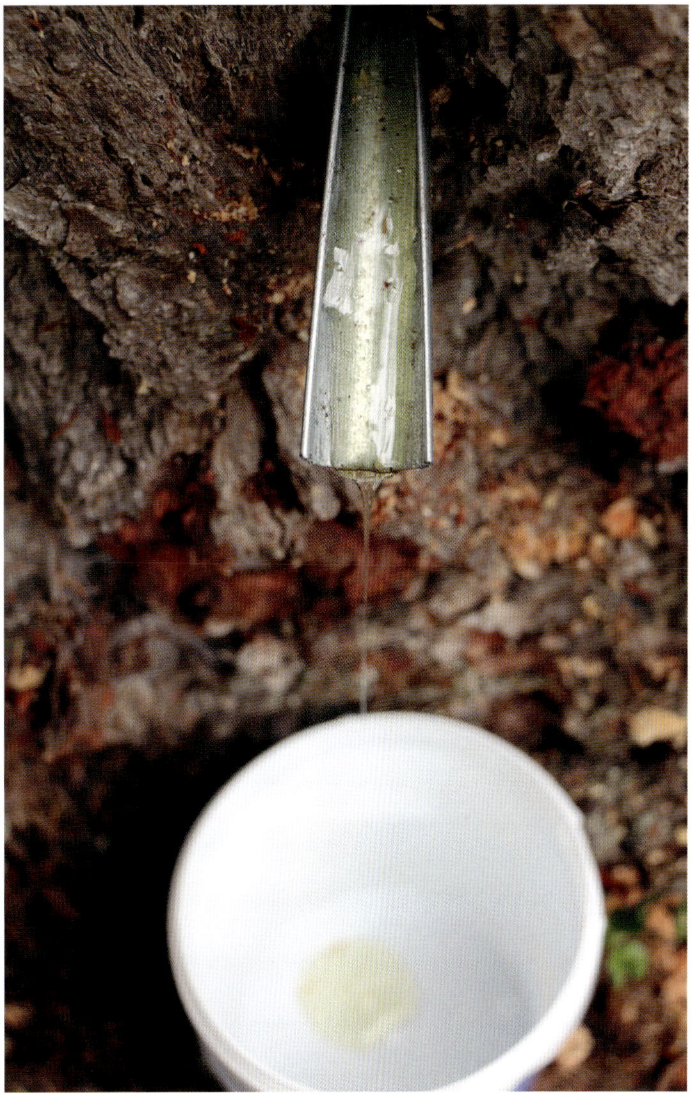

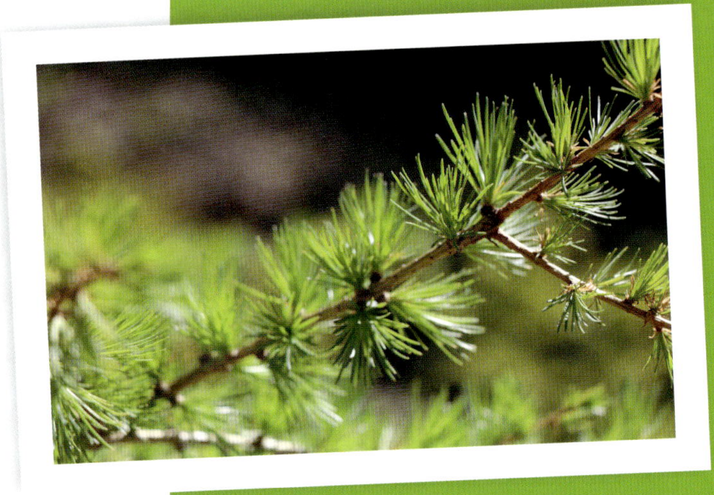

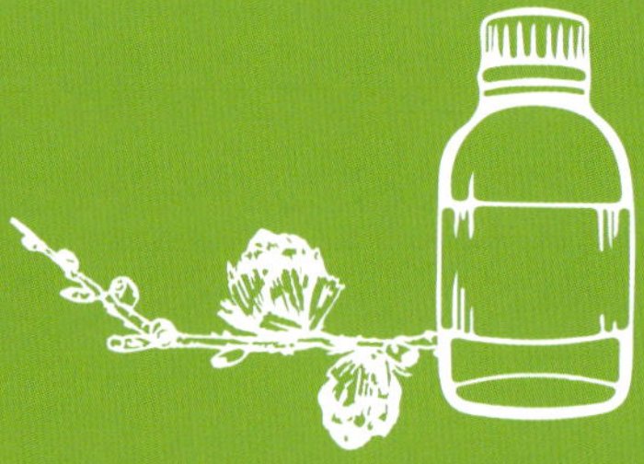

Lärchentinktur

Klein geschnittene Zweige, Nadeln, Wipfel, junge Zapfen, Rinde und etwas Lärchenpech in ein Glas geben und mit 70%igem Korn bedecken. Glas verschließen und mindestens vier Wochen darin ausziehen lassen.
Abfiltern und in einer dunklen Flasche verwahren. Bei Erkältung dreimal täglich 10 Tropfen einnehmen.

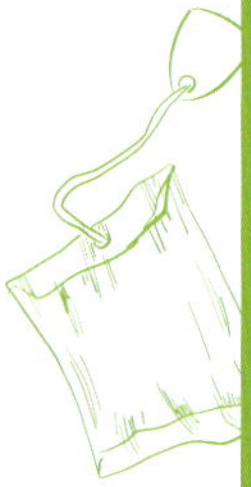

Lärchennadeltee

Pro Tasse einen Teelöffel getrocknete Lärchennadeln mit heißem Wasser aufgießen. 7 Minuten ziehen lassen. Abseihen und bei Problemen mit den Atemwegen 2 bis 3 Tassen täglich trinken.

Lärchenpechsalbe

- 100 g Olivenöl
- 10 g Lerget
- 11 g Bienenwachs
- 10 Tropfen ätherisches Lärchenöl oder Thymianöl (fördert das Abhusten von Schleim)

Das gesäuberte Lerget im Olivenöl über einem Wasserbad schmelzen. Dann das Bienenwachs dazugeben und unter ständigem Rühren wieder über dem Wasserbad schmelzen. Nicht über 70 °C erhitzen. Unter Rühren abkühlen lassen. Hat die Salbe ca. Körpertemperatur erreicht, das ätherische Öl unterrühren. In saubere Gläser abfüllen und erst nach dem Abkühlen verschließen.

Massageöl

Zu 100 ml Mandelöl 10 Tropfen reines ätherisches Lärchenöl geben. Mit diesem Öl bei Schmerzen damit einreiben. Bei Atemwegserkrankungen die Brust damit einreiben.

Franzbranntwein

siehe Föhre

Behandlung bei Lungenkatarrh (nach dem Rezeptbuch von Dr. pharm. Josef Ausserer)

2 Esslöffel Gerste in der Mühle mahlen, 1 Esslöffel Leinöl dazugeben und alles mit 1/4 Liter Wein kochen, bis es schleimig wird. Abseihen und 1 Esslöffel Honig und eine Messerspitze Lerget (Lärchenpech) dazugeben. Verrühren und dreimal täglich einen Esslöffel einnehmen.

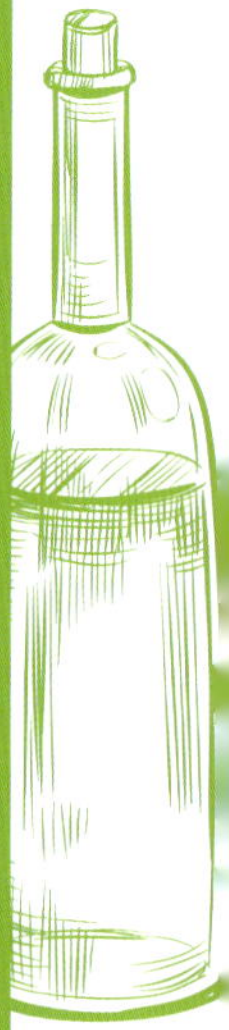

Pechpflaster (aus dem Zillertal)

- 1 Esslöffel Sandelholzpulver
- 2 Esslöffel Korn
- 200 g Pech
- 1 Esslöffel Lerget

Das Sandelholzpulver für 24 Stunden im Alkohol ausziehen und dann abseihen. Inzwischen das Pech schmelzen und durch ein Sieb filtern, damit es sauber wird.
Dann alle Zutaten gemeinsam erhitzen, anschließend kalt rühren. In saubere Gläser abfüllen und bei Bedarf als Zugsalbe verwenden.

Lergetpflaster (aus dem Zillertal)

1 Esslöffel Lerget auf ein sauberes Tuch geben, auf die Schwellung oder Entzündung auflegen und festbinden.

Die Latsche gehört zur Familie der Kiefern und man findet sie meist an der oberen Baumgrenze. Sie wird bis zu 1,5 m hoch. Da sie sehr zäh ist und sehr weiche Äste hat, macht ihr eine schwere Schneelast nichts aus. Die Latsche ist ein wichtiger Lawinenschutz. In manchen Teilen der Alpen steht die Latsche unter Naturschutz.

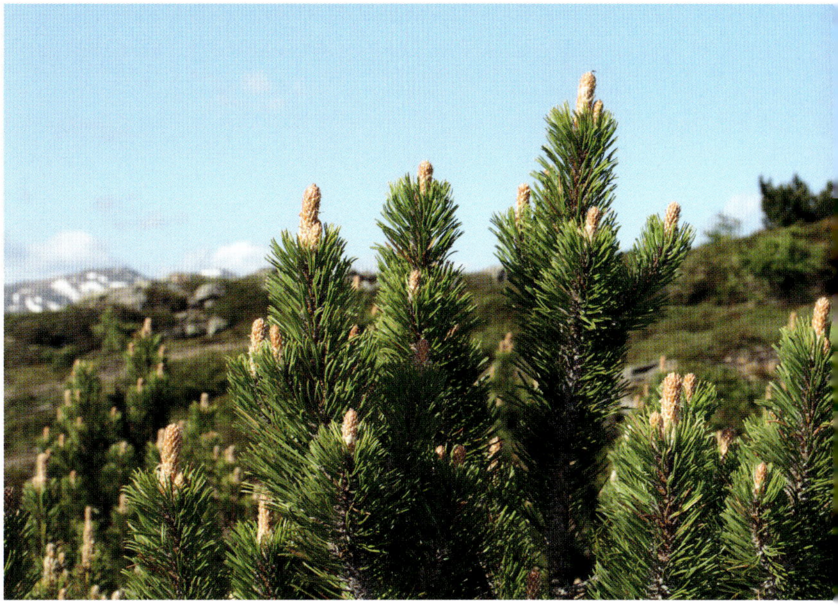

Latsche

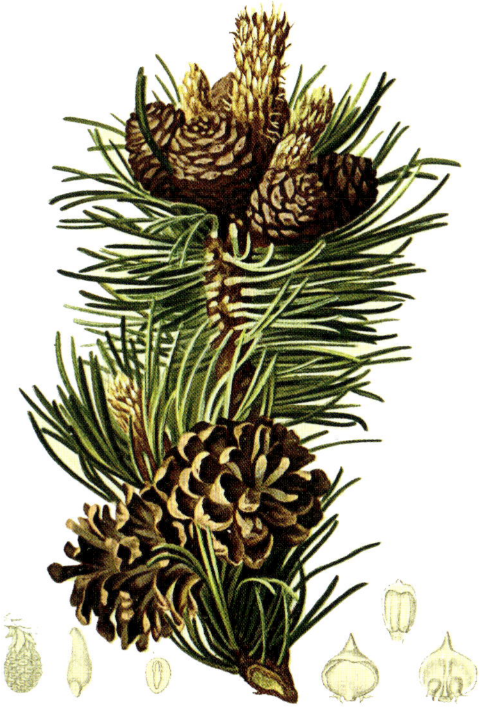

Lateinischer Name:	Pinus mugo subsp. mugo
Andere Namen:	Latschenkiefer, Legföhre, Bergsegen, Krummholzkiefer
Pflanzenfamilie:	Kieferngewächse (Pinaceae)
Verwendete Teile:	Harz, Nadeln, Triebe
Zubereitungsarten:	Tinktur, Tee, Likör, Sirup, Öl, Salbe, Räuchermittel, Auflage, Bad
Verwendung:	Schutzpflanze, Erkältungskrankheiten, rheumatische Beschwerden, Gelenkschmerzen, Muskelkater, Verspannungen, Verdauung, Magenverstimmungen, Immunstärkung

IN DER ALPINEN VOLKSHEILKUNDE

Verwendet werden in den Alpen vor allem die Nadeln und das Harz. Die Latsche gilt als Schutzpflanze und es werden oft Äste an Eingangstüren von Almhütten aufgehängt oder in den Schmuck der Kühe beim Almabtrieb eingebunden.

Aus den klein gehäckselten Nadeln und Zweigen stellt man seit dem 19. Jahrhundert in den Alpen das aromatische ätherische Latschenöl her. 400 kg Latschenkieferzweige sind notwendig, um einen Liter Öl herzustellen. Dieses Öl wird in der alpinen Volksheilkunde vor allem äußerlich zur Behandlung von Erkältungskrankheiten und bei rheumatischen Beschwerden, Gelenkschmerzen, Muskelkater und Verspannungen verwendet.

Latschenschnaps bzw. -tinktur trinkt man in der alpinen Volksheilkunde zur Anregung der Verdauung, bei Völlegefühl und Magenverstimmungen.

Bei Atemwegserkrankungen lässt uns das Latschenkieferöl wieder frei durchatmen und erleichtert das Abhusten. Es kann inhaliert oder äußerlich als Brustbalsam verwendet werden. Es stärkt die Immunabwehr und hilft auch bei Muskelbeschwerden. Latschenkieferöl ist auch sehr gut zur Raum-Beduftung geeignet und ein beliebtes Öl für den Saunaaufguss. Es verhilft einem zur inneren Ruhe und schenkt Durchhaltevermögen. Da es auf die Haut stark reizend wirkt, immer verdünnt verwenden.

Man kann das Holz, die Nadeln oder auch trockenes Harz von der Latsche räuchern. Sie duftet wunderbar kräftig und waldig. Aufgrund ihrer antibakteriellen Wirkung reinigt sie die Raumluft und die enthaltenen ätherischen Öle befreien die Atemwege.

Der Mensch und alte Bäume haben etwas gemeinsam: In beiden verborgen liegt Durchlebtes. Gespürtes. Gemeistertes.

Erwin Thoma

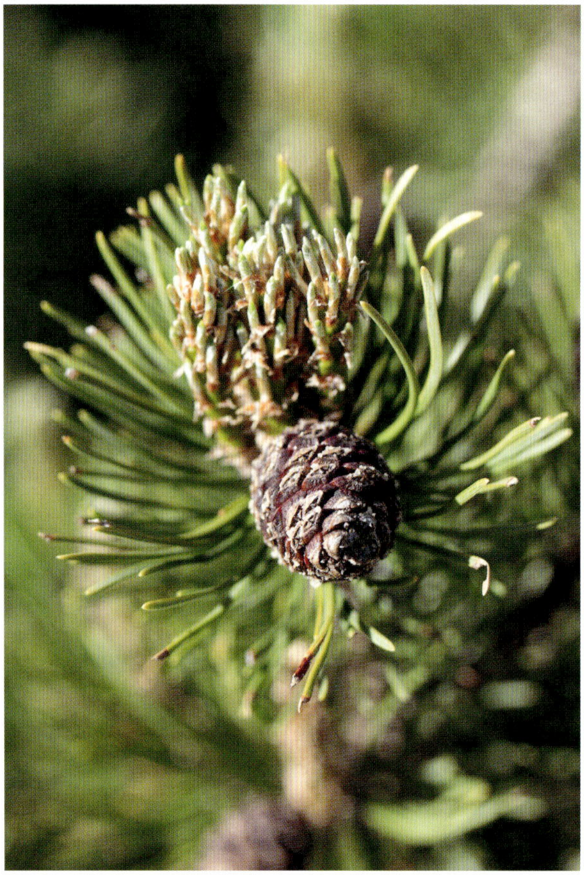

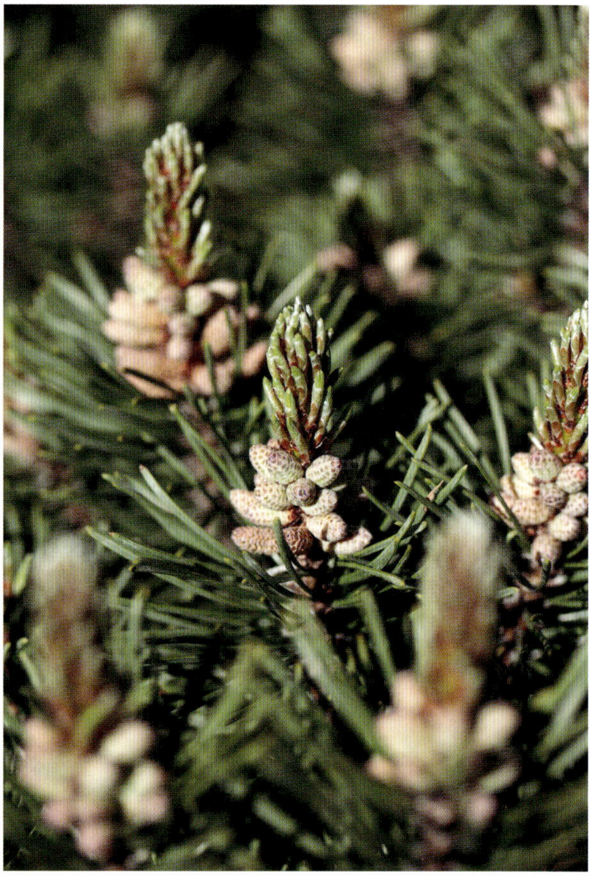

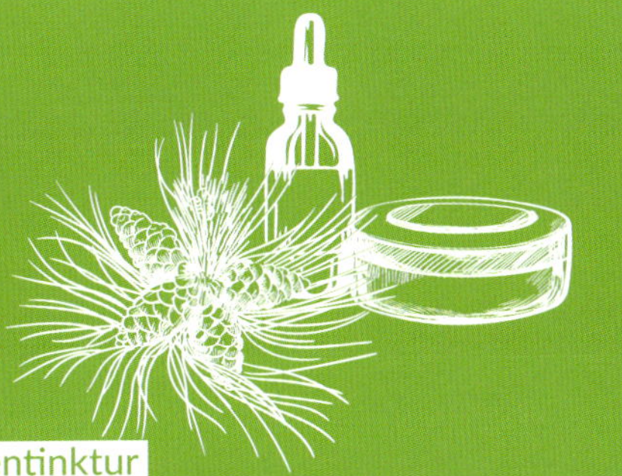

Latschentinktur
Zu gleichen Teilen klein geschnittene Zweige, Nadeln, Wipfel, junge Zapfen, Rinde und etwas Latschenharz in ein Glas geben und mit 70%igem Korn bedecken. Glas verschließen und mindestens vier Wochen darin ausziehen lassen. Abseihen und in saubere, dunkle Fläschchen abfüllen. Bei Verdauungsproblemen bis zu dreimal täglich 1 Stamperl trinken.

Latschennadelinhalation
Getrocknete Latschennadeln mit heißem Wasser aufgießen. Ein Tuch über den Kopf geben und die Dämpfe inhalieren. Wenn keine Latschennadeln zur Verfügung stehen, können auch ein paar Tropfen ätherisches Latschenöl verwendet werden.

Murmeltier-Latschensalbe
- 100 ml Murmeltieröl
- 10 g Bienenwachs
- 10 Tropfen ätherisches Latschenöl

Das Murmeltieröl mit dem Bienenwachs unter ständigem Rühren über dem Wasserbad schmelzen. Nicht über 70 °C erhitzen. Unter Rühren abkühlen lassen. Hat die Salbe ca. Körpertemperatur erreicht, das ätherische Öl unterrühren. In saubere Gläser abfüllen und erst nach dem Abkühlen verschließen.
Wirkt besonders gut bei tief sitzenden Verspannungen und Entzündungen.

Latschenwickel (aus dem Zillertal)
Warme Wickel aus Salz und Latschenöl bei Lungenentzündung auf die Brust auflegen.

Latschenölbad (aus dem Zillertal)
30 Tropfen ätherisches Latschenöl und einen Becher Sahne ins Badewasser geben und bei Gelenkentzündungen maximal 20 Minuten darin baden.

Franzbranntwein
siehe Föhre

Die Linde gehört zur Familie der Malvengewächse und bevorzugt sonnige Standorte mit durchlüftetem Boden. Die Lindenblüten werden von einem auffälligen, länglichen Hochblatt begleitet und duften herrlich. Sie sind eine wunderbare Bienenweide.

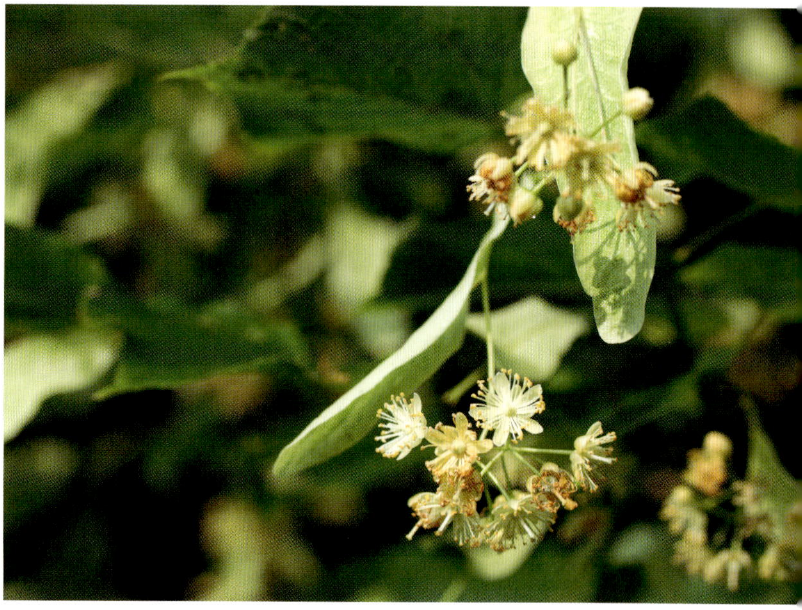

Linde

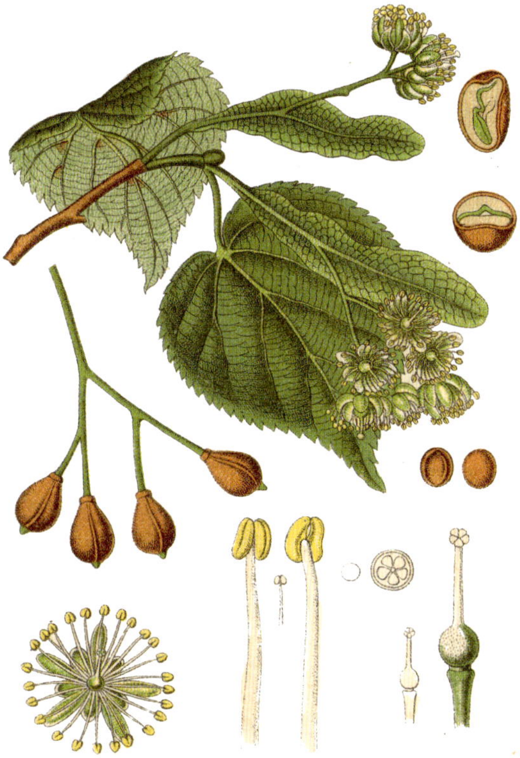

Lateinischer Name:	Tilia grandifolia (Sommerlinde), Tilia cordata (Winterlinde)
Andere Namen:	–
Pflanzenfamilie:	Malvengewächse (Malvaceae)
Verwendete Teile:	Blätter, Blüten
Zubereitungsarten:	Tinktur, Tee, Sirup, Likör, Gelee, Oxymel, Pulver, Kosmetik
Verwendung:	Grippe, Husten, Schnupfen, Abwehrkräfte, Wallungen in den Wechseljahren, Magen-Darm-Beschwerden, Wunden, Geschwüre, Bluthochdruck, Cholesterin

Die Bestimmung, um welche Linde es sich handelt, ist recht schwierig, da es sehr viele Arten gibt. Bei uns finden wir hauptsächlich die Sommerlinde (Bild links, und rechts oben) und die Winterlinde (rechts unten).

Bäume sind Gedichte, die die Erde in den Himmel schreibt.

Khalil Gibran

ZUR GESCHICHTE

Die universalgelehrte Klosterfrau Hildegard von Bingen empfiehlt, zum Schlafen frische Lindenblätter auf die Augen zu legen zur Klärung und Reinigung der Augen. Über Nacht mit einer Schlafmaske angebracht, sorgen die Blätter laut ihr für einen strahlenden, frischen Blick.

IN DER ALPINEN VOLKSHEILKUNDE

Sowohl Sommer- als auch Winterlinde kommen in den Alpen traditionell zur Anwendung. Es werden meist die Blüten genutzt. Diese sollten spätestens drei Tage nach dem Aufblühen gemeinsam mit dem Hochblatt geerntet werden. Die Blüten werden vor allem bei Grippe, Husten und Schnupfen verwendet. Die Lindenblüten eignen sich besonders gut für einen Grippetee und regen das Schwitzen an. Die Abwehrkräfte werden aktiviert. Lindenblütentee kann auch vorbeugend gegen Erkältungskrankheiten helfen und zur Kur drei Wochen lang täglich getrunken werden. Kalt angesetzt, wirkt er hingegen gegen die Wallungen in den Wechseljahren.

Gepulverte Lindenkohle wird gerne bei Magen-Darm-Beschwerden eingesetzt und hilft gegen Blähungen, Durchfall, Verstopfungen und Appetitlosigkeit. Täglich morgens und abends eine Messerspitze davon verspricht Linderung. Dieses Pulver kann man auch auf Wunden oder Geschwüre streuen.

Depressiven Menschen wird in der Volksheilkunde empfohlen, öfter unter einer Linde zu verweilen und die beruhigende, stimmungsaufhellende Wirkung zu genießen. Außerdem soll die Lindenblüte bei Bluthochdruck und einem zu hohen Cholesterinspiegel helfen.

Die enthaltenen ätherischen Öle, aber auch die Gerbstoffe haben eine antibakterielle und antimikrobielle Wirkung auf die Haut und machen sie so besonders geeignet für die Schönheitspflege, da sie beruhigend und entzündungshemmend wirken und die Durchblutung fördern.

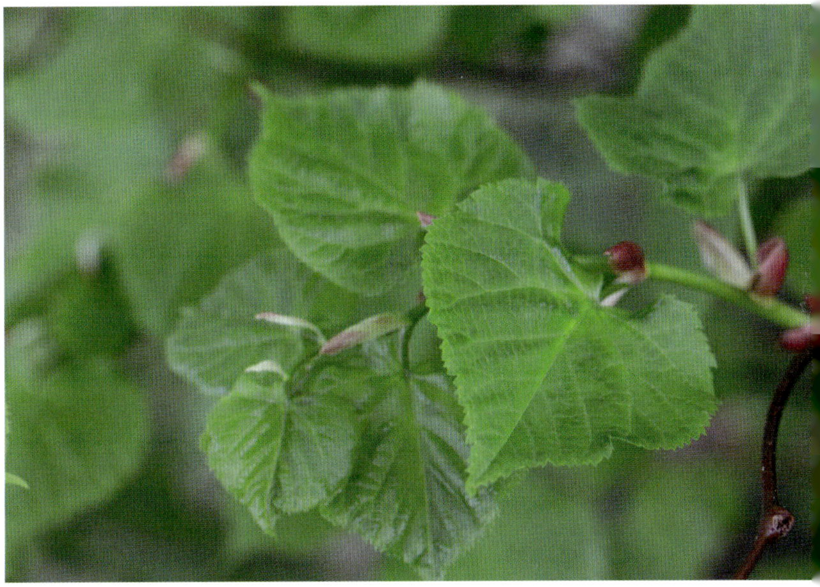

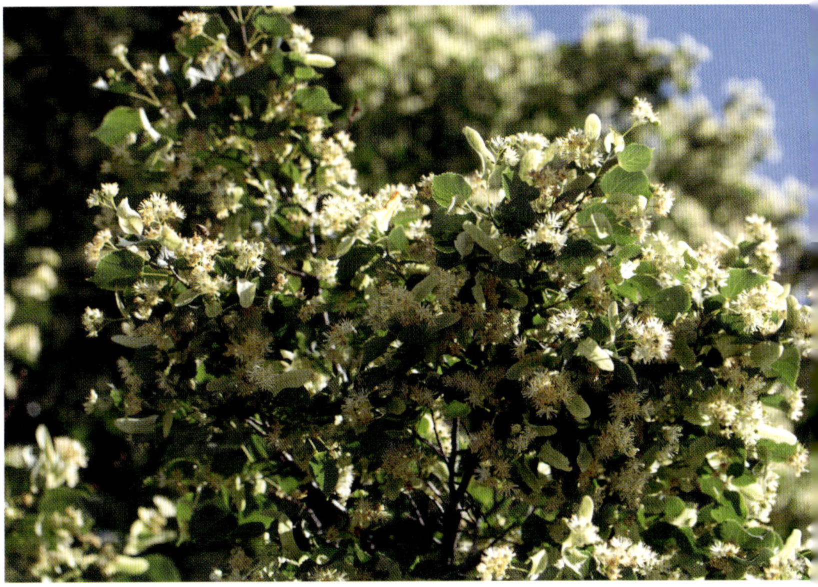

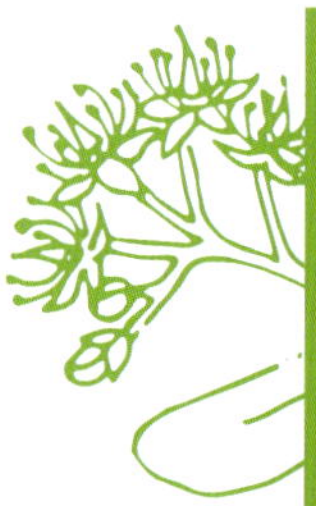

Lindenblütentee

Pro Tasse einen Teelöffel getrocknete Lindenblüten mit heißem Wasser aufgießen. 7 Minuten ziehen lassen, dann abseihen. 2 bis 3 Tassen täglich trinken.

Lindenblüten-Abwehrstärkungstee

Getrocknete Lindenblüten, Hagebutten, Himbeerblätter zu gleichen Teilen mischen. Pro Tasse einen Teelöffel mit heißem Wasser aufgießen. 7 Minuten ziehen lassen. Abseihen und drei Wochen lang täglich eine Tasse trinken.

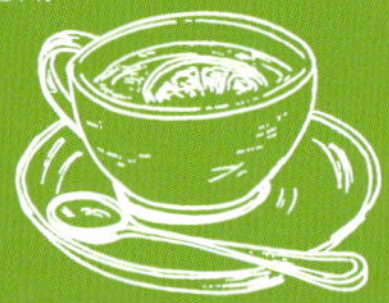

Grippetee

siehe Holunder

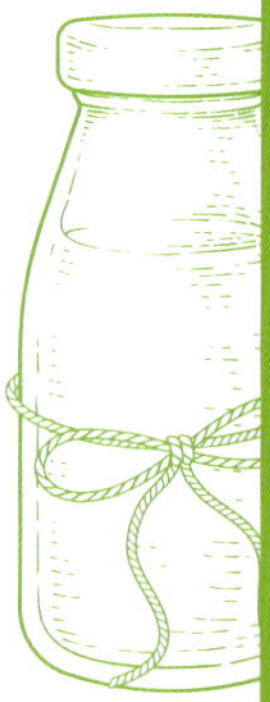

Lindenblütensirup

60 Lindenblüten mit Beiblatt mit 3 Liter Wasser übergießen, 4 Bio-Zitronen in Scheiben schneiden und 3 kg Zucker dazugeben, umrühren, mit einem Tuch zudecken und drei Tage ziehen lassen, dabei immer wieder umrühren. Abseihen, in saubere Flaschen füllen, kühl lagern. Um die Haltbarkeit zu verlängern, kann der Sirup vor dem Abfüllen auch noch 7 Minuten abgekocht werden. 1:10 mit Wasser verdünnt genießen.

Lindenblütengelee

- 2 Handvoll Lindenblüten mit Beiblatt
- 1 l naturbelassener Apfelsaft
- 500 g Gelierzucker 2:1
- Saft von 1 Zitrone

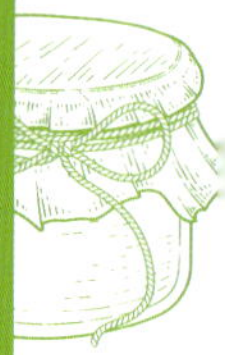

Die Lindenblüten mit dem Apfelsaft in einen Topf geben und ca. 5 Minuten kochen. Danach Deckel daraufgeben und am besten über Nacht stehen lassen. Anschließend 700 ml abmessen und mit 500 g Gelierzucker und dem Saft der Zitrone 7 Minuten sprudelnd kochen lassen. Gelierprobe machen, heiß in Gläser abfüllen und sofort verschließen.

Gute-Laune-Oxymel

- 100 g Honig
- 50 g Apfelessig
- 2 EL frische Lindenblüten
- 2 EL frisches Zitronenmelissenkraut

Honig und Essig zu einer homogenen Masse verrühren. Blüten klein schneiden und in ein Glas geben. Mit dem Honig-Essig-Gemisch übergießen und 1 Woche bis 3 Monate ausziehen lassen. Durch ein Tuch filtern, in eine Flasche füllen. Dunkel und kühl aufbewahren.
Kinder 1 Teelöffel, Erwachsene 1 Esslöffel bei Bedarf einnehmen.

Es dauert ca. 10 bis 20 Jahre, bis ein Walnussbaum anfängt, Früchte zu tragen. Allerdings können dann in einem guten Jahr bis zu 150 kg Nüsse pro Baum geerntet werden. Die Nüsse sind reif, wenn die grüne Schale aufplatzt und sie zu Boden fallen.

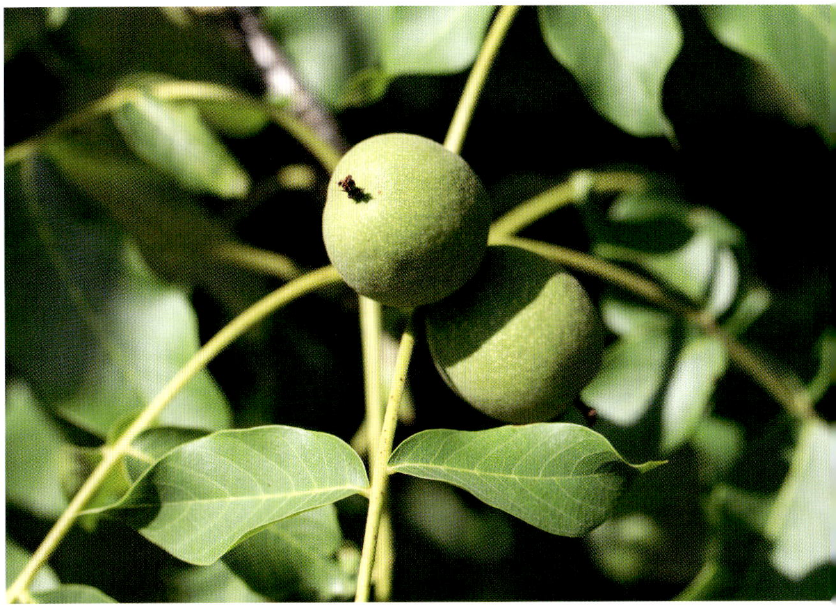

Nussbaum

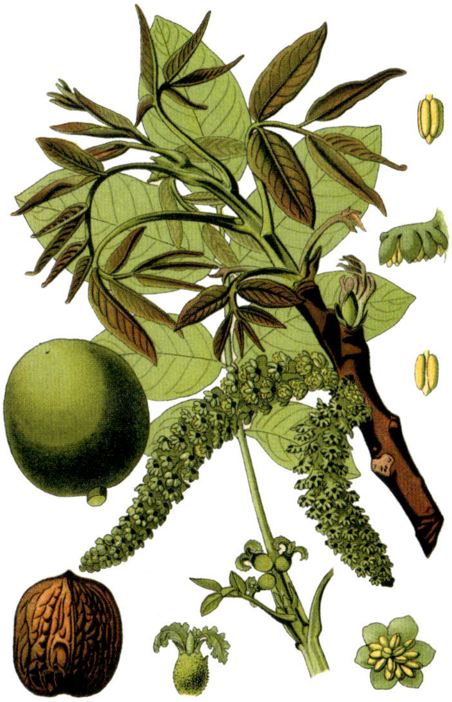

Lateinischer Name:	Juglans regia
Andere Namen:	Walnuss, Walnussbaum
Pflanzenfamilie:	Walnussgewächse (Juglandaceae)
Verwendete Teile:	Blätter, Früchte
Zubereitungsarten:	Tinktur, Tee, Likör, Pesto, Umschlag, Küche
Verwendung:	Verdauung, Haarpflege, Denkleistung, Prostata- und Brustkrebs, Blutgefäße, Herzrhythmusstörungen

Nussbaum! Ich komm zu dir,
nimm die 77erlei Fieber von mir,
ich will dabei bleiben.

Graber, 1985

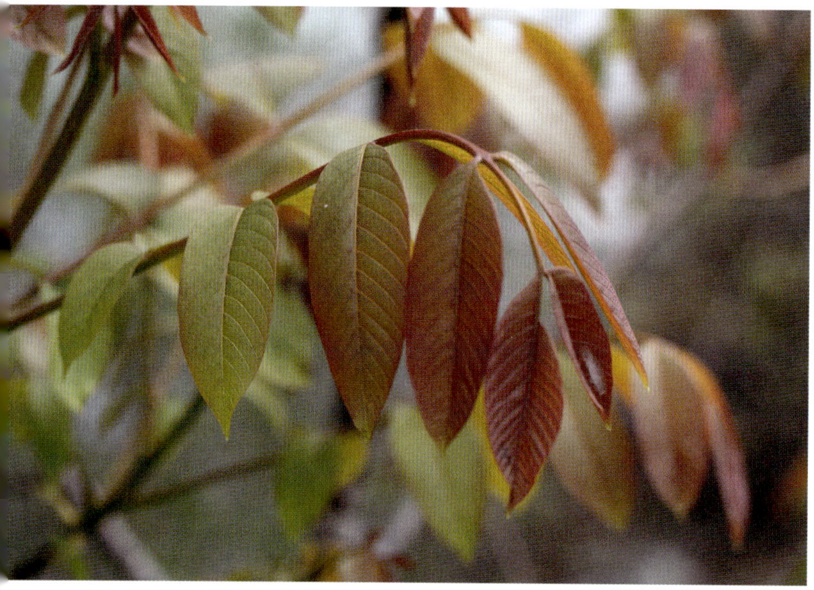

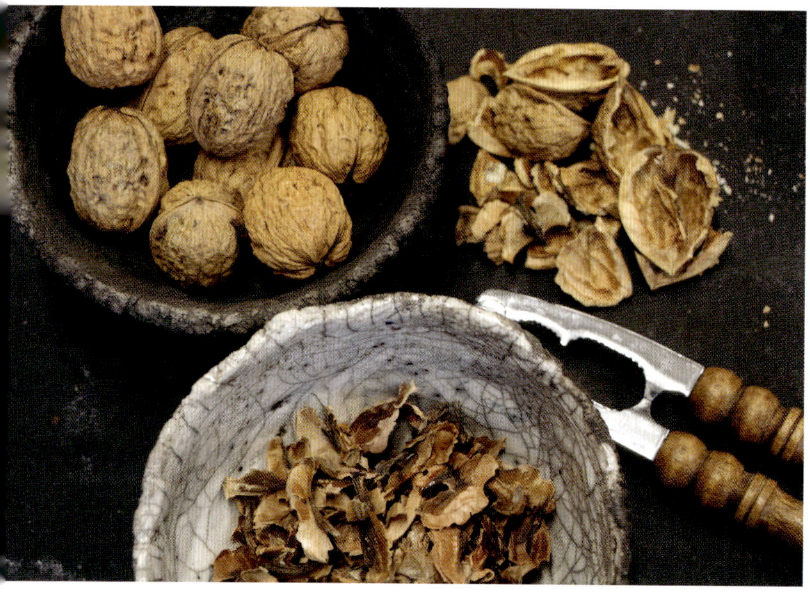

ZUR GESCHICHTE

Schon Hildegard von Bingen schrieb über den Nussbaum: *„Der Nussbaum ist warm und enthält Bitterkeit und bevor er Früchte hervorbringt, ist in Stamm und Blättern Bitterkeit und Wärme, und diese Bitterkeit gibt Wärme ab und bringt Nüsse hervor. Und wenn der Kern zu wachsen beginnt, lässt die Bitterkeit nach und Süße entsteht. Aber wenn die Süße im Kern gewachsen ist, hat diese Süße eine Triebkraft, und so vermischen sich Süße und Triebkraft und bringen den Kern hervor."*

IN DER ALPINEN VOLKSHEILKUNDE

Der Walnussbaum bzw. seine Früchte sind vielseitig anwendbar und werden in den Alpen sowohl als Heilmittel als auch in der Küche genutzt. In der Volksheilkunde sammelt man traditionellerweise die grünen Nüsse, die „Johanni-Nussen", um den Johannistag (24. Juni) herum. Wichtig ist, dass die Nüsse noch weich sind und sich leicht schneiden lassen, denn aus diesen Nüssen setzt man den „Nusseler" an. Dieser kann als Schnaps oder Likör zubereitet werden und wird bei Verdauungsproblemen eingesetzt.

Auch die Blätter der Walnuss finden Verwendung, vor allem in der Form von Tee. So wirken sie, innerlich und äußerlich angewandt, immunstärkend, blutreinigend sowie gegen Rheuma und bei Ekzemen.

Außerdem kann der Absud der Blätter verwendet werden, um die Haarwurzeln zu stärken. Das ist auf die enthaltenen Gerbstoffe zurückzuführen.

Die reife Nuss erinnert an ein Gehirn und wird auch eingesetzt, um das Gehirn zu stärken und die Denkleistung zu fördern. Man sagt auch, dass man, um Prostata- und Brustkrebs zu vermeiden, täglich 5 Walnüsse essen soll. Die reifen Nüsse sollen auch die Elastizität der Blutgefäße erhalten, das liegt wohl an den wertvollen enthaltenen Ölen. Sie sind außerdem sehr beliebt als Snack und in der Küche, zum Beispiel zum Backen. Die Nuss-Kämben, welche man zwischen den zwei Nusshälften findet, sollen bei Herzrhythmusstörungen helfen.

Das „Tiroler Nussöl" wird seit über 100 Jahren aus Öl mit dem Extrakt der grünen Walnussschale als Sonnencreme mit natürlichem Lichtschutz für ebensolche Bräune hergestellt.

ANWENDUNGEN

Nussblättertee

Pro Tasse einen Teelöffel getrocknete Nussblätter mit heißem Wasser aufgießen. 7 Minuten ziehen lassen. Abseihen und drei Wochen lang täglich eine Tasse trinken.

Nussblättertee gegen Diabetes (nach dem Rezeptbuch von Dr. pharm. Josef Ausserer)

1 Handvoll Nussblätter mit einem Liter heißem Wasser übergießen. Vor jeder Hauptmahlzeit eine Schale davon trinken.

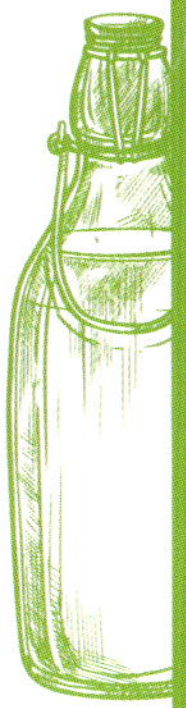

Nusseler

Klein geschnittene grüne Nüsse in ein Glas geben. Mit 38%igem Korn übergießen, bis sie bedeckt sind, gut verschließen. Mindestens vier Wochen ziehen lassen. Nach drei Wochen kann man, je nach Geschmack, noch ein paar Nelken, Zimt und Zitronenscheiben dazugeben. Abseihen und in saubere Flaschen abfüllen.
Der Nusseler kann auch nach Geschmack mit Wasser und Zucker verdünnt werden und ergibt so einen milderen Likör. Bis zu 3 x täglich 1 Stamperl trinken, um die Verdauung anzuregen.
Bei der Verarbeitung der Nüsse am besten Handschuhe verwenden, da sie stark abfärben.

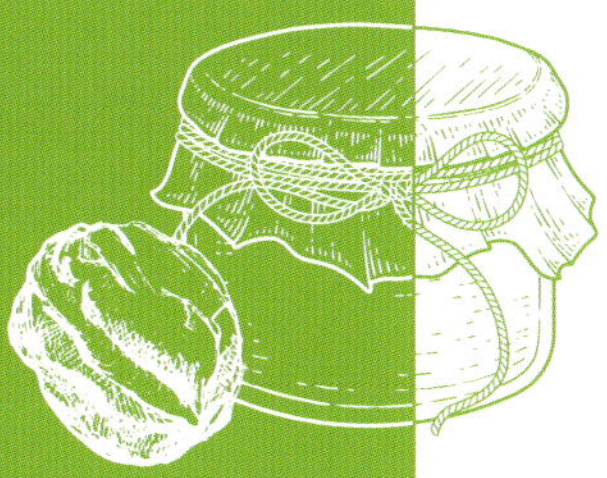

Walnusspesto

- 50 g Basilikumblätter
- 50 g geriebener Parmesan
- 40 g angeröstete Walnüsse
- 2 Knoblauchzehen
- 1/2 TL grobes Meersalz
- 120 ml kalt gepresstes Walnussöl

Alle Zutaten in einem Mixer zu einem feinen Brei verarbeiten und aufs Brot streichen oder zu Nudeln servieren.

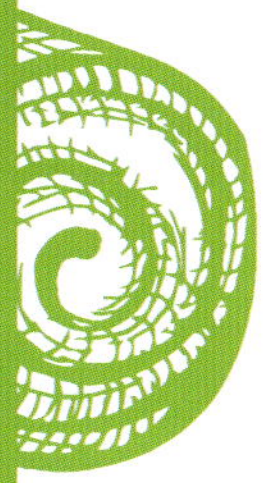

Umschlag (nach dem Rezeptbuch von Dr. pharm. Josef Ausserer)

Je 1 Handvoll Nussblätter, Holunderblätter und -blüten, Spitzwegerich, Schafgarbe, Wermut, Arnika, Melisse, Malve, Quendel, Weiße Taubnessel, Rosmarin und Pfefferminze eine Viertelstunde kochen. Dann eine Handvoll Maismehl dazugeben und weitere 5 Minuten kochen. Dann alles in ein Baumwollsackerl geben und bei Magengeschwüren sechsmal abends auflegen.

Die Rosskastanie gehört zur Familie der Seifenbaumgewächse und ist nicht mit der Edelkastanie verwandt. Ihre braunen Früchte sind beliebte Sammelobjekte bei Kindern und werden oft zum Basteln verwendet. Die Blüten und die Blätter treiben fast gleichzeitig aus. Die Blüten bilden prächtige weiße Kerzen mit gelben, orangen und roten Farbtupfern.

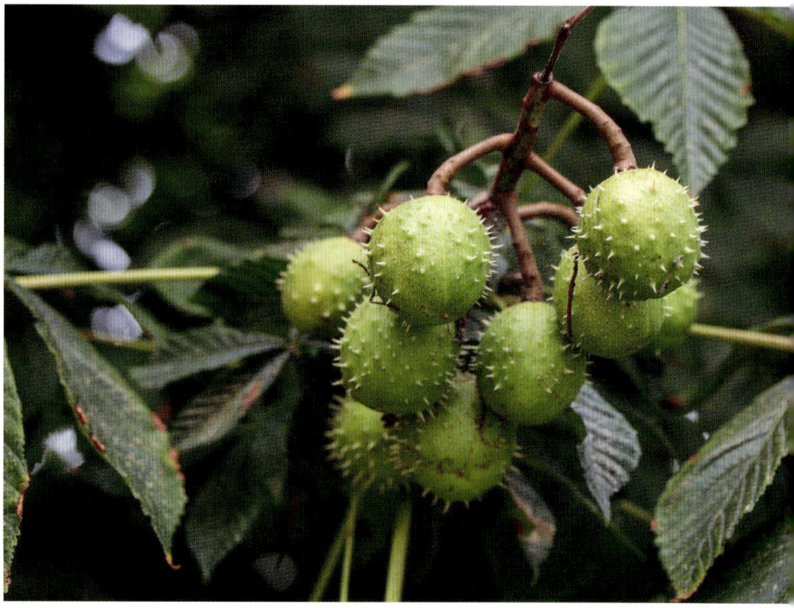

Rosskastanie

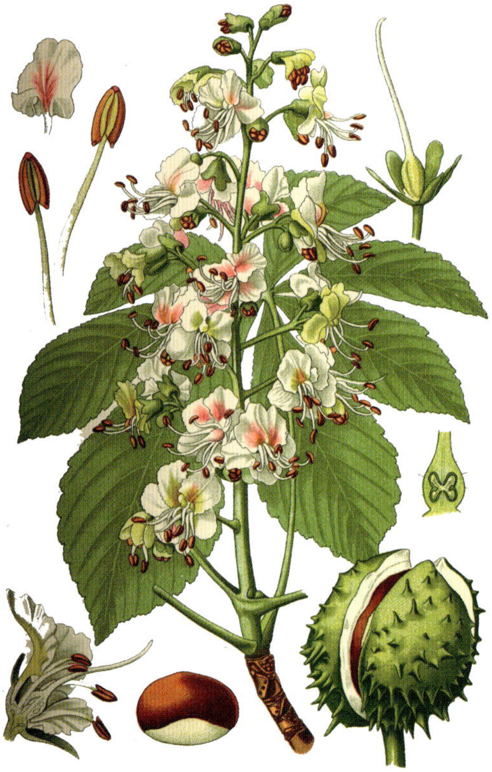

Lateinischer Name:	Aesculus hippocastanum
Andere Namen:	Pferdekastanie, Sauerkeste
Pflanzenfamilie:	Seifenbaumgewächse (Sapindaceae)
Verwendete Teile:	Blüten, Blätter, Rinde, Samen
Zubereitungsarten:	Tinktur, Tee, Öl, Gel, Salbe, Waschmittel, Bad, Pulver
Verwendung:	rheumatische Beschwerden, Hämorrhoiden, Venenerkrankungen, Hauterkrankungen, Arteriosklerose, Entzündungen, Wassereinlagerungen, Durchfall, Erkältungskrankheiten, Husten

Vorsicht bei innerer Anwendung!
Kann zu Magenbeschwerden führen!

ZUR GESCHICHTE

1576 wurde die erste Rosskastanie in Wien angepflanzt. Mittlerweile findet man sie oft ausgewildert. Der Sonnenkönig Ludwig XIV. liebte die Rosskastanie und ließ ganze Alleen pflanzen. Die erste Erwähnung fand die Rosskastanie in den Kräuterbüchern des Mittelalters, beispielsweise bei Pietro Andrea Mattioli, welcher sie für schwache Pferde empfahl.

IN DER ALPINEN VOLKSHEILKUNDE

Eine Legende besagt, dass es schon helfen würde, drei Rosskastanien in der Hosentasche zu haben oder sie unters Bett zu legen. Blüten, Blätter und Rinde werden bei Husten oder rheumatischen Beschwerden, Hämorrhoiden und Venenerkrankungen verwendet.

Die Hauptanwendungsgebiete der Rosskastanie sind aber vor allem Venenleiden und Hauterkrankungen. Sie kommt äußerlich gegen Krampfadern, Hämorrhoiden, geschwollene Beine und Arteriosklerose zum Einsatz. Dazu kann man sich mit der Tinktur oder dem Ölauszug die betroffenen Stellen einreiben.

Diese Wirkung ist auf den enthaltenen Aescin-Komplex zurückzuführen. Dieser wirkt entzündungshemmend, verringert die Entstehung von Wassereinlagerungen bzw. hilft dabei, selbige abzubauen. Der Durchfluss durch die Venen wird verbessert. Eine Linderung tritt bereits nach zwei Wochen ein.

Aus den Blüten wird ein guter Tee hergestellt, welcher gegen Husten, Durchfall, Erkältungskrankheiten und Rheuma wirksam ist. Auch die Tinktur kann gegen Rheuma angewandt werden. Bei Hauterkrankungen soll Rosskastanienöl oder ein Bad mit Rosskastaniensud helfen. Pulverisierte Rosskastanienfrüchte wurden auch gerne als Schnupftabak gegen Schnupfen verwendet.

Aus den Rosskastanien kann man auch ein natürliches Waschmittel herstellen, welches durch die in den Früchten enthaltenen Saponine sogar etwas schäumt.

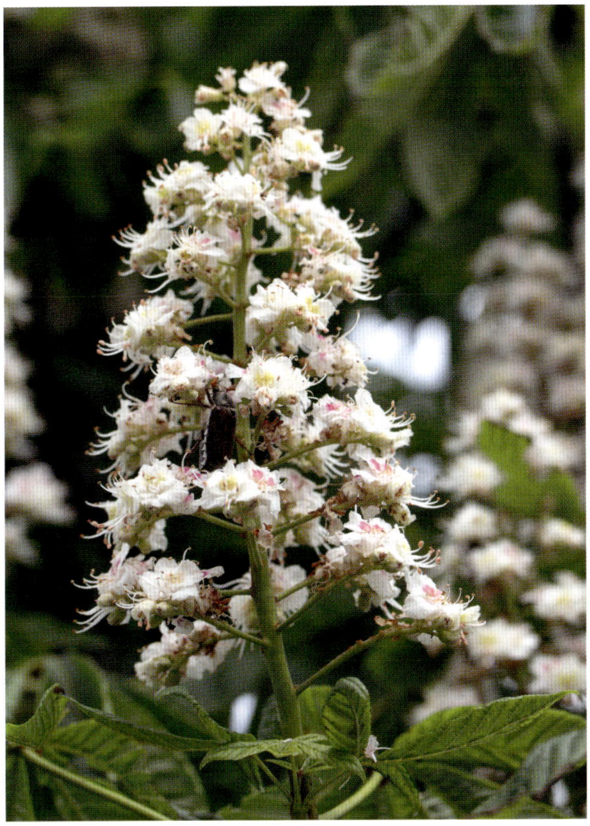

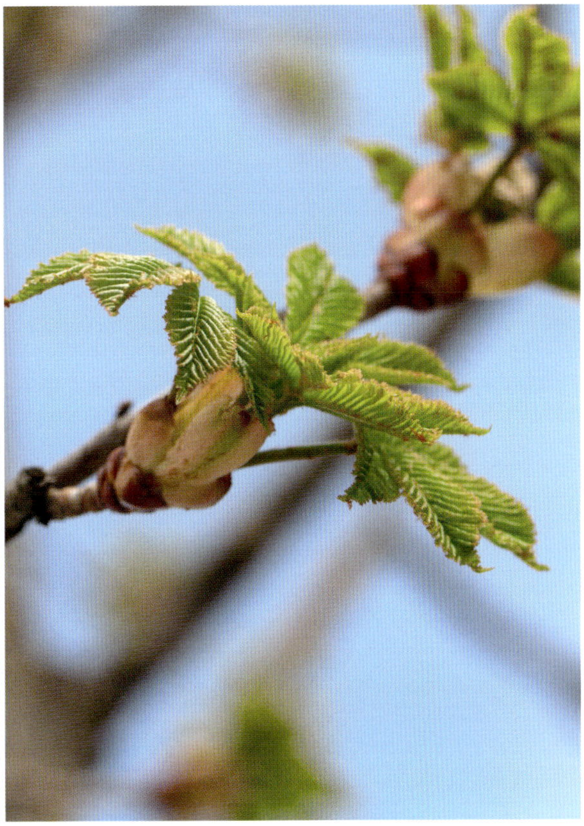

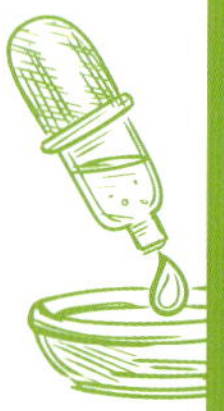

Rosskastanientinktur

Die klein geschnittenen Rosskastanien in ein Glas geben und mit 38%igem Korn bedecken. Glas verschließen und mindestens vier Wochen darin ausziehen lassen. Abseihen und in saubere, dunkle Fläschchen abfüllen. Nur äußerlich anwenden. Bis zu dreimal täglich damit einreiben.

Rosskastanienblütentee

Pro Tasse einen Teelöffel getrocknete Rosskastanienblüten mit heißem Wasser aufgießen. 10 Minuten ziehen lassen. Abseihen und drei Wochen lang täglich eine Tasse trinken.

Rosskastanienöl

Klein geschnittene Rosskastanien in ein Glas geben und mit gutem Olivenöl übergießen, bis es bedeckt ist. 2 bis 4 Wochen im Schatten ziehen lassen. Gefäß die ersten vier Tage nur mit einem Baumwolltuch abdecken und erst dann verschließen. Abseihen und in kleine, dunkle Flaschen füllen. Am besten kühl und dunkel lagern.

Venengel

- 70 ml Rosmarinhydrolat
- 20 ml Rosskastanientinktur
- 1 Messerspitze Xanthan

je 5 Tropfen ätherisches Rosmarinöl, ätherisches Zitronenöl und ätherisches Wacholderbeerenöl
Das Xanthan in der Tinktur auflösen und dann mit dem Hydrolat gut vermengen. In einen Spender füllen und die ätherischen Öle dazugeben.

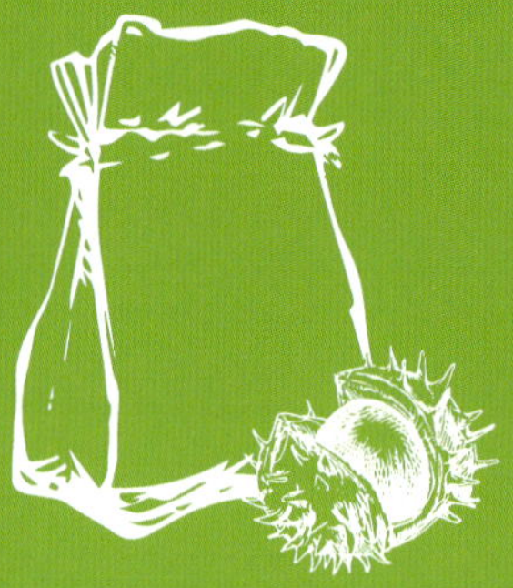

Rosskastanienwaschmittel

Rosskastanien so klein wie möglich schneiden. Für Waschmittel für weiße Wäsche die braune Schale entfernen. Die zerkleinerten Rosskastanien in ein Glas geben, mit heißem Wasser übergießen und über Nacht stehen lassen. Man kann noch nach Geschmack ätherisches Öl, wie Lavendel oder Orange, dazugeben. Das Waschmittel hält im Kühlschrank bis zu einer Woche. Wie Flüssigwaschmittel verwenden.

Rosskastanienbad

Rosskastanien so gut wie möglich zerkleinern und mit heißem Wasser übergießen. Eine halbe Stunde ziehen lassen und zum Badewasser geben.

Die Eberesche wird durchschnittlich 15 m hoch, erreicht meist ein Alter von 80 Jahren und ist in den ganzen Alpen verbreitet. Die Blüten erscheinen von Mai bis Juli, die Früchte sind von August bis September reif. Die Beeren enthalten sehr viel Vitamin C und unter anderem Bitterstoffe, ätherische Öle, Fruchtsäuren, Gerbstoffe und Parasorbinsäure.

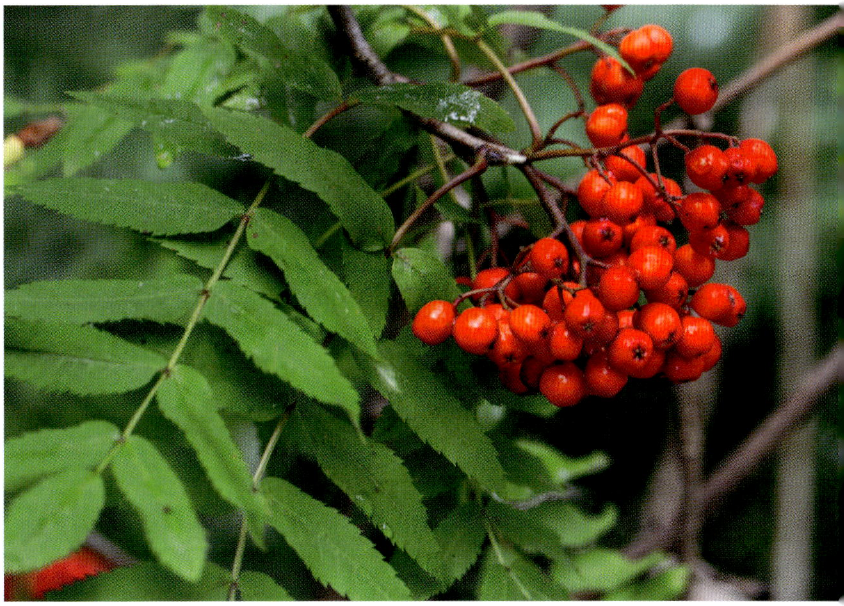

Vogelbeere

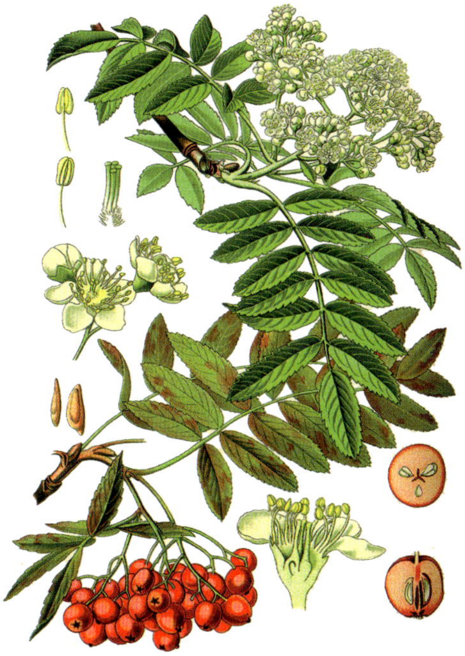

Lateinischer Name:	Sorbus aucuparia
Andere Namen:	Eberesche, Vogelbeerbaum
Pflanzenfamilie:	Rosengewächse (Rosaceae)
Verwendete Teile:	Blätter, Blüten, Früchte
Zubereitungsarten:	Tinktur, Tee, Likör, Gelee, Mus, Marmelade, Räuchermittel, Küche
Verwendung:	Schutzpflanze, Husten, Heiserkeit, Niere, Verdauung

Rohe Früchte nicht in großen Mengen essen, da das zu Durchfall oder Erbrechen führen kann.

Früher wurden sie sogar wegen des hohen Vitamin-C-Anteils in der Seefahrt eingesetzt, um die Matrosen vor Skorbut zu schützen. Das enthaltene Provitamin A gibt den Früchten ihre Farbe und kann als Antioxidans wirken. Es wandelt sich im Körper in Vitamin A um. Das ist wichtig für den Sehprozess.

ZUR GESCHICHTE

Die Vogelbeere war dem germanischen Gott Thor, dem Gott des Blitzes, geweiht. Für die Kelten war sie ein heiliger Baum und zählte neben Apfelbaum, Walnuss und Tanne zu den Lebensbäumen. Sie wurde bevorzugt an besonderen Stellen, wie Orakelplätzen, gepflanzt. Wer den Baum abholzte, war dem Tode geweiht. Er schützte einen vor Unheil und Verzauberung und half auch gegen Blitzschlag. Büsche und Kränze wurden an den Fenstern und Dächern der Häuser zum Schutz angebracht. Ein Amulett aus ihrem Holz schützte die Menschen vor bösen Geistern. Wenn die Eberesche viele Beeren trägt, soll das auf einen harten Winter hindeuten.

Die Kelten verräucherten die getrockneten Beeren, um den Kontakt zu den Ahnen herzustellen. Außerdem wird die Urteilskraft gestärkt und sie bietet Schutz. Die Eberesche-Räucherung hilft, den eigenen Weg zu finden in einer Welt voller Kontraste und Schwierigkeiten. Sie löst Zerrissenheit und geistige Blockaden, so entsteht Vertrauen und Harmonie.

Kräuterpfarrer Johann Künzle empfahl Vogelbeeren, um zähen Schleim von den Stimmbändern zu lösen. Auch zur Regulierung der Verdauung kann sie wegen der enthaltenen Bitterstoffe gut eingesetzt werden.

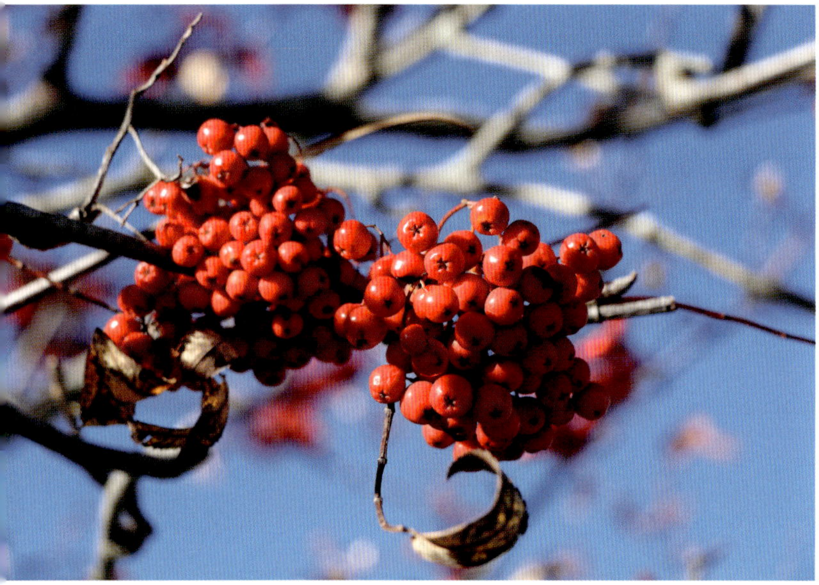

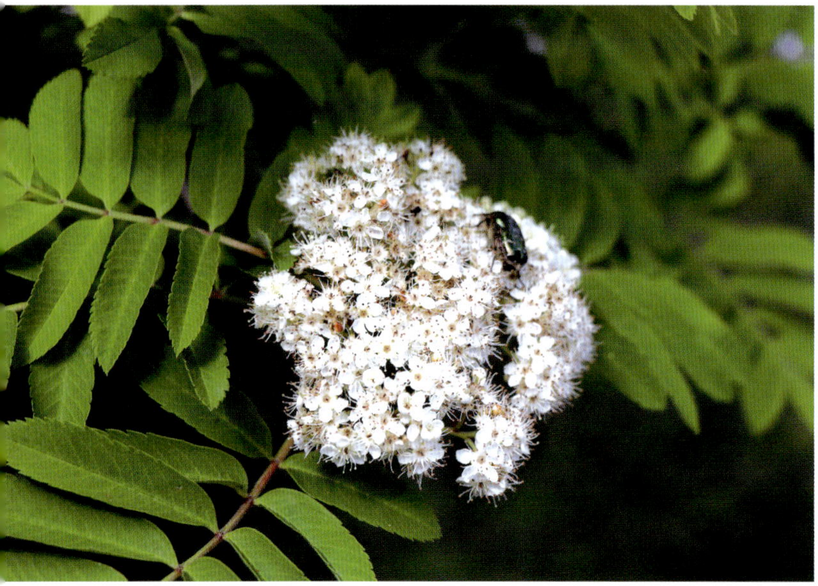

IN DER ALPINEN VOLKSHEILKUNDE

Die enthaltenen Gerb- und Bitterstoffe machen die Beeren und Blüten in den Alpen zu einem beliebten Hustenmittel. Die getrockneten Beeren sind bei Sängern sehr beliebt, die an Heiserkeit leiden. Getrocknete Beeren zu kauen, regt auch die Nierentätigkeit an und kann Nierensteine lösen.

Die Blüte schmeckt sauer bis mandelartig und kann gemeinsam mit den Blättern für Tee getrocknet werden. Am besten erntet man die reifen Früchte, welche sehr viel Vitamin C (bis zu 100 mg pro 100 g Beeren, das ist ein höherer Gehalt an Vitamin C als in Zitronen) enthalten, nach der ersten Nacht mit Frost im Herbst, da sie durch die Kälte etwas milder werden. Man sollte rohe Früchte nicht in großen Mengen essen, da das zu Durchfall oder Erbrechen führen kann. Durch Kochen vor der Verwendung werden die unbekömmlichen Inhaltsstoffe zerstört, d. h. die Parasorbinsäure wird zu Sorbinsäure abgebaut, die gut verträglich ist. Die Früchte können wie Preiselbeeren verwendet werden und ergeben eine wunderbare Marmelade zu Wild.

In den Alpen wird auch gerne Vogelbeerschnaps gebrannt. Er hat einen charakteristischen mandelartigen Geschmack und ist sehr teuer, da aus 100 Litern Maische nur zwei Liter Edelbrand gewonnen werden können.

ANWENDUNGEN

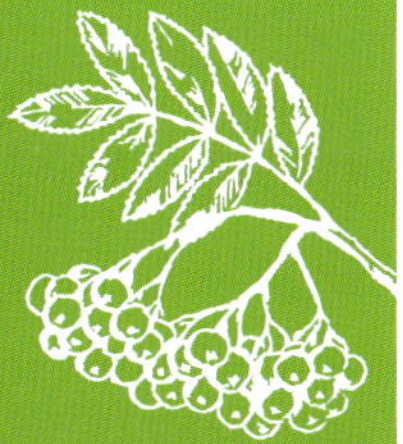

Vogelbeertinktur

Die klein geschnittenen Vogelbeeren, die Blüten und Blätter in ein Glas geben und mit 38%igem Korn bedecken. Glas verschließen und mindestens vier Wochen darin ausziehen lassen. Abseihen und in saubere, dunkle Fläschchen abfüllen. Bei Bedarf bis zu dreimal täglich 10 Tropfen einnehmen.

Vogelbeertee

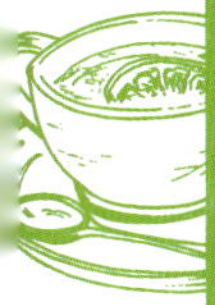

Pro Tasse einen Teelöffel getrocknete Vogelbeeren und Vogelbeerblüten mit heißem Wasser aufgießen. 7 Minuten ziehen lassen. Abseihen und drei Wochen lang täglich eine Tasse trinken.

Vogelbeergelee

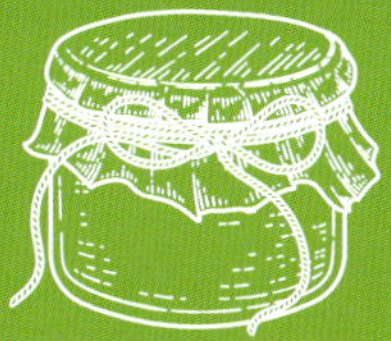

- 500 g Vogelbeeren
- 1 l Apfelsaft
- 500 g Gelierzucker 2:1
- etwas Zitronensaft

500 g Vogelbeeren in 1 l Apfelsaft 10 Minuten aufkochen. Abseihen und die Flüssigkeit abmessen. Zu 0,7 l Flüssigkeit 500 g Gelierzucker 2:1 und etwas Zitronensaft dazugeben und ca. 7 Minuten köcheln lassen. Gelierprobe machen und heiß in saubere Gläser abfüllen.

Vogelbeerlikör

Vogelbeeren abzupfen und in einem großen Glas mit 40%igem Alkohol übergießen, sodass sie bedeckt sind. Ca. 4 Wochen stehen lassen und dann abseihen. Nach Geschmack mit Zucker und Wasser verdünnen, bis es schmeckt. Abfüllen und genießen.

Halstee

Hilft bei Heiserkeit und Stimmverlust. Getrocknete Vogelbeeren, Bibernellwurzeln und Wilde Malve zu gleichen Teilen vermengen, abkochen und zum Gurgeln verwenden. Wird in der alpinen Volksheilkunde auch verwendet, um den Stoffwechsel anzuregen, und kann gut bei Mandelentzündungen helfen.

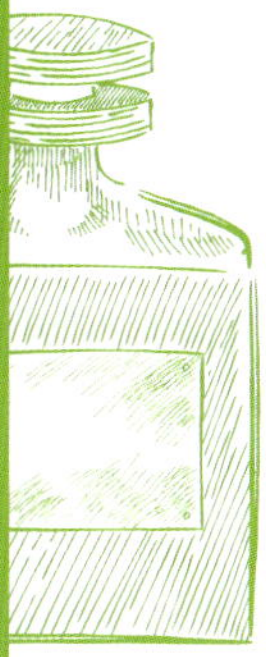

Vogelbeermus

Reife Vogelbeeren mit wenig Wasser weichkochen. Durch ein Sieb oder die Flotte Lotte streichen. Die Masse abwiegen und 1:1 mit Zucker einige Minuten kochen und heiß in saubere Gläser abfüllen. Kann auch gut mit Äpfeln gemischt werden.

Der Wacholder ist ein Zypressengewächs und bei uns sehr weit verbreitet. In manchen Gegenden ist er jedoch schon selten und geschützt. Der bis zu 2 m hohe Baum ist immergrün und zweihäusig getrenntgeschlechtig.

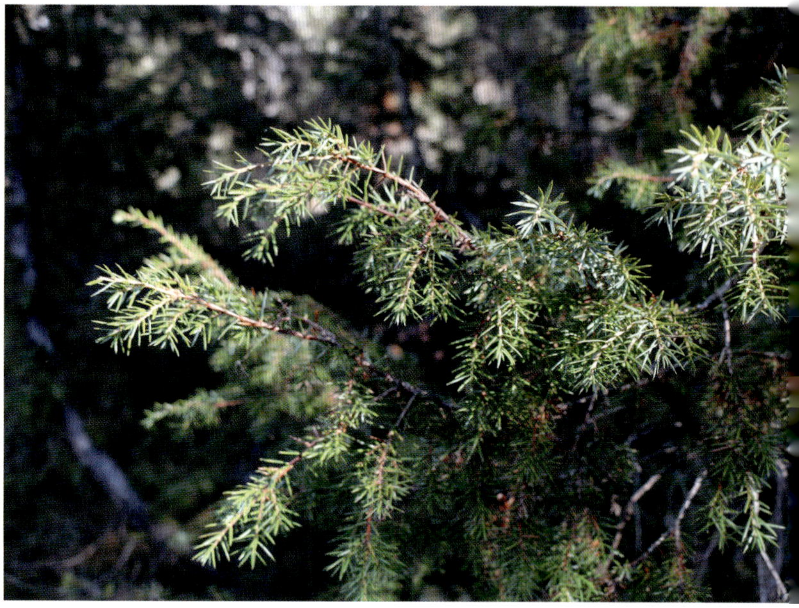

Wacholder

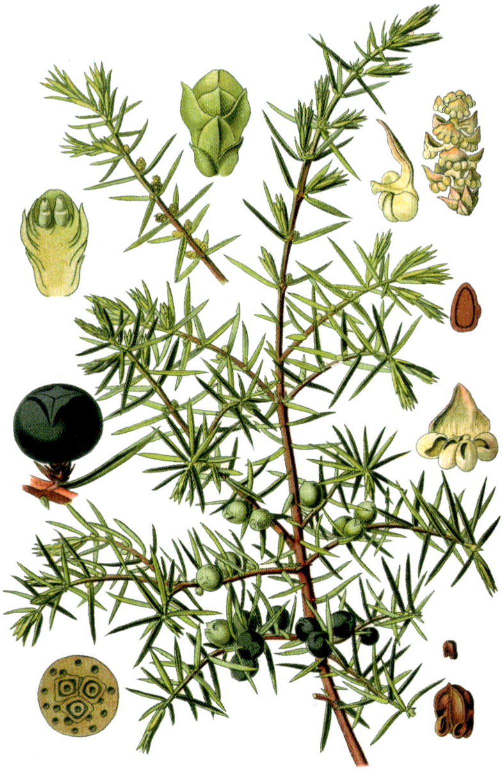

Lateinischer Name:	Juniperus communis
Andere Namen:	Heide-Wacholder, Kranewit, Kranewitbaum, Reckholder, Weihrauchbaum
Pflanzenfamilie:	Zypressengewächse (Cupressaceae)
Verwendete Teile:	Triebe, Holz, Nadeln, Früchte
Zubereitungsarten:	Tinktur, Tee, Likör, Öl, Salbe, Sirup, Auflage, Räuchermittel
Verwendung:	Schutzpflanze, Erkältung, Husten, Halsschmerzen, Gelenkschmerzen, Schmerzen des Bewegungsapparates, Rheuma, Magen-Darm-Probleme, Verdauungsprobleme, Harnwegserkrankung, Blasenentzündung

Der weibliche Baum trägt im Herbst kleine blau-grüne bis schwarze Beeren, welche botanisch gesehen keine Früchte, sondern Zapfen sind. Diese brauchen von der Blüte bis zur Reife ungefähr 2 Jahre. Unbedingt nur reife Beeren sammeln. Der Wacholder ist schon seit der Römerzeit ein beliebtes Gewürz in der Küche. Hildegard von Bingen empfahl, die Wacholderbeeren bei Erkältungen, Husten und Halsschmerzen zu essen.

Iss Kranewit und Bibernell,
dann stirbst du nicht so schnell!

ein in den Alpen allseits
bekannter Spruch

IN DER ALPINEN VOLKSHEILKUNDE

Der Zillertaler Kiendler stellte eine Wundsalbe aus grünen Wacholderbeeren und Olivenöl her. Der Wacholder war in den Alpen eine wichtige Schutzpflanze, ein Wacholderast über der Tür hielt das Böse vom Haus ab. Auch Amulette aus Wacholderholz oder -beeren wurden zum Schutz gerne getragen.

In der alpinen Volksheilkunde wird der Wacholder hauptsächlich bei Gelenkschmerzen, Schmerzen des Bewegungsapparates und Rheuma verwendet. Hier kommen vor allem ein angesetzter Schnaps aus Wacholderbeeren – äußerlich auf die schmerzenden Stellen aufgetragen – oder Salben zum Einsatz.

Das ätherische Wacholderbeerenöl wird aus getrockneten Beeren des Wacholderbaums mit Wasserdampfdestillation hergestellt. Um einen Liter dieses aromatischen Öls zu erhalten, werden ca. 60 bis 120 Kilogramm der Beeren benötigt. Dieses ätherische Öl ist sehr vielfältig und wirkt zum Beispiel antibakteriell, reinigend und entschlackend. Es kann bei Erkältungen und Grippe, Magen-Darm-Problemen, Verdauungsproblemen, Harnwegserkrankungen und Blasenentzündungen verwendet werden.

Eine beliebte Verarbeitungs- und Verwendungsmethode ist in der alpinen Volksheilkunde der Wacholderschnaps. Auch der zurzeit so in Mode gekommene Gin wird mit Wacholderbeeren und anderen Gewürzen hergestellt.

In den Alpen werden Wacholderbeeren generell auch in der Küche verwendet, um die Verdauung anzuregen. Es ist ein typisches Gewürz, das bei Sauerkraut und Wildgerichten zum Einsatz kommt.

Der Rauch von Wacholdertriebspitzen, Wacholderholz und -beeren duftet würzig und süß. Mit diesem Rauch wurde Haus und Hof zum Schutz vor bösen Geistern ausgeräuchert. Auch Zimmer, in welchen jemand gestorben war, wurden mit Wacholder ausgeräuchert. Heute weiß man, dass

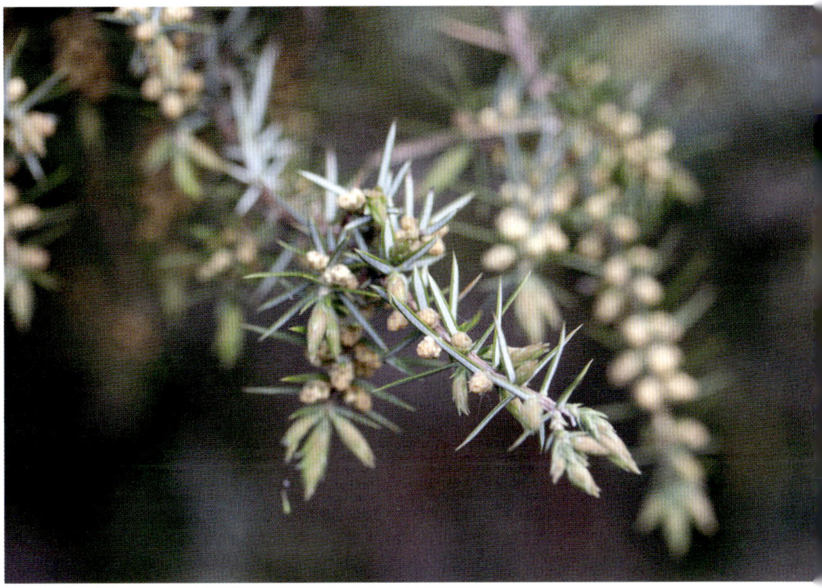

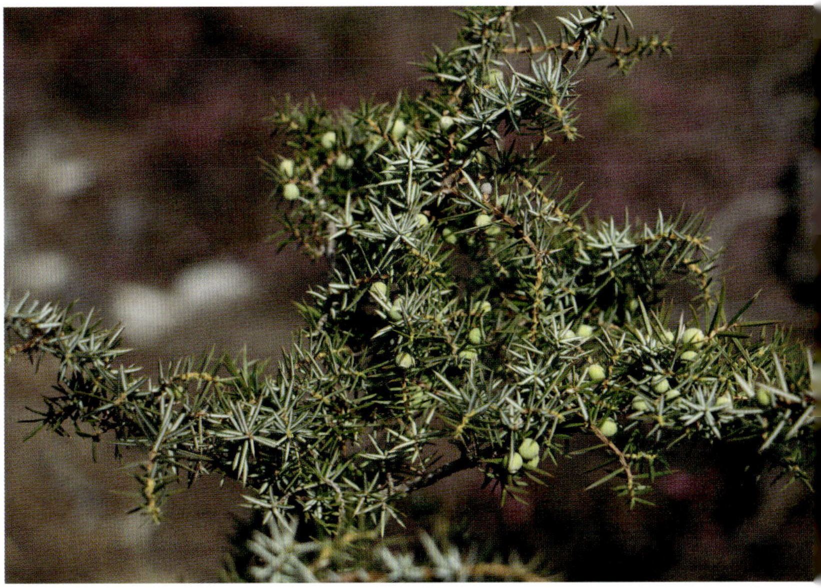

der Rauch von Wacholder stark desinfizierend wirkt und die Raumluft von Viren, Keimen und Bakterien reinigt. Das kann auch gut bei Schnupfen und Husten eingesetzt werden. Es ist wohl kein Zufall, dass beim Räuchern von Speck Wacholderholz und -beeren verwendet werden.

ANWENDUNGEN

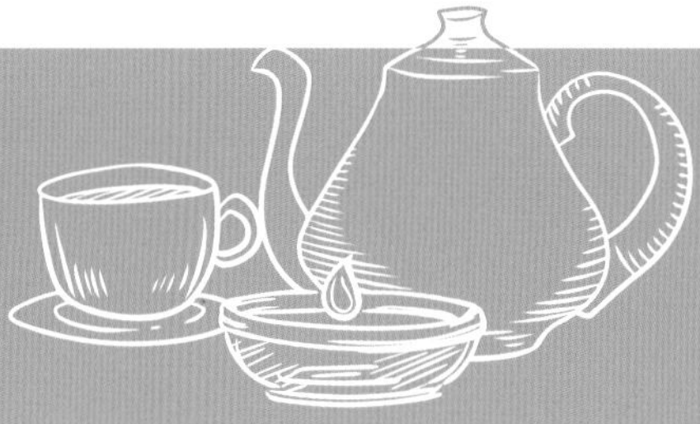

Wacholdertinktur

Klein geschnittene Zweige, Nadeln, Wipfel, Beeren, Rinde und etwas Pech in ein Glas geben und mit 50%igem Korn bedecken. Glas verschließen und mindestens vier Wochen darin ausziehen lassen.
Abseihen und in saubere, dunkle Fläschchen abfüllen. Bis zu dreimal täglich 1 Stamperl trinken oder die schmerzenden Stellen damit einreiben.

Wacholderbeerentee

1 bis 2 Teelöffel getrocknete Wacholderbeeren in einer Tasse mit kochendem Wasser übergießen und dann 10 Minuten ziehen lassen. Anschließend abseihen und bei Bedarf täglich 1 Tasse davon trinken.

Wacholderbeerenkur (nach Sebastian Kneipp)

Am ersten Tag dreimal täglich eine Wacholderbeere kauen und schlucken. Das 15 Tage lang wiederholen, aber jeden Tag die Anzahl der Beeren um eine erhöhen, also am 15. Tag dreimal 15 Beeren. Anschließend dasselbe wieder 15 Tage lang und jeden Tag die Menge der Beeren um eine reduzieren. Zur Blutreinigung, Zahnfleischstärkung. Nur mit gesunden Nieren durchführen!

Räuchermischung Schutz & Reinigung

Hartes, gemörsertes Fichtenharz, getrocknete Fichtennadeln, getrocknete Wacholdertriebspitzen, Beifuß und Salbei zu gleichen Teilen vermengen. Auf der Kohle oder am Stövchen verräuchern. Wirkt reinigend und schützend und desinfiziert die Raumluft.

Wacholdersirup

Eine Handvoll frische oder getrocknete Wacholderbeeren zerquetschen. Dann mit einem halben Liter kochendem Wasser übergießen. Über Nacht bedeckt ziehen lassen. Alles abseihen und die Flüssigkeitsmenge abmessen. Die gleiche Menge Zucker hinzufügen und auf kleiner Flamme 3 bis 4 Stunden leise köcheln lassen, bis die Masse eingedickt ist. Heiß in Gläser abfüllen und gleich verschließen.
Bei Husten zwei bis drei Teelöffel am Tag einnehmen.

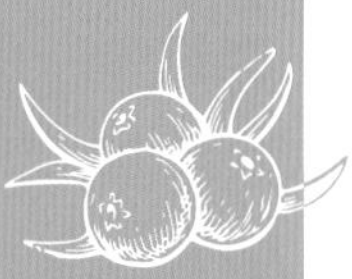

Wacholdersalbe

+ 100 ml Wacholderölauszug
+ 10 g Bienenwachs
+ 10 Tropfen ätherisches Wacholderbeerenöl

Das Öl mit dem Bienenwachs unter ständigem Rühren über dem Wasserbad schmelzen. Nicht über 70 °C erhitzen. Unter Rühren abkühlen lassen. Hat die Salbe ca. Körpertemperatur erreicht, das ätherische Öl unterrühren. In saubere Gläser abfüllen und erst nach dem Abkühlen verschließen. Wirkt besonders gut bei schmerzenden Gelenken und Muskeln.

Wacholderauflage (nach Philippine Welser)

Je 1 Handvoll Wacholderbeeren, Nusskerne, etwas Safran, Hollerblütenwasser und Rosenblütenwasser vermengen, auf ein Tuch geben und bei Kopfschmerzen auf Stirn und Schläfen legen.

Franzbranntwein

siehe Föhre

Alpen-Räucherbündel

siehe Beifuß

Die Weide ist ein Laubbaum beziehungsweise Strauch mit sehr vielen Arten. In den Alpen findet man vor allem Silberweiden, Sal-Weiden, Hängeweiden und zahlreiche Hybriden. Sie wächst gerne an Flussufern und in Auen.

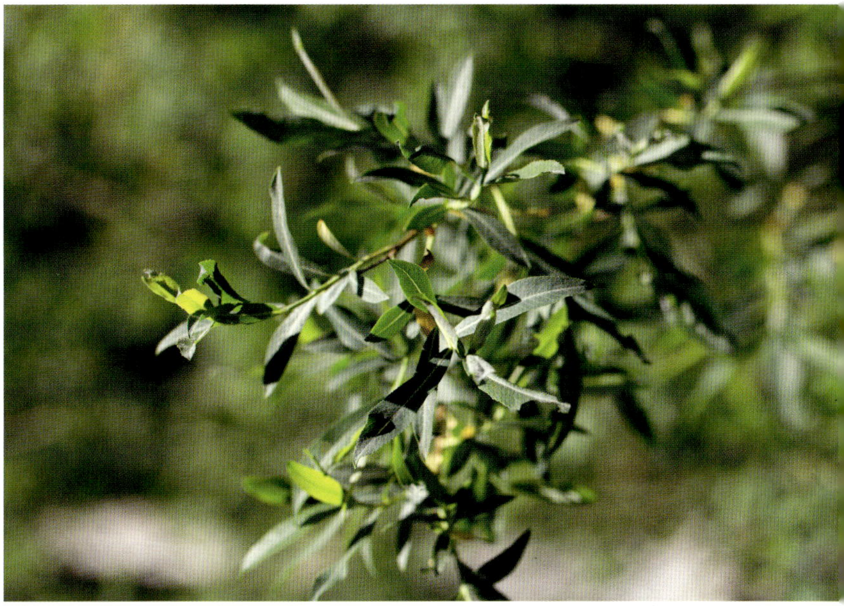

Weide

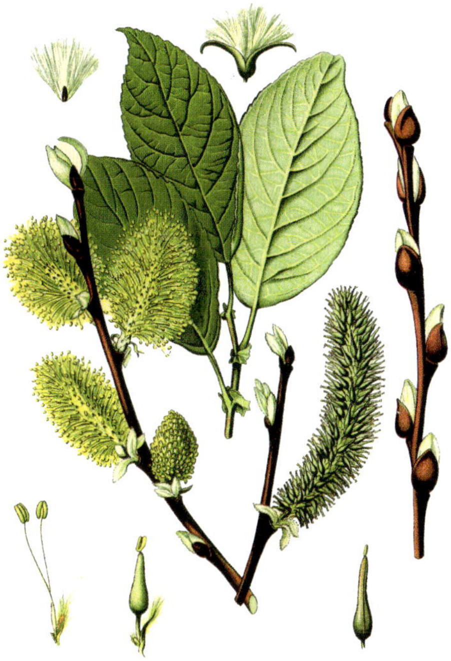

Lateinischer Name:	Salix
Andere Namen:	–
Pflanzenfamilie:	Weidengewächse (Salicaceae)
Verwendete Teile:	Rinde, Blätter, Kätzchen
Zubereitungsarten:	Tinktur, Tee, Oxymel, Wein, Salbe
Verwendung:	Grippe, Fieber, Wunden, Entzündungen, Schwellungen, Gicht, Rheuma, Kopfschmerzen, blutverdünnende Wirkung

Die Weidenrinde hat geringe blutverdünnende Wirkung. Sprechen Sie die Verwendung mit Ihrem Arzt ab, wenn Sie blutverdünnende Arzneien nehmen. Auch in der Schwangerschaft oder Stillzeit sollten Sie das tun.

Die Sal-Weide blüht bereits im Februar oder März und bildet die Weidenkätzchen. Diese sind in den Alpen ein traditioneller Osterschmuck, werden in die Palmbuschen gebunden und daher auch oft „Palmkätzchen" genannt. Sie sind auch eine wichtige Bienenweide und sollten daher nur mit Bedacht geerntet werden. Die Weidenäste sind sehr biegsam und wurden immer schon gerne zur Herstellung von Körben und Besen verwendet.

ZUR GESCHICHTE

Die Weidenrinde kam schon in der Antike gegen Fieber, schmerzhafte Wunden, Entzündungen und Schwellungen zum Einsatz. Der griechische Arzt Hippokrates empfahl Weidenaufgüsse gegen Gelenkentzündungen oder Fieber.

Dioskurides beschrieb das Weidenpulver oder den Tee als Mittel gegen Blutspeien, Ohren- oder Augenleiden. Die Germanen und Kelten verwendeten wässrige Auszüge von der Weide gegen schmerzende Glieder oder schlecht heilende Wunden.

Im Arzneibuch des Antonius von Annenberg (ca. 1450) wird die Weidenrinde gegen Gicht und Rheuma eingesetzt. Gegen Darmkoliken wird hier Weidenwein empfohlen.

Alle diese Anwendungen machen Sinn, da in der Rinde Salicin enthalten ist. Dieses wurde 1828 isoliert und daraus die Salicylsäure hergestellt. Der Apotheker Felix Hoffmann entwickelte 1897 dann die Acetylsalicylsäure, welche auch in Aspirin enthalten ist und als Schmerzmittel eingesetzt wird. Man kann also sagen, dass Weidenrinde natürliches Aspirin ist und auch so verwendet werden kann. Hierfür wird die Rinde von starken Zweigen der Weide abgeschält. Je nach Weidenart ist der Gehalt an Salicin unterschiedlich.

IN DER ALPINEN VOLKSHEILKUNDE

In den Alpen wird vor allem die Sal-Weide verwendet. Sie hilft bei Grippe, Kopfschmerzen, Entzündungen und Rheuma, da sie schmerzlindernd und entzündungshemmend ist. Außerdem wurde ihre antioxidative Wirkung eindeutig nachgewiesen.

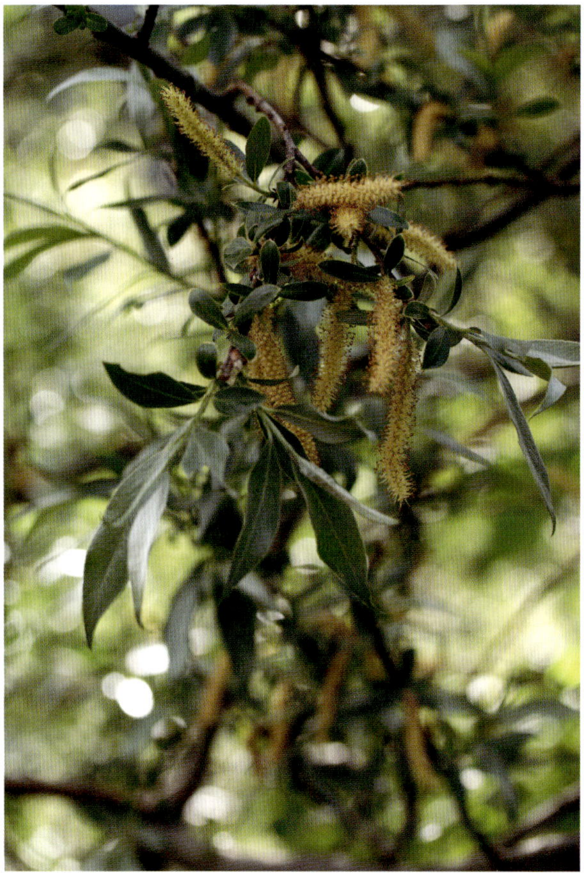

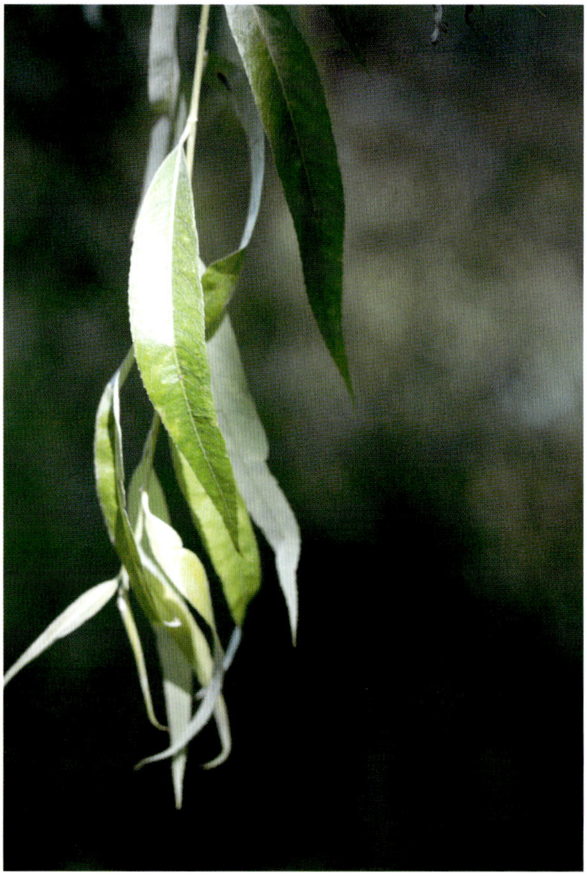

ANWENDUNGEN

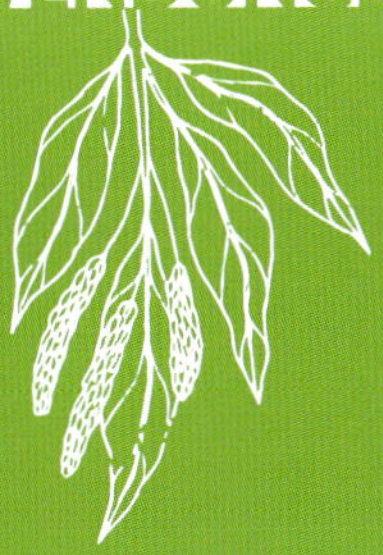

Weidenrindentinktur

Klein geschnittene Weidenrinde in ein Glas geben und mit 38%igem Korn bedecken. Glas verschließen und mindestens vier Wochen darin ausziehen lassen.
Abseihen und in saubere, dunkle Fläschchen abfüllen. Bei Bedarf bis zu dreimal täglich 20 Tropfen einnehmen.

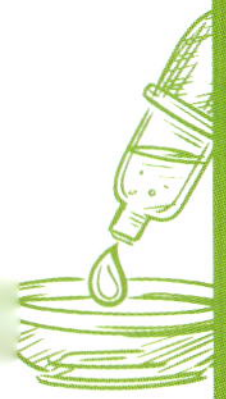

Weidenrindentee

Pro Tasse einen Teelöffel getrocknete Weidenrinde mit kaltem Wasser ansetzen und aufkochen lassen. 5 Minuten ziehen lassen. Abseihen und bei Fieber oder Schmerzen täglich bis zu zwei Tassen trinken.

Grippetee

Getrocknete Hollerblüten, Lindenblüten und Weidenrinde zu gleichen Teilen vermischen. Wasser zum Kochen bringen. Pro Tasse einen Teelöffel des Tees in ein Tee-Ei oder Teesackerl geben und aufgießen. 7 bis 8 Minuten ziehen lassen, abseihen. Bei Bedarf mehrmals täglich eine Tasse trinken.

Weidenrindenoxymel

- 100 g Honig
- 50 g Apfelessig
- 4 EL frische Weidenrinde

Honig und Essig zu einer homogenen Masse verrühren. Weidenrinde klein schneiden und in ein Glas geben. Mit dem Honig-Essig-Gemisch übergießen und 1 Woche bis 3 Monate ausziehen lassen. Durch ein Tuch filtern, in eine Flasche füllen. Dunkel und kühl aufbewahren.
Kinder 1 Teelöffel, Erwachsene 1 Esslöffel bei Bedarf einnehmen.

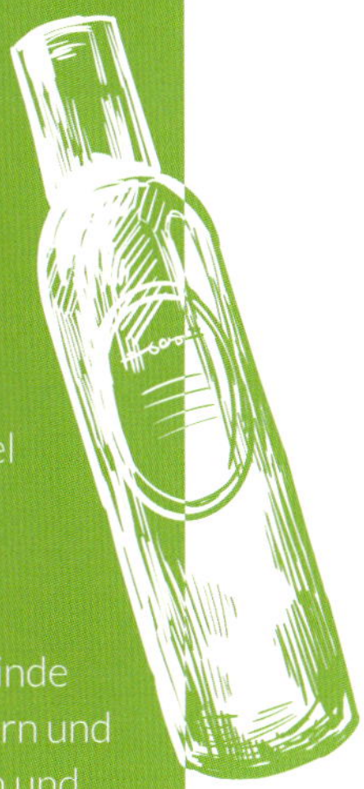

Weidenwein

1/6 l Rotwein mit pulverisierter Weidenrinde oder ebenso verarbeiteten Weidenblättern und zehn Pfefferkörnern aufkochen; abseihen und nach dem Abkühlen trinken.

Der Weißdorn gehört zu den Rosengewächsen und blüht zwischen Mai und Juni weiß bis rosa. Im Herbst werden seine roten Beeren reif. Es gibt in den Alpen einige Arten, welche allerdings schwer zu unterscheiden sind, da sie oft kreuzen.

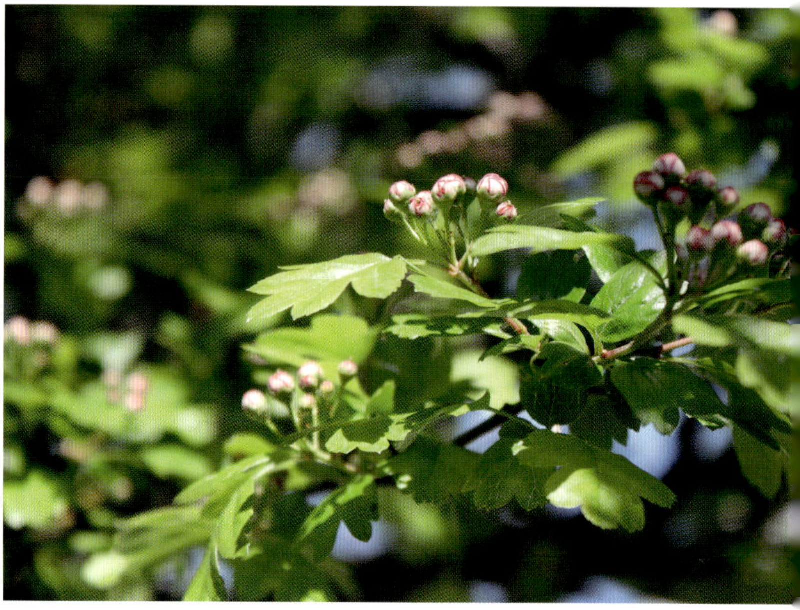

Weißdorn

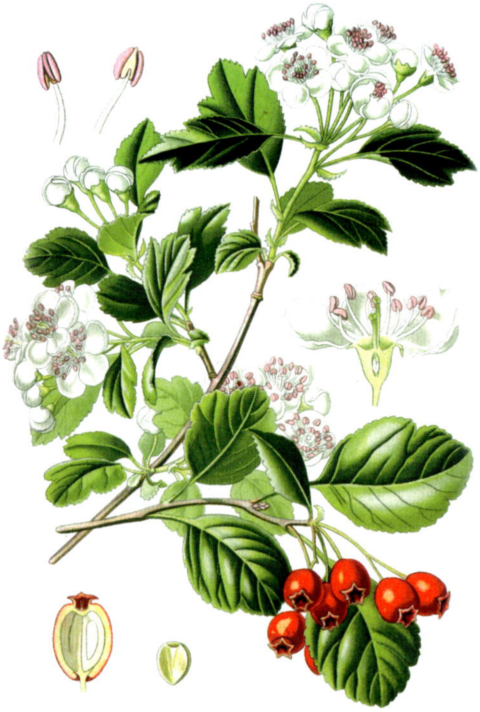

Lateinischer Name:	Crataegus
Andere Namen:	Hagedorn, Heckendorn
Pflanzenfamilie:	Rosengewächse (Rosaceae)
Verwendete Teile:	Blüten, Blätter, Früchte
Zubereitungsarten:	Tinktur, Tee, Gelee, Likör
Verwendung:	Schutzpflanze, Herzschwäche, Bluthochdruck, niedriger Blutdruck, gefäßerweiternd, Arterien, Durchblutung des Herzens, Beruhigungsmittel für Herz und Seele

ZUR GESCHICHTE

Der botanische Name „Crataegus“ kommt vom griechischen Wort *krataigos* und bedeutet so viel wie „stark“ oder „fest“, was sich wohl auf die Qualität des Holzes bezieht.

Die bis zu 2,5 cm langen Dornen des Strauches machten ihn seit jeher zu einer guten Schutzhecke um Siedlungen oder Weideland. Außerdem wurde er sehr gerne als schutzmagische Pflanze verwendet, um sich vor bösen Geistern zu schützen.

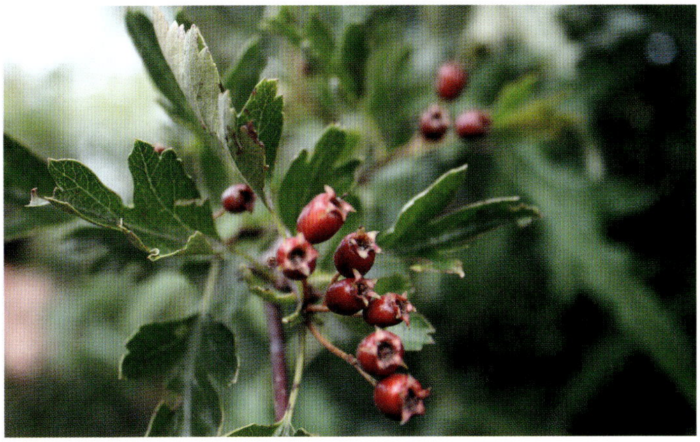

IN DER ALPINEN VOLKSHEILKUNDE

Die Blätter, Blüten und die Beeren werden traditionell bei geschwächtem Herzen, bei Bluthochdruck und bei zu niedrigem Blutdruck eingesetzt, vor allem bei älteren Menschen. Weißdorn wirkt gefäßerweiternd, macht die Arterien durchlässiger und verbessert die Durchblutung des Herzens. Außerdem dient er als Beruhigungsmittel für Herz und Seele, auch wenn man das Gefühl hat, es lastet ein Druck auf dem Herzen. Das dürfte auf die enthaltenen Flavonoide zurückzuführen zu sein. Er ist auch eine gute Wahl als Zutat in einem Abendtee, da er hilft, besser zu schlafen.

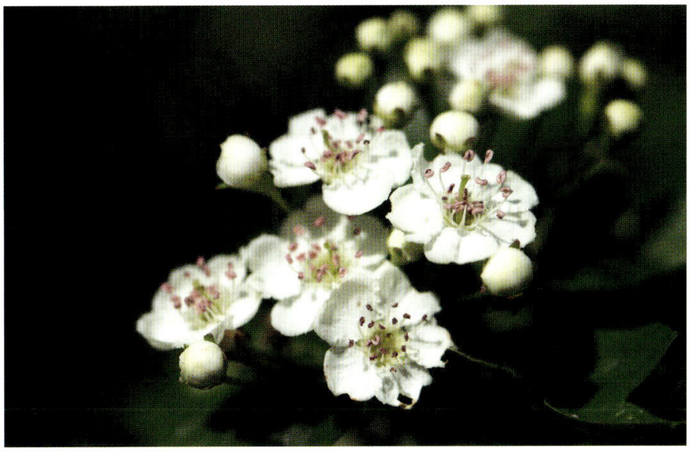

ANWENDUNGEN

Weißdorntinktur

Klein geschnittene Weißdornblätter und -blüten in ein Glas geben und mit 50%igem Korn bedecken. Glas verschließen und mindestens vier Wochen darin ausziehen lassen.
Abseihen und in saubere, dunkle Fläschchen abfüllen. Bei Bedarf bis zu dreimal täglich 20 Tropfen einnehmen.

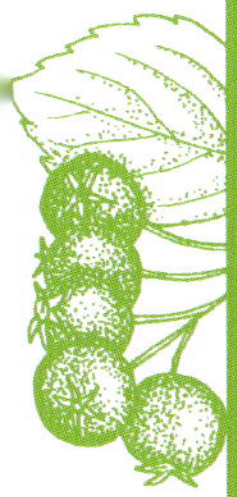

Weißdorn-Herztee

Getrocknete Weißdornblätter und -blüten, Melissenkraut und Misteln zu gleichen Teilen mischen. 1 bis 2 Teelöffel von der Mischung in einer Tasse mit kochendem Wasser übergießen und dann 7 Minuten ziehen lassen. Anschließend abseihen und bei Bedarf 3 bis 4 Tassen täglich trinken.

Weißdorn-Apfelgelee

Zwei Handvoll der reifen Beeren des Weißdorns in 700 ml Apfelsaft ca. 15 Minuten kochen, bis sie weich sind. Dann die Masse durch die Flotte Lotte reiben. Zu 700 g der Menge 500 g Gelierzucker 2:1 hinzugeben und ca. 7 Minuten kochen. Heiß in Gläser abfüllen und gleich verschließen.

Weißdornlikör

Weißdornbeeren abzupfen, andrücken und in einem großen Glas mit 50%igem Alkohol übergießen, sodass sie bedeckt sind. Ca. 4 Wochen stehen lassen und dann abseihen. Wer mag, kann die letzten paar Tage noch eine Zimtstange und Nelken hinzufügen. Nach Geschmack mit Zucker und Wasser verdünnen, bis es schmeckt. Abfüllen und genießen.

Im Hochgebirge zwischen 1.500 und 2.000 m Seehöhe, oft im Verbund mit Lärchen und Latschen, dort, wo sie den extremsten Bedingungen wie Frost und Dürre ausgesetzt ist, dort, wo es kaum Humus, aber viele Steine gibt, dort wächst die Zirbe. Hier wird sie mit bis zu 25 m Höhe zur Königin der Berge, die sich mit tiefen Wurzeln im Untergrund verankert.

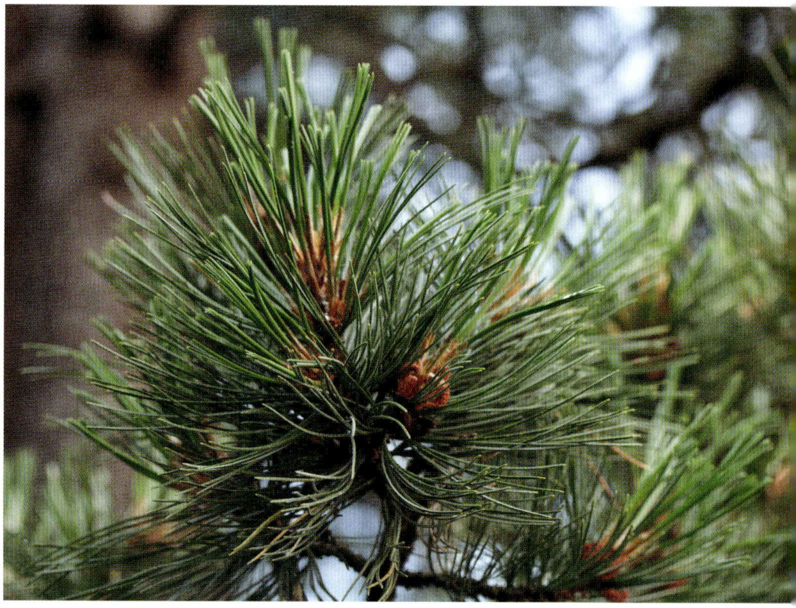

Zirbe

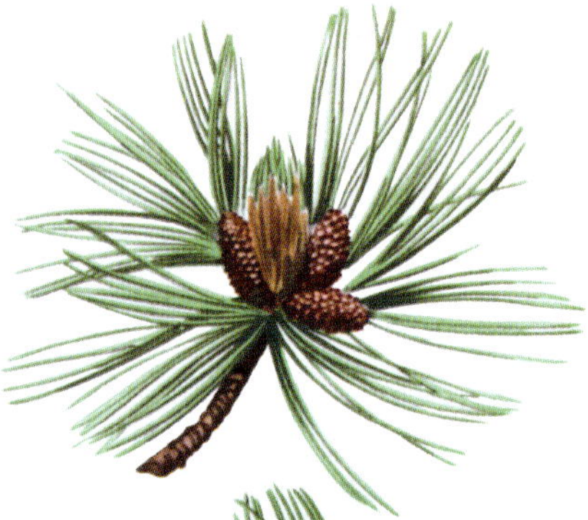

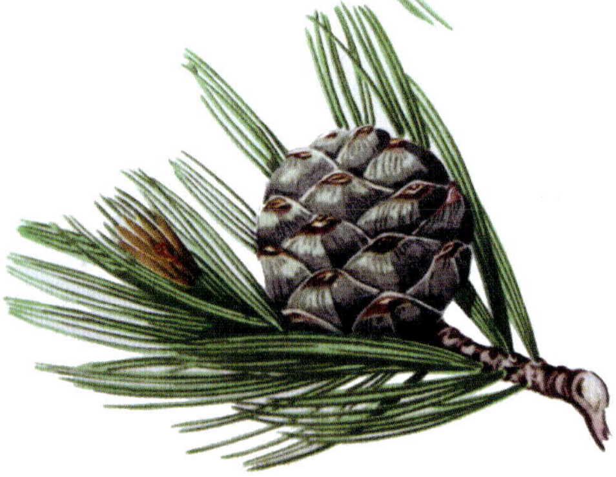

Lateinischer Name:	*Pinus cembra*
Andere Namen:	Arbe, Arve, Zirbe, Zirbel, Zirm, Zirbelkiefer
Pflanzenfamilie:	Kieferngewächse (Pinaceae)
Verwendete Teile:	Harz, Nadeln, Triebe
Zubereitungsarten:	Tinktur, Tee, Likör, Salbe, Honig, Inhalation, Schnaps
Verwendung:	Erkältung, antibakteriell, entzündungshemmend, durchblutungsfördernd, schmerzlindernd, schleimlösend, Bewegungsapparat, Übelkeit, Nervenschwäche, allgemeine Schwäche, Schlaf, Ungeziefer, Zugmittel

Die Zirbe birgt einige der wertvollsten und für den Menschen besten Elixiere in sich. Wunderbare Öle und Harze prägen den besonderen Charakter des begehrten Zirbenholzes. Ihr wichtigstes Erkennungszeichen ist, dass die 8 bis 10 cm langen Nadeln immer in 5er-Büscheln zusammenstehen.

Wo der Name der Zirbe herkommt, ist nicht klar. Der Begriff leitet sich möglicherweise vom mittelhochdeutschen „zirben" ab, das man mit „wirbeln" oder „sich im Kreise drehen" übersetzen würde.

Das Holz der Zirbe wird vor allem im Innenausbau für Täfelungen sowie als Möbelholz genutzt. Weiters verwendet man es für die Herstellung von Brotkästen; das enthaltene ätherische Öl verhindert Schimmel.

Die aus den Spänen über lange Zeit ausströmenden Öle mit dem typischen Zirbenduft sollen für einen tiefen und gesunden Schlaf sorgen. Die Benutzung einer Zirbentruhe als Getreidespeicher war früher gang und gäbe, um das Getreide vor Schädlingen zu schützen.

Die schmackhaften Samen, die 70 % Fette und 20 % Eiweiß enthalten, kann man wunderbar knacken und knabbern. Ich kann mich erinnern, dass ich, wenn ich mit meinem Großvater durch die Berge streifte, gemeinsam mit ihm Zirbelsamen aß. Die Nadeln enthalten ca. 1 % aromatisches, ätherisches Öl und Harz. Für den Duft ist eine Vielzahl von Terpentinen, z. B. Pinen und Cadinen, verantwortlich. Es gibt ca. 22.000 verschiedene Inhaltsstoffe im ätherischen Zirbenöl und diese beeindruckende Zahl an Inhaltsstoffen findet sich eben auch in einem Tropfen Harz oder ätherischem Öl wieder.

Die Zirbe steht in enger Kooperation zum Tannenhäher; diese Verbindung gilt als magisch, da die Vögel als Verbindung zwischen Himmel und Erde angesehen werden. So soll die Zirbe über besondere Kräfte verfügen und Schutz vor bösem Zauber und bösen Geistern bieten.

ZUR GESCHICHTE

Die Zirbe wird bereits seit der Antike medizinisch genutzt. Die enthaltenen Alpha- und Beta-Pinene haben krebshemmende Eigenschaften, sie schützen den Baum vor Krebserkrankungen bzw. Wucherungen. Das könnte auch dem Menschen helfen. Die in Nadelhölzern enthaltenen ätherischen Öle schützen vor Stress und lassen uns besser schlafen. Besonders der Duft des Zirbenholzes, der durch Verbindung der Zirbenholzöle mit Sauerstoff entsteht, hat eine entspannende und entzündungshemmende Wirkung.

IN DER ALPINEN VOLKSHEILKUNDE

Zirbenöl wirkt antibakteriell, entzündungshemmend, durchblutungsfördernd, schmerzlindernd und schleimlösend. Es wirkt besonders auf das Atemzentrum. Inhalationen fördern die Sauerstoffaufnahme der Lunge. Der Zirbenduft wirkt sich wohltuend entspannend aus und fördert den Schlaf. Bei rheumatischen Beschwerden, Muskel- und Gelenkschmerzen hilft Zirbenöl als Einreibung oder als Bad. Hier können auch unreife Zirbenzapfen aufgegossen werden – dies bringt Linderung für den gesamten Bewegungsapparat. Auch Zirbenschnaps kann man als Einreibung verwenden. Frische Triebe und Nadeln werden in hochprozentige Schnäpse eingelegt. Diese Schnäpse können auch innerlich angewandt werden und enthalten viel Vitamin C. Es ist aber auch möglich, aus den unreifen, zerschnittenen Zirbenzapfen einen Schnaps oder Likör herzustellen. Dies hilft gut bei Übelkeit, Nervenschwäche und allgemeiner Schwäche. Für Kinder ist dieser Schnaps geeignet als Riechfläschchen bei verstopfter Nase. Gegen Husten kann bei Erwachsenen der Zirbenschnaps eingesetzt werden, bei Kindern ein Zirbensirup. Der Zirbenschnaps wird in der alpinen Volksheilkunde auch zur Vorbeugung gegen Erkältungskrankheiten getrunken. Bei Männern soll der Zirbenschnaps potenzsteigernde Wirkung haben und sogar gegen Zeugungs-

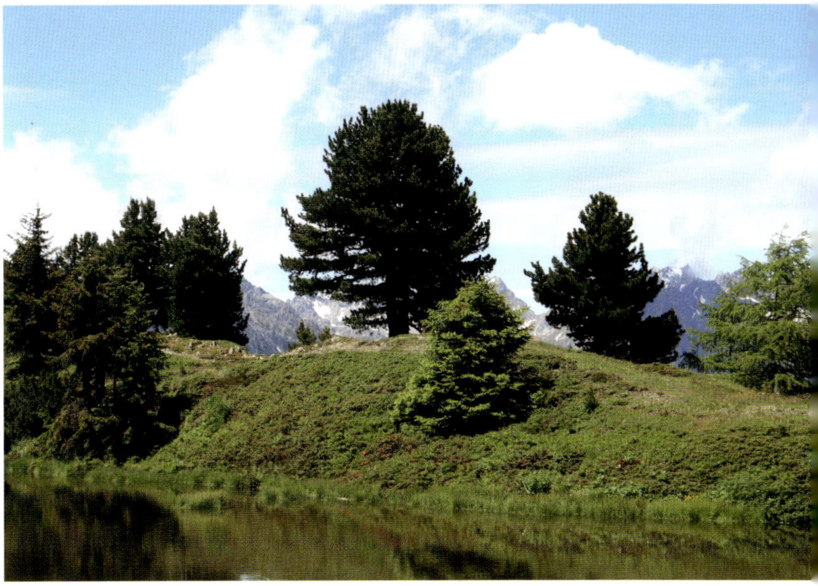

Bäume haben etwas Wesentliches gelernt: Nur wer einen festen Stand hat und trotzdem beweglich ist, überlebt die starken Stürme

Anke Maggauer-Kirsche

schwäche helfen. Wissenschaftlich erwiesen ist die Wirkung des Zirbenöls bei verschiedenen Bakterien und Keimen.

Das Zirbenharz wird gerne bei Verstauchungen eingesetzt. Auch ist es ein wunderbares Wund- oder Zugmittel. Bei offenen Stellen im Mund wirkt ein aufgelegtes Stück Harz schnell schmerzlindernd und wundheilend.

In einer Studie wurde auch die positive Wirkung auf die Schlafqualität, gegen Motten und auf die Herzfrequenz nachgewiesen. Diese Studie wurde von Vertretern der alpinen Forstwirtschaft in Auftrag gegeben. Sie wollten die allgemeine Volksmeinung, dass man in einem Zirbenbett besser schlafen würde, wissenschaftlich beweisen. Das war zu einer Zeit, in der die Zirbe in einer Absatzkrise steckte. Nach Veröffentlichung der Studie gab es einen regelrechten Boom um die Zirbe. Inhaltliche Schlussfolgerungen aus den Ergebnissen der Studie von Joanneum Research aus dem Jahr 2001:

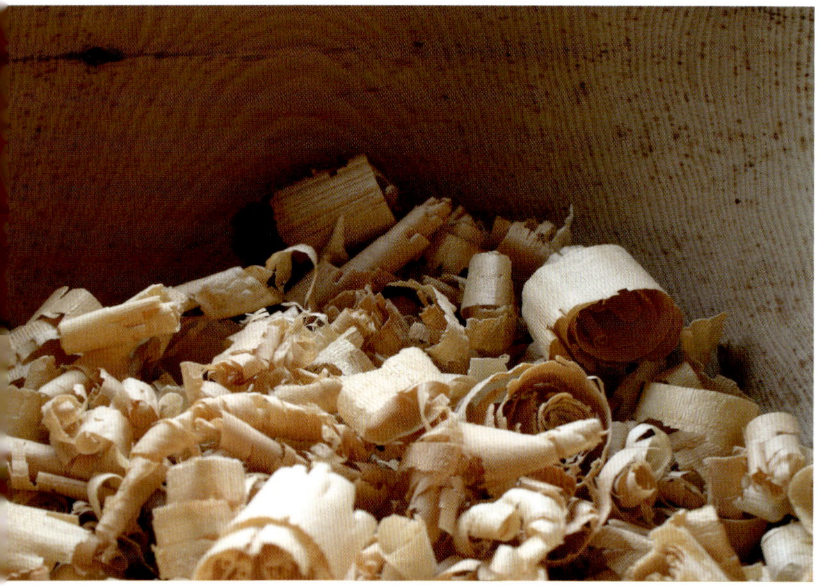

+ Es zeigt sich, dass die Schlafqualität bei den beiden Versuchsbedingungen – Zirbenbett bzw. Holzdekorbett – deutlich unterschiedlich ist.
+ Beim Schlaf im Zirbenbett zeigt sich eine signifikant erniedrigte Herzschlagrate im Vergleich zum Spanplattenbett mit Holzdekor.
+ Die vegetative Erholung ist im Zirbenbett stärker ausgeprägt.
+ Die Schlaftiefe ist im Zirbenbett erhöht.
+ Der erste Schlafzyklus ist im Zirbenbett länger.
+ Die Ersparnis an Herzschlägen in Zirbenholzbetten betrug – im Vergleich zu Holzdekorbetten ~ 3.500 Herzschläge, was einer Stunde Herzschlag pro Tag entspricht.

Der Nachweis für die besondere Eignung von Zirbenholzmöbeln zur mottensicheren Aufbewahrung von Textilien konnte in der Untersuchung eindeutig erbracht werden. Die stärkste biozide Wirkung weist das Zirbenholz auf. Die Fressaktivität der Mottenlarven ist in den Zirbenkisten im Vergleich zu den anderen Holzarten deutlich reduziert. Eine zusätzliche Behandlung der Zirbenholzkästchen mit Zirbenöl führte zu einer weiteren Verminderung der Larvenzahl um insgesamt 65 %. Für diese starke insektenabwehrende Wirkung sind Inhaltsstoffe, die in hoher Konzentration im Zirbenöl enthalten sind, verantwortlich.

Besonders intensiv ist die Kraft der Zirbe bei einer Räucherung mit ihrem Harz zu spüren. Diese wirkt auf das menschliche Energiefeld, reinigt die Atmosphäre und breitet einen Schutzmantel aus. Die Räucherung wirkt energetisierend und hilft dabei, gerade und aufrecht im Leben zu stehen. Zirbenharz galt im Alpenraum als vollwertiger Weihrauchersatz. Die Räucherung mit Zirbenharz wirkt luftreinigend und ist gut zur Vorbeugung von Ansteckung. Es können aber auch Zirbenspäne und -nadeln verräuchert werden. Das beruhigt ein aufgewühltes Nervensystem und lässt uns tiefer schlafen.

Zum Inhalieren
- 1 bis 3 Tropfen ätherisches Zirbenöl
- 1 EL Honig

Beides in eine Schüssel heißes Wasser geben und mit einem Tuch über dem Kopf inhalieren. Hilft bei verstopften Nasennebenhöhlen.

Zirbenzapfenhonig
- 10 Stück violette, unreife Zirbenzapfen
- 2 l Wasser
- 2 kg Zucker

Zapfen klein schneiden, mit dem Wasser aufkochen und ca. 10 Minuten kochen lassen. Dann vom Herd nehmen und zugedeckt über Nacht stehen lassen. Das Wasser sollte sich nun weiß gefärbt haben. Alles abseihen und die Flüssigkeitsmenge abmessen. Die gleiche Menge Zucker hinzufügen und 3 bis 4 Stunden leise köcheln lassen, bis die Masse eingedickt ist. Heiß in Gläser abfüllen und gleich verschließen.

Zirbenlikör
- ca. 5 Zirbenzapfen pro Liter 70%igem Alkohol, in Scheiben geschnitten
- ein paar Gewürznelken
- 1 Zimtstange
- 70%iger Alkohol
- ca. 70 g Zucker pro Liter Alkohol (nach Geschmack)

Die in Scheiben geschnittenen Zirbenzapfen werden am besten in Einweckgläser gegeben. Mit dem Alkohol auffüllen und die Gewürze dazugeben. Zucker beimengen. Lassen Sie den Schnaps 4 bis 6 Wochen in einem hellen Bereich im Glas ziehen. Mit Wasser nach Geschmack verdünnen.

Zirbenwipfelhonig
- Zirbenwipfel
- Wasser
- Zucker
- ein bisschen Zitronensaft

Die Wipfel in ein Gefäß geben und so viel Wasser zugeben, bis die Wipfel damit bedeckt sind. Im Kühlschrank 24 Stunden ziehen lassen. Alles durch ein Sieb schütten. Die Flüssigkeit auffangen. Dann diese noch einmal durch ein feines Tuch laufen lassen. Flüssigkeit abmessen, die doppelte Menge Zucker und etwas Zitronensaft dazugeben und alles zusammen aufkochen. Nun so lange einköcheln, bis eine schöne, honigartige Konsistenz entsteht. Das kann bis zu zwei Stunden dauern. Heiß abfüllen und sofort das Glas schließen.

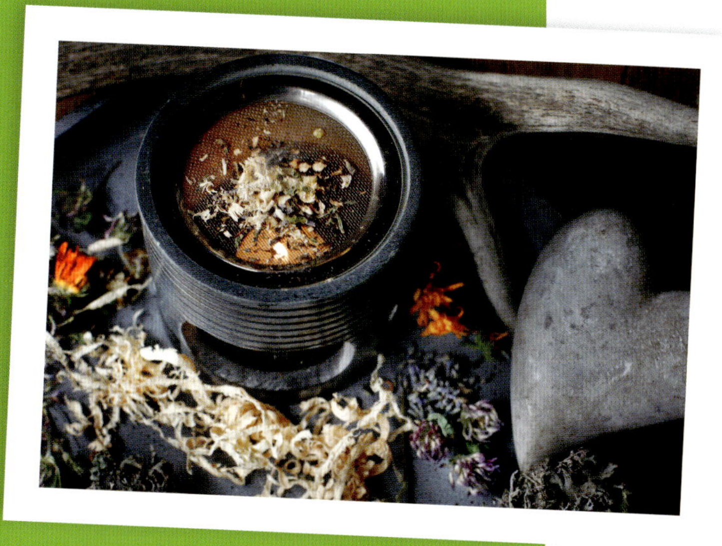

Zirbenschnaps
- ca. 5 violette, unreife Zirbenzapfen, im Juli geerntet

Die weichen Zapfen in Scheiben schneiden und in einem Glasgefäß mit einem Liter 70%igem Alkohol übergießen. Danach 3 Wochen im Schatten stehen lassen. Anschließend abseihen.

Pechsalbe
- 200 g Olivenöl
- 25 g Bienenwachs
- 50 g Zirbenharz, am besten eine Mischung aus altem und neuem Pech

Das Olivenöl erwärmen und das Harz darin schmelzen. Rindenreste werden, wenn das Harz geschmolzen ist, abgeseiht. Das Öl mit dem Bienenwachs unter ständigem Rühren über dem Wasserbad schmelzen. Nicht über 70 °C erhitzen. In saubere Gläser abfüllen und erst nach dem Abkühlen verschließen. Wirkt besonders gut bei Wunden und Entzündungen.

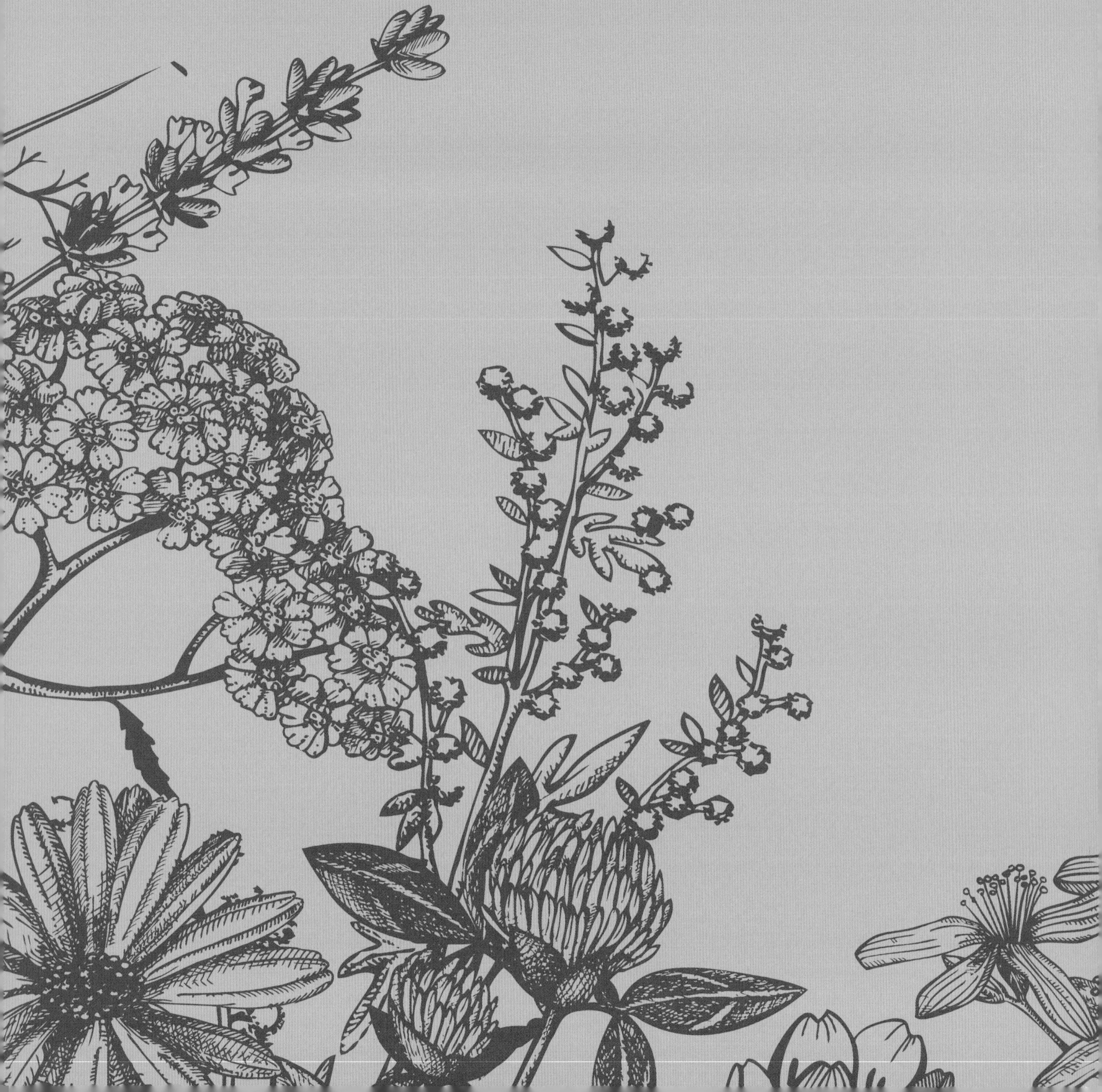

Heilkräftige Pflanzen

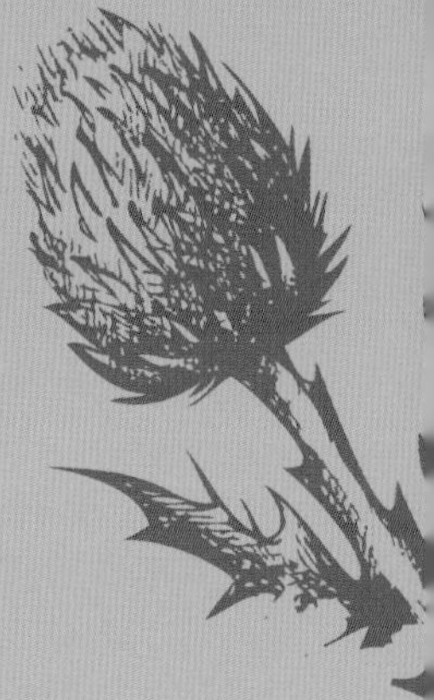

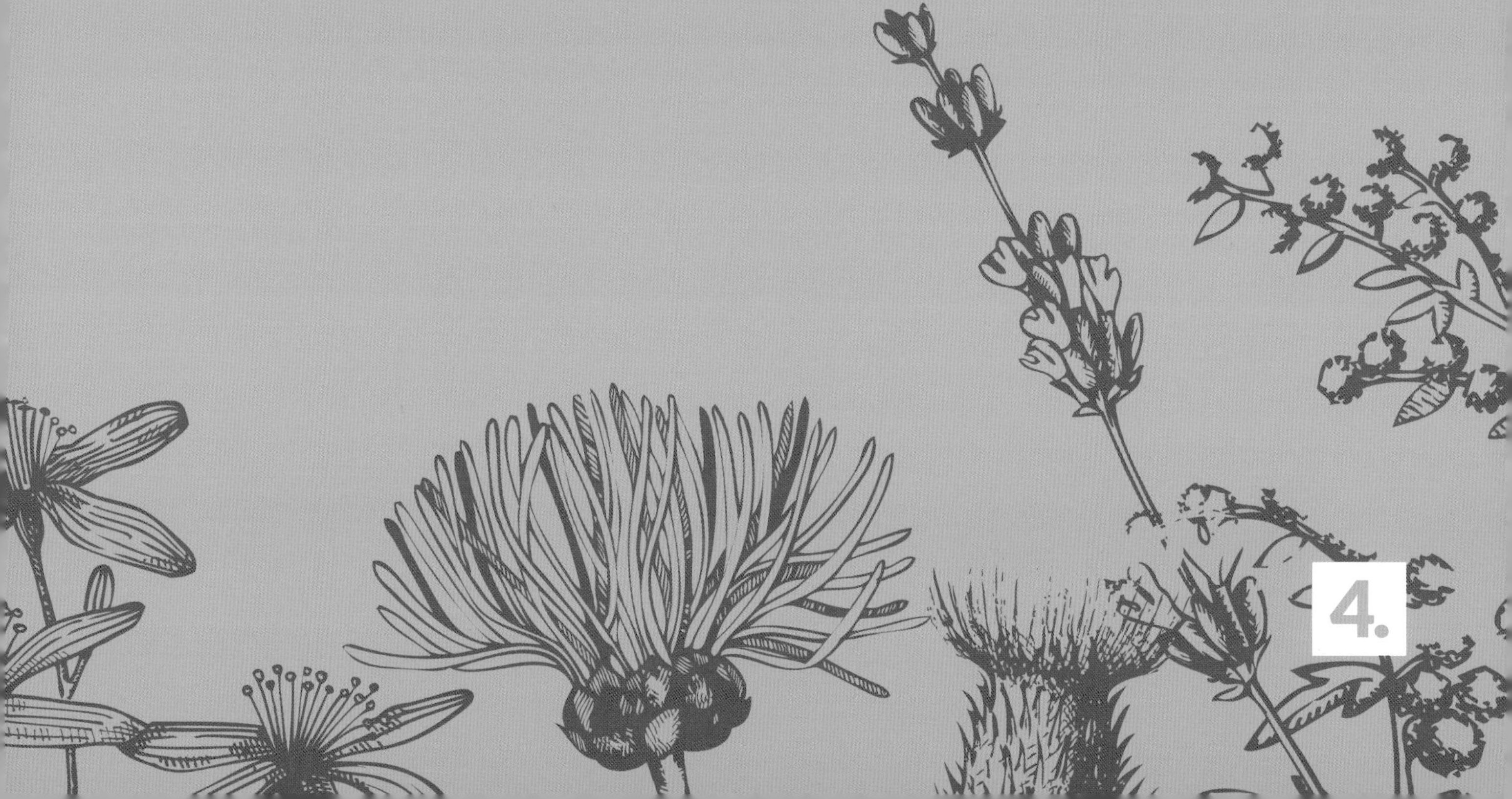

4.

Der Ackerschachtelhalm gehört zu den Pflanzen, die es bereits seit Urzeiten auf der Erde gibt und die sich nur wenig verändert haben. Das Zinnkraut hat ein besonderes Merkmal: Das untere Glied des Seitentriebes ist länger als die Blattscheide. Das ist wichtig, denn es gibt auch giftige Schachtelhalmarten.

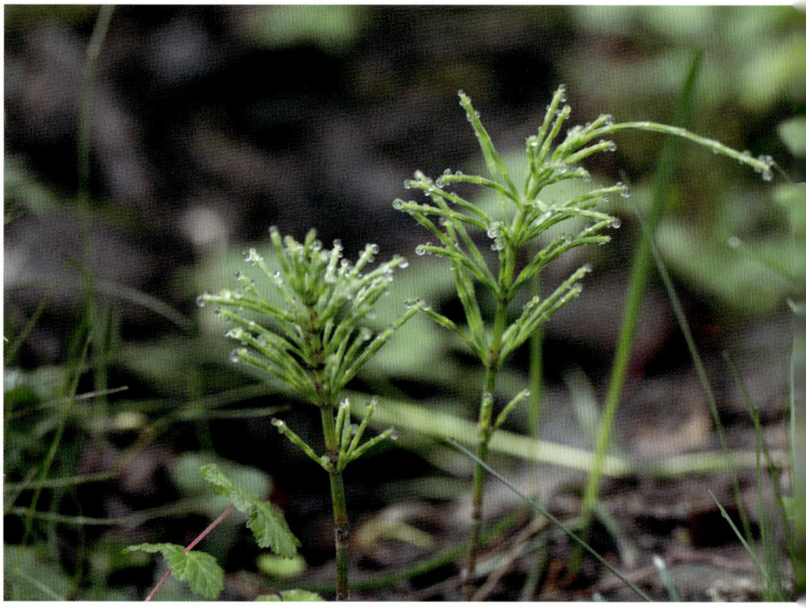

Ackerschachtelhalm

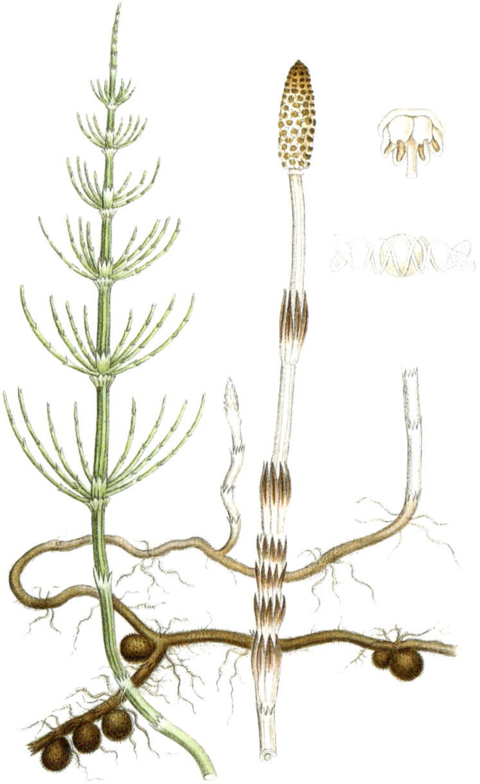

Lateinischer Name:	Equisetum arvense
Andere Namen:	Zinnkraut, Zinngras, Katzenwedel, Katzenschwanz, Pferdeschwanz, Pfannenbutzer
Pflanzenfamilie:	Schachtelhalmgewächse (Equisetaceae)
Verwendete Teile:	Harz, Nadeln, Triebe
Zubereitungsarten:	Tinktur, Tee, Wein, Bad, Inhalation, Jauche, Kosmetik, Räuchermittel
Verwendung:	Husten, fiebrige Erkrankungen, Entzündungen, Blutreinigung, Blutungen, Nieren- und Blasenleiden, Ischias-Schmerzen, Bandscheibenprobleme, Knochen- und Gelenkbeschwerden, Harnwegserkrankung, Bindegewebe, Immunsystem, rheumatische Beschwerden, Stoffwechselkrankheiten

Personen mit eingeschränkter Nierenfunktion sollten den Ackerschachtelhalm nicht verwenden!

Der Sporentrieb erscheint von Anfang März bis April/Mai vor den sterilen Trieben und stirbt nach dem Ausstäuben ab. Diese Triebe sind nur 5 bis 20 cm hoch, hellbraun und haben keine Äste. Die reich verästelten, behaarten Rhizome des Ackerschachtelhalms reichen bis zu zwei Meter tief in die Erde. Der sporenlose Trieb wird ca. 10 bis 50 cm hoch und wächst gerne auf feuchtem Boden in der Sonne bis Halbschatten. Er bildet keine Blüten aus.

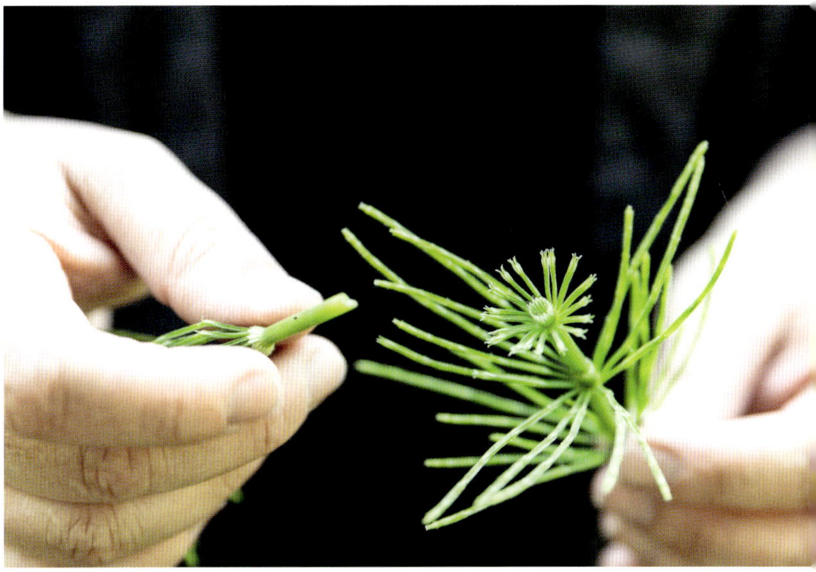

ZUR GESCHICHTE

Bereits griechische Ärzte verwendeten das Zinnkraut gegen zahlreiche Krankheiten. Zum Beispiel wegen seiner harntreibenden und blutstillenden Wirkung. Dioskurides empfahl den Ackerschachtelhalm bei Harnwegsinfekten, Husten, Wunden und Uterusblutungen:

„Mit Wein getrunken hilft er bei Dysenterie [Ruhr/bakterielle Darmentzündung], treibt auch den Harn. Die Blätter kleben blutige Wunden, wenn sie fein gerieben aufgestreut werden; die Wurzel und das Kraut sind heilsam bei Husten, Orthopnoe [Atemnot] und inneren Rupturen. Es heißt auch, dass die Blätter, mit Wasser getrunken, eine Zerteilung der Eingeweide, einen Riss in der Blase und einen Darmbruch wieder in Ordnung bringen.“

Plinius der Ältere meinte, es genüge bereits, den Schachtelhalm in der Hand zu halten, um eine Blutung zu stillen.

Hildegard von Bingen schätzte den Ackerschachtelhalm allerdings nicht besonders und schrieb in ihrem Buch Physica (1209): *„Schachtelhalm hat in sich weder vollkommene Wärme noch vollkommene Kälte und ist in Beidem lau. Er entsteht aus den verdorbenen Säften der Erde und bringt dem Menschen, der ihn isst, keine Kraft.“* Allerdings empfahl sie ihn gegen Nasenbluten.

Der italienische Arzt und Botaniker Mattioli empfahl das Zinnkraut bei fiebrigen Erkrankungen als Tee oder indem man es in Wein sieden ließ. Pfarrer Kneipp mochte das Kraut wegen seiner Kraft gegen Entzündungen bzw. Wunden und schätzte es als Blutreinigungsmittel.

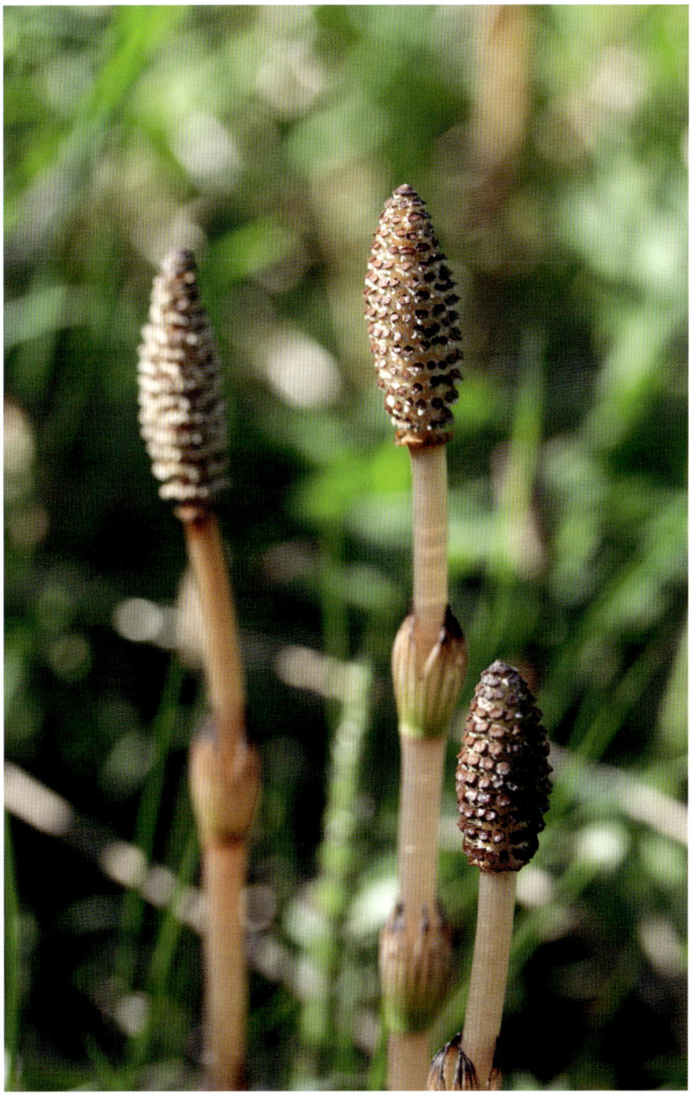

IN DER ALPINEN VOLKSHEILKUNDE

Verwendet wird das ganze oberirdische Kraut der sporenlosen Triebe, welches man vom Frühling bis in den Herbst sammeln kann. Der Ackerschachtelhalm kommt zum Einsatz, um Blutungen aller Art zu stillen, bei Nieren- und Blasenleiden und bei Leberentzündung. Sitzbäder sollen bei Ischias-Schmerzen und bei Bandscheibenproblemen helfen. Auch bei Entzündungen des Nagelbettes kann man mit einem Absud Abhilfe schaffen. Umschläge helfen auch bei Knochen- und Gelenkbeschwerden. Die enthaltenen Flavonoide wirken wassertreibend und sorgen dafür, dass die Harnwege besser durchspült und Keime ausgeschwemmt werden. So kann er bei entzündlichen Harnwegserkrankungen wie einer Blasenentzündung helfen. Sollten Sie die Pflanze zur Durchspülung verwenden, sollten Sie genügend dazu trinken! Durch seinen hohen Gehalt an Kieselsäure wird er oft eingesetzt, um das Bindegewebe, die Nägel, die Haare und die Knochen zu stärken. Die straffende, glättende und wundheilende Wirkung der Kieselsäure macht auch die Verwendung in Gesichtscremen und Körperlotionen interessant. Hilfreich erweist er sich auch in Shampoos und Spülungen, da das Haar weich, glänzend und kräftiger wird. Das befreit die Kopfhaut von Schuppen und regt das Haarwachstum an.

Wissenschaftlich erwiesen ist, dass der Ackerschachtelhalm das Immunsystem aktiviert. Er wird auch bei rheumatischen Erkrankungen und Stoffwechselkrankheiten verwendet und bei Hustenerkrankungen ebenfalls hochgeschätzt. Der Zillertaler Bauerndoktor Kiendler empfahl wie Hildegard von Bingen Tee vom Ackerschachtelhalm bei Nasenbluten. Der hohe Gehalt an Kieselsäure (bis zu 10 %) und die enthaltenen Flavonoide erklären wohl die Wirkung des Ackerschachtelhalmes.

Zum Räuchern ist der Ackerschachtelhalm ebenso geeignet. Dort löst er alte Muster und Denkweisen sowie Angstzustände. Er bringt Entspannung und aktiviert die Selbstheilungskräfte.

ANWENDUNGEN

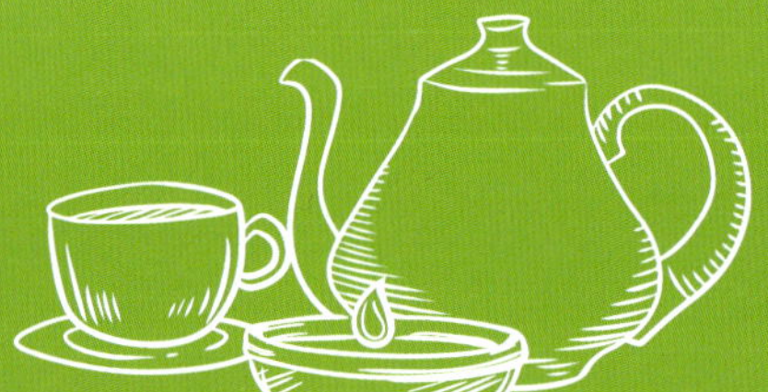

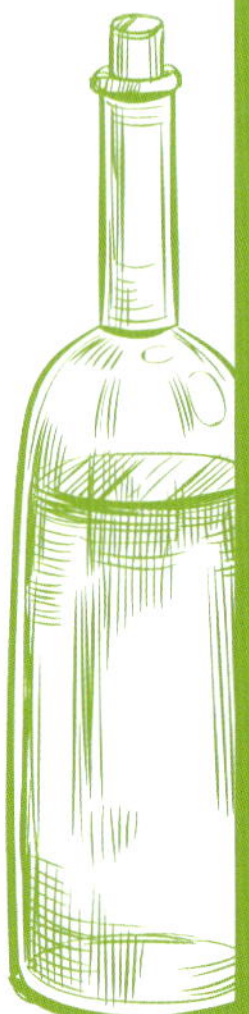

Zinnkrauttinktur

Klein geschnittenes Zinnkraut in ein Glas geben und mit 38%igem Korn bedecken. Glas verschließen und mindestens vier Wochen darin ausziehen lassen.
Abseihen und in saubere, dunkle Fläschchen abfüllen. Bei Bedarf bis zu dreimal täglich 20 Tropfen einnehmen.

Zinnkrauttee

Pro Tasse einen Teelöffel getrocknetes Zinnkraut in Wasser 30 Minuten lang auskochen. Abseihen und täglich 1 bis 2 Tassen trinken.

Zinnkrautwein

1 Handvoll gereinigtes, klein geschnittenes Zinnkraut in 0,7 l gutem Weißwein ca. 15 Minuten auskochen und noch ein paar Tage stehen lassen. Abseihen und morgens und abends ein Stamperl trinken.

Ackerschachtelhalmbad

100 g Kraut in Wasser 15 Minuten auskochen, dann abseihen und zum Badewasser geben. Wassertemperatur: 35 bis 38 °C, Dauer: 10 bis 20 Minuten. Das Bad sollte nur knapp über die Nieren reichen.

Zinnkraut gegen Blasenleiden (nach dem Rezeptbuch von Dr. pharm. Josef Ausserer)

2 bis 3 Handvoll Zinnkraut in 2 bis 3 Liter Wasser kochen. 1 Tasse trinken, den Rest so heiß wie möglich inhalieren.

Zinnkrautfußbad (aus dem Zillertal)

Bei Blasen an den Füßen diese in warmem Zinnkrautsud baden.

Zinnkrautjauche

Zinnkrautjauche hilft gegen Mehltau und Rost an Obstbäumen und Tomatensträuchern. Unbedingt das Kraut 20 bis 30 Minuten auskochen, damit sich die Kieselsäure löst. Gärtner schätzen eine Jauche aus Ackerschachtelhalm auch zum Düngen ihrer Pflanzen und als Schutz vor Schädlingen.

Die stark verzweigte, immergrüne Almrose wächst in Höhen bis zu 2.500 m und meidet kalkhaltige Böden. Obwohl bekannt ist, dass die Almrose giftig ist, wird sie nach wie vor verwendet. Das für die Giftigkeit verantwortliche Grayanotoxin kommt in allen Teilen der Pflanze vor, ist aber in geringen Mengen nicht schädlich.

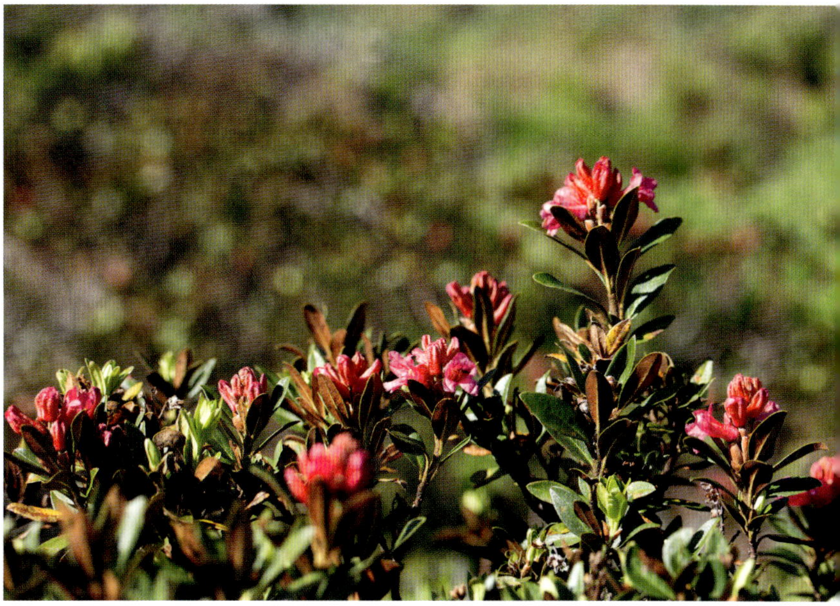

Alpenrose

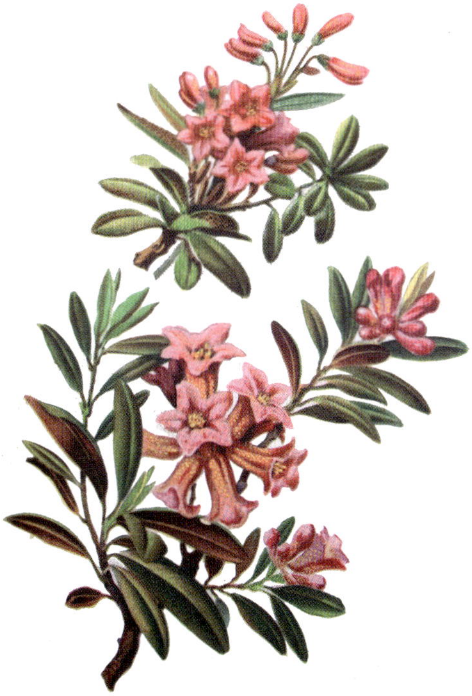

Lateinischer Name:	Rhododendron ferrugineum
Andere Namen:	Almrose, Almrausch, Bergrose, Donnerrose
Pflanzenfamilie:	Heidekrautgewächse (Ericaceae)
Verwendete Teile:	Blätter, Blüten
Zubereitungsarten:	Tee, Sirup
Verwendung:	Hustenmittel, Halsschmerzen, Bronchitis, abwehrsteigernd, Magenschmerzen, Gicht, rheumatische Beschwerden

Ist leicht giftig und sollte nur in geringen Mengen verwendet werden!

IN DER ALPINEN VOLKSHEILKUNDE

Die pinken Blüten werden im Juni oder Juli gesammelt und zu Almrosensirup verarbeitet. Dieser gilt als volksheilkundliches Hustenmittel und wird auch bei Halsschmerzen und Bronchitis verwendet. Der Sirup wird im Alpenraum auch Almrosenhonig genannt und ist in vielen Haushalten zu finden.

Ein Tee aus den Blüten soll abwehrsteigernd sein und bei Magenschmerzen wirken. Die Blätter werden bei Gicht und rheumatischen Beschwerden eingesetzt. Die Almrose steht in manchen Regionen unter Naturschutz.

Alle Dinge sind Gift,
und nichts ist ohne Gift.
Allein die Dosis macht,
dass ein Ding kein Gift ist.

Paracelsus

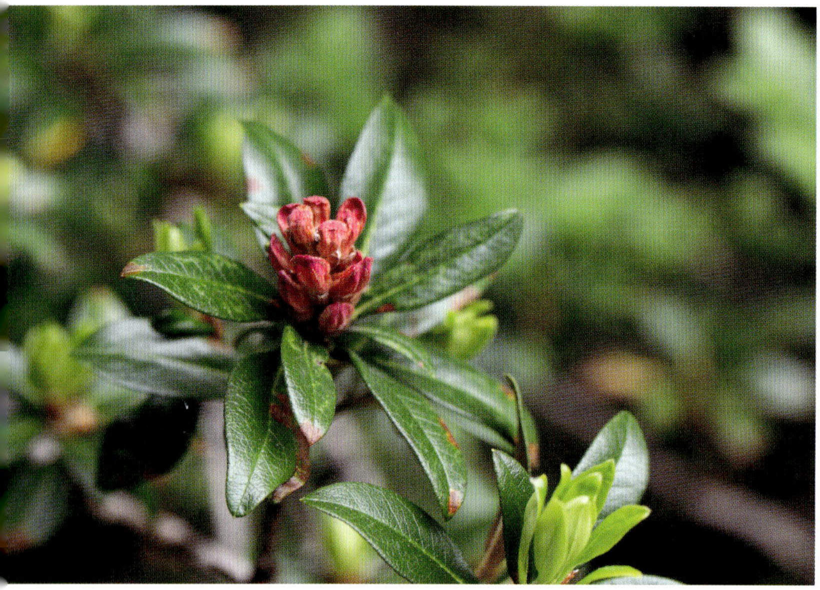

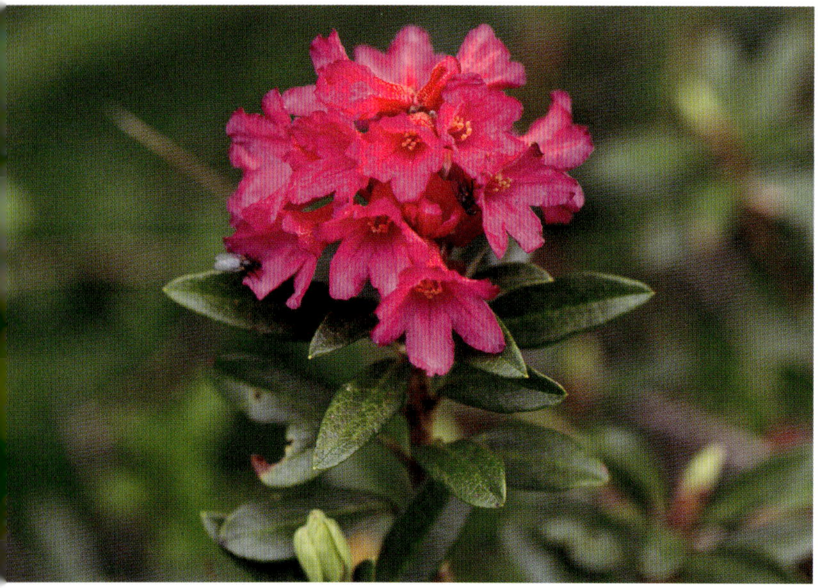

ANWENDUNGEN

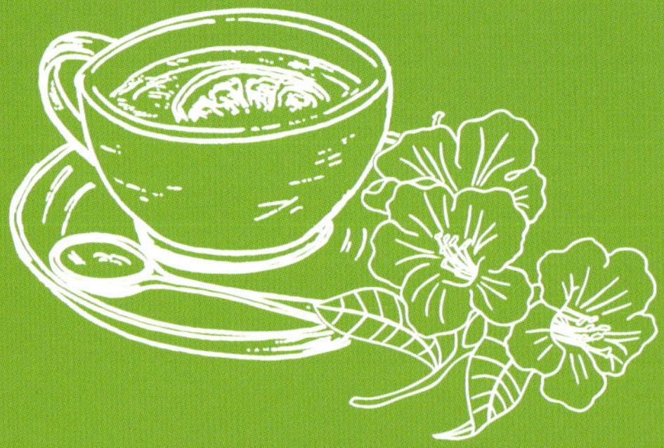

Almrosentee

1 bis 2 Teelöffel getrocknete Almrosenblüten in einer Tasse mit kochendem Wasser übergießen und dann 7 Minuten ziehen lassen. Anschließend abseihen und bei Bedarf täglich 1 Tasse davon trinken.

Almrosensirup

Die Blüten in ein Gefäß geben und so viel Wasser zugeben, bis sie damit bedeckt sind. Aufkochen und 10 Minuten leicht köcheln lassen. Über Nacht zugedeckt stehen lassen. Alles durch ein Sieb schütten. Die Flüssigkeit auffangen. Dann die Flüssigkeit noch einmal durch ein feines Tuch laufen lassen. Flüssigkeit abmessen. Die doppelte Menge Zucker beimengen und alles zusammen aufkochen. Dann so lange einköcheln, bis eine schöne, honigartige Konsistenz entsteht. Das kann bis zu drei Stunden dauern. Sofort heiß abfüllen und Glas verschließen.

Die Arnika ist eine aromatisch duftende, sommergrüne, ausdauernde, krautige Pflanze und wird 20 bis 60 cm hoch. Die Grundblätter am Boden sind rosettenartig angeordnet und hellgrün. Die Arnika blüht je nach Lage von Mai bis August. Ihre orange-gelbe Farbe soll den Wolfsaugen ähneln, woher auch der Beiname „Wohlferlei" kommt.

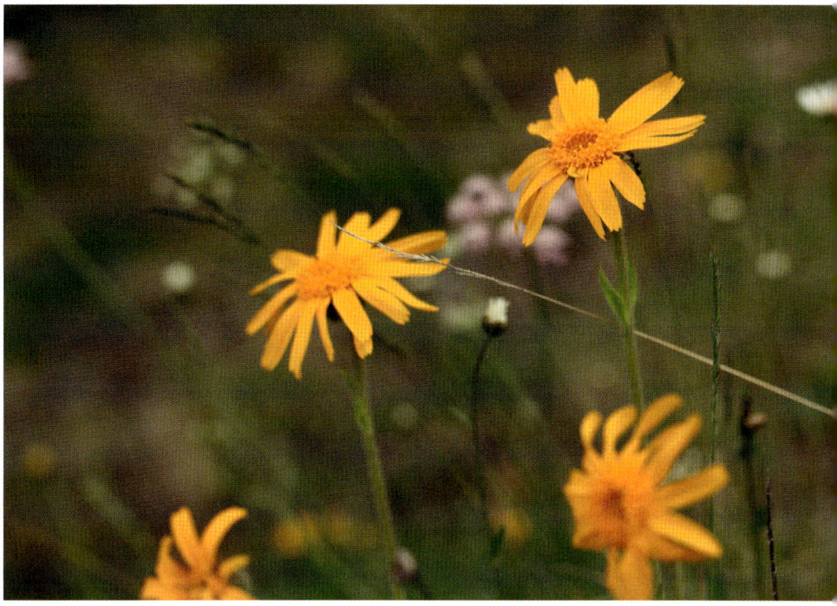

Arnika

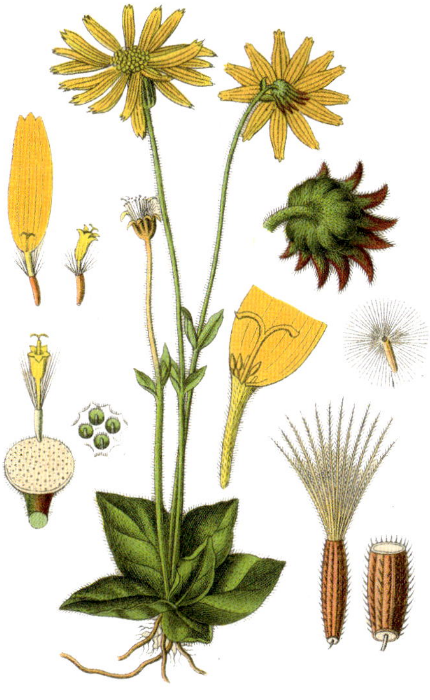

Lateinischer Name:	Arnica montana
Andere Namen:	Bergwohlverleih, Wundkraut, Fallkraut, Kraftwurz, Donnerblume, Schnupftabakblume, Wohlferlei
Pflanzenfamilie:	Korbblütler (Asteraceae)
Verwendete Teile:	Blüten
Zubereitungsarten:	Tinktur, Umschlag, Öl, Salbe, Räuchermittel
Verwendung:	Schutzpflanze, aphrodisierend, Entzündungen, Zahnfleischentzündungen, Mundschleimhautentzündungen, Aphthen, Furunkel

Nicht zur inneren Anwendung geeignet, da sie giftige Stoffe (Helenalin) enthält! Hochallergen!

Die Echte Arnika bevorzugt saure und magere Wiesen, mag keinen Kalk und wächst gerne auf sonnigen Rasen. Sie ist bis in Höhenlagen von 2.800 m zu finden.

In Österreich ist die Arnika streng geschützt und ihre Bestände sind je nach Region stark gefährdet. Man sollte deshalb äußerst behutsam mit dieser Heilpflanze in der Natur umgehen und besser die getrocknete Pflanze im Fachhandel kaufen.

Die Arnika enthält ätherisches Öl, Bitterstoffe, Gerbstoffe, Flavonglycoside, Azulen und Thymol. Sie ist nicht zur inneren Anwendung geeignet, da sie giftige Stoffe (Helenalin) enthält, welche schädigende Wirkung auf das Herz haben; ihre innere Anwendung kann bis zum Herzstillstand führen. Auch Tee aus Arnikablüten kann zu Vergiftungen führen. Früher wurde Arnika bei Atemwegs- und Herz-Kreislauf-Erkrankungen verwendet, davon wird aber dringend abgeraten.

Die enthaltenen Flavonoide und Triterpendiole haben, äußerlich angewandt, entzündungshemmende Wirkung. Die Inhaltsstoffe der Arnika wirken hochallergen. Am besten vor der Anwendung mit wenigen Tropfen auf dem Unterarm testen, ob man allergisch reagiert. Nicht auf offene Wunden wie Hautabschürfungen oder Platzwunden auftragen.

ZUR GESCHICHTE

Die Heilpflanze wird bereits seit den Germanen hochgeschätzt und gilt auch als Schutzpflanze. Bei heranziehenden Unwettern wurde zum Beispiel

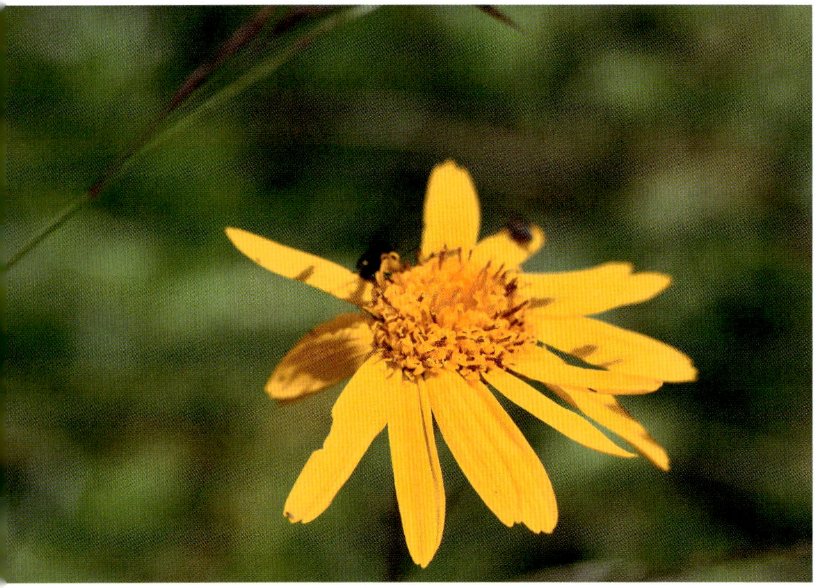

Steckt Arnika an,
steckt Arnika an,
dass sich das
Wetter scheiden kann!

mit ihr geräuchert, um das Unwetter zu vertreiben. Zu Johanni geerntet, gilt sie als besonders heilkräftig. Bei Hildegard von Bingen findet man sie unter dem Namen „wolfesgelegena". Hildegard sprach der Arnika eine aphrodisierende Wirkung zu.

IN DER ALPINEN VOLKSHEILKUNDE

Hier zählt die Arnika zu den wichtigsten Pflanzen und kommt oft zum Einsatz. Arnikaschnaps bzw. Arnikatinktur kann man in vielen Haushalten finden. Sie hilft, äußerlich angewandt, vor allem bei stumpfen Verletzungen, wie zum Beispiel Quetschungen, Verstauchungen, Verrenkungen und Prellungen. Hier hat sich die Anwendung der Arnikatinktur bewährt. Am besten wird diese Tinktur (3:10 bis 1:10 verdünnen) als Umschlag oder Kompresse verwendet. Das hilft auch bei Hexenschuss, Rheuma und Entzündungen. Verstärken kann man die Wirkung bei Entzündungen noch, wenn man sich einen Umschlag aus Topfen macht und auf den Topfen einige Tropfen Arnikatinktur gibt. Je schneller man die Tinktur nach der Verletzung aufträgt, desto besser ist die Wirkung.

Gute Dienste tut die Arnika auch bei Entzündungen der Mundschleimhaut und des Zahnfleisches, bei Aphthen, Furunkeln, Entzündungen nach Insektenstichen und oberflächlichen Venenentzündungen. Für Mundspülungen die verdünnte Arnikatinktur verwenden oder aus den getrockneten Blüten einen Tee herstellen und damit spülen. Nicht schlucken!

Die Arnika ist auch Bestandteil des Kräuterbuschens. Diese gebundenen Kräutersträuße werden an Mariä Himmelfahrt (15. August) in der Kräuterweihe gesegnet und dann in den Rauhnächten (Nächte zwischen Weihnachten und Neujahr) zum Schutz von Haus und Hof vor bösen Geistern, Unglück sowie Katastrophen auf glühender Holzkohle verräuchert. Beim Räuchern riechen die getrockneten Arnikablüten zart und würzig. Ihr Rauch sorgt für einen guten Schlaf und wirkt anregend sowie aufhellend auf den Menschen.

ANWENDUNGEN

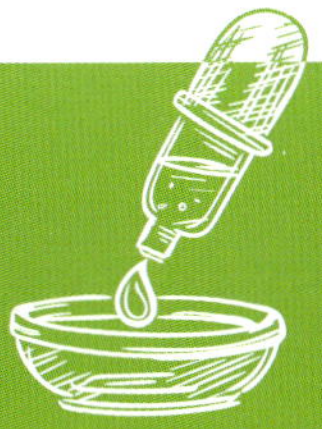

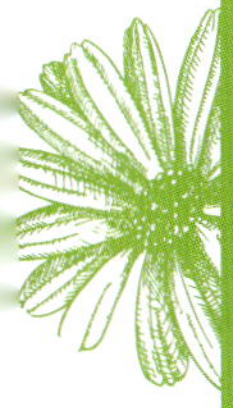

Arnikatinktur

Getrocknete Arnikablüten aus der Apotheke in ein Glas geben und mit 38%igem Korn bedecken. Glas verschließen und mindestens vier Wochen darin ausziehen lassen. Abseihen und in saubere, dunkle Fläschchen abfüllen. Nur äußerlich und am besten immer verdünnt anwenden!

Arnika-Topfen-Umschlag (nach Christian Strobl)

Topfen auf ein Geschirrtuch geben und Arnikatinktur daraufträufeln. Um die schmerzende Stelle binden und mit einem weiteren Tuch befestigen. Ca. 20 Minuten einwirken lassen.

Arnikasalbe

Getrocknete Arnikablüten aus der Apotheke in ein Glas geben und mit gutem Olivenöl bedecken. Die ersten paar Tage nur mit einem Tuch bedecken und dann erst das Glas verschließen. Jeden Tag schwenken und darauf achten, dass die Blüten gut bedeckt sind. Nach zwei Wochen das Öl abfiltern. Nun das Öl mit dem Bienenwachs (10 % der Ölmenge) unter ständigem Rühren über dem Wasserbad schmelzen. Nicht über 70 °C erhitzen. In saubere Gläser abfüllen und erst nach dem Abkühlen verschließen.

Arnikaumschlag (nach dem Rezeptbuch von Dr. pharm. Josef Ausserer)

Lehm und Essig zu einem Brei vermengen und etwas Arnikatinktur dazugeben. Bei Angina damit Umschläge um den Hals machen.

Der Augentrost ist ein Halbschmarotzer, welcher benachbarte Pflanzen anzapft, um sich bei ihnen Wasser und Nährstoffe zu holen. Er wird 5 bis 20 cm hoch und seine Blüten sind weiß, häufig violett geädert und haben auf den unteren Blütenblättern einen gelben Punkt. Die Zeichnung der Blüten erinnert an ein lang bewimpertes Auge.

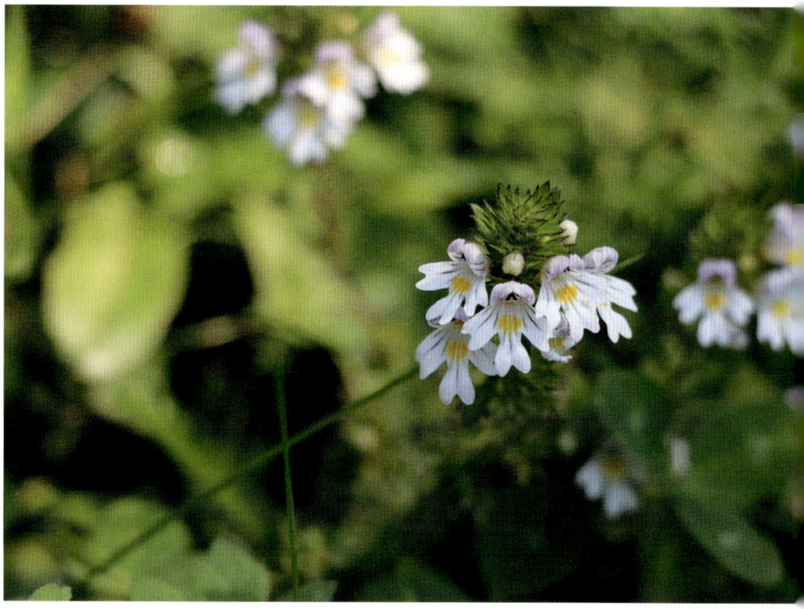

Augentrost

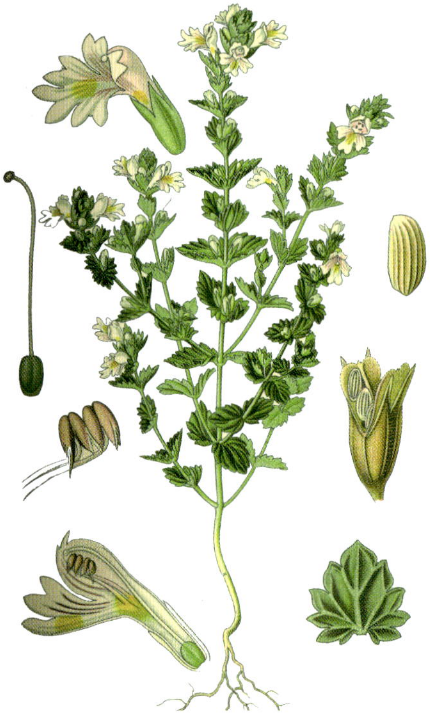

Lateinischer Name:	Euphrasia officinalis
Andere Namen:	Gemeiner Augentrost, Großer Augentrost, Wiesen-Augentrost, Hörbes greggn, Milchdieb, Ziegerkraut, Augendank, Augustinuskraut
Pflanzenfamilie:	Sommerwurzgewächse (Orobanchaceae)
Verwendete Teile:	oberirdisches, blühendes Kraut
Zubereitungsarten:	Tinktur, Tee, Wein, Kompresse, Räuchermittel
Verwendung:	Augenerkrankungen, Sehschwäche, Bindehautentzündung, Gerstenkörner, tränende und geschwollene Augen, Kraftlosigkeit, Heiserkeit, Kopfschmerzen, Magenprobleme, Gedächtnis, antibiotisch

ZUR GESCHICHTE

Wie so oft steckt ein Hinweis auf die Heilwirkung bereits im Namen und deutet auf die Verwendung des Augentrosts bei Augenerkrankungen hin. Der lateinische Name *euphrasia* hingegen bedeutet soviel wie „sich erfreuen" oder „Frohsinn". Der griechische Arzt Dioskurides empfahl den Augentrost in Augenwässern. Hildegard von Bingen setzte den Augentrost bei Augenleiden und bei Kraftlosigkeit ein. Sie schrieb: *„... ihr Grün ist nützlich, sodass der Mensch, der matt ist und dem die Vernunft schwindet, das Kraut in Mus oder Suppe kochen soll. Wem die Augen schmerzen, der bringe die Blume zum Sieden und nach Ausdrücken des Wassers lege sie warm auf seine Augen."*

Im 14. Jahrhundert schrieb Arnald von Villanova, ein katalanischer Arzt und Pharmazeut, sogar ein ganzes Buch über den Augentrost.

IN DER ALPINEN VOLKSHEILKUNDE

Das blühende Kraut kommt in den Alpen vor allem bei diversen Augenleiden zum Einsatz. Der Augentrost wird bei Sehschwäche, Bindehautentzündung, Gerstenkörnern sowie tränenden und geschwollenen Augen angewandt, aber auch bei Heiserkeit, Kopfschmerzen und Magenproblemen. Er soll auch das Gedächtnis stärken. Das ist wohl auf die enthaltenen Gerb- und Bitterstoffe zurückzuführen. Außerdem enthält der Augentrost unter anderem ätherische Öle, Flavonoide und Aucubin. Das Aucubin wirkt antibiotisch und hemmt so Entzündungen.

Der Augentrost wird gerne bei Orakel- und Liebesräucherungen verwendet. Er soll auch die Hellsichtigkeit, Umsicht und Weitsicht verbessern. In den Rauhnächten wird er zum Schutz von Haus und Hof vor bösen Geistern, Unglück sowie Katastrophen jeglicher Art verräuchert.

ANWENDUNGEN

Augentrosttinktur

Frisches Augentrostkraut klein schneiden, in ein Glas geben und mit 38%igem Korn bedecken. Glas verschließen und mindestens vier Wochen darin ausziehen lassen. Abseihen und in saubere, dunkle Fläschchen abfüllen.

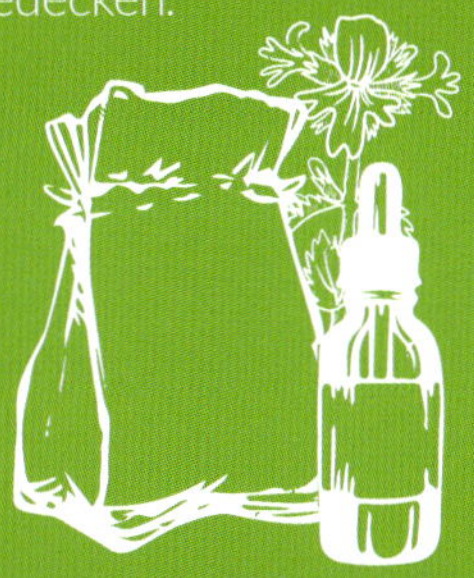

Augentrosttee

1 bis 2 Teelöffel getrocknetes Augentrostkraut in einer Tasse mit kochendem Wasser übergießen und dann 7 Minuten ziehen lassen. Anschließend abseihen und bei Bedarf täglich 1 bis 3 Tassen davon trinken oder als Kompresse 20 Minuten auf die Augen auflegen.

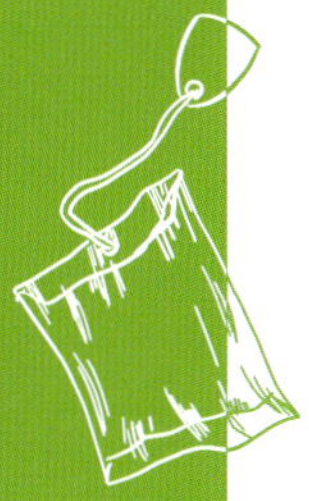

Augentrostwein

2 Handvoll gereinigtes, klein geschnittenes Augentrostkraut mit 0,7 l gutem Weißwein übergießen und 2 Wochen stehen lassen. Abseihen und morgens und abends ein Stamperl trinken.

Augentrostkompressen

Mullkompressen mit Augentrosttee tränken, ausdrücken und für 10 Minuten auf die geschlossenen Augen legen. Drei- bis viermal täglich anwenden.

Der Echte Baldrian kann bis zu 2 m hoch werden und blüht weiß bis hellrosa. Typisch sind seine gegenständigen und unpaarig gefiederten Laubblätter. Er wächst gerne an Standorten mit feuchtem Boden und im Halbschatten.

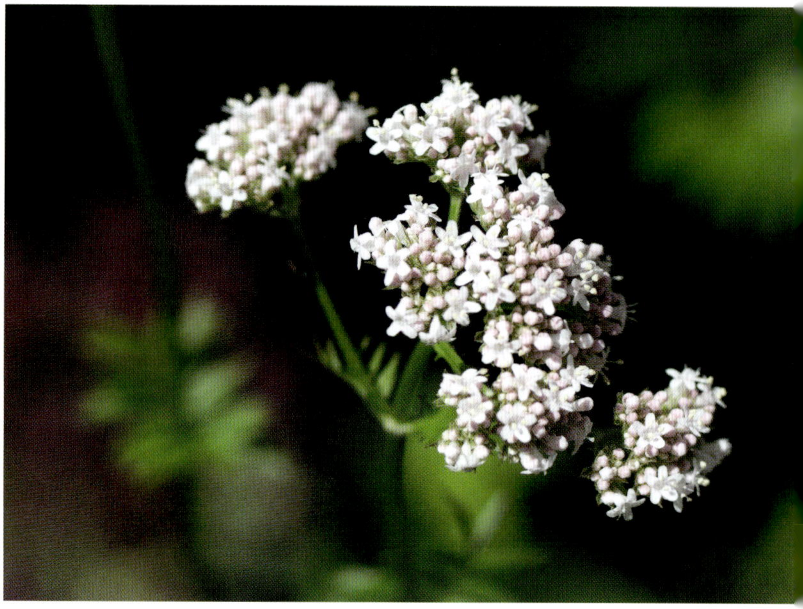

Baldrian

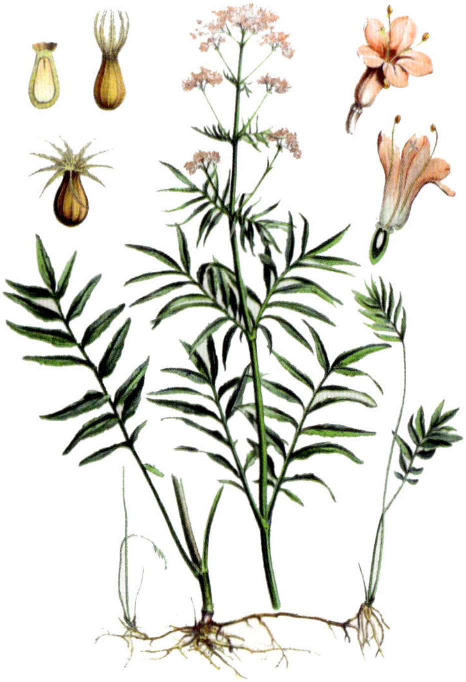

Lateinischer Name:	Valeriana officinalis
Andere Namen:	Augenwurz, Ballerjan, Hexenkraut, Katzenwurzel
Pflanzenfamilie:	Geißblattgewächse (Caprifoliaceae)
Verwendete Teile:	Wurzel, Blüte
Zubereitungsarten:	Tinktur, Tee, Wein, Kekse, Pulver
Verwendung:	Allheilmittel, Schutzpflanze, Gicht, Aphrodisiakum, Nervosität, Einschlafstörungen, psychosomatische Krankheiten, Lampenfieber, Angst, für Konzentration, beruhigend, Depressionen

Die Blüten duften zart, der Hauptwirkstoff liegt in der Wurzel und diese wird erst im Herbst, wenn die Pflanze vergangen und ihre ganze Kraft in der Wurzel ist, gegraben. Man kann auch die Blüten verwenden, diese wirken allerdings viel weniger stark. Katzen lieben den Duft von Baldrian.

ZUR GESCHICHTE

Das lateinische Wort *valere* bedeutet so viel wie „gesund sein" und weist darauf hin, dass der Baldrian früher als Allheilmittel betrachtet wurde. Die Baldrianwurzel wurde auch oft als Schutzpflanze gegen das Böse eingesetzt. Hildegard von Bingen empfahl den Baldrian bei Brustfellentzündung und Gicht in folgender Form: *„... der pulverisiere Baldrian, füge etwas weniger Katzenminze bei und mache mit Mehl, Wasser und Fett Törtchen und esse diese oft."*

IN DER ALPINEN VOLKSHEILKUNDE

Der Baldrian kommt hier schon sehr lange zum Einsatz. Er wurde als Aphrodisiakum angesehen, aber auch als hilfreich zur Wundheilung. Hauptsächlich findet er in Form von Tee, Tinktur oder Pulver Verwendung als Mittel gegen Nervosität, Einschlafstörungen und viele psychosomatisch bedingte Krankheiten. Der Baldrian wirkt ausgleichend auf die Psyche und kann deshalb auch bei Lampenfieber gut eingesetzt werden. Die innere Unruhe und die Angst lassen nach und die Konzentration wird gesteigert. Die enthaltenen Valepotriate wirken beruhigend auf das zentrale Nervensystem.

Er wirkt nicht einschläfernd, aber beruhigend und wird deshalb oft abends empfohlen, um besser einschlafen zu können. Ein wichtiger Vorteil ist, dass Baldrian weder abhängig macht noch zu Tagesmüdigkeit führt. Seine Wirkung entfaltet er erst nach zwei Wochen Anwendung.

Besonders gut funktioniert eine Kombination aus dem stimmungsaufhellenden Johanniskraut, dem beruhigenden Baldrian und der spannungs- und angstlösenden Passionsblume gegen Depressionen. In Studien konnte dies nachgewiesen werden.

Trinkt Baldrian, sonst seid ihr alle dran!

ANWENDUNGEN

Baldriantinktur

Gewaschene und klein geschnittene Baldrianwurzeln in ein Glas geben und mit 38%igem Korn bedecken. Glas verschließen und mindestens vier Wochen darin ausziehen lassen. Abseihen und in saubere, dunkle Fläschchen abfüllen. Bei Bedarf bis zu dreimal täglich 20 Tropfen einnehmen.

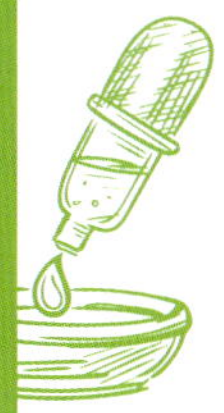

Be-Happy-Tee

Je 1/6 getrocknete Lavendelblüten, Hopfenzapfen, Baldrianwurzeln und Johanniskraut mit 2/6 getrockneter Melisse vermischen. Von der Mischung einen Teelöffel pro Tasse mit heißem Wasser aufgießen und 10 Minuten ziehen lassen. Abseihen und morgens und abends eine Tasse trinken.

Anti-Traurigkeits-Tee

Je 1/3 getrocknetes Passionsblumenkraut, Baldrianwurzeln und Johanniskraut vermischen. Von der Mischung einen Teelöffel pro Tasse mit heißem Wasser aufgießen und 10 Minuten ziehen lassen. Abseihen und morgens und abends eine Tasse trinken.

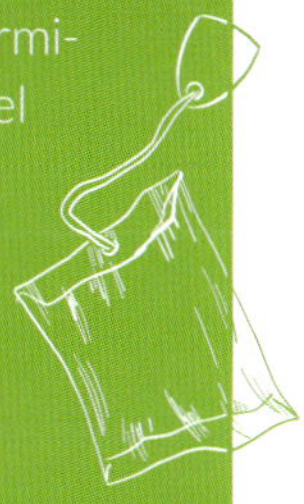

Baldrianwein

2 Handvoll gereinigte, klein geschnittene Baldrianwurzeln mit 0,7 l gutem Weißwein übergießen und leicht erhitzen. Dann 2 Wochen stehen lassen. Abseihen und morgens und abends ein Stamperl trinken.

Nervenkekse
(nach der Alt-Tiroler Naturapotheke)

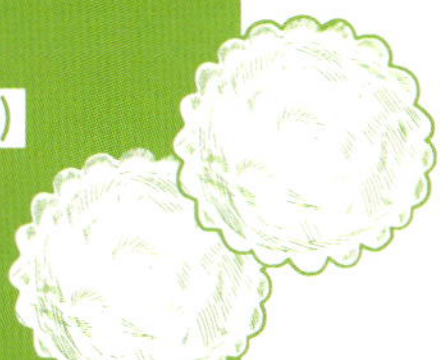

+ 50 g Baldrianwurzelpulver
+ 20 g Hopfenpulver
+ 20 g Johanniskrautpulver
+ 10 g Melissenpulver

Das Kräuterpulver mit 400 g Mehl vermengen, je eine Prise Salz und Zucker dazugeben und mit 5 Eidottern und so wenig Wasser wie möglich zu einem Teig verkneten. Auswalken, ausstechen und bei 120 °C backen, bis sie leicht braun sind.

Der Beifuß ist ein Korbblütler und gehört der Gattung der Artemisia an. Er ist oft zu finden, da er keine besonderen Ansprüche an Boden und Lage stellt. Wichtige Erkennungszeichen sind, dass die Blattoberseite dunkelgrün ist und die Blattunterseite weißgrau. Außerdem ist der Stängel rot.

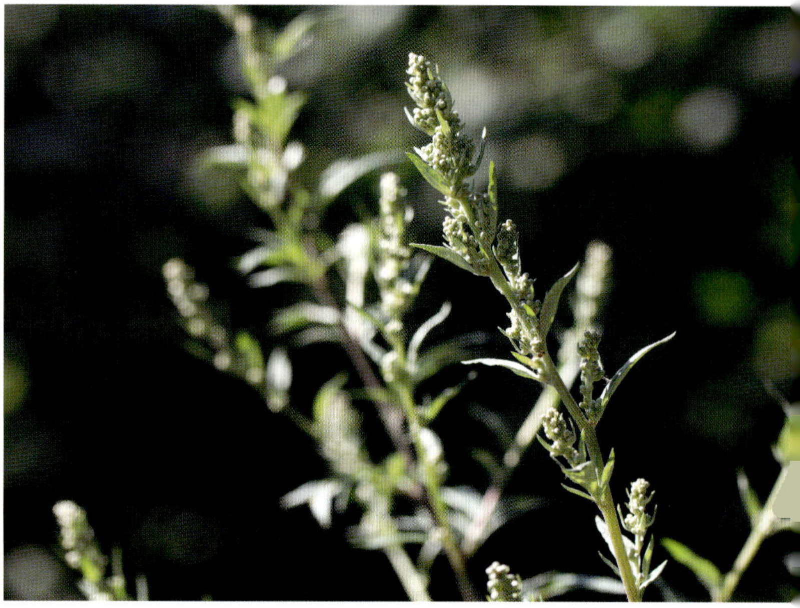

Beifuß

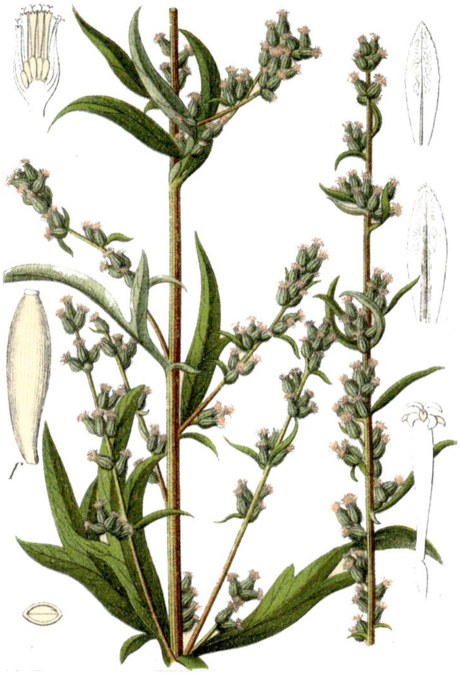

Lateinischer Name:	Artemisia vulgaris
Andere Namen:	Besenkraut, Fliegenkraut, Gänsekraut, Johannesgürtelkraut, Jungfernkraut, Sonnenwendkraut, Weiberkraut, Wilder Wermut
Pflanzenfamilie:	Korbblütler (Asteraceae)
Verwendete Teile:	Wurzel, oberirdisches Kraut
Zubereitungsarten:	Tinktur, Tee, Wein, Salz, Magenbitter, Küche, Räuchermittel
Verwendung:	Frauenkrankheiten, Epilepsie, Magen-Darm-Beschwerden, appetitanregend, verdauungsfördernd, Schwangerschaftswunsch, wehenfördernd, Blasen- und Eierstockentzündungen

Nicht bei bestehender Schwangerschaft verwenden!

ZUR GESCHICHTE

Bei den Kelten war der Beifuß ein wichtiges Kraut, welches an Johanni geerntet und aus dem ein Beifußgürtel geflochten wurde. Diesen trugen die Frauen beim Sonnwendfeuer, sprangen damit übers Feuer und verbrannten ihn danach darin. Das sollte Glück und Gesundheit bringen. Der Beifuß galt in der Antike und im Mittelalter hauptsächlich als gutes Mittel zur Behandlung von Frauenkrankheiten. Seine Wurzel wurde aber auch zur Behandlung von Epilepsie verwendet. Im „Macer floridus" von Odo Magdunensis aus dem 11. Jahrhundert, einem Lehrgedicht über Klosterheilkunde, galt der Beifuß als „Mutter aller Kräuter".

Hildegard von Bingen schrieb über den Beifuß: *„... ist sehr warm und sein Saft ist nützlich. Wenn er gekocht wird und in Mùse oder einer anderen Speise gegessen wird, heilt er kranke Eingeweide und macht einen kalten Magen warm. ... Es beseitigt und verjagt die Fäulnis, die er sich in den früheren Speisen und Getränken zugezogen hat."* Sie empfahl, den Beifußsaft mit Honig zu vermengen, auf die schmerzende Stelle aufzutragen und Eiweiß darauf zu streichen, bis man geheilt war.

IN DER ALPINEN VOLKSHEILKUNDE

Der Beifuß kommt aufgrund der in ihm enthaltenen Bitterstoffe vor allem als Mittel mit appetitanregender, verdauungsfördernder Wirkung zum Einsatz. Deshalb ist er auch in vielen Rezepten für Magenbitter zu finden. Und aus diesem Grund gilt er auch als gutes Würzmittel für fette Speisen, um diese verträglicher zu machen. Außerdem wird er empfohlen bei Schwangerschaftswunsch. Er fördert die Gestagenproduktion und die körpereigene Östrogenproduktion für das Heranreifen von Eizellen. Allerdings wirkt er auch wehenfördernd und sollte deshalb nicht bei bestehender Schwangerschaft verwendet werden. Auch nicht zum Räuchern. Allerdings verwendeten Hebammen das Kraut früher gerne nach der Geburt, um die Nachgeburt zu fördern. Beifußmoxzigarren werden verwendet, um das Kind vor der Geburt in die richtige Lage zu bringen. Beifußsitzbäder haben sich außerdem bei Blasen- und Eierstockentzündungen bewährt. Der Beifuß enthält allerdings Thujon und sollte deshalb nicht zu viel verwendet werden.

Gleichzeitig ist er ein sehr wichtiges Räucherkraut, nicht nur bei uns in den Alpen. Verschiedene Arten des Beifußes werden weltweit zum Schutz und zur Reinigung verräuchert. Ersteres beispielsweise bei aufziehenden Gewittern. Man verwendet zum Räuchern die getrockneten Blätter und die noch nicht aufgeblühten Blüten.

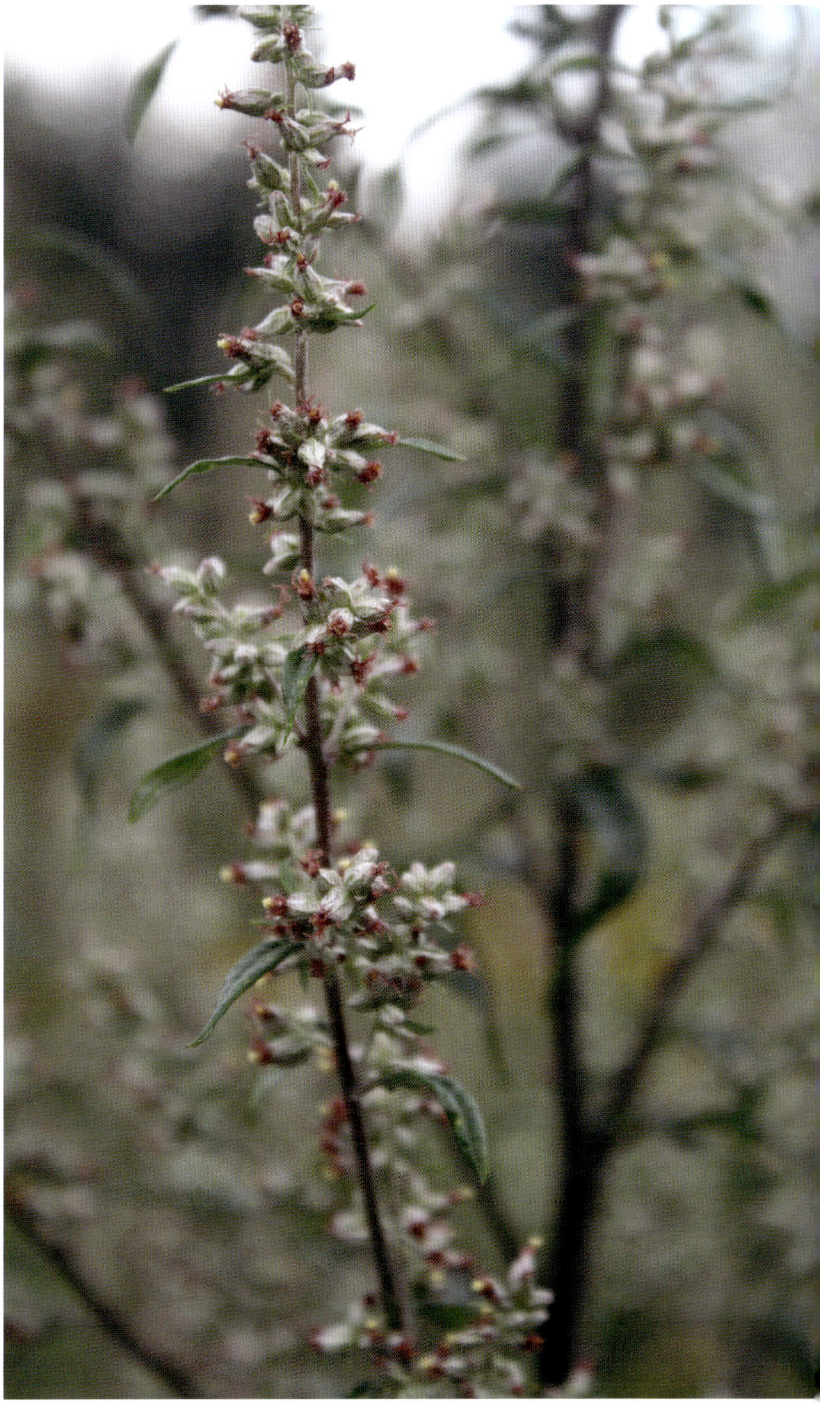

Beifußtinktur
Klein geschnittenes Beifußkraut in ein Glas geben und mit 38%igem Korn bedecken. Glas verschließen und mindestens vier Wochen darin ausziehen lassen. Abseihen und in saubere, dunkle Fläschchen abfüllen. Bei Bedarf bis zu dreimal täglich 10 Tropfen einnehmen.

Beifußtee
1 bis 2 Teelöffel getrocknetes Beifußkraut in einer Tasse mit kochendem Wasser übergießen und dann 7 Minuten ziehen lassen. Danach abseihen und bei Bedarf täglich 1 bis 3 Tassen davon trinken.

Beifußwein (nach Paracelsus)
2 Handvoll gereinigtes, klein geschnittenes Beifußkraut mit 0,7 l gutem Weißwein übergießen und leicht erhitzen. Dann 2 Wochen stehen lassen. Abseihen und morgens und abends ein Stamperl trinken.

Beifußsalz
Naturbelassenes Salz mit frischen Beifußblättern im Mörser oder in einer kleinen Küchenmaschine miteinander verreiben. Auf Backpapier verteilen und mit einem Geschirrtuch zudecken. Trocknen lassen und nochmals verreiben, damit es ein feines Salz ergibt. Dunkel lagern und damit fette Speisen würzen.

Magenbitter
Sauberes und klein geschnittenes Beifußkraut, Löwenzahnwurzeln, Meisterwurzwurzeln und Pfefferminze zu gleichen Teilen in ein Glas geben und mit 38%igem Korn bedecken. Glas verschließen und mindestens vier Wochen darin ausziehen lassen. Abseihen und in saubere, dunkle Fläschchen abfüllen. Bei Bedarf ein Stamperl trinken.

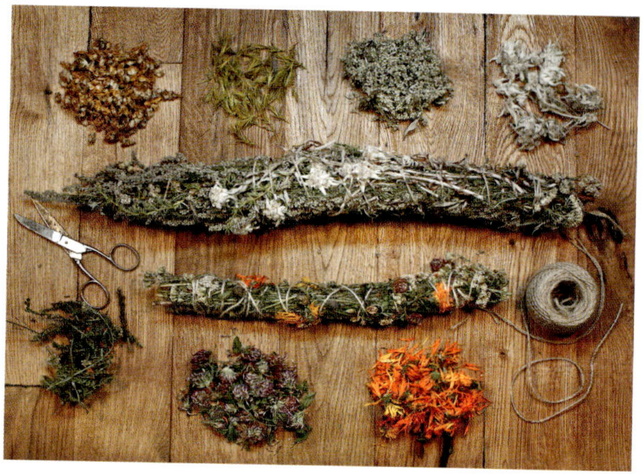

Beifußtrunk (nach Philippine Welser)
Je 1 Handvoll Beifuß und Taubnesseln, 30 g Ingwer, 15 g Sennesblätter, 1 Liter Bier
Die Pflanzen im Bier sieden, abseihen und abkühlen lassen. Bei Blähungen drei Wochen lang morgens und abends eine Tasse trinken.

Alpen-Räucherbündel
Beifuß, Schafgarbe, Wacholder, Königskerze, Edelweiß, Ringelblume und Rotklee an einem sonnigen und trockenen Tag ernten. Die Kräuter mit einer Baumwoll- oder Hanfschnur zu einem Bündel binden und dann an einem schattigen, warmen Ort aufhängen und gut trocknen lassen. Wenn das Bündel trocken ist, dieses anzünden und wieder ausblasen, damit es gerade noch glüht und raucht. Mit diesem Bündel dann die gewünschten Räume bzw. Stellen ausräuchern. Achtung! Es könnten glühende Teile herunterfallen. Nach Gebrauch am besten in Sand löschen. Kann mehrmals verwendet werden.

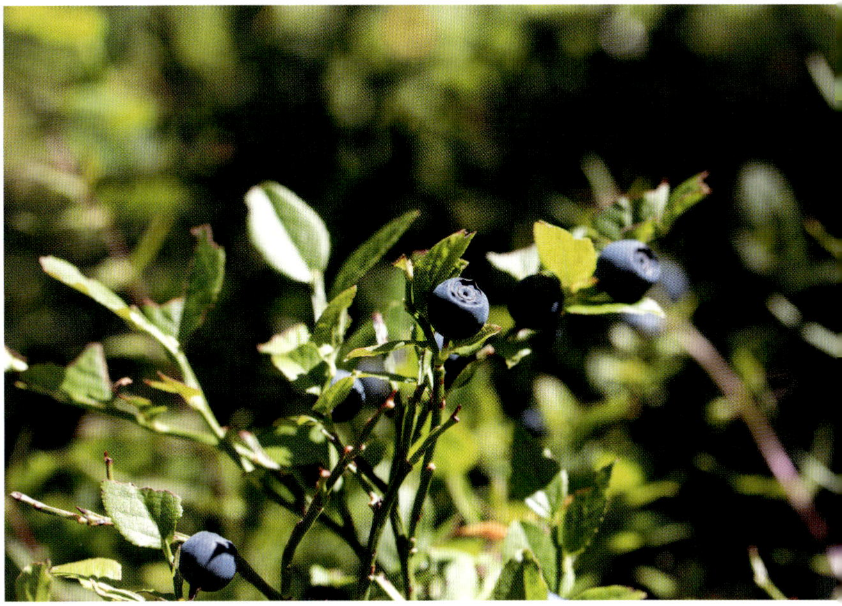

Die Moosbeere ist ein Zwergstrauch, der gerne im Halbschatten auf humusreichen, nährstoff- und basenarmen Böden bis in hohe Lagen wächst.

Blaubeere

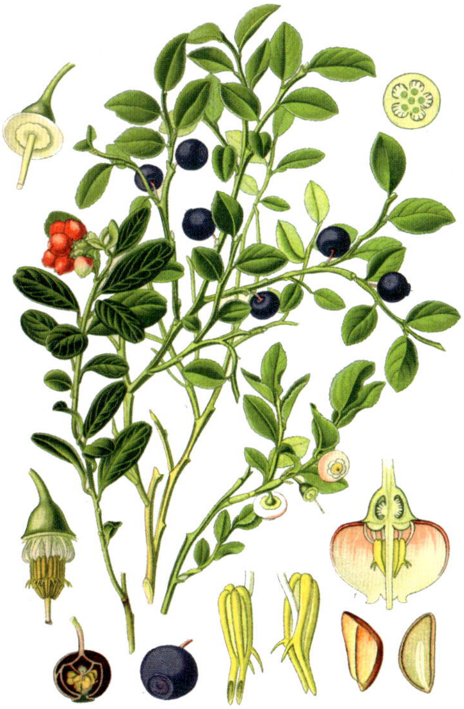

Lateinischer Name:	Vaccinium myrtillus
Andere Namen:	Heidelbeere, Moosbeere, Blaubeere, Schwarzbeere, Mollbeere, Wildbeere, Waldbeere
Pflanzenfamilie:	Heidekrautgewächse (Ericaceae)
Verwendete Teile:	Blätter, Beeren
Zubereitungsarten:	Tinktur, Tee, Likör, Marmelade, Fruchtleder, Wein, Küche
Verwendung:	Magen- und Atemwegsbeschwerden, Durchfall (getrocknete Beeren, Blätter), Verdauung, Verstopfung (frische Beeren), hoher Blutzucker, blutverdünnend, Gefäßschutz, entzündliche Hauterkrankungen, Gedächtnis

ZUR GESCHICHTE

Die Heidelbeere taucht das erste Mal im Mittelalter in den Arzneibüchern auf. Bei den antiken Ärzten war sie nicht bekannt, da sie im Mittelmeerraum nicht vorkommt. Im Mittelalter wurde sie bei Magen- und Atemwegsbeschwerden eingesetzt. Hildegard von Bingen mochte sie nicht und schrieb: *„... die Frucht schadet mehr als sie nützt ...“*

IN DER ALPINEN VOLKSHEILKUNDE

Vor allem bei Durchfall werden die getrockneten Beeren gegessen oder als Tee aufgegossen zu sich genommen. Das empfahl schon Susanna von Tobar und wurde auch im Arzneibuch der Alt-Taentzlin beschrieben. Die Blätter der Heidelbeere werden bei Kindern und Erwachsenen ebenfalls gegen Durchfall verwendet. Die frischen Beeren hingegen regen die Verdauung bei Verstopfung an und regenerieren den Darm. Weitere Anwendungen sind Erkältungen und Lungenentzündungen. Hier wird Moosbeersaft oder -wein empfohlen.

Die Wirkung der Heidelbeeren und der Heidelbeerblätter auf den Magen-Darmtrakt ist wohl auf die enthaltenen Gerbstoffe zurückzuführen. Diese erklären auch die positiven Effekte von Heidelbeertee oder der Tinktur bei entzündlichen Hauterkrankungen.

Die Moosbeerblätter sollen auch bei zu hohem Blutzucker helfen. Die Flavonoide, wie Anthocyanidine, in den Beeren wirken sich positiv auf den Blutzuckerspiegel aus, sind leicht blutverdünnend und schützen die Gefäße; sie können auch bei Durchblutungsstörungen der Augen helfen. Diese durchblutungsfördernde Wirkung kann auch die Gedächtnisleistung fördern.

Die Anthocyanidine sind für die rote, violette oder blaue Färbung zuständig, haben antioxidative Wirkung und machen so die Heidelbeere zu einem heimischen Superfood. Da sie sehr wohlschmeckend sind, sind sie auch in der alpinen Küche sehr beliebt. Moosbeermandl, Kuchen, Marmelade oder Moosbeernocken sind nur einige der möglichen Zubereitungsarten.

Im Alpenraum findet man auch die Rauschbeere (Vaccinium uliginosum). Diese sieht der Moosbeere zum Verwechseln ähnlich und hat auch ähnliche Inhaltsstoffe. Sie wird traditionell wie die Heidelbeere eingesetzt. Allerdings können nach dem Ver-

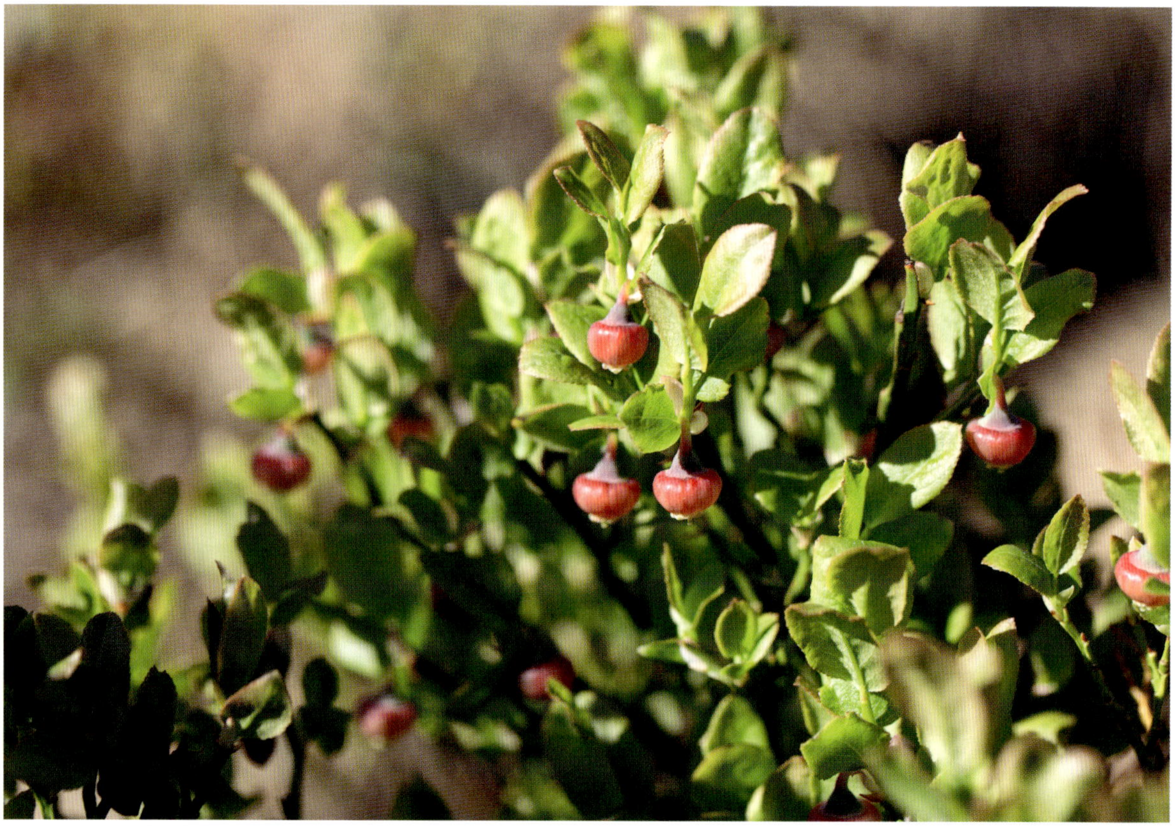

zehr großer Mengen der Früchte Vergiftungserscheinungen auftreten, wenn die Beeren von einem Pilz, dem Rauschbeeren-Fruchtbecherling, befallen sind. Unterscheiden kann man sie an der Farbe des Fruchtfleisches. Bei der Blaubeere ist das Fruchtfleisch blau bis violett, bei der Rauschbeere ist es hingegen eher weiß. Die Blätter der Rauschbeere sind eher rund.

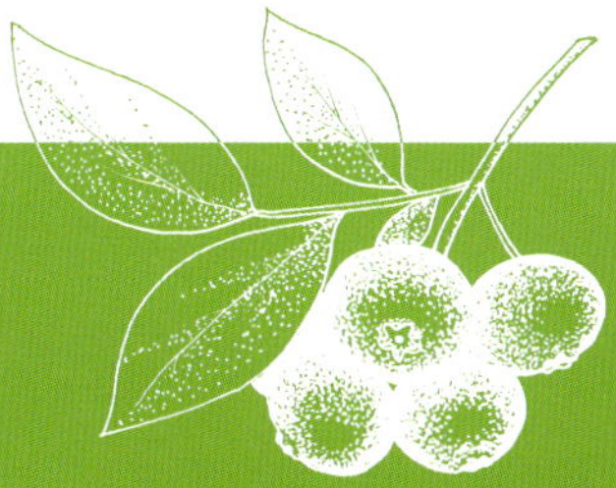

ANWENDUNGEN

Heidelbeerblättertee
1 bis 2 Teelöffel getrocknete Heidelbeerblätter in einer Tasse mit kochendem Wasser übergießen und dann 10 Minuten ziehen lassen. Anschließend abseihen und bei Bedarf täglich 1 bis 3 Tassen davon trinken.

Heidelbeertee
1 bis 2 Teelöffel getrocknete Heidelbeeren in einer Tasse mit kochendem Wasser übergießen und dann 10 Minuten ziehen lassen. Anschließend abseihen und bei Bedarf täglich 1 bis 3 Tassen davon trinken.

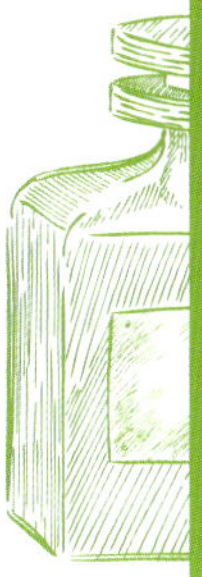

Heidelbeerlikör
Heidelbeeren in ein Glas geben und mit 38%igem Korn bedecken. Glas verschließen und mindestens vier Wochen darin ausziehen lassen, anschließend abseihen. Wer mag, kann die letzten paar Tage noch eine Zimtstange und Nelken hinzufügen. Nach Geschmack mit Zucker und Wasser verdünnen, bis es schmeckt. Abfüllen und genießen.

Heidelbeermarmelade
1 kg Heidelbeeren mit 500 g Gelierzucker 2:1 und etwas Zitronensaft unter Rühren aufkochen. 7 Minuten sprudelnd kochen lassen. Heiß in Gläser abfüllen und gleich verschließen.

Heidelbeerfruchtleder
Heidelbeeren im Mixer zu Brei pürieren. Dann dünn auf Backpapier streichen und im Dörrgerät oder Backofen bei maximal 50 °C trocknen. Aufrollen und in Streifen schneiden. Luftdicht und kühl verwahren.

Moosbeerwein
2 Handvoll gereinigte Moosbeeren mit 0,7 l gutem Rotwein übergießen und leicht erhitzen. Dann 2 Wochen stehen lassen. Abseihen und morgens und abends ein Stamperl trinken.

Moosbeermandl
250 ml Wasser mit einer Zimtstange, 2 Nelken und einer aufgeschlitzten Vanilleschote aufkochen. 500 g Moosbeeren dazugeben und ca. 7 Minuten köcheln lassen. Moosbeermandl abkühlen lassen und mit Zucker oder Honig nach Geschmack süßen. Lauwarm servieren. Schmeckt auch gut zu Kaiserschmarrn.

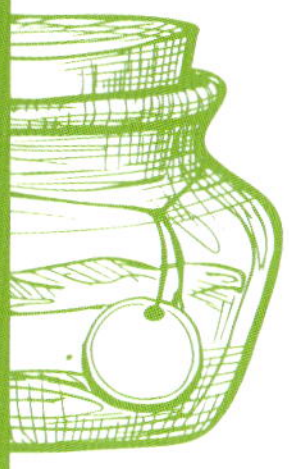

Die zweihäusige Brennnessel kann bis zu 3 m hoch werden und wächst fast überall in der Nähe des Menschen, gerne auf Schuttplätzen, an Zäunen oder Grabenrändern. Sie hat keine besonderen Ansprüche an den Boden oder den Standort und ist sehr leicht zu finden. Die Stängel und Blätter der Brennnessel sind übersät mit Brennhaaren.

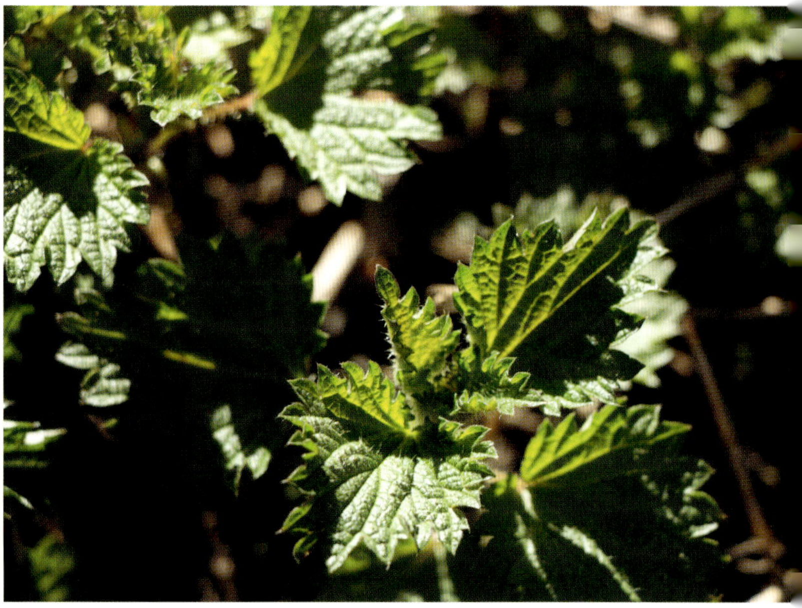

Brennnessel

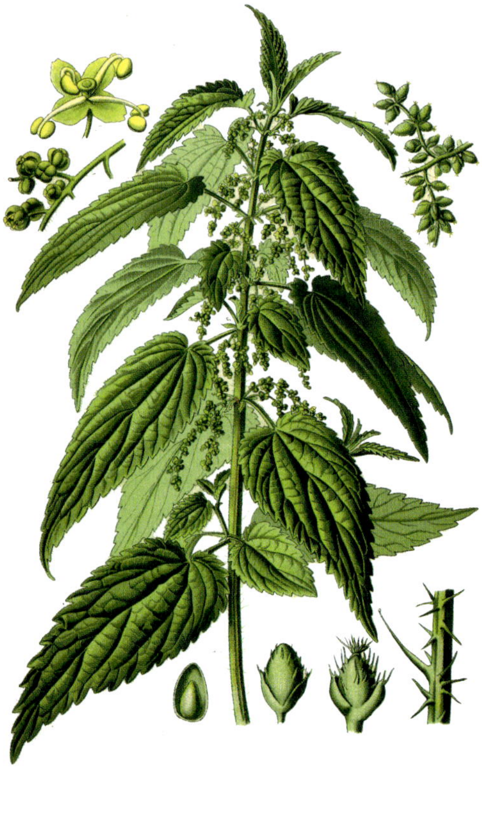

Lateinischer Name:	Urtica dioica
Andere Namen:	–
Pflanzenfamilie:	Brennnesselgewächse (Urticaceae)
Verwendete Teile:	Wurzel, oberirdisches Kraut, Samen
Zubereitungsarten:	Tinktur, Tee, Öl, Küche, Jauche
Verwendung:	Blutreinigung, Harnwegsprobleme, Nasenbluten, Entschlackung, entzündliche Harnwegserkrankungen, Nierengrieß, rheumatische Beschwerden, Gicht, Vergesslichkeit, Hexenschuss, Stärkungsmittel, Potenz, Prostataleiden

ZUR GESCHICHTE

Schon für Hippokrates war die Brennnessel die wichtigste Pflanze zur Blutreinigung. Dioskurides empfahl sie bei Wunden, Harnwegsproblemen und Nasenbluten.

Hildegard von Bingen wandte die Brennnessel zur Reinigung, Entschlackung, bei entzündlichen Harnwegserkrankungen, Nierengrieß, rheumatischen Beschwerden, Gicht und Vergesslichkeit an.

Sie schrieb: *„Die Brennnessel ist warm, und wenn sie warm aus der Erde sprießt, ist sie gekocht nützlich für die Speisen des Menschen, weil sie den Magen reinigt und den Schleim aus ihm wegnimmt. [...] Ein Mensch, der gegen seinen Willen vergesslich ist, nehme die brennende Nessel und zerstoße sie zu Brei, setze diesem etwas Öl zu, reibe, wenn er schlafen geht, seine Brust und seine Schläfen damit ein ...“*

Im Stamser Arzneibuch aus dem 11. oder 12. Jahrhundert wird empfohlen, die Brennnessel gemeinsam mit Petersilie und Ringelblumen bei Hautausschlag aufzulegen; im Arzneibuch der Alt-Taentzlin (16. Jh.), gemeinsam mit Linsen und Liebstöckelwurzel, als Mittel gegen Sommersprossen.

IN DER ALPINEN VOLKSHEILKUNDE

Im Alpenraum war es üblich, schmerzende Körperteile mit Brennnesseln zu schlagen, um Rheuma, Rückenschmerzen, Gicht oder Hexenschuss zu vertreiben.

Man kann sie als Brennnesseltee trinken oder als Salat, als Suppe bzw. wie Spinat essen. Gut gewürzt und zusammen mit anderen Kräutern schmeckt das wunderbar und gibt frische Kräfte. Die frischen Triebspitzen der Brennnessel enthalten sehr viele Mineralstoffe (besonders Magnesium, Kalium, Eisen und Silizium), außerdem Eiweiß und Vitamin A, C und E; sie stimulieren so sämtliche Körperfunktionen und haben im Besonderen auch einen harntreibenden Effekt. Durch ihre entgiftende und reinigende Wirkung ist die Brennnessel besonders für Frühjahrskuren geeignet. Sie hilft auch gegen Rheuma und Gicht, weil sie die Giftstoffe aus dem Körper ausspült.

Brennnesselsamen und -blätter enthalten sehr viel für den Körper gut verfügbares Eisen und sind ein wahres Stärkungsmittel. Sie werden in der alpinen Volksheilkunde älteren Personen zur Stärkung empfohlen und Männern zur Erhaltung der Potenz und bei Prostataleiden. Es werden die Samen der weiblichen Brennnessel verwendet.

Wenn die Menschen das Unkraut nicht nur ausreißen, sondern einfach aufessen würden, wären sie es nicht nur los, sondern würden auch noch gesund.

Johann Künzle

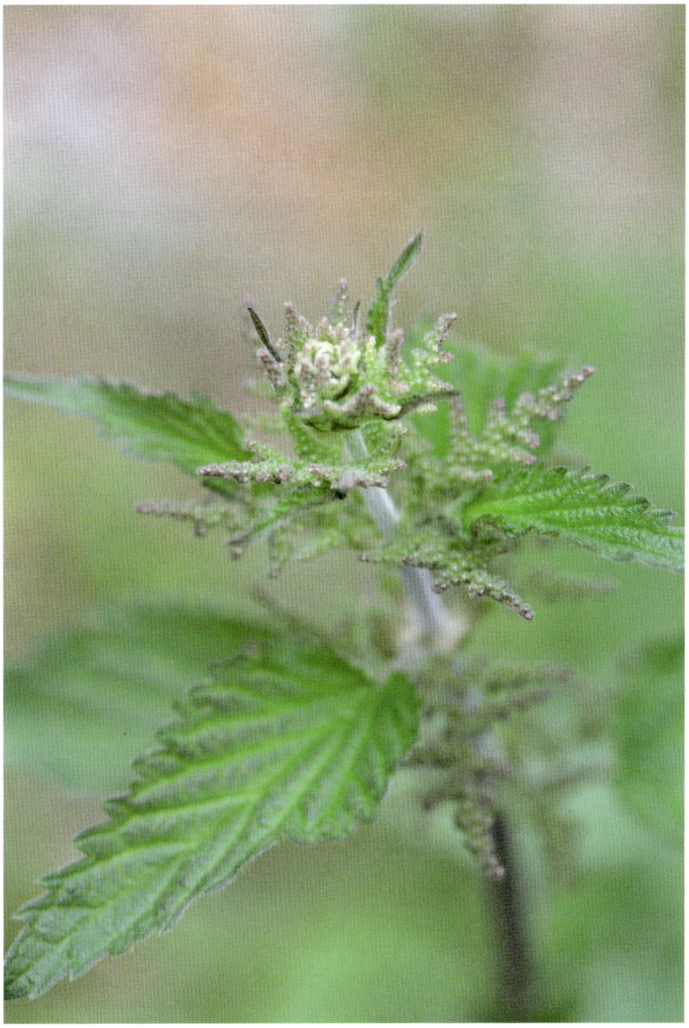

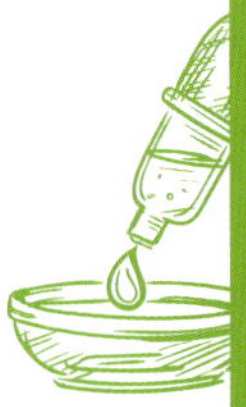

Brennnesseltinktur
Klein geschnittenes Brennnesselkraut und gewaschene Wurzeln in ein Glas geben und mit 38%igem Korn bedecken. Glas verschließen und mindestens vier Wochen darin ausziehen lassen. Abseihen und in saubere, dunkle Fläschchen abfüllen. Bis zu dreimal täglich 20 Tropfen einnehmen.

Brennnesseltee
Pro Tasse einen Teelöffel getrocknetes Brennnesselkraut mit heißem Wasser aufgießen. 7 Minuten ziehen lassen. Abseihen und 2 bis 3 Tassen pro Tag, max. 3 Wochen lang, trinken.

Entschlackungstee
Frische oder getrocknete Birkenblätter, Löwenzahnwurzeln und/oder -blätter, Brennnesseln (junge Triebe) werden zu gleichen Teilen gemischt und pro Tasse ein Teelöffel mit heißem Wasser aufgegossen. 7 Minuten ziehen lassen. Je länger der Tee zieht, desto herber wird er, da sich mehr Gerbstoffe auslösen. 2 bis 3 Tassen pro Tag, max. 3 Wochen lang, trinken.

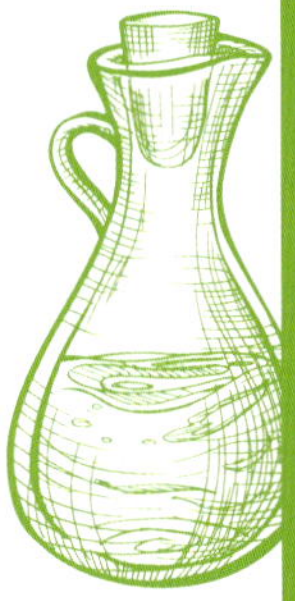

Anti-Vergesslichkeits-Öl
Klein geschnittene Brennnesseln in ein Glas geben und mit gutem Olivenöl übergießen, bis sie bedeckt sind. 2 bis 4 Wochen im Schatten ziehen lassen. Gefäß die ersten vier Tage nur mit einem Baumwolltuch abdecken und erst dann verschließen. Abseihen und in kleine, dunkle Flaschen füllen. Am besten kühl und dunkel lagern.

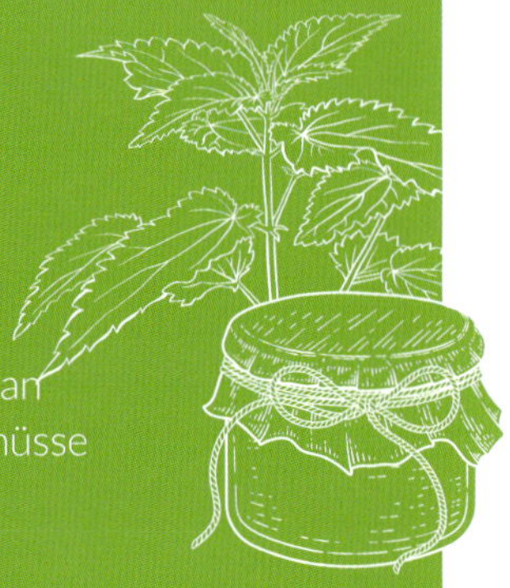

Brennnesselpesto
+ 50 g Brennnesseln
+ 50 g geriebener Parmesan
+ 40 g angeröstete Haselnüsse
+ 2 Knoblauchzehen
+ 1/2 TL grobes Meersalz
+ 120 ml kalt gepresstes Haselnussöl

Alle Zutaten in einem Mixer zu einem feinen Brei verarbeiten und aufs Brot streichen oder zu Nudeln servieren.

Brennnesselspinat
+ 4 Handvoll junge Brennnesseltriebe
+ 1 Zwiebel
+ etwas Öl

Die Brennnesseln zuerst mit dem Nudelholz walken, damit die Brennhaare abbrechen. Brennnesseln mit etwas Wasser weich dünsten. In einer Pfanne die klein geschnittene Zwiebel anbraten. Dann die gedünsteten Brennnesseln dazugeben und noch einmal kurz darin schwenken und erhitzen. Mit Salz und Pfeffer würzen.

Brennnesseljauche
Brennnesseln in einen Kübel geben und mit Wasser auffüllen. Zwei bis drei Wochen gären lassen. Die Jauche 1:10 mit Wasser verdünnen und als Pflanzendünger und zur Schädlingsbekämpfung verwenden.

Das Edelweiß ist eine winterharte, ausdauernde, krautige Pflanze, die zwischen 5 und über 20 cm hoch wird. Typisch ist die wollige, weißfilzige Behaarung der gesamten oberirdischen Pflanze. Diese Behaarung bildet einen Schutz gegen Verdunstung und Austrocknung, aber auch gegen Kälte und Wind.

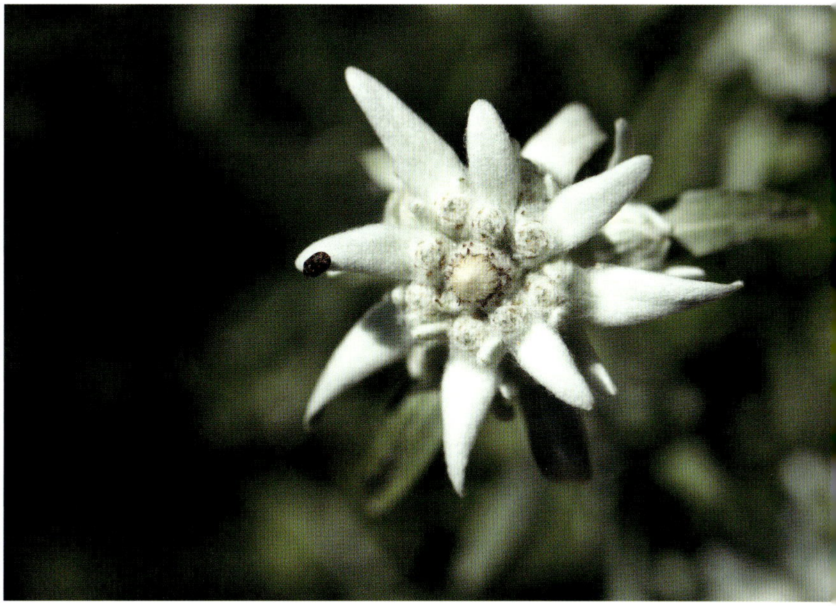

Edelweiß

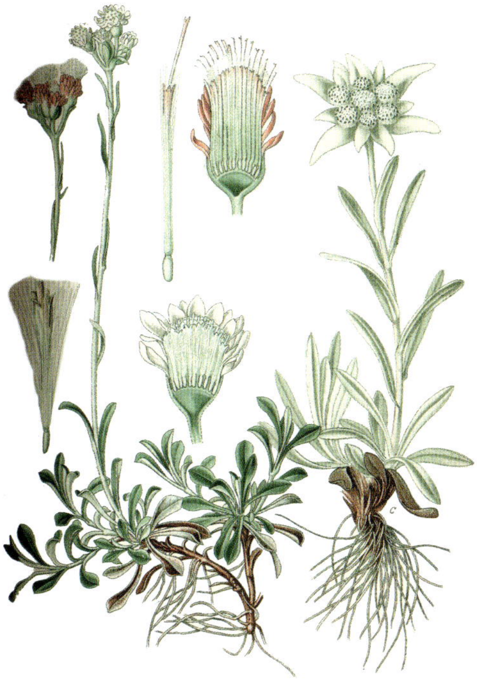

Lateinischer Name:	Leontopodium nivale
Andere Namen:	Wollblume, Bauchwehbleamerl, Irlweiß, Almsterndl, Federweiß
Pflanzenfamilie:	Korbblütler (Asteraceae)
Verwendete Teile:	Wurzel, blühendes, oberirdisches Kraut
Zubereitungsarten:	Tinktur, Tee, Milch, Öl, Salbe, Kosmetik, Räuchermittel
Verwendung:	Herz-Kreislauf-Erkrankungen, Innenwandverdickungen von Blutgefäßen, Verkalkung, Cholesterin, Blutzuckerspiegel, entzündungshemmend, antibakteriell, Antioxidans, Infektionen, Couperose, Gedächtnis, Verdauungsbeschwerden, rheumatische Beschwerden

Das Edelweiß steht in Österreich unter Naturschutz!

Sie wächst auf mageren, kalkhaltigen Böden ab einer Höhe von 1.400 m und liebt die Sonne. Das Edelweiß blüht je nach Lage von Juni bis September. Die Schein-Blütenblätter bilden einen mehrzackigen Stern und umgeben den eigentlichen Blütenstand.

Um den wilden Bestand nicht noch mehr zu gefährden, sollte man das Edelweiß im eigenen Garten kultivieren oder das getrocknete Kraut beim Fachhändler kaufen.

ZUR GESCHICHTE

1856 pflückte Kaiser Franz Joseph I. für seine Ehefrau Sisi ein im steilen Fels wachsendes Edelweiß mit den Worten: „Das erste in meinem Leben, das ich selbst gepflückt". Damit förderte er die Bekanntheit der Alpenpflanze maßgeblich. Auch trug Sisi auf einem bekannten Gemälde einen Haarschmuck mit aus Diamanten und Perlen gefertigten Edelweiß-Sternen. In Österreich steht das Edelweiß seit 1886 unter Naturschutz. Das Edelweiß war die österreichische Arzneipflanze des Jahres 2019.

IN DER ALPINEN VOLKSHEILKUNDE

Gebräuchlich ist die Verwendung des blühenden Krauts gegen Rheuma in Salbenform, oft in Kombination mit Murmeltierfett. Alternativ legt man das leicht erwärmte, getrocknete Kraut als Auflage auf die betroffenen Stellen. Das Edelweiß wird in der alpinen Volksheilkunde vor allem bei Verdauungsbeschwerden verwendet. Bei Bauchweh wird es in Milch gekocht und dann getrunken.

Studien zeigten auch, dass die Wurzel des Edelweißes bei Herz-Kreislauf-Erkrankungen dabei hilft, die Innenwandverdickungen von Blutgefäßen zu reduzieren. Sie hat außerdem eine krebshemmende Wirkung bei Leukämie und verbessert die Gedächtnisleistung.

Neben Leoligin, 5-Methoxyleoligin, Glycosiden und Bitterstoffen konnten mehr als 60 Inhaltsstoffe festgestellt werden. Derzeit erforscht man an der Universität Linz, welcher davon die Gefäße vor Verkalkung schützt, das Cholesterin senkt und das Steigen des Blutzuckerspiegels reduziert. 5-Methoxyleoligin wird zurzeit auf seine Eignung als Inhaltsstoff in Mitteln gegen Herzin-

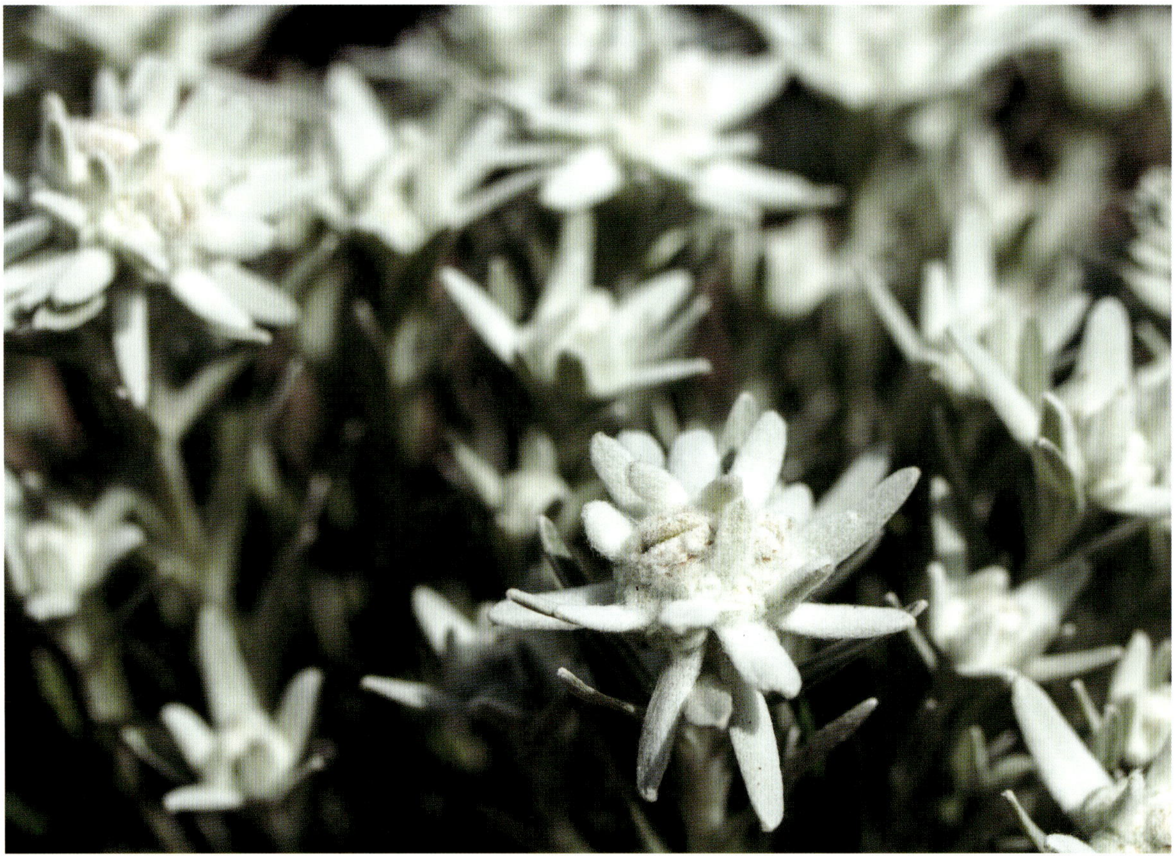

farkt untersucht. Zudem konnten entzündungshemmende, antimikrobielle und antioxidative Wirkungen gefunden werden. Auch die Universität Innsbruck bestätigt in einer Studie die besonderen Eigenschaften des Edelweißes als Antioxidans. Aufgrund seiner entzündungshemmenden und antibakteriellen Eigenschaften hilft es auch gut bei Infektionen.

Das Edelweiß wird oft in der Naturkosmetik und in Sonnenschutzmitteln verwendet. Der Auszug aus dem blühenden Kraut des Edelweißes enthält Edelweißsäure und Flavonoide, wodurch er antioxidativ wirkt. Die Haut wird vor der Sonne geschützt. Außerdem verjüngt das Edelweiß die Haut und macht diese geschmeidiger und glatter. Auch bei Besenreisern und Couperose leistet es hervorragende Dienste.

Beim Räuchern der Edelweißblüten gelingt es uns, Neues oder Kreatives zu tun. Es gibt uns Kraft, Mut, Schutz, hilft bei der Wunscherfüllung und führt uns auf den richtigen Weg. Mit dem Edelweiß räucherte man früher in den Alpen die Kühe ab, um sie vor den Hexen zu schützen.

ANWENDUNGEN

Edelweißtinktur

Frisches Edelweißkraut klein schneiden, in ein Glas geben und mit 38%igem Korn bedecken. Glas verschließen und mindestens 4 Wochen darin ausziehen lassen. Abfiltern und in einer dunklen Flasche verwahren. Bei Bauchweh können bis zu 3 Stamperl täglich getrunken werden.

Edelweißtee

1 bis 2 Teelöffel getrocknetes Edelweißkraut in einer Tasse mit kochendem Wasser übergießen und dann 7 Minuten ziehen lassen. Anschließend abseihen und in kleinen Schlucken trinken. Bei Bedarf täglich 1 bis 3 Tassen davon trinken oder die Besenreiser bzw. die Couperose damit betupfen.

Magentee

Zu gleichen Teilen Ringelblume, Beifuß, Edelweiß, Wiesenkümmelsamen und Melisse vermischen. 1 bis 2 Teelöffel der Mischung in einer Tasse mit kochendem Wasser übergießen und dann 7 Minuten ziehen lassen. Anschließend abseihen und in kleinen Schlucken trinken. Bei Bedarf 1 bis 3 Tassen täglich trinken.

Edelweißöl

Klein geschnittenes, blühendes Edelweißkraut in ein Glas geben und mit gutem Olivenöl übergießen, bis es bedeckt ist. 2 bis 4 Wochen im Schatten ziehen lassen. Gefäß die ersten vier Tage nur mit einem Baumwolltuch abdecken und erst dann verschließen. Abseihen und in kleine dunkle Flaschen füllen. Am besten kühl und dunkel lagern.

Rheumasalbe

Edelweißölauszug 1:1 mit Murmeltieröl mischen und mit Bienenwachs (10 %) über dem Wasserbad erwärmen, bis das Bienenwachs geschmolzen ist (nicht über 70 °C erhitzen). In saubere Gläschen abfüllen, abkühlen lassen und erst dann verschließen.

Edelweißmilch (nach dem Rezeptbuch von Dr. pharm. Josef Ausserer)

4 Edelweißsterne in einer Tasse Milch kochen. Abseihen und bei Bauchschmerzen trinken.

Alpen-Räucherbündel

siehe Beifuß

Der Ehrenpreis ist ein Wegerichgewächs, welches 10 bis 20 cm hoch wird. Seine kleinen blauen Blüten sehen aus wie kleine freundliche Gesichter. Man findet ihn in trockenen, hellen Wäldern und erntet das ganze blühende Kraut. Es gibt im Alpenraum sehr viele Ehrenpreisarten, alle sind heilkräftig, jedoch sollte der *Veronica officinalis* bevorzugt werden.

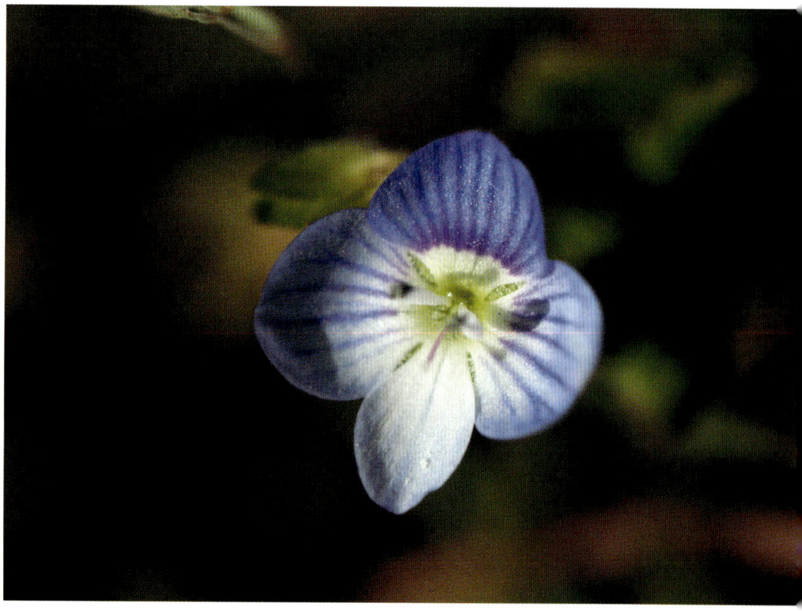

Ehrenpreis

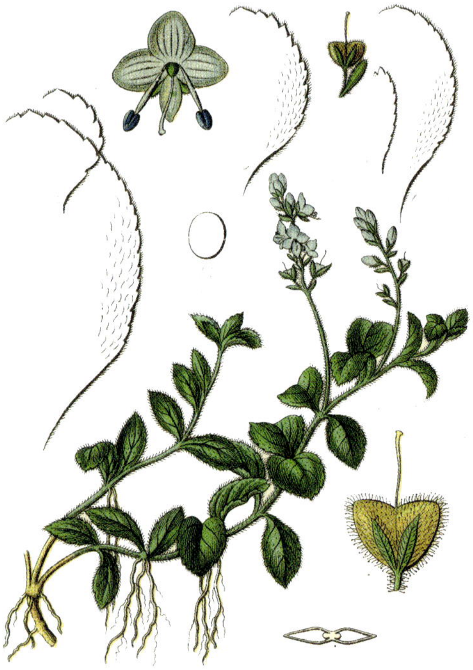

Lateinischer Name:	Veronica officinalis
Andere Namen:	Wald-Ehrenpreis, Arznei-Ehrenpreis, Grundheilkraut, Wundheilkraut, Allerweltsheil, Frauenlist
Pflanzenfamilie:	Wegerichgewächse (Plantaginaceae)
Verwendete Teile:	blühendes, oberirdisches Kraut
Zubereitungsarten:	Tinktur, Tee, Umschlag, Salbe
Verwendung:	Allheilmittel, Atemwegserkrankungen, Geschwüre, Insektenstiche, offene Füße, Verbrennungen, Wunden, Hautkrankheiten, Gedächtnis, Blutreinigung, Cholesterin, Zahnfleischentzündungen, antibiotisch

ZUR GESCHICHTE

Im Mittelalter galt Ehrenpreis als universelle Arznei, deshalb wohl auch der Name Allerweltsheil. Er wurde damals innerlich bei Atemwegserkrankungen, äußerlich bei Geschwüren, Wunden oder Insektenstichen angewandt.

Hildegard von Bingen schrieb über den Ehrenpreis: *„Wer an der Krätze leidet ... der zerstoße das Kraut mit Fett und salbe sich damit."* Philippine Welser empfiehlt, Ehrenpreispulver mit Zucker zu mischen und einzunehmen, um den Auswurf zu fördern. Damit meint sie wohl verschleimten Husten. Im Arzneibuch von Melchior Miersperger (1607) ist der Ehrenpreis Bestandteil des „Grünen Wundsälbleins", welches bei offenen Füßen, Verbrennungen, schlecht heilenden Wunden und Frostschäden verwendet wurde.

IN DER ALPINEN VOLKSHEILKUNDE

Im Alpenraum wird der Ehrenpreis vor allem gegen Husten und bei Hautkrankheiten angewandt. Als Tee reinigt er den Körper bzw. das Blut und ver-

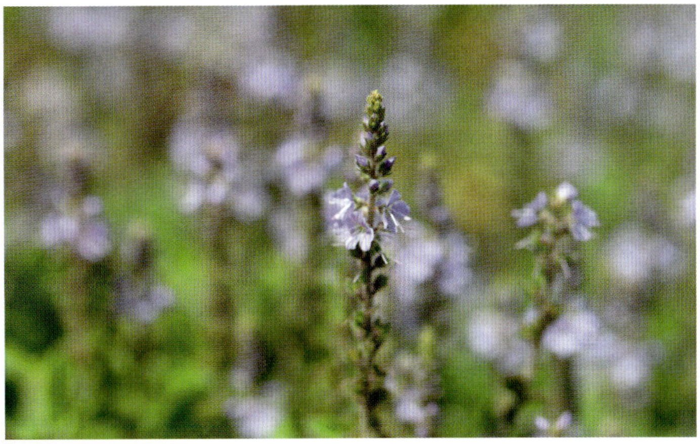

bessert die Denkleistung. Er wird auch bei zu hohem Cholesterin empfohlen. Durch die enthaltenen Gerb- und Bitterstoffe hilft es auch, Ehrenpreistee bei Zahnfleischentzündungen und Halsschmerzen zu gurgeln. Äußerlich helfen Waschungen, Bäder oder eine Salbe mit Ehrenpreis bei Juckreiz und Ekzemen. Er enthält auch Aucubin, welches eine antibiotische Wirkung hat.

ANWENDUNGEN

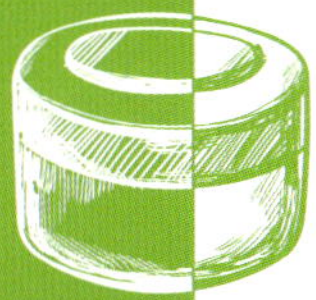

Ehrenpreistinktur

Frisches Ehrenpreiskraut klein schneiden, in ein Glas geben und mit 38%igem Korn bedecken. Glas verschließen und mindestens 4 Wochen darin ausziehen lassen. Abfiltern und in einer dunklen Flasche verwahren. Es können bis zu 3 Stamperl täglich getrunken werden.

Ehrenpreistee

1 bis 2 Teelöffel getrocknetes Ehrenpreiskraut in einer Tasse mit kochendem Wasser übergießen und dann sieben Minuten ziehen lassen. Anschließend abseihen und bei Bedarf täglich 1 bis 3 Tassen davon trinken oder als Umschlag auflegen.

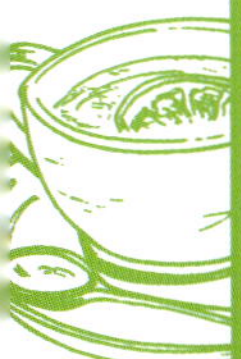

Hustentee

Zu gleichen Teilen getrocknetes Ehrenpreiskraut, Spitzwegerich und Thymian vermengen. 1 Teelöffel der Mischung in einer Tasse mit kochendem Wasser übergießen und dann sieben Minuten ziehen lassen. Anschließend abseihen und bei Bedarf täglich 1 bis 3 Tassen davon trinken.

Grüne Wundsalbe (nach Melchior Miersperger)

Zu gleichen Teilen klein geschnittenen, getrockneten Sanikel, Frauenmantel, Beinwellwurzel, Goldrute, Wintergrün, Odermennig, Betonie, Spitzwegerich, Breitwegerich, Ehrenpreis, Beifuß, Schafgarbe, Eisenkraut, Salbei, Gänsefingerkraut, Tausendguldenkraut und Johanniskraut in ein Glas geben und mit gutem Olivenöl bedecken. Die ersten 5 Tage nur mit einem Tuch bedecken und dann erst das Glas verschließen. Jeden Tag schwenken und darauf achten, dass die Pflanzen gut bedeckt sind. Nach zwei Wochen das Öl abfiltern und mit Bienenwachs (10 %) über dem Wasserbad erwärmen, bis das Bienenwachs geschmolzen ist (nicht über 70 °C erhitzen). In saubere Gläschen abfüllen, abkühlen lassen und erst dann verschließen.

Der Frauenmantel gehört zu den Rosengewächsen. Sein behaarter Verwandter im Hochgebirge ist der Silbermantel. Die Blüten des Frauenmantels sind klein und von grüner bis gelblicher Farbe. Die Blätter bilden eine fächerartige Form. Wenn man das Blatt umdreht, kann man mit etwas Fantasie ein Frauenmäntelchen erkennen. Er benötigt viel Wasser und Licht.

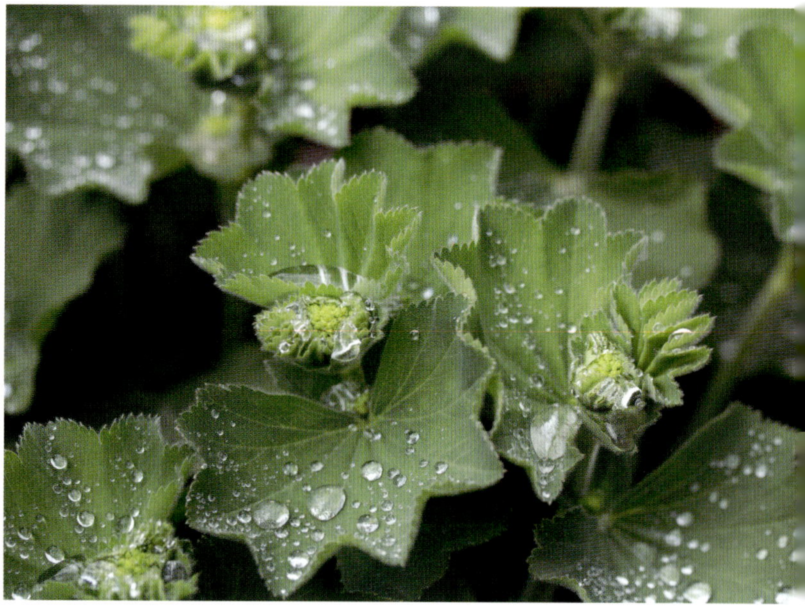

Frauenmantel

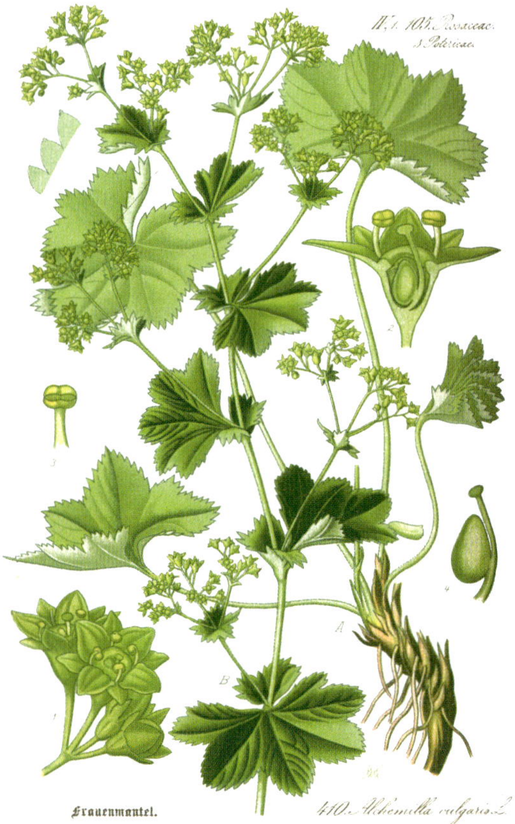

Lateinischer Name:	Alchemilla vulgaris
Andere Namen:	Muttergotteskraut, Taubecherl, Frauentrost, Jungfrauenmantel, Sinnau
Pflanzenfamilie:	Rosengewächse (Rosaceae)
Verwendete Teile:	blühendes, oberirdisches Kraut
Zubereitungsarten:	Tinktur, Tee, Öl, Elixier
Verwendung:	Wunden, Entzündungen, Schönheitsmittel, Wechseljahrbeschwerden, starke Monatsblutung, PMS, Weißfluss, Unterleibsentzündungen, Neigung zu Fehlgeburten, Geburtsvorbereitung, Halsschmerzen, Erkältung, Durchfall

ZUR GESCHICHTE

Der Frauenmantel war bei den Germanen heilig und der Göttin Freya, der Göttin der Liebe, der Ehe und der Fruchtbarkeit, geweiht. Dioskurides verwendete ihn für Liebeszauber und zur Behandlung von Geschwülsten.

Hildegard von Bingen empfahl den Frauenmantel bei typischen Frauenleiden. Für Paracelsus war er ein wunderbares Wundkraut und er setze ihn auch bei Entzündungen ein: *„... es gibt keine Wunde, die der Frauenmantel nicht heilen kann."*

Der Frauenmantel produziert am Blattrand über Nacht eine Reihe an Guttationstropfen. Diese waren interessant für die Alchemisten, die darin Gold zu finden versuchten. In der Volksheilkunde werden diese Tropfen als Schönheitsmittel verwendet. Frauen sollen am Morgen damit ihr Gesicht betupfen und auch die Brüste sollen dadurch straffer werden.

IN DER ALPINEN VOLKSHEILKUNDE

Als eines der wichtigsten Frauenheilkräuter kommt der Frauenmantel im Alpenraum bei Wechselbeschwerden, zu starken Monatsblutungen, PMS, Weißfluss, Unterleibsentzündungen, bei Neigung zu Fehlgeburten und zur Geburtsvorbereitung zum Einsatz. Hier kann er innerlich als Tee oder auch äußerlich als Waschung oder Sitzbad angewandt werden.

Die enthaltenen Gerbstoffe erklären seine Verwendung als Wundheilpflanze, zur Blutstillung, bei Halsschmerzen, Erkältung und bei Durchfall.

Das im Hochgebirge zu findende Silbermantelkraut wird in der alpinen Volksheilkunde auf dieselbe Weise verwendet, allerdings sagt man ihm eine noch stärkere Wirkkraft nach.

ANWENDUNGEN

Frauenmanteltinktur

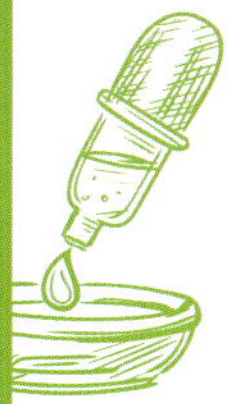

Frisches Frauenmantelkraut klein schneiden, in ein Glas geben und mit 38%igem Korn bedecken. Glas verschließen und mindestens 4 Wochen darin ausziehen lassen. Abfiltern und in einer dunklen Flasche verwahren. Bei Bedarf bis zu dreimal täglich 10 Tropfen einnehmen.

Frauenmanteltee

1 bis 2 Teelöffel getrocknetes Frauenmantelkraut in einer Tasse mit kochendem Wasser übergießen und dann 10 Minuten ziehen lassen. Danach abseihen und bei Bedarf davon 1 bis 3 Tassen täglich trinken oder als Umschlag auflegen.

Frauentee

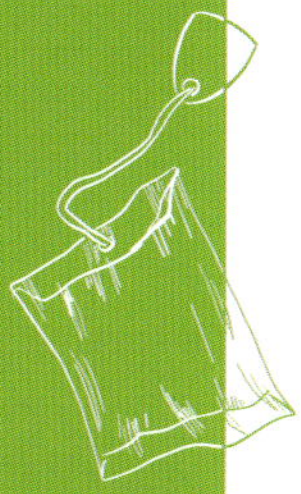

Zu gleichen Teilen getrockneten Frauenmantel, Schafgarbe, Melisse, Ringelblume mischen. 1 Teelöffel der Mischung in einer Tasse mit kochendem Wasser übergießen und dann sieben Minuten ziehen lassen. Anschließend abseihen und bei Bedarf davon 1 bis 3 Tassen täglich trinken oder als Umschlag auflegen.

Frauenmantelöl

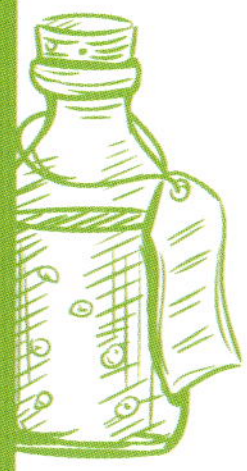

Klein geschnittenes, blühendes Frauenmantelkraut in ein Glas geben und mit gutem Olivenöl übergießen, bis es bedeckt ist. 2 bis 4 Wochen im Schatten ziehen lassen. Gefäß die ersten vier Tage nur mit einem Baumwolltuch abdecken und erst dann verschließen. Abseihen und in kleine, dunkle Flaschen füllen. Am besten kühl und dunkel lagern.

Frauenmantel-Schönheitselixier

Die Guttationstropfen morgens mit der Pipette sammeln, in ein Glas geben und mit 38%igem Alkohol im Verhältnis 1:1 haltbar machen. Bei Bedarf damit abtupfen.

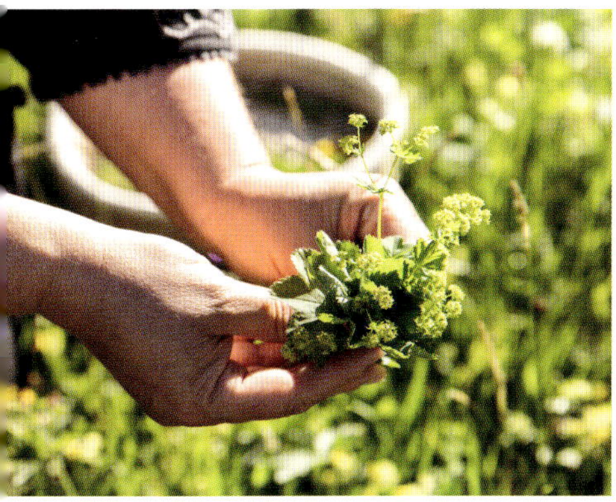

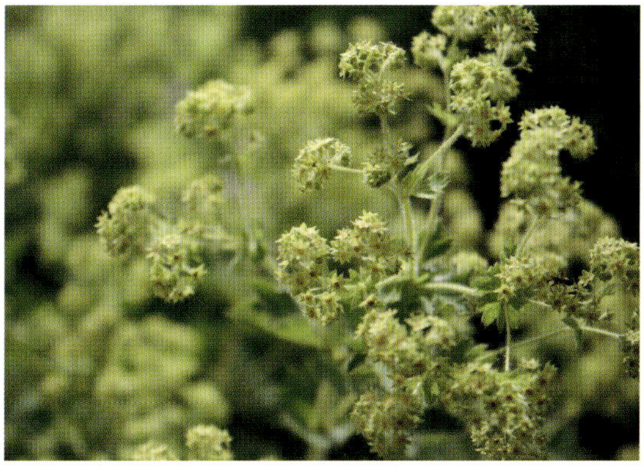

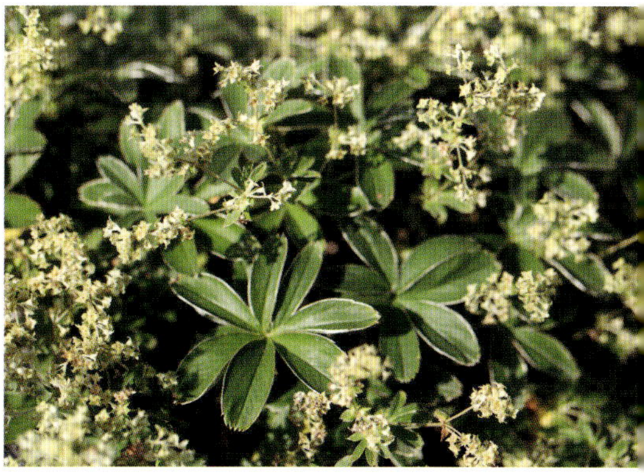

Silbermantel

Das mehrjährige Gänseblümchen kennt und liebt jedes Kind. Mädchen mögen es, das Tausendschön zu einem Kopfschmuck zu flechten oder das berühmte „Er liebt mich, er liebt mich nicht"-Orakel zu spielen. Die Heilpflanze des Jahres 2017 kommt praktisch überall vor und wächst gerne auf Grasflächen, in Gärten und an Wegrändern.

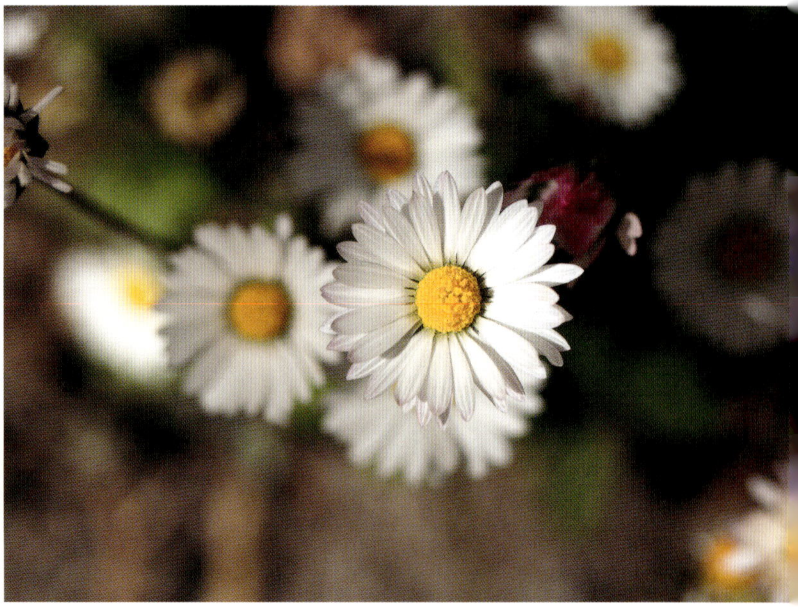

Gänseblümchen

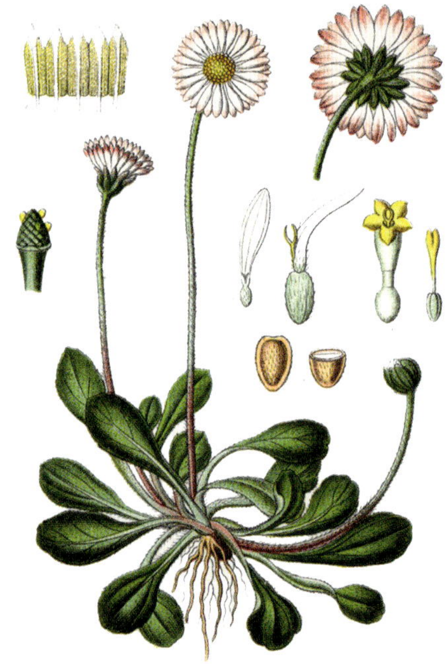

Lateinischer Name:	Bellis perennis
Andere Namen:	Gänselies, Maßliebchen, Tausendschön
Pflanzenfamilie:	Korbblütler (Asteraceae)
Verwendete Teile:	blühendes, oberirdisches Kraut
Zubereitungsarten:	Tinktur, Tee, Sirup, Öl, Salbe, Auflage, Kosmetik, Salz, Küche, Räuchermittel
Verwendung:	Wunden, Insektenstiche, Verstauchungen, Quetschungen, Atemwegserkrankungen, Husten, Muskelkater, Verspannungen, schmerzhafte oder ausbleibende Regelblutung, Kopfschmerzen, Stoffwechsel

Das Tausendschön wird ca. 4 bis 15 cm hoch und bevorzugt nährstoffreichen Boden. Damit die Gänseblümchen überleben können, ist es notwendig, den Rasen regelmäßig zu mähen. Andernfalls werden die eher niedrig wachsenden Blumen vom langen Gras und den Wildblumen überwuchert, bekommen nicht mehr genügend Sonnenlicht und können nicht mehr wachsen.

Fast das ganze Jahr über kann das Gänseblümchen gesammelt werden, die Haupterntezeit ist zwischen April und September. Die Blüten sind gute Wetterpropheten. Wenn diese am Morgen geschlossen bleiben, wird es an dem Tag keine Sonne, aber Regen geben. Auch nachts bleiben ihre Blüten geschlossen.

Das Tausendschön ist reich an Mineralstoffen (Kalium, Calcium, Magnesium, Eisen, Vitamin A und C), Saponinen, Gerbstoffen, Bitterstoffen, Flavonoiden, Schleimstoffen, Anthoxanthin und ätherischem Öl.

ZUR GESCHICHTE

Bereits bei den Germanen schrieb man dem Blümchen besondere Heilkraft zu. Es stand symbolisch für die Fruchtbarkeit und den Neubeginn und wurde der Göttin Freya zugeordnet.

Auch der römische Gelehrte Plinius der Ältere erwähnte das Gänseblümchen in seiner Naturalis historia: *„Das Gänseblümchen wächst auf den Wiesen und hat eine weiße, etwas ins Rötliche gehende Blüte. Mit Artemisia aufgelegt, soll es von größerer Wirkung sein.“*

Und Pfarrer Künzle meinte: *„Eine Prise Maßliebchen soll man jeder Mischung Kindertee beifügen …“*

IN DER ALPINEN VOLKSHEILKUNDE

Das Gänseblümchen ist ein Frühlingsbote und es heißt in der alpinen Volksheilkunde, dass derjenige, der die ersten drei Gänseblümchen im Frühjahr isst, das restliche Jahr von Zahnschmerzen, Augenbeschwerden und Fieber verschont bleiben und außerdem von Magenbeschwerden kuriert werden wird.

Wer Gänseblümchen bei sich trägt, die am Johannistag mittags zwischen 12 und 13 Uhr gepflückt wurden, dem soll keine wichtige Arbeit schiefgehen.

Die frischen, zu Brei verarbeiteten Blätter und Blüten des Gänseblümchens können äußerlich zur Wundbehandlung sowie bei Verstauchungen und Quetschungen als Auflage verwendet werden. Als schnelle Hilfe bei kleinen Wunden kann man die Köpfe des Gänseblümchens zerdrücken und auf kleine Wunden oder Insektenstiche geben. Auch bei Erkrankungen der Atemwege wie Husten und Katarrhen wird es als Tee angewandt. Gänseblümchentee ist bei Husten für Kinder sehr gut geeignet. Das ist vor allem auf die enthaltenen Saponine zurückzuführen.

Ein Auszug aus Gänseblümchen in Öl hilft besonders bei Muskelkater und Verspannungen. Außerdem wird es in der alpinen Volksheilkunde bei schmerzhafter oder ausbleibender Regelblutung, Kopfschmerzen, Schwindelanfällen und Schlaflosigkeit angewandt. Das Maßliebchen reinigt von innen und außen, macht eine zarte schöne Haut und ist gegen Faltenbildung geeignet: Zum Beispiel könnte man es wunderbar in eine Augencreme einarbeiten. Es ist blutreinigend, regt den Stoffwechsel an und wirkt leicht abführend.

Das Gänseblümchen schmeckt nussig bzw. nach Feldsalat. Die Blätter und Blüten sind gut im Wildsalat, zum Beispiel gemeinsam mit Radieschen, und sie eignen sich perfekt als Bestandteil von Kräutersuppen. Man kann sie aber auch unter Gemüse- oder Spinatgerichte geben. Eine weitere Delikatesse ist Kräutertopfen mit Tausendschön. Kinder lieben Butter- oder Frischkäsebrote mit Gänseblümchen verziert. Außerdem können sie zu Kräutersalz verarbeitet werden.

Beim Räuchern hilft das Gänseblümchen, wenn man Probleme hat, sich nach außen hin abzugrenzen. Es macht sich auch gut in Liebesräucherungen. Sein Rauch heilt seelische Verletzungen, wenn man von vertrauter Seite ausgenutzt wurde, und es wirkt stärkend bei Menschen, die überarbeitet sind.

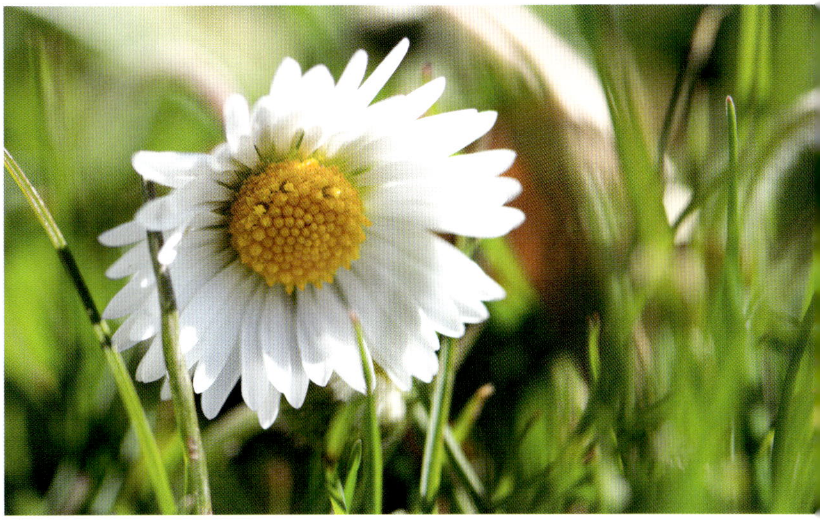

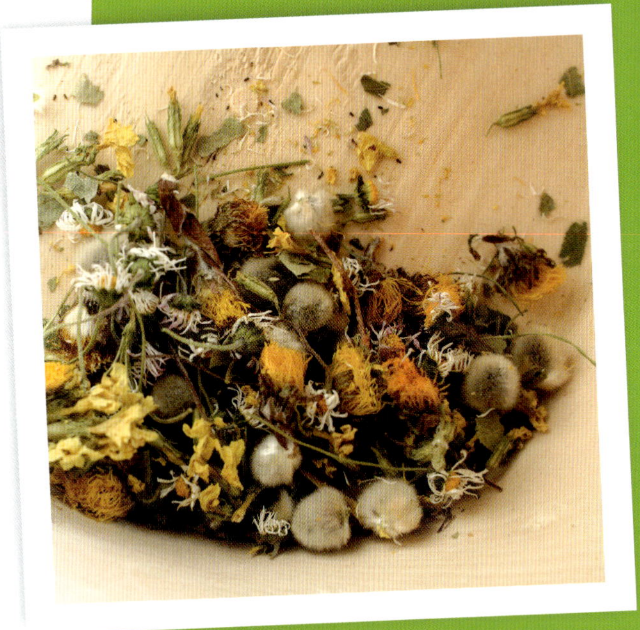

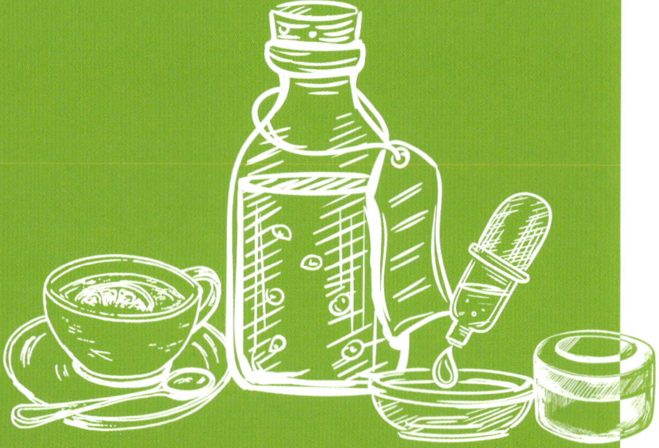

Gänseblümchentinktur
Frisches Gänseblümchenkraut klein schneiden, in ein Glas geben und mit 38%igem Korn bedecken. Glas verschließen und mindestens 4 Wochen darin ausziehen lassen. Abfiltern und in einer dunklen Flasche verwahren. Bei Bedarf bis zu dreimal täglich 10 Tropfen einnehmen.

Gänseblümchentee
1 bis 2 Teelöffel getrocknetes Gänseblümchenkraut in einer Tasse mit kochendem Wasser übergießen und dann 10 Minuten ziehen lassen. Anschließend abseihen und bei Bedarf davon 1 bis 3 Tassen täglich trinken oder als Umschlag auflegen.

Gänseblümchenöl
Klein geschnittenes Gänseblümchenkraut und Blüten in ein Glas geben und mit gutem Olivenöl übergießen, bis sie bedeckt sind. 2 bis 4 Wochen im Schatten ziehen lassen. Gefäß die ersten vier Tage nur mit einem Baumwolltuch abdecken und erst dann verschließen. Abseihen und in kleine, dunkle Flaschen füllen. Am besten kühl und dunkel lagern.

Gänseblümchensalbe
Gänseblümchen-Ölauszug mit Bienenwachs (10 %) über dem Wasserbad erwärmen, bis das Bienenwachs geschmolzen ist (nicht über 70 °C erhitzen). In saubere Gläschen abfüllen, abkühlen lassen und erst dann verschließen.

Gänseblümchensirup
- 2 Handvoll Gänseblümchen
- 500 ml Wasser
- 500 g Rohrzucker

Gänseblümchen mit heißem Wasser übergießen und über Nacht ausziehen lassen. Am nächsten Tag abseihen und die Flüssigkeit mit dem Rohrzucker für ca. 30 Minuten bei geringer Hitze zu Sirup einkochen. Heiß in saubere Flaschen füllen, verschließen und auskühlen lassen. 1:10 verdünnt mit Wasser genießen.

Gänseblümchenkapern
- 2 bis 3 Handvoll geschlossene Gänseblümchenknospen
- 1 TL Kräutersalz
- Apfelessig

Die Knospen in heißem Wasser zwei Minuten blanchieren und in Gläser verteilen. Mit Salz würzen, mit dem Essig übergießen und gut verschließen.

Das Gänsefingerkraut ist eine Pionierpflanze und gehört zu den Rosengewächsen. Sie wächst gerne an Rändern von Wiesen, Schuttplätzen und Halden. Die gestielten Grundblätter sind unterbrochen gefiedert und auf der Unterseite silbrig und haarig. Die gelben Blüten sind fünfblättrig und blühen von Mai bis September.

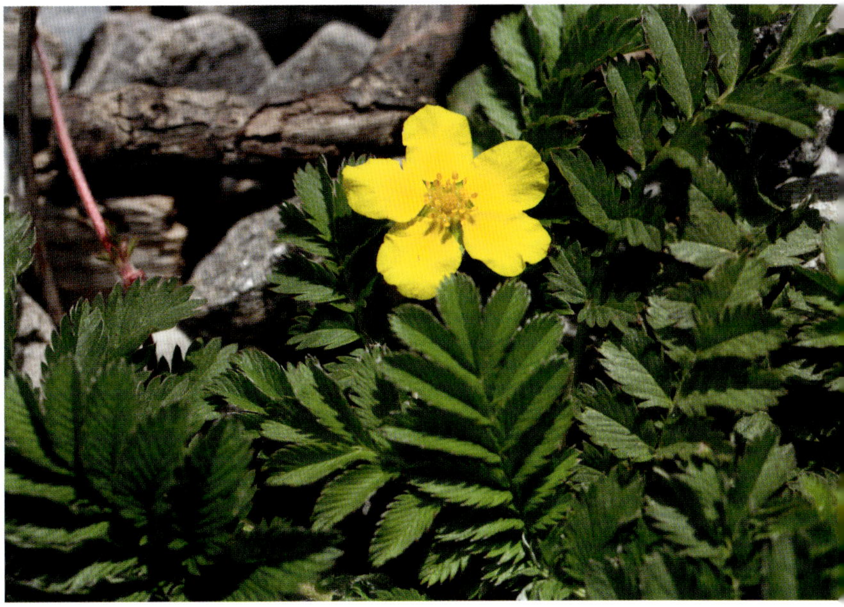

Gänsefingerkraut

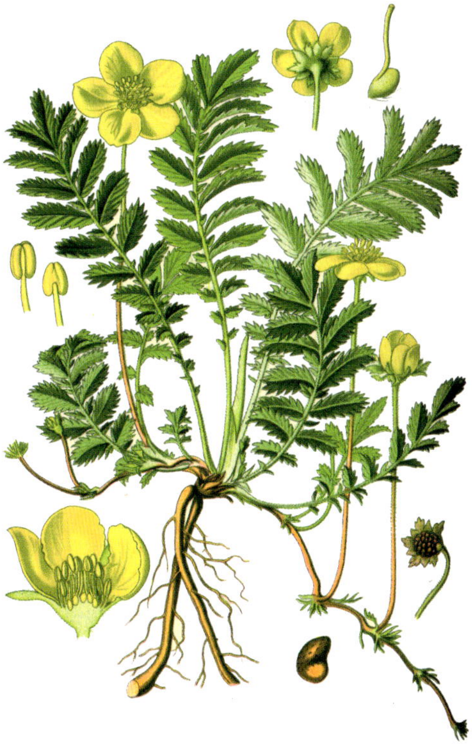

Lateinischer Name:	Potentilla anserina
Andere Namen:	Anserine, Dreckkraut, Gänserich, Gänsewiß, Grensel, Martinshand, Silberblatt, Krampfkraut, Fingerkraut
Pflanzenfamilie:	Rosengewächse (Rosaceae)
Verwendete Teile:	blühendes, oberirdisches Kraut
Zubereitungsarten:	Tinktur, Tee, Milch, Wein, Umschlag
Verwendung:	Blutergüsse, Krämpfe, Fieber, Magen- und Darmkrämpfe oder -schmerzen, Entzündungen der Mund- und Rachenschleimhaut, Menstruationsschmerzen, krampfartiger Husten, Wadenkrämpfe

ZUR GESCHICHTE

Dioskurides verwendete das Gänsefingerkraut bei Blutergüssen. Hildegard von Bingen bei Krämpfen und Fieber: *„... wenn der Mensch sich zusammenkrampft, so mag es in Wein gesotten werden und getrunken werden. Es ist warm [...] und ist gut gegen Fieber.“* Pfarrer Sebastian Kneipp empfahl das Gänsefingerkraut bei Magen- und Darmkrämpfen.

IN DER ALPINEN VOLKSHEILKUNDE

Hier ist es üblich, einen Milchauszug vom oberirdischen blühenden Kraut herzustellen. Dieser wird bei Menstruationsschmerzen, bei Magen- und Darmschmerzen und bei krampfartigem Husten angewandt. Durch die enthaltenen Gerbstoffe wirkt das Gänsefingerkraut auch bei Entzündungen der Mund- und Rachenschleimhaut. Das Krampfkraut kommt meist innerlich zum Einsatz, kann aber auch als Umschlag bzw. Wickel verwendet werden. Bei Wadenkrämpfen erweist sich äußerlich auch die Tinktur als hilfreich.

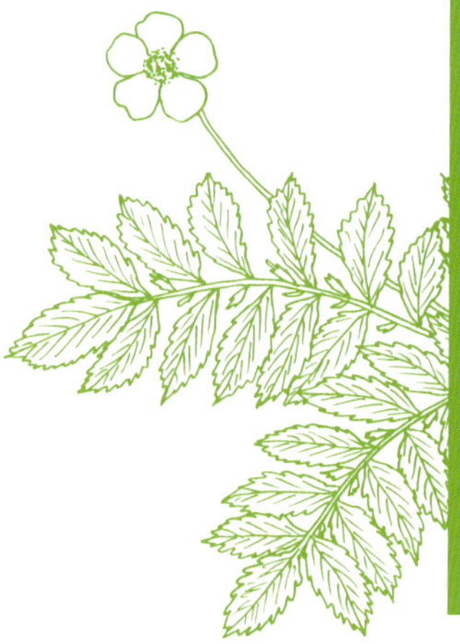

ANWENDUNGEN

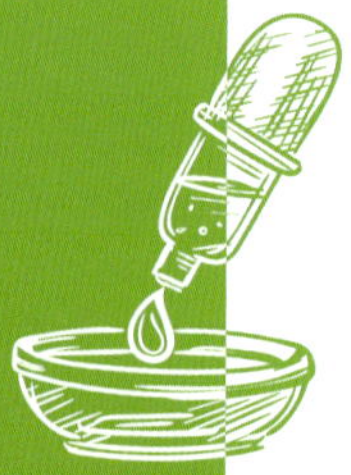

Gänsefingerkrauttinktur

Frisches Gänsefingerkraut klein schneiden, in ein Glas geben und mit 38%igem Korn bedecken. Glas verschließen und mindestens 4 Wochen darin ausziehen lassen. Abfiltern und in einer dunklen Flasche verwahren. Bei Bedarf bis zu dreimal täglich 10 Tropfen einnehmen.

Gänsefingerkrauttee

1 bis 2 Teelöffel getrocknetes Gänsefingerkraut in einer Tasse mit kochendem Wasser übergießen und dann 10 Minuten ziehen lassen. Anschließend abseihen und bei Bedarf täglich 1 bis 3 Tassen davon trinken oder als Umschlag auflegen.

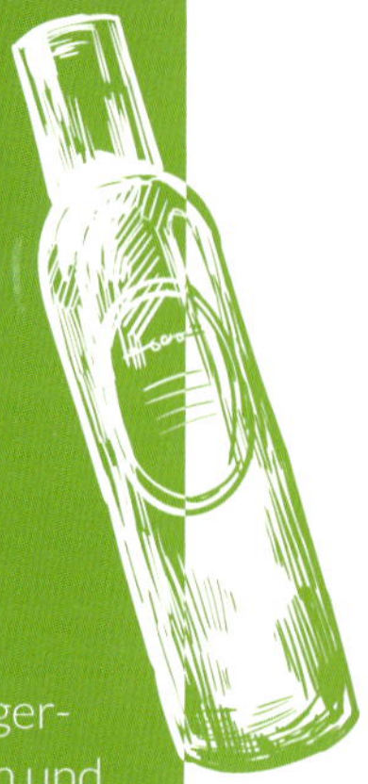

Gänsefingerkrautmilch

3 Teelöffel getrocknetes Gänsefingerkraut in 1/4 l Milch geben, erhitzen und 10 Minuten ziehen lassen. Bis zu 3 Tassen täglich lauwarm trinken.

Gänsefingerkrautwein

2 Handvoll klein geschnittenes Gänsefingerkraut mit 0,7 l gutem Rotwein übergießen und leicht erhitzen. Dann 2 Wochen stehen lassen. Abseihen und morgens und abends ein Stamperl trinken.

Die ausdauernde Pflanze ist im Alpenraum leider nicht mehr häufig zu finden. Oft hingegen findet man den Neophyten, die Kanadische Goldrute, einen nahen Verwandten der Echten Goldrute. Die Kanadische Goldrute kann in der Volksheilkunde wie die Echte Goldrute verwendet werden.

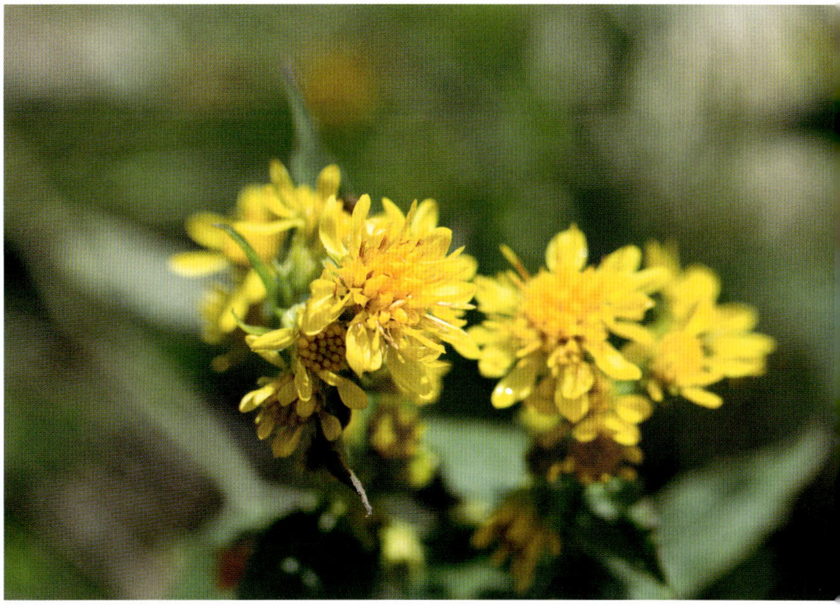

Goldrute (Echte Goldrute)

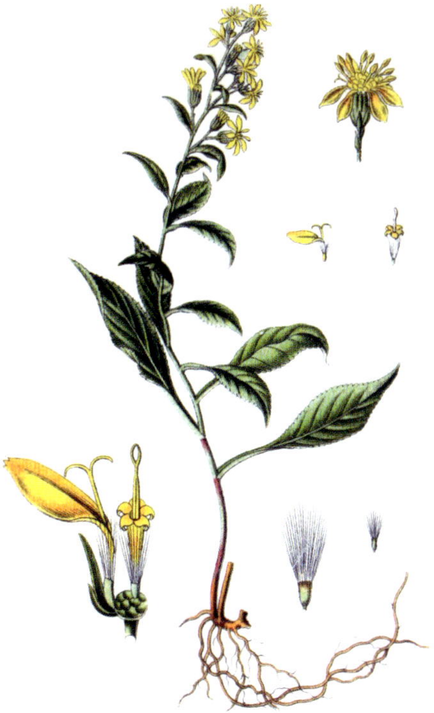

Lateinischer Name:	Solidago virgaurea
Andere Namen:	Gemeine Goldrute, Goldwundkraut, Wundkraut
Pflanzenfamilie:	Korbblütler (Asteraceae)
Verwendete Teile:	blühendes, oberirdisches Kraut
Zubereitungsarten:	Tinktur, Tee, Salbe, Pulver, Umschläge, Bad
Verwendung:	Wunden, durchspülende Eigenschaft, Blasen- und Nierenleiden, Harnwegsinfekte, Gicht, Rheuma, entzündungshemmend, schwach krampflösend, schmerzstillend

Die Echte Goldrute wird ca. 50 cm hoch und blüht gelb, je nach Lage von Juli bis September. Sie wächst an trockenen, hellen, nährstoffarmen Standorten.

ZUR GESCHICHTE

Im Mittelalter wurde die Goldrute hauptsächlich als Wundkraut eingesetzt. Der lateinische Name Solidago bedeutet soviel wie „zusammenfügen“ und gibt uns hier einen Hinweis auf die Anwendung in der Heilkunde. Es wurde oft Goldrutenpulver verwendet, um es auf Wunden zu streuen.

Hildegard von Bingen verwendete sie ebenso als Wundkraut: *„... heilt alle Wunden des Mundes und Halses, damit gewaschen und gegurgelt.“*

IN DER ALPINEN VOLKSHEILKUNDE

Geerntet wird das blühende Kraut, das hauptsächlich bei Blasen- und Nierenleiden zum Einsatz kommt. Die Goldrute schleust Gifte aus dem Körper aus und eignet sich sehr gut, um Niere und Blase durchzuspülen. Auch bei Harnwegsinfekten erweist sie sich als hilfreich. Im Körper angesammeltes Wasser kann mit der Goldrute ebenfalls ausgespült werden. Die enthaltenen Wirkstoffe, wie Flavonoide, regen die Niere dazu an, mehr Wasser auszuscheiden. Sie sollten in diesem Fall unbedingt viel trinken. Dieser Effekt wird auch bei Gicht und Rheuma eingesetzt.

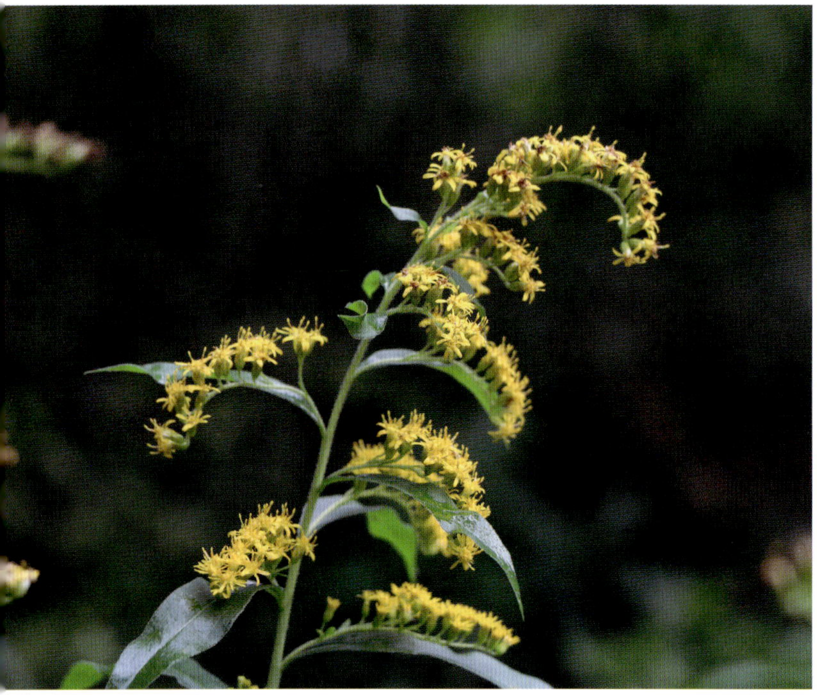

Das Wundkraut hat entzündungshemmende, schwach krampflösende und schmerzstillende Wirkung. Hier können Umschläge oder Auflagen aus Goldrutentee helfen. Bei Scheidenpilz können Sitzbäder mit Goldrute gute Erfolge bringen.

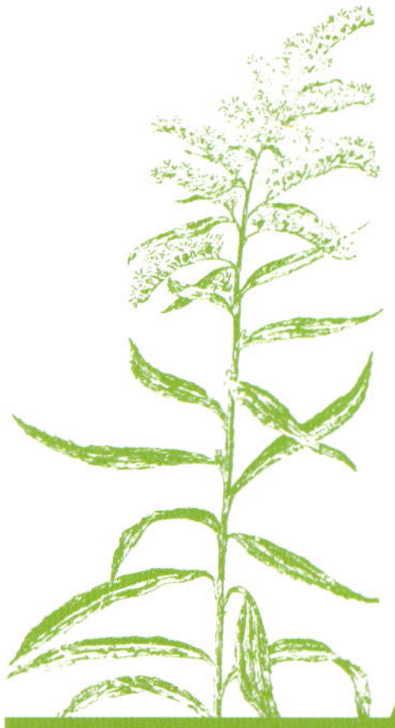

ANWENDUNGEN

Goldrutentinktur

Frisches Goldrutenkraut klein schneiden, in ein Glas geben und mit 38%igem Korn bedecken. Glas verschließen und mindestens 4 Wochen darin ausziehen lassen. Abfiltern und in einer dunklen Flasche verwahren. Bei Bedarf bis zu dreimal täglich 10 Tropfen einnehmen.

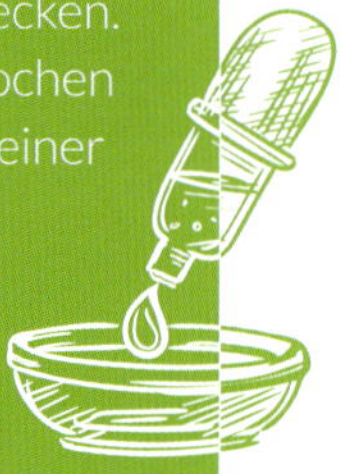

Goldrutentee

1 bis 2 Teelöffel getrocknetes Goldrutenkraut in einer Tasse mit kochendem Wasser übergießen und dann 10 Minuten ziehen lassen. Anschließend abseihen und bei Bedarf 1 bis 3 Tassen täglich trinken oder als Umschlag auflegen.

Entgiftungs-Frühlingstee

Zu gleichen Teilen getrocknetes Goldrutenkraut, Birkenblätter und Brennnesseln mischen. 1 bis 2 Teelöffel von der Mischung in einer Tasse mit kochendem Wasser übergießen und 10 Minuten ziehen lassen. Danach abseihen und 1 bis 3 Tassen täglich 3 Wochen lang als Kur im Frühling trinken.

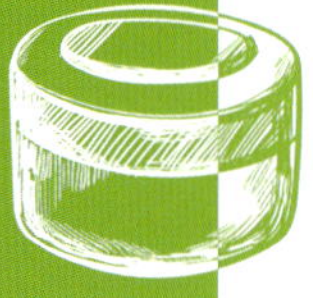

Grüne Wundsalbe (nach Melchior Miersperger)

siehe Ehrenpreis

Der winterharte, unscheinbare Lippenblütler wird maximal 10 bis 25 cm hoch und hat kleine violette bis rosafarbene Lippenblüten, die von April bis Juli blühen. Die Gundelrebe stellt keine besonderen Ansprüche an den Standort und ist häufig zu finden. Die herzförmigen Blätter und die Blüten können als Gewürz verwendet werden.

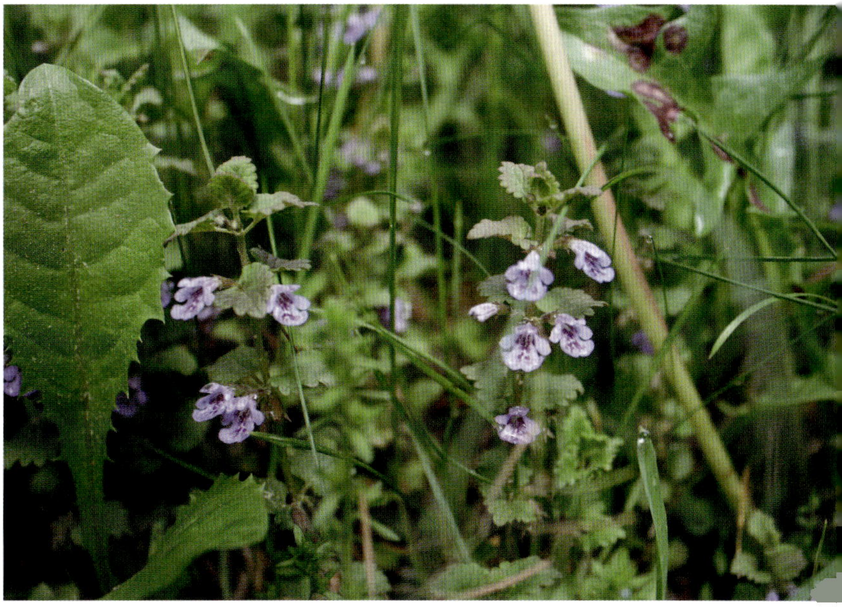

Gundelrebe

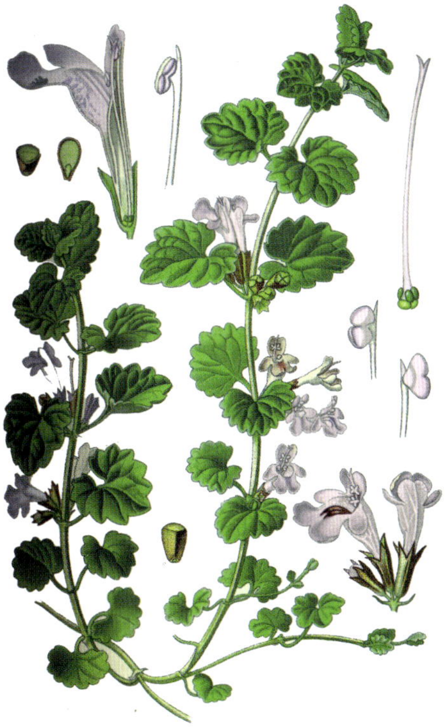

Lateinischer Name:	Glechoma hederacea
Andere Namen:	Gundermann, Erdefeu, Donnerrebe
Pflanzenfamilie:	Lippenblütler (Lamiaceae)
Verwendete Teile:	blühendes, oberirdisches Kraut
Zubereitungsarten:	Tinktur, Tee, Öl, Salbe, Milch, Umschlag, Salz, Küche
Verwendung:	Zauber- und Schutzpflanze, Abwehrstärkung, Erschöpfungszustände, entzündungshemmend, Wunden, unreine Haut, Stoffwechsel, Steigerung der Abwehrkräfte, Nieren- und Blasenschwäche, Erkältung, Gliederschmerzen, Menstruationsbeschwerden, Rheuma, Gicht

Ihre Heilwirkung ist auf Inhaltsstoffe wie Vitamin C, Mineralstoffe, ätherische Öle, Saponinen, Gerbstoffe und Bitterstoffe zurückzuführen.

ZUR GESCHICHTE

Der Name leitet sich wahrscheinlich vom althochdeutschen „Gund" ab, was soviel wie Eiter bedeutet. Der Gundermann war immer eine wichtige Zauber- und Schutzpflanze, um sich vor Krankheiten zu schützen. Die Kühe fütterte man im Frühling mit Gundelrebe, damit sie wieder viel Milch gaben.

Hildegard von Bingen empfahl, sie zur Abwehrstärkung als Gewürz zu verwenden, bei Ohrenrauschen, Bronchialkatarrhen, zur Wundbehandlung und bei Erschöpfungszuständen. *„... dann vertreibt er Krankheiten und er verhindert, dass er überhaupt krank wird."*

Pfarrer Kneipp hielt viel von der Gundelrebe: *„Gundermann, Heil aller Welt."* Er empfahl Gundelrebentee bei Brust- und Magenverschleimung.

IN DER ALPINEN VOLKSHEILKUNDE

Die Gundelrebe wird im Alpenraum innerlich und äußerlich angewandt. Äußerlich wirkt sie entzündungshemmend bei schlecht heilenden Wunden, Verbrennungen und unreiner Haut. Als Ölauszug, Salbe oder Umschlag kommt sie zur Narbenpflege und bei Ekzemen zum Einsatz. Innerlich regt sie den Stoffwechsel an, steigert die Abwehrkräfte, hilft bei Nieren- und Blasenschwäche, Erkältung, Gliederschmerzen, Menstruationsbeschwerden, Rheuma und Gicht. Gegen Letzteres und gegen Erkältung wird in der Volksheilkunde vor allem ein Milchauszug angewandt.

Auch in der Küche kann man die Gundelrebe verwenden. Ein paar Blüten oder Blätter im Salat oder im Kräutertopfen verleihen dem Gericht eine besondere Würze.

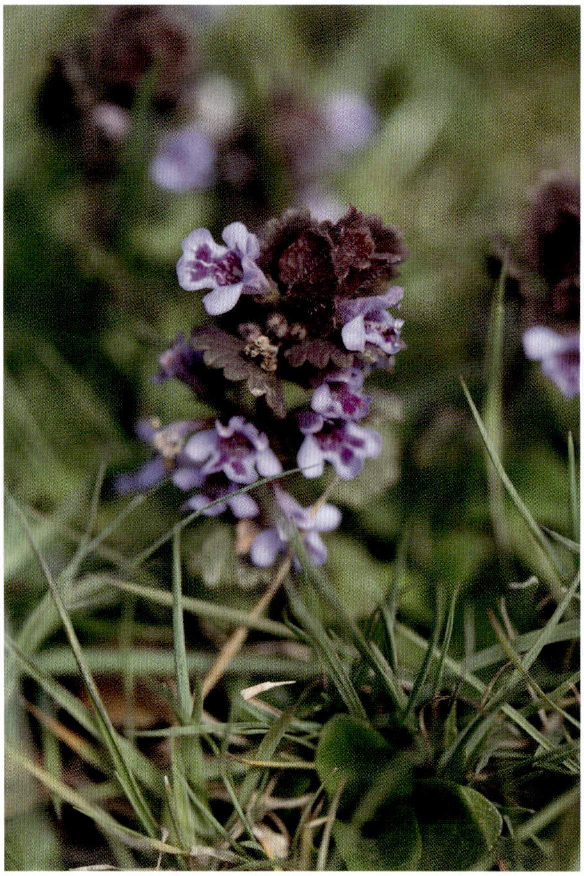

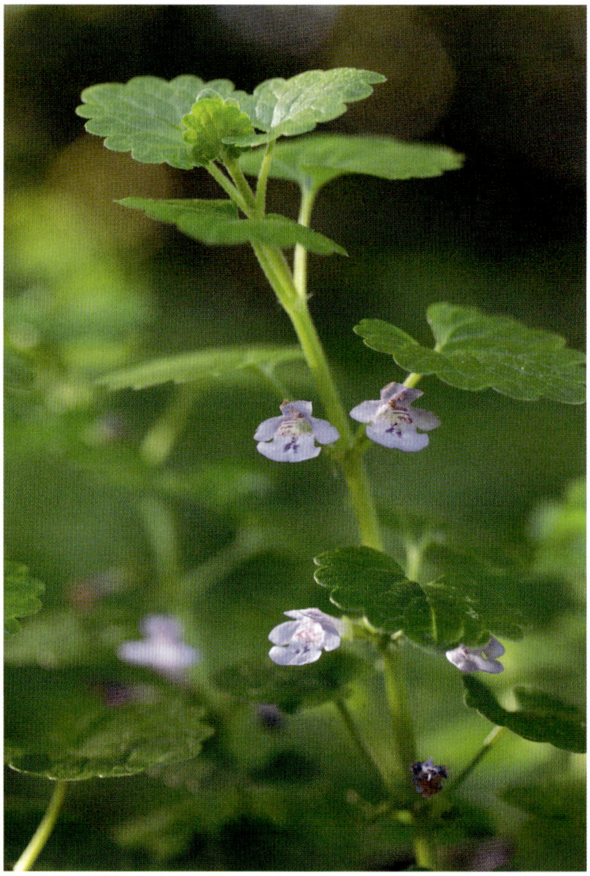

ANWENDUNGEN

Gundelrebentinktur

Frisches Gundelrebenkraut klein schneiden, in ein Glas geben und mit 38%igem Korn bedecken. Glas verschließen und mindestens 4 Wochen darin ausziehen lassen. Abfiltern und in einer dunklen Flasche verwahren. Bei Bedarf bis zu dreimal täglich 10 Tropfen einnehmen.

Gundelrebentee

1 bis 2 Teelöffel getrocknetes Gundelrebenkraut in einer Tasse mit kochendem Wasser übergießen und dann 10 Minuten ziehen lassen. Anschließend abseihen und bei Bedarf täglich 1 bis 3 Tassen davon trinken oder als Umschlag auflegen.

Gundelrebenwundöl

Klein geschnittenes Gundelrebenkraut in ein Glas geben und mit gutem Olivenöl übergießen, bis es bedeckt ist. 2 bis 4 Wochen im Schatten ziehen lassen. Gefäß die ersten vier Tage nur mit einem Baumwolltuch abdecken und erst dann verschließen. Abseihen und in kleine, dunkle Flaschen füllen. Am besten kühl und dunkel lagern.

Gundelreben-Rotöl-Salbe

Gundelrebenölauszug und Johanniskrautöl (Rotöl) 1:1 mischen und mit Bienenwachs (10 %) über dem Wasserbad erwärmen, bis das Bienenwachs geschmolzen ist (nicht über 70 °C erhitzen). In saubere Gläschen abfüllen. **Super zur Narbenpflege!**

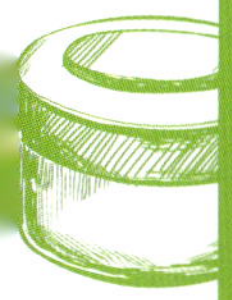

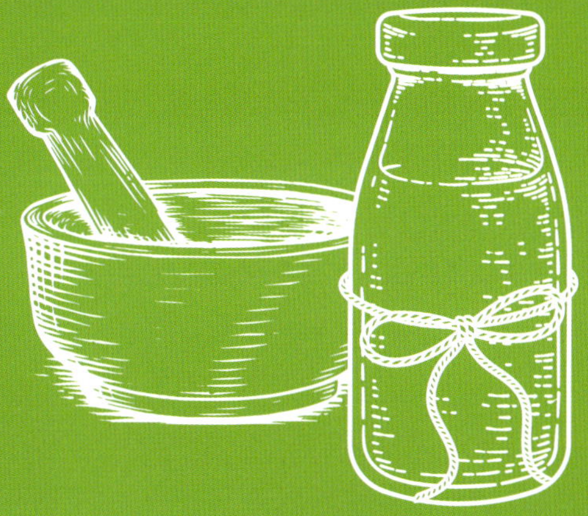

Gundelrebenmilch

3 Teelöffel getrocknetes Gundelrebenkraut in 1/4 l Milch geben, erhitzen und 10 Minuten ziehen lassen. Bis zu 3 Tassen täglich lauwarm trinken.

Gundelrebensalz

Hochwertiges Salz im Mörser mit den frischen, jungen Blättern verreiben. Danach Salz ausbreiten und mit einem Baumwolltuch zugedeckt trocknen lassen, danach wieder zerkleinern. Gundelrebenblüten trocknen lassen und anschließend als Farbtupfer zum getrockneten Salz mischen.

Es gibt sehr viele verschiedene Unterarten der Hauswurz. Die wild wachsenden Hauswurzarten stehen unter Schutz und sollten daher selbst angepflanzt und nicht in freier Natur gesammelt werden! Die häufigste Art ist die Berg-Hauswurz, welche ab 1.500 m zu finden ist. Ihre dicken Blätter dienen dazu, Wasser zu speichern, und so kann sie auch sehr lange ohne Niederschlag auskommen.

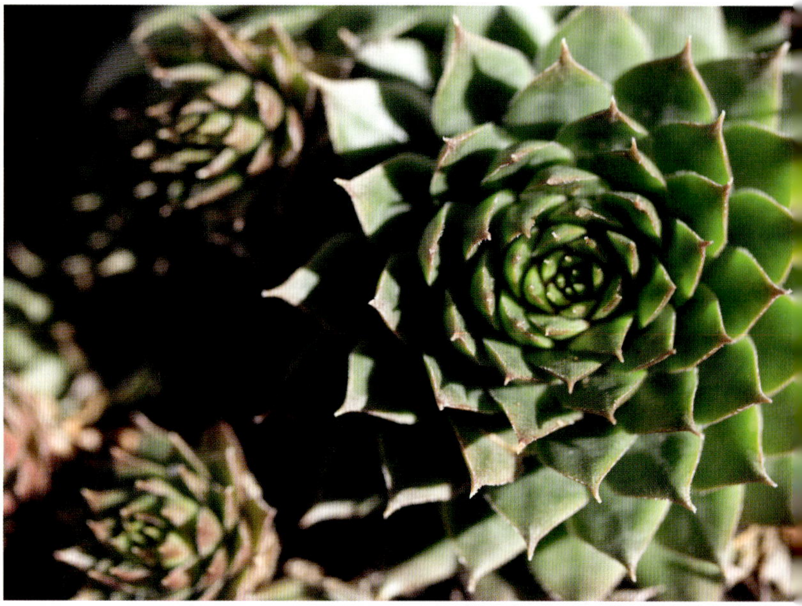

Hauswurz

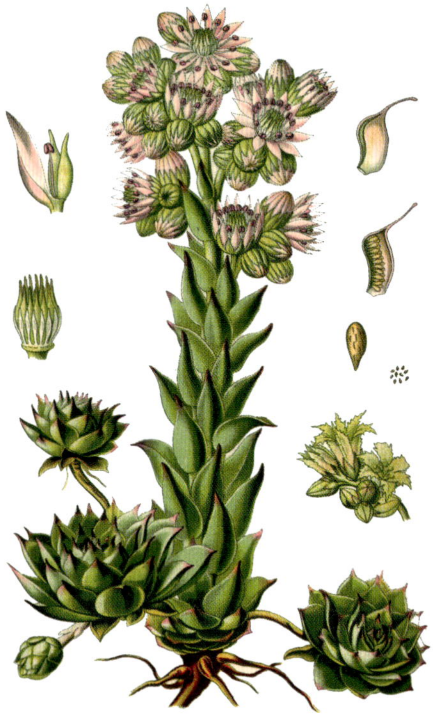

Lateinischer Name:	Sempervivum
Andere Namen:	Dach-Hauswurz, Donnerwurz, Alpen-Hauswurz
Pflanzenfamilie:	Dickblattgewächse (Crassulaceae)
Verwendete Teile:	oberirdisches Kraut
Zubereitungsarten:	Tinktur, Tee, Öl, Salbe, Umschlag
Verwendung:	Schutzpflanze, aphrodisierend, Taubheit, kühlende und wundheilende Wirkung, Insektenstiche, Brandwunden, Ausschläge, rissige Haut, Verstauchungen, Schuppenflechte, Entzündungen der Schleimhäute im Mundbereich, Frauenleiden

Die wild wachsende Hauswurz steht in Österreich unter Naturschutz!

Die Sempervivum ist eine Überlebenskünstlerin und gedeiht selbst auf sehr kargen Böden. „Ewig leben", was ihr Name andeutet, können aber auch die Hauswurzen nicht. Nach 3 bis 5 Jahren blüht die Hauswurz und das tut sie nur einmal in ihrem Leben. Sie bildet ca. 10 cm hohe, rote, sternförmige Blüten aus. Danach stirbt sie.

ZUR GESCHICHTE

Die Hauswurz gilt auch als Schutzpflanze gegen Feuer und so wurde sie gerne für verschiedene Schutzzauber vor Unwettern verwendet und auch auf Dächern angepflanzt, um vor Blitzen zu schützen. Unter Karl dem Großen (8./9. Jh.) gab es sogar eine Anordnung, Hauswurz als Blitzschutz auf dem Dach anzubringen. Gemeinsam mit geweihten Kräutern aus dem Kräuterbuschen wurde sie zum Schutz verräuchert. Auf Viehställe gepflanzt, sollte die Hauswurz außerdem die Tiere vor Seuchen bewahren. *„Wer edle Hauswurz hält in Ehren, kann wohl manchem Übel wehren!"* (Alraunchens Kräuterbuch, 1883)

Hildegard von Bingen empfahl die Hauswurz für Mann und Frau, um den Sexualtrieb anzuregen. Bei Zeugungsunfähigkeit schlug Hildegard dem Mann folgendes Rezept vor: *„Hauswurz in Ziegenmilch eingelegen, darin zu kochen und danach einige Eier hinzuzufügen und das drei Tage lang essen."* Bei Taubheit empfahl Hildegard, Hauswurzsaft zusammen mit Muttermilch ins Ohr zu träufeln.

Paracelsus bediente sich der kühlenden Wirkung der Hauswurz und verwendete sie als Bestandteil seiner Brandsalbe.

Auch von der heilkundigen Philippine Welser gibt es ein Rezept für eine Wundsalbe, welche Hauswurz, Arnika und Lärchenpech enthält. Die wundheilende Wirkung lässt sich auf die enthaltenen Gerbstoffe und Schleimstoffe zurückführen.

Da die Pflanze früher oft bei Frauenleiden eingesetzt wurde, war es, wenn viele Hauswurzen auf einem Dach wuchsen, ein gutes Zeichen dafür, dass die Frauen in diesem Haus gesund waren, weil wenig von der heilsamen Pflanze für medizinische Zwecke gepflückt worden war.

IN DER ALPINEN VOLKSHEILKUNDE

Die vorrangige Anwendung in den Alpen zielt auf die kühlende und wundheilende Wirkung der Hauswurz ab. Man nennt diese auch oft Aloe vera der Alpen. Die Blätter werden frisch gepflückt und der Saft direkt auf die betroffene Stelle aufgetragen. Dieses Hauswurzgel steht das ganze Jahr zur Verfügung und hilft bei Insektenstichen, Brandwunden, Ausschlägen, Sonnenbrand und rissiger Haut. Außerdem ist das Gel durch die kühlende Wirkung sehr nützlich bei Verstauchungen. Auch bei Schuppenflechte soll das Gel der frischen Blätter gut helfen.

Innerlich als Tee angewandt, hilft die Hauswurz gegen Brechreiz, aber auch bei beginnender Angina und Entzündungen der Schleimhäute im Mundbereich.

Man ist gut beraten, in seiner Nähe Hauswurzen zu pflanzen, denn schließlich hilft sie bei vielen Leiden und ist das ganze Jahr über verfügbar.

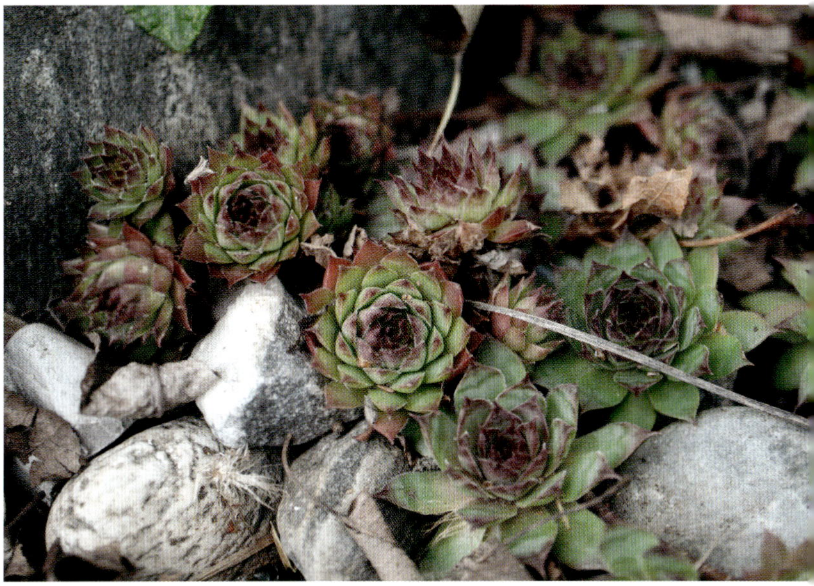

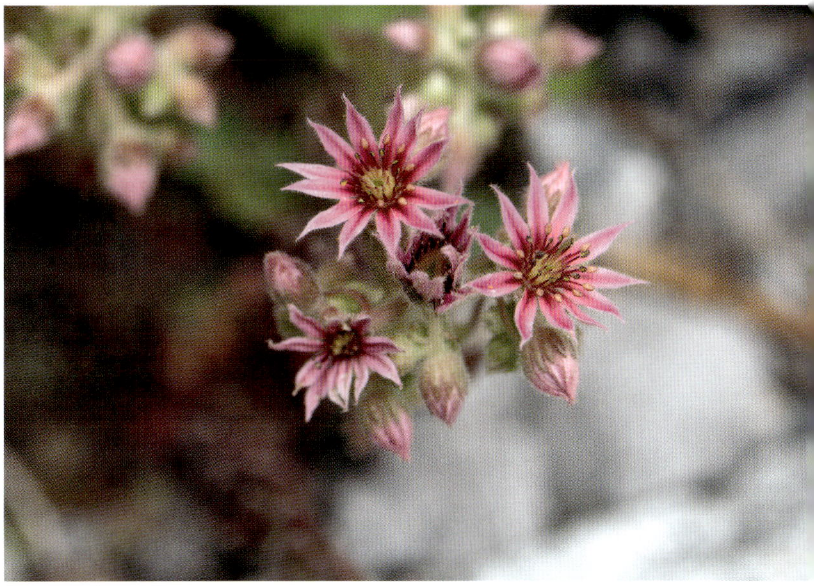

ANWENDUNGEN

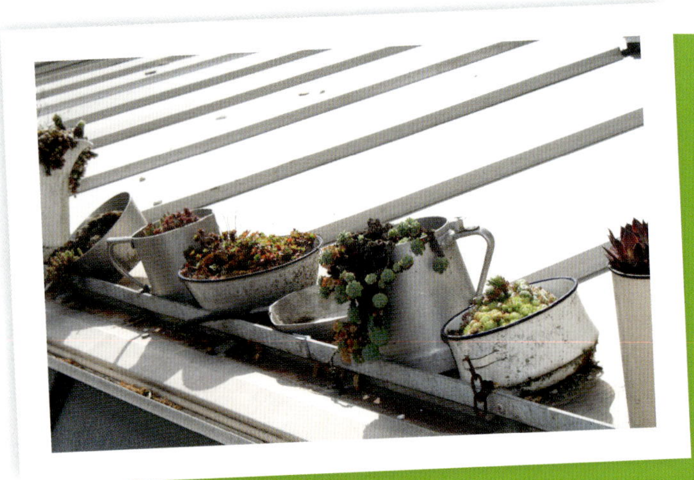

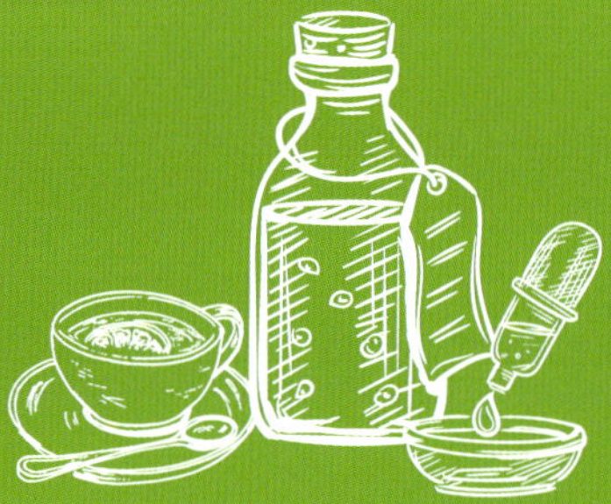

Hauswurztinktur

Frisches Hauswurzkraut klein schneiden, in ein Glas geben und mit 38%igem Korn bedecken. Glas verschließen und mindestens 4 Wochen darin ausziehen lassen. Abfiltern und in einer dunklen Flasche verwahren. Bei Bedarf bis zu dreimal täglich 10 Tropfen einnehmen oder äußerlich auftragen.

Hauswurzöl

Klein geschnittene Hauswurz in ein Glas geben und mit gutem Olivenöl übergießen, bis sie bedeckt ist. 2 bis 4 Wochen im Schatten ziehen lassen. Gefäß die ersten vier Tage nur mit einem Baumwolltuch abdecken und erst dann verschließen. Abseihen und in kleine, dunkle Flaschen füllen. Am besten kühl und dunkel lagern.

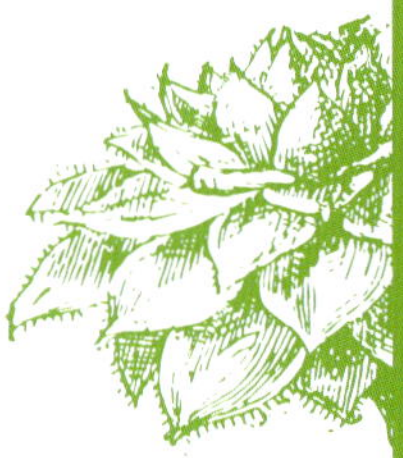

Hauswurzsalbe

Hauswurzöl mit Bienenwachs (10 %) sanft über dem Wasserbad erwärmen (max. 70 °C). Wenn das Wachs geschmolzen ist, kaltrühren, ein paar Tropfen ätherisches Lavendelöl dazugeben, in Döschen abfüllen und fertig ist die wunderbare Salbe.

Hauswurzsalbe (nach Pfarrer Kneipp)

Bei Quetschungen anzuwenden. Die Blätter der Hauswurz werden gestoßen und mit Schweinefett gekocht, aber nicht länger, als bis der Saft herausgekocht ist. Nach dem Erkalten wird die Salbe aufgetragen. Sie kühlt und heilt.

Hauswurzumschlag (nach Philippine Welser)

+ 2 Hauswurzen
+ 12 Spitzwegerichblätter

Beides zu einem Brei verarbeiten und mit je 200 ml Rosenhydrolat und Essig vermengen. Durch ein Tuch seihen, einen Umschlag mit der Flüssigkeit tränken und bei Fieber dem Kind auflegen.

Hauswurzwundsalbe (nach Philippine Welser)

+ 1 Hauswurz
+ 1 Handvoll Arnikablüten
+ 250 ml Olivenöl
+ 20 g Bienenwachs
+ 1 EL Lärchenpech

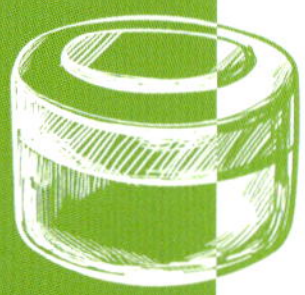

Die klein geschnittene Hauswurz und die Arnikablüten in Olivenöl leicht erwärmen und ca. eine Stunde ausziehen lassen. Anschließend abseihen und das Bienenwachs und das Lärchenpech zum Olivenöl geben und schmelzen lassen. Nicht über 70 °C erhitzen! Abfüllen, abkühlen lassen und erst dann zuschrauben.

Heublumen enthalten mehr als 100 Pflanzensorten in Form von Blütenteilen, Samen, kleineren Blatt- und Stängelstücken und fast ebenso viele Wirkstoffe. Sie bestehen vor allem aus verschiedenen Gräsern. Als Heublumen wird das bezeichnet, was nach der Trocknung auf dem Stadelboden liegen bleibt.

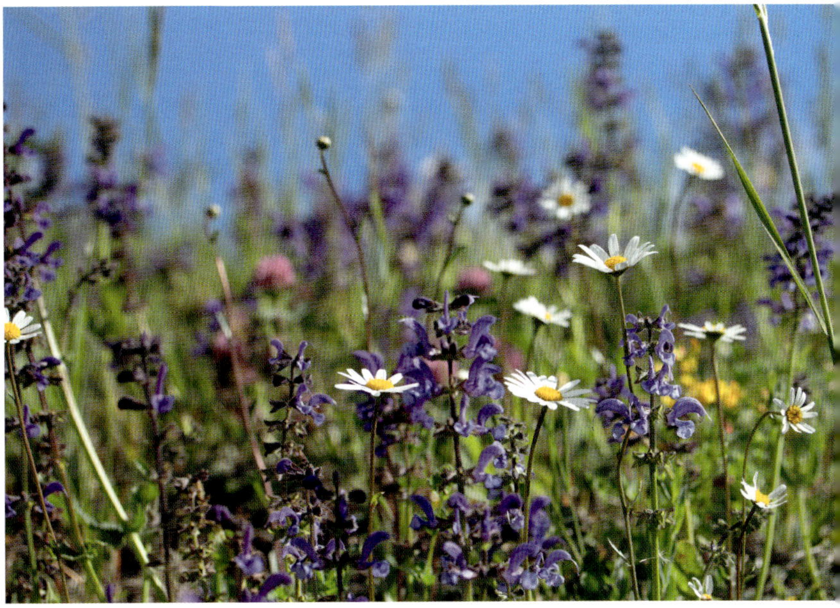

Heublumen

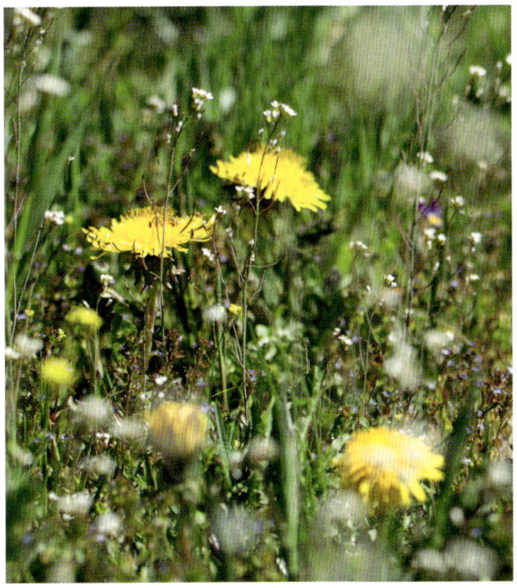

Lateinischer Name:	Flores graminis
Andere Namen:	Grasblüten, Miete
Pflanzenfamilie:	–
Verwendete Teile:	blühendes, oberirdisches Kraut
Zubereitungsarten:	Tinktur, Bad, Salz, Gelee, Sirup, Auflage, Wickel, Salbe
Verwendung:	Muskelkrämpfe, Bindegewebe, Durchblutungsförderung, Abwehrsteigerung, Brustentzündung, Hauterkrankungen, Schmerzlinderung, Ohren-, Zahn- und Kopfschmerzen, Entspannung, Erkältungskrankheiten, Fieber, Rheuma, Gelenkentzündungen, Wechseljahrbeschwerden, Stoffwechsel

Diese enthalten in unterschiedlichen Mengen Flavonoide, Gerbstoffe, ätherisches Öl, Cumarine und Furanocumarine.

ZUR GESCHICHTE

Pfarrer Sebastian Kneipp (1821–1897) nutzte die Heublumen für seine Therapien bei Muskelkrämpfen, für das Bindegewebe, zur Durchblutungsförderung und zur Abwehrsteigerung. Er wandte sie hauptsächlich als Auflagen, Bäder und Wickel an und schrieb dazu: *„Die Heublumen müssen viel mehr von solchem Grase genommen werden, welches möglichst viele verschiedene Kräuter enthält, [...] also von trockenen Wiesen oder noch besser von Höhen-, Gebirgs- und Alpenwiesen."*

IN DER ALPINEN VOLKSHEILKUNDE

Heubäder haben in den Alpen eine lange Tradition. Melchior Miersperger empfahl Heublumen, wenn die Brust entzündet war und keine Milch gab, zusammen mit Kamille und Beifuß, als Kompresse oder indem die Brust über den Dampf gehalten wird. Im Zillertal werden Heublumen, auch Miete genannt, angeröstet, in Säckchen gegeben und bei Ohrenschmerzen aufgelegt. Auch bei Hauterkrankungen werden Auflagen aus Heublumentee oder Milchauszügen empfohlen.

Die Heublumen können für Umschläge, Auflagen und Bäder zur Schmerzlinderung, Beruhigung und Entspannung bei verkrampften Muskeln und zur Durchblutungssteigerung verwendet werden. Heublumenbäder, -wickel und -umschläge stärken die Abwehrkräfte und können bei Erkältungskrankheiten und Fieber sowie bei Rheuma helfen. Sie wirken auch bei Gelenkentzündungen und Wechseljahrbeschwerden. Bei Ohren-, Zahn- und Kopfschmerzen werden ebenfalls Heudampfbäder angewandt.

Heublumenwickel speichern Wärme gut und regen dadurch die Durchblutung und den Kreislauf an. Durch Erwärmen geben die Heublumen außerdem ihre vielfältigen Wirkstoffe und ätherischen Öle ab. Diese wirken sehr entspannend auf Körper und Geist. Außerdem bringen sie den Stoffwechsel in Schwung und verbessern die Struktur des Bindegewebes.

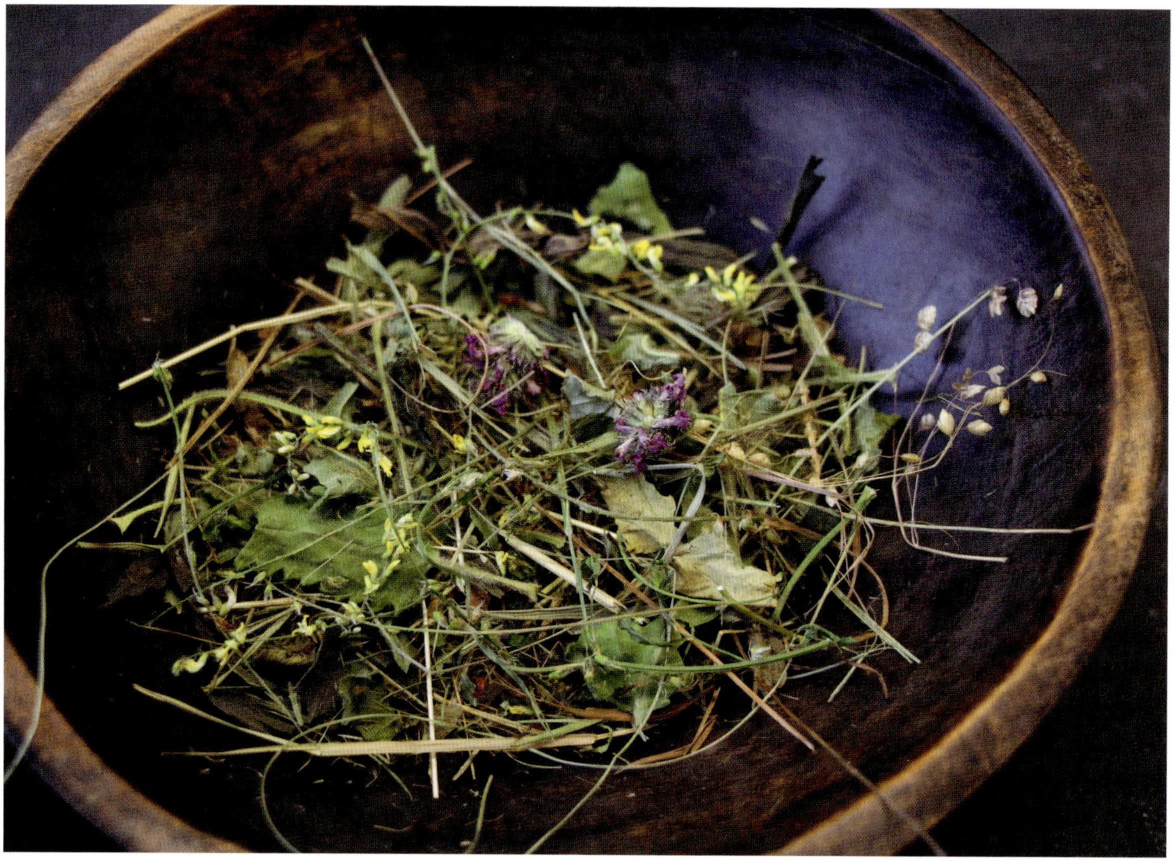

ANWENDUNGEN

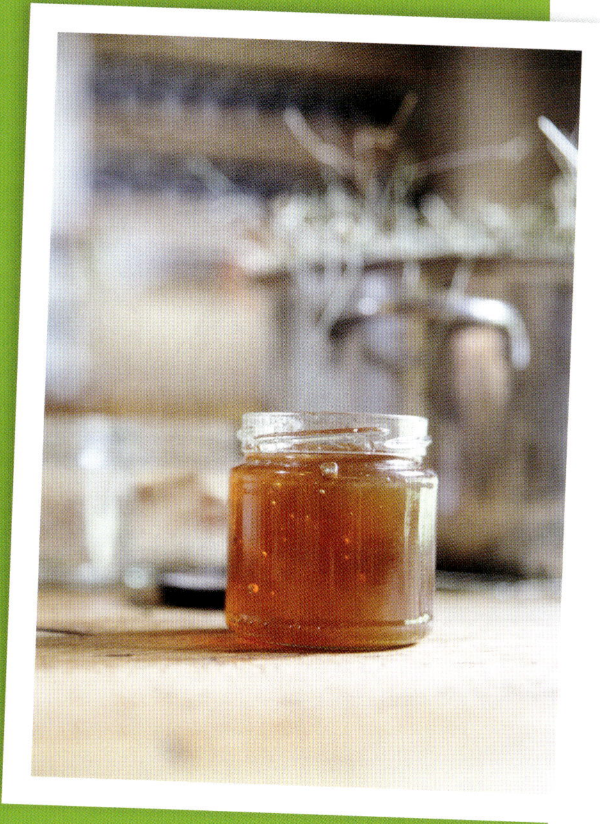

Heublumentinktur

Heublumen klein schneiden, in ein Glas geben und mit 38%igem Korn bedecken. Glas verschließen und mindestens 4 Wochen darin ausziehen lassen. Abfiltern und in einer dunklen Flasche verwahren. Bei Bedarf bis zu dreimal täglich 10 Tropfen einnehmen oder damit einreiben.

Heublumensackerl

Ein Baumwoll- oder Leinensackerl mit Heublumen füllen und über Dampf erwärmen. Diese Säcke können an jeder Körperstelle angebracht werden und wirken dort bis in die Tiefe. So lange auflegen, bis es nicht mehr warm ist (ca. 30 bis 45 Minuten) und danach ca. 30 Minuten, am besten im warmen Bett, ruhen.

Heublumenbad

Ca. 1 kg Heublumen mit 5 l Wasser erhitzen und ca. 20 Minuten zugedeckt ziehen lassen. Abseihen und den Sud zum Bad geben. Nicht länger als 15 Minuten darin baden. Im Zillertal wurde das Heublumenbad auch bei Blutvergiftung angewandt.

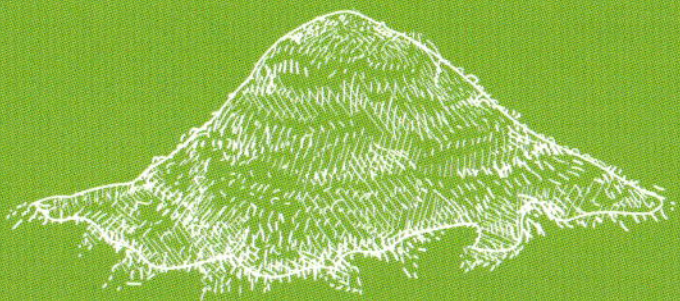

Heublumensalz

Naturbelassenes Salz mit Heublumen im Mörser oder in einer kleinen Küchenmaschine miteinander verreiben. Dunkel lagern und damit zum Beispiel Fleisch würzen.

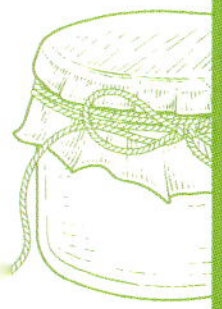

Heublumengelee

300 g Heublumen in 1 l Apfelsaft 10 Minuten aufkochen. Abseihen und die Flüssigkeit abmessen. Zu 0,7 l Flüssigkeit 500 g Gelierzucker 2:1 und etwas Zitronensaft dazugeben und ca. 7 Minuten köcheln lassen. Gelierprobe machen und heiß in saubere Gläser abfüllen. Sofort verschließen. Schmeckt toll zu Käse.

Heublumensirup

+ 2 Handvoll Heublumen
+ 500 ml Wasser
+ 500 g Rohrzucker

Heublumen mit heißem Wasser übergießen und über Nacht ausziehen lassen. Am nächsten Tag abseihen und die Flüssigkeit mit dem Rohrzucker für ca. 30 Minuten bei geringer Hitze zu Sirup einkochen. Heiß in saubere Flaschen füllen, verschließen und auskühlen lassen. 1:10 verdünnt mit Wasser genießen.

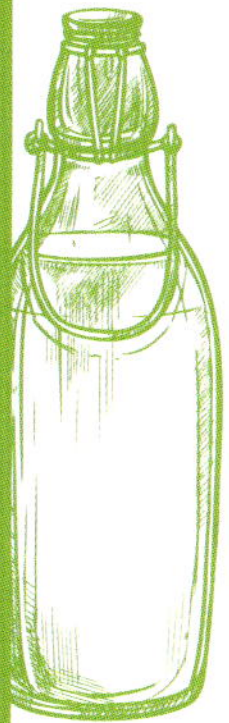

Miete-Auflage (aus dem Zillertal)

Heublumen in einer Pfanne ohne Fett anrösten und heiß in kleine Baumwollsackerl füllen, gegen Ohrenschmerzen auf die Ohren auflegen und festbinden. Das soll auch bei Zahnschmerzen helfen.

Heublumenwickel (aus dem Zillertal)

Tuch in heißem Heublumensud tränken und bei Rippenfellentzündung, Magenbeschwerden, Rheuma, Ischias oder Gicht auflegen.

Die Echte Schlüsselblume gehört zu den Primeln und wird bis zu 25 cm hoch. Sie blüht im Frühling gelb und ihr Blütenstand hat Ähnlichkeit mit einem Schlüsselbund, daher kommt wohl der Name. Die Echte Schlüsselblume (Primula veris) unterscheidet sich von der Hohen (Primula elatior) vor allem durch die kräftige dottergelbe Farbe und den orangen Fleck in der Blüte.

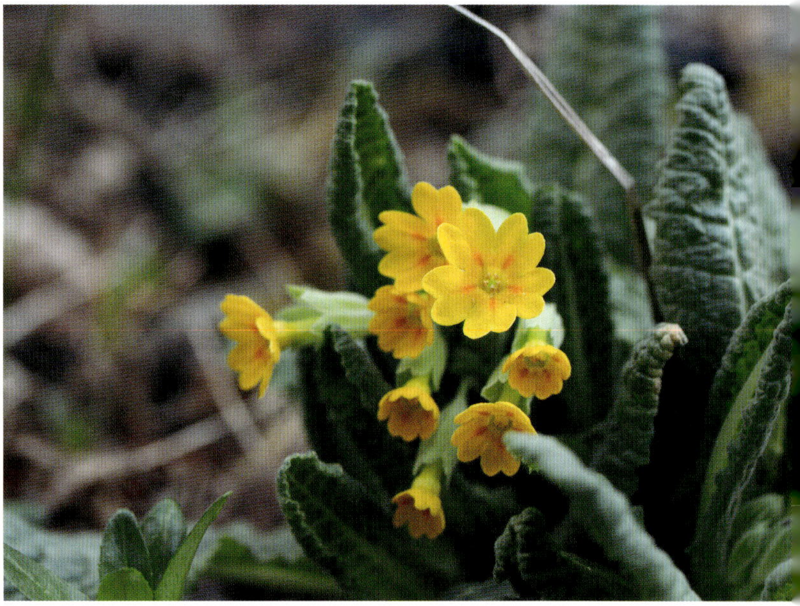

Himmelschlüssel

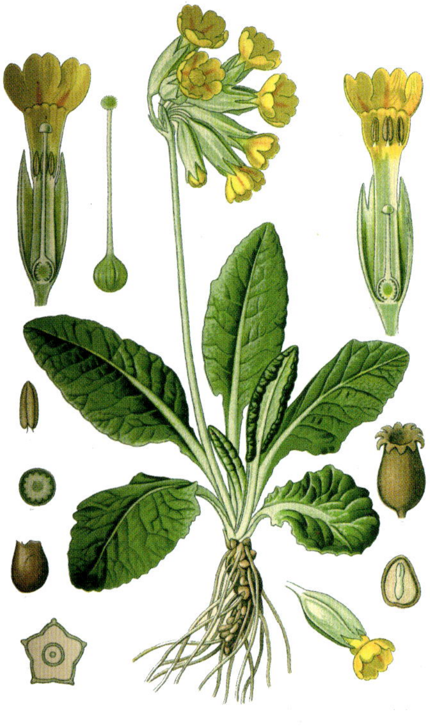

Lateinischer Name:	Primula veris
Andere Namen:	Schlüsselblume, Wiesen-Schlüsselblume, Arznei-Schlüsselblume, Kraftblüml
Pflanzenfamilie:	Primelgewächse (Primulaceae)
Verwendete Teile:	blühendes, oberirdisches Kraut
Zubereitungsarten:	Tinktur, Tee, Likör, Wein, Sirup
Verwendung:	Depressionen, Schlaganfall, blutreinigend, Nerven, Rheuma, Husten

Da beide Schlüsselblumenarten in den Alpen durch Nutzungsintensivierung rückläufig sind, ist es zum Beispiel in Tirol verboten, wild nach Wurzeln zu graben oder mehr als einen Handstrauß zu pflücken.

ZUR GESCHICHTE

Hildegard von Bingen empfahl die Schlüsselblume bei Depressionen: *„Himmelschlüssel hat alle Kraft der Sonne in sich und wenn ein Mensch so traurig ist, so binde er sich das Kraut auf sein Herz ...“*

Im Mittelalter wurde sie angewandt, wenn jemand einen Schlaganfall hatte, um denjenigen wieder zu stärken. Sie galt als blutreinigend und gut für die Nerven.

Kräuterpfarrer Künzel schrieb zur Schlüsselblume: *„Blumen und Blüten werden mit aller Substanz zerhackt und gebrannt. Das Wasser zu Tag zweimal jedes mal 2 Loth getrunken erwärmet den kalten Magen und kühle Leber. Die Blümchen mit Wein besprengt und Wasser daraus gebrannt vertreibt Flecken im Gesicht.“* (1 Loth entspricht 15,6 bis 16,6 g). Außerdem empfahl er Schlüsselblumenlikör gegen Rheumaschmerzen.

Das grundlegende Prinzip der Medizin ist die Liebe.

Paracelsus

IN DER ALPINEN VOLKSHEILKUNDE

In den Alpen kommt vor allem das blühende Kraut zum Einsatz und ist dort ein wichtiges Hustenmittel. Man bereitet Tee und Sirup aus der Himmelschlüssel zu. Diese hustenstillende Wirkung ist auf die darin enthaltenen Saponine zurückzuführen.

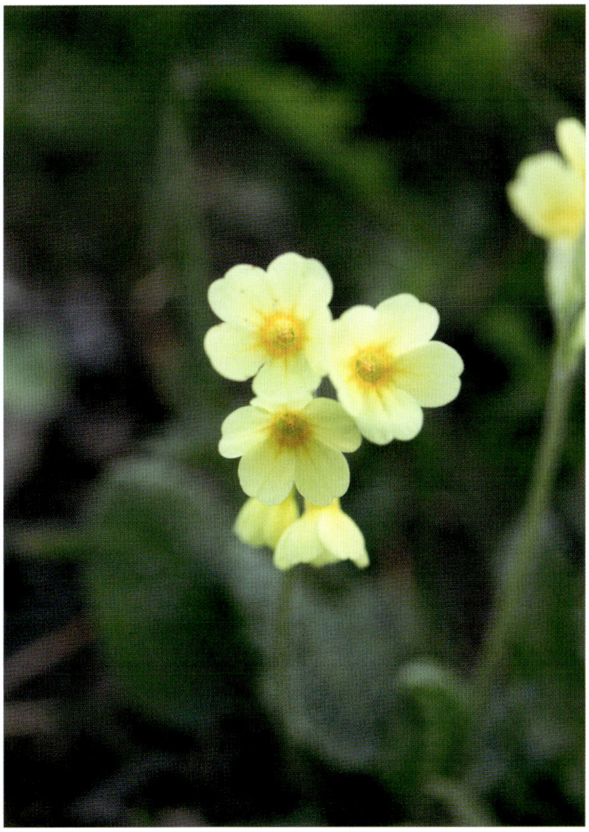

Primula elatior

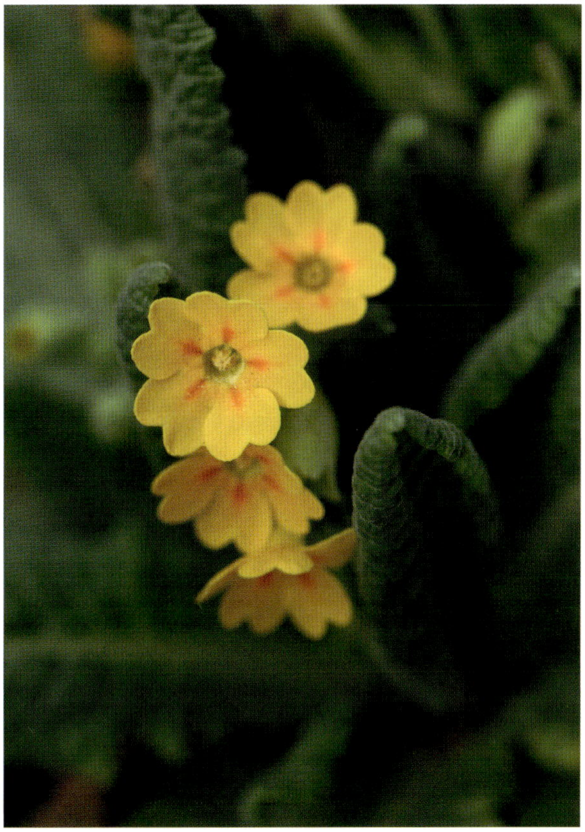

Primula veris

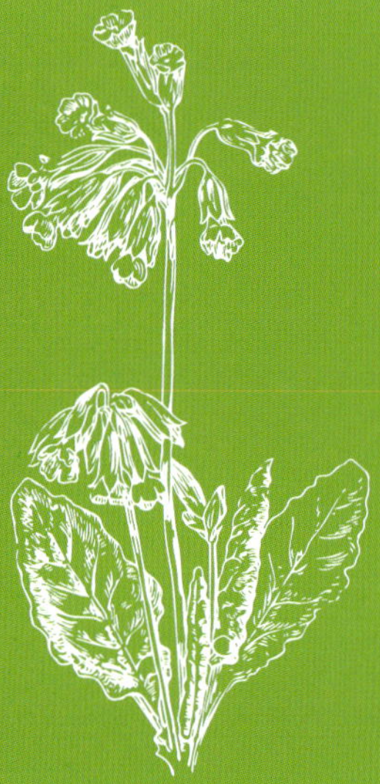

Himmelschlüsseltinktur
Frisches Himmelschlüsselkraut und Blüten klein schneiden, in ein Glas geben und mit 38%igem Korn bedecken. Glas verschließen und mindestens 4 Wochen darin ausziehen lassen. Abfiltern und in einer dunklen Flasche verwahren. Bei Bedarf bis zu dreimal täglich 10 Tropfen einnehmen.

Himmelschlüssellikör
Frisches Himmelschlüsselkraut und -blüten klein schneiden und in einem großen Glas mit 38%igem Korn übergießen, sodass alles bedeckt ist. Ca. 4 Wochen stehenlassen und dann abseihen. Wer mag, kann die letzten paar Tage noch eine Zimtstange und Nelken hinzufügen. Nach Geschmack mit Zucker und Wasser verdünnen, bis es schmeckt. Abfüllen und genießen.

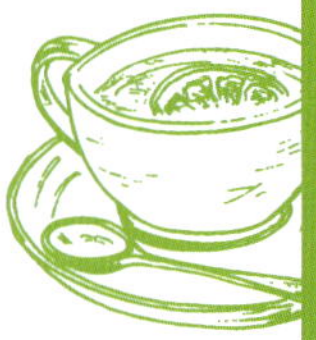

Himmelschlüsseltee
1 bis 2 Teelöffel getrocknetes Schlüsselblumenkraut in einer Tasse mit kochendem Wasser übergießen und dann 7 Minuten ziehen lassen. Anschließend abseihen und bei Bedarf davon 1 bis 3 Tassen täglich trinken oder als Umschlag auflegen.

Schleimlösender Hustentee
Getrocknetes Thymiankraut, Himmelschlüsselkraut und -blüten zu gleichen Teilen vermengen. 1 bis 2 Teelöffel dieser Mischung in einer Tasse mit kochendem Wasser übergießen und dann 7 Minuten ziehen lassen. Anschließend abseihen und bei Bedarf täglich 1 bis 3 Tassen davon trinken.

Himmelschlüsselwein
2 Handvoll klein geschnittenes Himmelschlüsselkraut und -blüten mit 0,7 l gutem Weißwein übergießen und leicht erhitzen. Dann 2 Wochen stehen lassen. Abseihen und morgens und abends ein Stamperl trinken.
Hilft gegen Schlaganfall, Gicht und Spannungskopfschmerz.

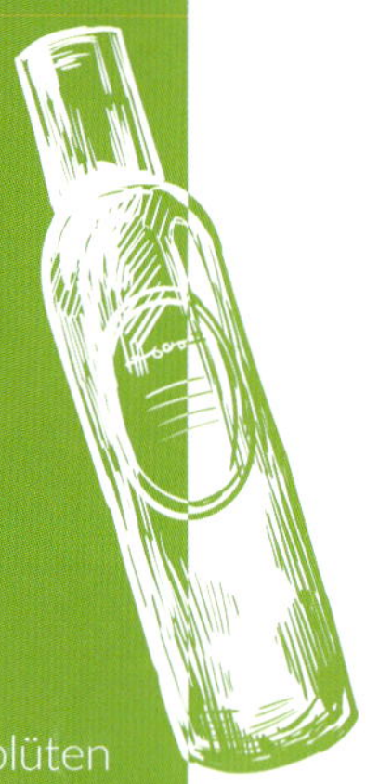

Himmelschlüsselsirup
+ 2 Handvoll Himmelschlüsselkraut und -blüten
+ 500 ml Wasser
+ 500 g Rohrzucker

Himmelschlüsselkraut und -blüten mit heißem Wasser übergießen und über Nacht ausziehen lassen. Am nächsten Tag abseihen und die Flüssigkeit mit dem Rohrzucker für ca. 30 Minuten bei geringer Hitze zu Sirup einkochen. Heiß in saubere Flaschen füllen, verschließen und auskühlen lassen. 1:10 verdünnt mit Wasser genießen.

Hustentee (aus dem Zillertal)
siehe Huflattich

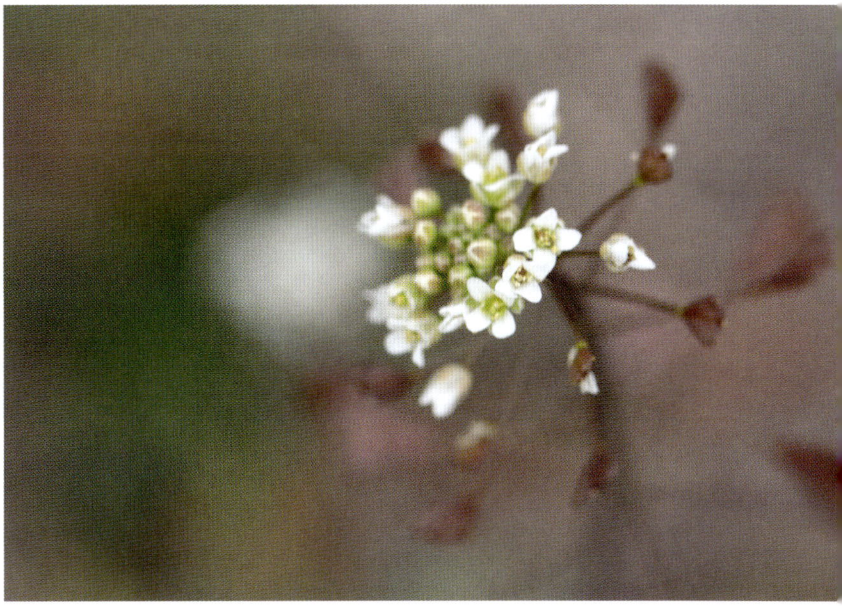

Das Hirtentäschel ist ein Kreuzblütler und blüht weiß von Mai bis Oktober; seine Schötchen sind herzförmig. Diese Form erinnert an die Taschen von Hirten. Die Pflanze stellt keine besonderen Ansprüche an den Standort und ist deshalb häufig zu finden.

Hirtentäschel

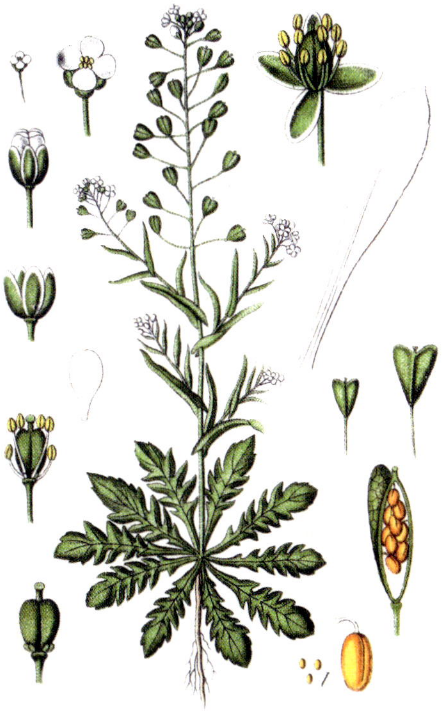

Lateinischer Name:	Capsella bursa-pastoris
Andere Namen:	Blutkraut, Bauernsenf, Täschlkraut
Pflanzenfamilie:	Kreuzblütler (Brassicaceae)
Verwendete Teile:	blühendes, oberirdisches Kraut
Zubereitungsarten:	Tinktur, Tee, Umschlag, Bad, Küche
Verwendung:	Blutstillung, Halsgeschwüre, eiternde Ohren, starke Regelblutung, Magenblutungen, Blutungshemmung nach der Geburt, Verletzungen, Juckreiz, Nasenbluten, Milchfluss, Wechseljahrbeschwerden, vorzeitiger Samenerguss

Nicht in der Schwangerschaft anwenden, da es vorzeitige Wehen auslösen kann.

ZUR GESCHICHTE

Schon für Hippokrates war das Hirtentäschel ein sehr wichtiges Kraut zur Blutstillung. Hildegard von Bingen empfahl dieses gegen Halsgeschwüre und eiternde Ohren: *„Wird das Kraut gesotten und damit öfter gegurgelt, so heilt es vielerlei Halsgeschwüre. Zerstoße das Kraut und seihe den Saft daraus, sodann gebe den Saft in die eiternden Ohren …“*

IN DER ALPINEN VOLKSHEILKUNDE

Das Hirtentäschel wird traditionell als blutstillendes Mittel eingesetzt, zum Bespiel bei Nasenbluten, starker Regelblutung, Magenblutungen und zur Blutungshemmung nach der Geburt. Auch äußerlich kann es als Umschlag bei Verletzungen oder als juckreizlinderndes Bad gute Dienste leisten. Das Hirtentäschel ist ein traditionelles Mittel, um den Milchfluss nach der Geburt anzuregen.

In den Wechseljahren wird das Hirtentäschel eingesetzt, um die Beschwerden zu lindern, und kann als Kur über die gesamte Zeit des Klimakteriums als Tee getrunken werden. Den Tee nie länger als drei Wochen anwenden und dann wieder einige Wochen pausieren.

Bei vorzeitigem Samenerguss kann auch eine Kur mit Hirtentäschel versucht werden.

Als Wildkraut finden die zarten Blätter Verwendung in der Küche in Salat, Suppe oder Smoothie. Das Hirtentäschel regt in dieser Verwendung die Darmtätigkeit an. Die Schoten und die reifen Samen schmecken pfeffrig, nussig und eignen sich gut als Gewürz.

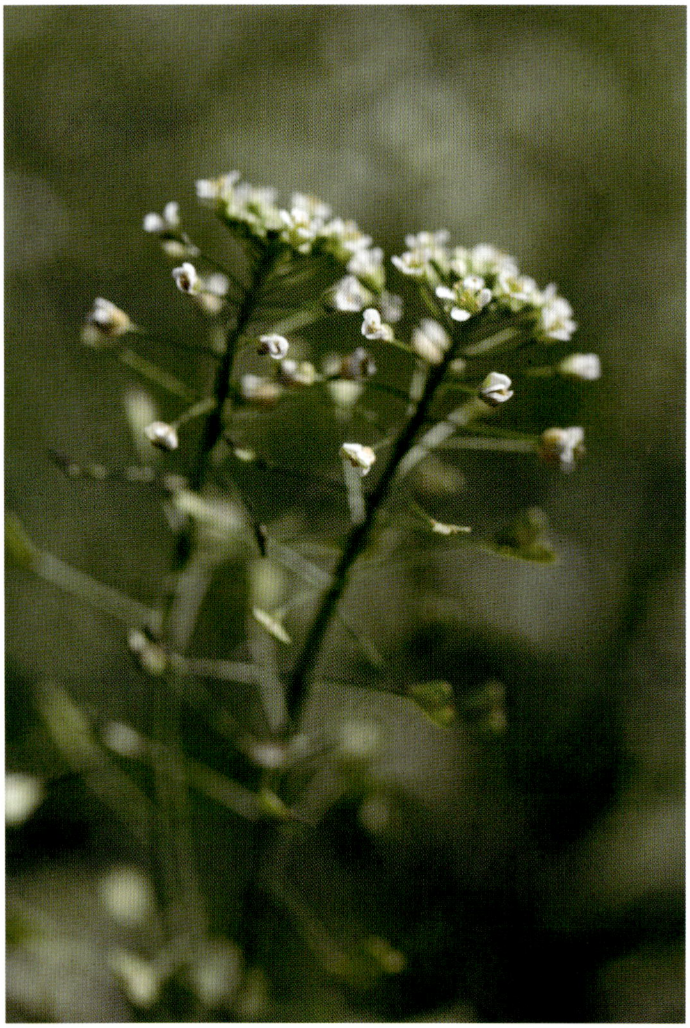

ANWENDUNGEN

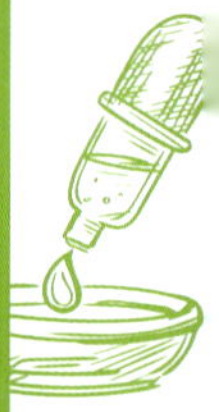

Hirtentäscheltinktur

Frisches Hirtentäschelkraut klein schneiden, in ein Glas geben und mit 38%igem Korn bedecken. Glas verschließen und mindestens 4 Wochen darin ausziehen lassen. Abfiltern und in einer dunklen Flasche verwahren. Bei Bedarf bis zu dreimal täglich 10 Tropfen einnehmen.

Hirtentäscheltee

1 bis 2 Teelöffel getrocknetes Hirtentäschelkraut in einer Tasse mit kochendem Wasser übergießen und dann 10 Minuten ziehen lassen. Anschließend abseihen und bei Bedarf täglich 1 bis 3 Tassen davon trinken oder als Umschlag auflegen.

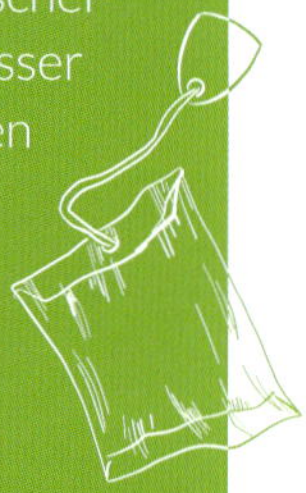

Wechseljahrtee

Getrocknetes Hirtentäschelkraut, Frauenmantel, Rotkleeblüten, Melissenblätter, Kamillenblüten, Lavendelblüten, Salbeiblätter und Schafgarbenkraut zu gleichen Teilen vermengen. 1 bis 2 Teelöffel dieser Mischung in einer Tasse mit kochendem Wasser übergießen und dann 7 Minuten ziehen lassen. Anschließend abseihen und bei Bedarf 1 bis 3 Tassen täglich trinken.

Der Schmetterlingsblütler ist eine ausdauernde Pflanze, die bis zu 2 m hoch werden kann. Er wächst gerne an sonnigen Wegrändern, Parkplätzen und Schotterplätzen. Er blüht von Juni bis September gelb.

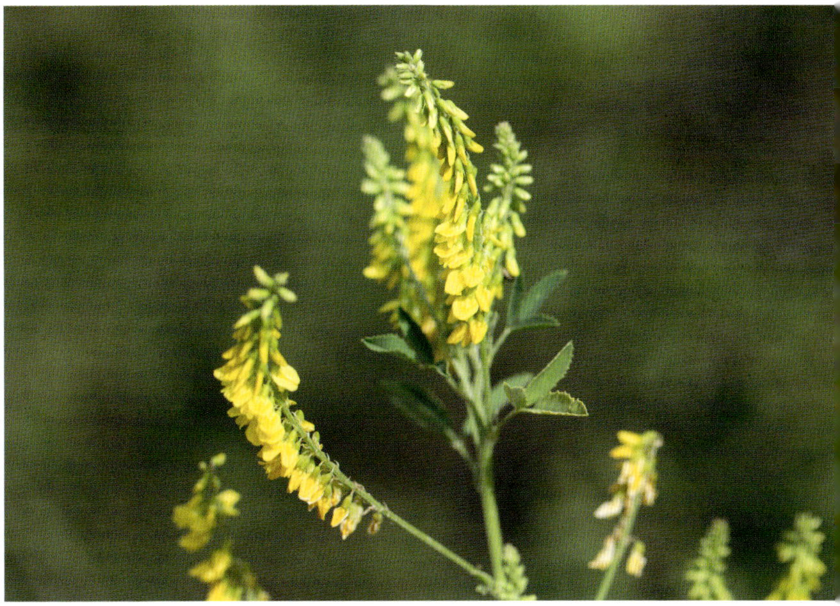

Honigklee

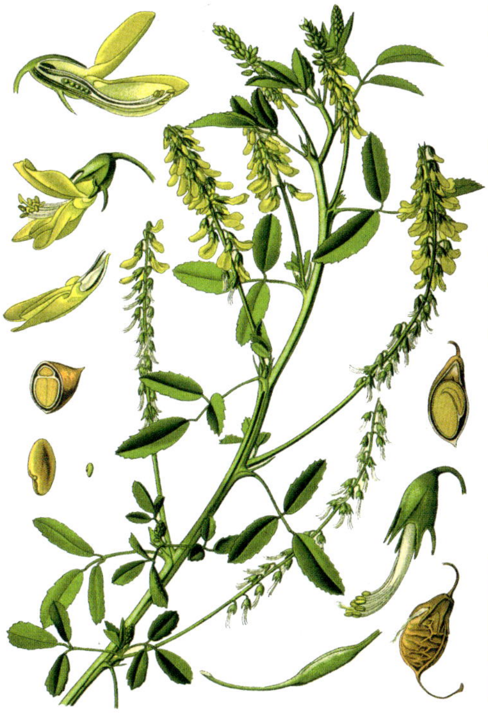

Lateinischer Name:	Melilotus officinalis
Andere Namen:	Gelber Steinklee, Schabenkraut, Mottenklee
Pflanzenfamilie:	Hülsenfrüchtler (Fabaceae)
Verwendete Teile:	blühendes, oberirdisches Kraut
Zubereitungsarten:	Tinktur, Tee, Öl, Salbe, Umschlag, Gel, Bad, Sackerl, Kosmetik, Räuchermittel
Verwendung:	Haut- und Nagelpilz, Wunden, Rheuma, Magengeschwüre, Fieber, Ohren- und Kopfschmerzen, Durchblutung, Venen, blutverdünnend, Wadenkrämpfe, Juckreiz, Prellungen, Blutergüsse

Von Menschen, die blutverdünnende Medikamente einnehmen, oder in der Schwangerschaft und Stillzeit sollte der Steinklee nicht angewandt werden!

Sein besonderer Duft entwickelt sich erst beim Trocknen und ist auf die enthaltenen Cumarine zurückzuführen. Sein lateinischer Name kommt vom Griechischen *meli*, was Honig bedeutet und auf seine nektarreichen Blüten hinweist.

ZUR GESCHICHTE

Bereits in der Antike wurde der Honigklee vor allem äußerlich gegen Haut- und Nagelpilz, zur Wundheilung und bei Rheuma verwendet. Innerlich bei Magengeschwüren und gegen Fieber.

Hildegard von Bingen empfahl das Kraut gegen Ohrenschmerzen und Kopfschmerzen: *„… Saft von Steinkleeblumen, warm in die Ohren geträufelt, nimmt den Schmerz aus ihnen. Mit Essig und Rosenöl vermengt und übergeschlagen, mildert er das Kopfweh.“*

IN DER ALPINEN VOLKSHEILKUNDE

Verwendet wird der Honigklee vor allem für die bessere Durchblutung, er pflegt die Venen, wirkt blutverdünnend und hilft bei Krampfadern, Wadenkrämpfen und Juckreiz. Innerlich sollte er wegen der enthaltenen Cumarine nicht zu häufig angewandt werden. Aber äußerlich, als Gel, Umschlag oder Bad, tut er schweren Beinen gut. Auch bei Wunden, Prellungen und Blutergüssen kann er hilfreich sein.

Ein Kissen, gefüllt mit Steinklee, erleichtert das Einschlafen. Ein Steinkleesackerl im Kleiderschrank hilft gegen Motten. Steinkleeöl, äußerlich angewendet, löst Spannungen und kann auch gut zur Gesichtspflege verwendet werden.

Die getrockneten Blüten des Steinklees duften herrlich in Liebes-Räuchermischungen. Sie sorgen für Wohlbefinden, Entspannung, bessere Stimmung und guten Schlaf.

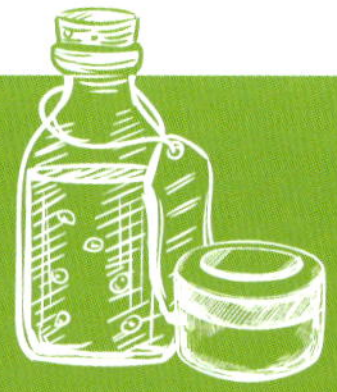

ANWENDUNGEN

Honigkleetinktur

Das klein geschnittene Honigkleekraut in 38%igem Alkohol ansetzen, 4 bis 8 Wochen an einem schattigen Ort ziehen lassen. Abfiltern und in einer dunklen Flasche verwahren. Bei Bedarf dreimal täglich 10 Tropfen einnehmen.

Honigkleetee

1 bis 2 Teelöffel getrocknetes Honigkleekraut in einer Tasse mit kochendem Wasser übergießen und dann 10 Minuten ziehen lassen. Anschließend abseihen und bei Bedarf täglich 1 bis 3 Tassen davon trinken oder als Umschlag auflegen.

Steinkleeöl

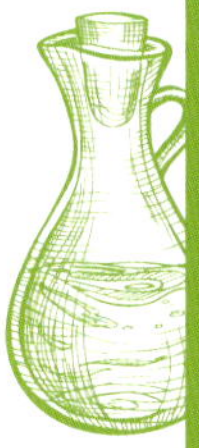

Klein geschnittenes Honigkleekraut in ein Glas geben und mit gutem Olivenöl (Mandelöl geht auch) übergießen, bis es bedeckt ist. 2 bis 4 Wochen im Schatten ziehen lassen. Gefäß die ersten vier Tage nur mit einem Baumwolltuch abdecken und erst dann verschließen. Abseihen und in kleine dunkle Flaschen füllen. Am besten kühl und dunkel lagern.

Steinklee-Venensalbe

Hauswurzöl und Steinkleeöl 1:1 vermischen und mit Bienenwachs (10 %) sanft über dem Wasserbad erwärmen (max. 70 °C). Wenn das Wachs geschmolzen ist, kaltrühren, ein paar Tropfen ätherisches Rosmarinöl dazugeben, in Döschen abfüllen und fertig ist die wunderbare Salbe.

Venengel

Rezept wie bei der Rosskastanie, nur statt Rosskastanientinktur mit Steinkleetinktur zubereiten oder die beiden mischen!

Gesichtswasser gegen Couperose (100 ml)

- 70 ml Rosmarinhydrolat
- 20 ml Steinkleetinktur
- 5 ml Aloe Vera Gel
- 5 ml pflanzliches Glycerin
- je 5 Tropfen ätherisches Öl von Zitrone und Weihrauch

Einfach alles miteinander vermengen.

Das Hanfgewächs ist vor allem durch seine Verwendung beim Bierbrauen bekannt. Die Wildform des Echten Hopfens findet man im Alpenraum an Waldrändern und in Auen. Typisch für den Hopfen sind die ankerartigen Häkchen, mit denen er sich, bis zu sechs Meter lang, an Bäumen und Sträuchern hochrankt.

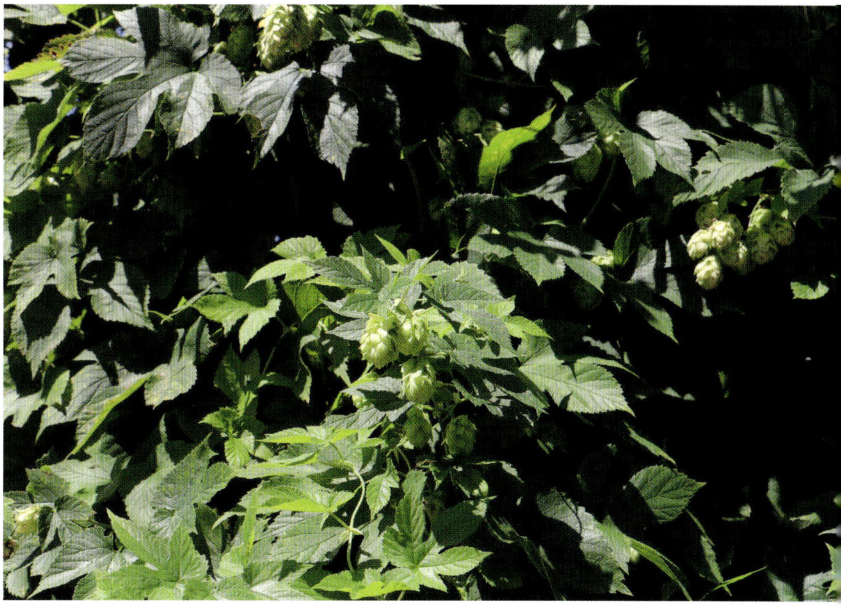

Hopfen

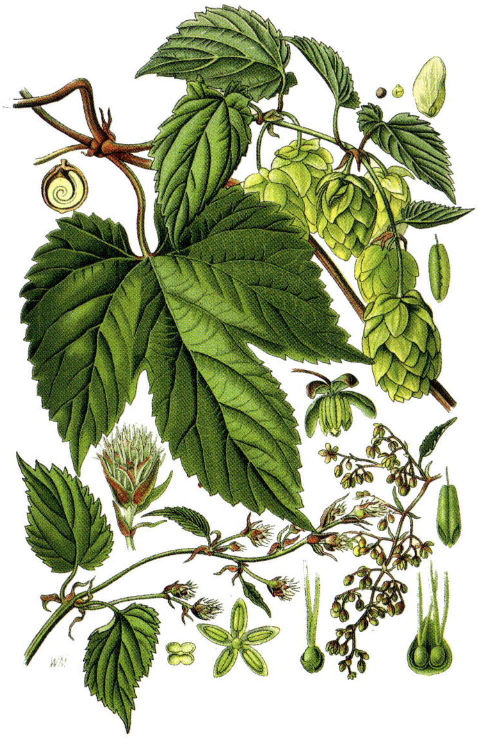

Lateinischer Name:	Humulus lupulus
Andere Namen:	Hopf, Hupfen, Bierhopfen
Pflanzenfamilie:	Hanfgewächse (Cannabaceae)
Verwendete Teile:	junge Triebe, Hopfenzapfen
Zubereitungsarten:	Tinktur, Tee, Kekse, Bier, Pulver, Küche, Kissen, Räuchermittel
Verwendung:	Unruhe, Angstzustände, Schlafstörungen, Verdauung, Wechseljahrbeschwerden

ZUR GESCHICHTE

Hildegard von Bingen empfahl den Hopfen gegen die Bitterkeit in Getränken und war der Meinung, dass er traurig macht: *„Er bewirkt, dass die Melancholie im Menschen zunimmt und macht etwas traurig."*

IN DER ALPINEN VOLKSHEILKUNDE

Der Hopfen ist in den Alpen das Mittel der Wahl zur Behandlung von Unruhe, Angstzuständen und Schlafstörungen. Diese Wirkung verdankt er dem in den weiblichen Hopfenzapfen enthaltenen Lupulin, einem gelben klebrigen Pulver, das auch ausgesiebt und als Hopfenmehl oder -pulver verwendet werden kann. Ein Tee aus den Zapfen oder ein mit Hopfenzapfen gefüllter Polster wirken als Beruhigungsmittel beziehungsweise als Einschlafhilfe.

Außerdem regt der Hopfen die Bildung von Magensäften an und verbessert so die Verdauung. Bei Appetitlosigkeit wirken die enthaltenen Bitterstoffe anregend.

Auch bei Wechseljahrbeschwerden wird der Hopfen angewandt, da er Phytoöstrogene enthält, die dem weiblichen Östrogen sehr ähnlich sind.

Die jungen Triebe des Hopfens werden als sogenannter Hopfenspargel zu einer Delikatesse.

Die Dolden und das Hopfenpulver eignen sich zum Räuchern bei innerer Unruhe, Anspannung, Angstzuständen und bei Schlafstörungen. Außerdem wirkt Lupulin harmonisierend und euphorisierend. Früher wurden auch schwangere Frauen mit Hopfenbüscheln abgeräuchert, um ihnen die Schwangerschaft zu erleichtern.

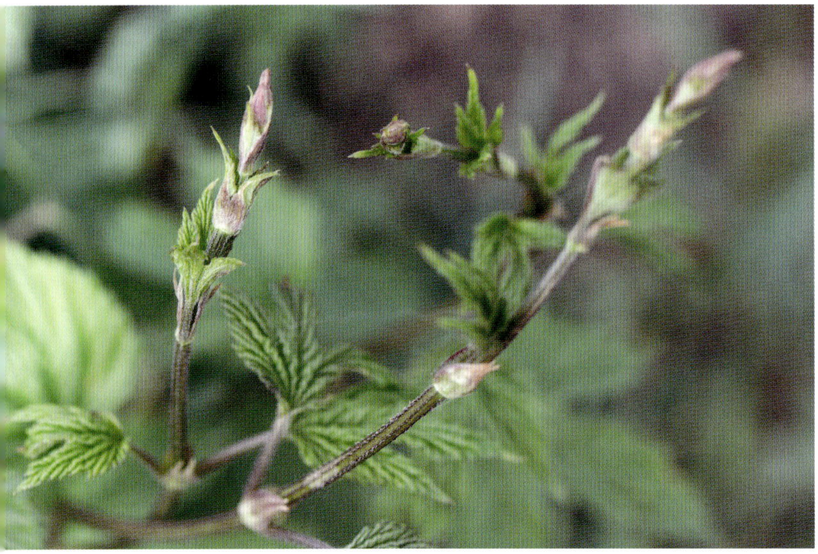

ANWENDUNGEN

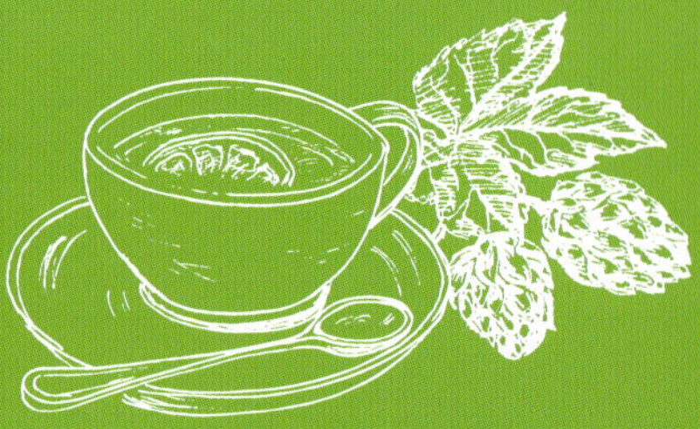

Hopfentinktur

Frische weibliche Hopfendolden klein schneiden, in ein Glas geben und mit 50%igem Korn bedecken. Glas verschließen und mindestens 4 Wochen darin ausziehen lassen. Abfiltern und in einer dunklen Flasche verwahren. Bei Bedarf bis zu dreimal täglich 10 Tropfen einnehmen.

Hopfentee

1 bis 2 Teelöffel getrocknete Hopfendolden in einer Tasse mit kochendem Wasser übergießen und dann 10 Minuten ziehen lassen. Anschließend abseihen und bei Bedarf täglich 1 bis 3 Tassen davon trinken.

Beruhigungstee

Zu gleichen Teilen getrocknete Hopfenzapfen, Melissenkraut, Baldrianwurzeln und Lavendelblüten mischen. 1 bis 2 Teelöffel der Mischung in einer Tasse mit kochendem Wasser übergießen und dann 7 Minuten ziehen lassen. Anschließend abseihen und bei Bedarf täglich 1 bis 3 Tassen davon trinken.

Nervenkekse (nach der Alt-Tiroler Naturapotheke)

siehe Baldrian

Hopfenöl gegen Falten

Klein geschnittene Hopfendolden in ein Glas geben und mit gutem Olivenöl (Mandelöl geht auch) übergießen, bis sie bedeckt sind. 2 bis 4 Wochen ziehen lassen. Gefäß nur mit einem Baumwolltuch abdecken, nicht verschließen. Abfiltern und in einer dunklen Flasche verwahren. Die Falten damit einreiben oder in eine Creme bzw. Salbe einrühren.

Be Happy-Tee

siehe Baldrian

Der Huflattich ist ein Korbblütler, der sonnige Standorte mag. Er wächst an Wegrändern, Böschungen und Schotterhalden. Seine sonnengelben kleinen Blüten gehören zu den ersten Frühlingsboten. Eine Besonderheit des Huflattichs ist, dass bei ihm die Blüten vor den oben und unten filzigen Blättern erscheinen.

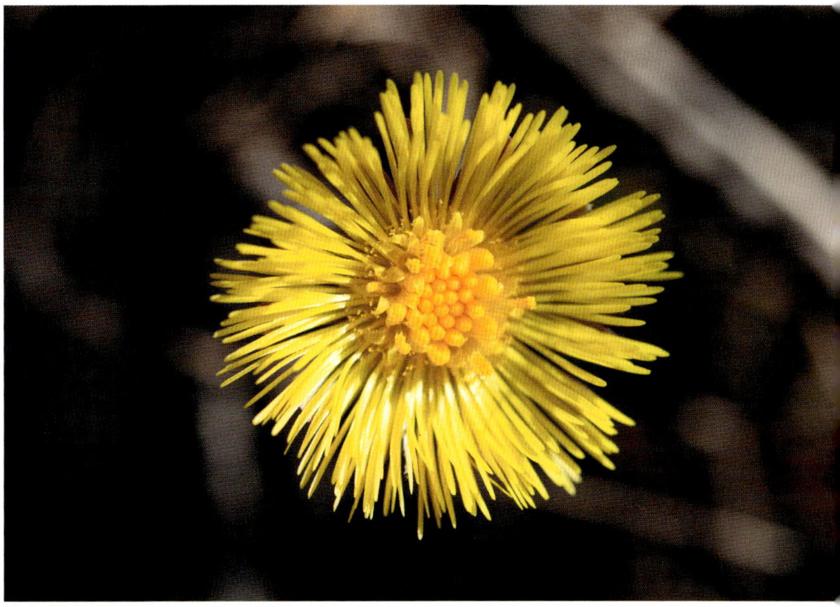

Huflattich

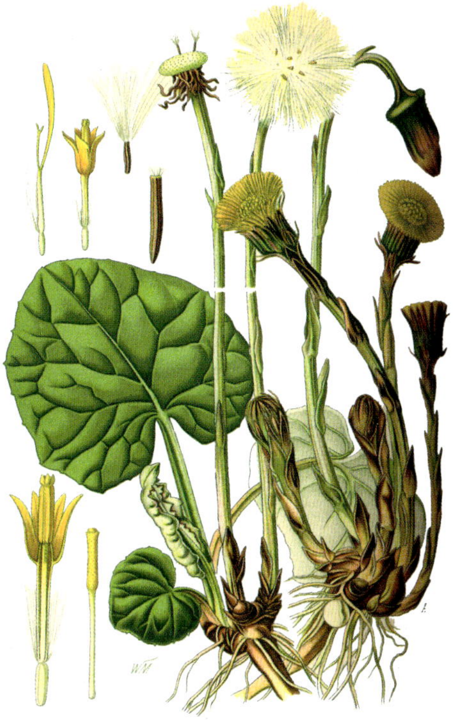

Lateinischer Name:	Tussilago farfara
Andere Namen:	Breit-, Brustlattich, Latten, Lette, Ackerlatsche, Wanderers Klopapier, Eselshuf, Rosshuf, Hufblatt, Tabakkraut
Pflanzenfamilie:	Korbblütler (Asteraceae)
Verwendete Teile:	Blüten, Blätter
Zubereitungsarten:	Tinktur, Tee, Sirup, Umschlag, Räuchermittel
Verwendung:	Husten, Atemwegserkrankung, Lungenleiden, entzündungshemmend, eitrige Geschwüre, Wunden, unreine Haut, Ekzeme

Aufgrund der enthaltenen Pyrrolizidinalkoide ist Vorsicht geboten! Der Huflattich sollte deshalb nicht zu lange angewandt werden! Kinder sowie schwangere und stillende Frauen sollten den Huflattich nicht einnehmen.

Mit jedem Schritt und Tritt,
welchen wir in der herrlichen Gottesnatur machen,
begegnen wir immer wieder neuen Pflanzen,
die für uns höchst nützlich und heilbringend sind.

Sebastian Kneipp

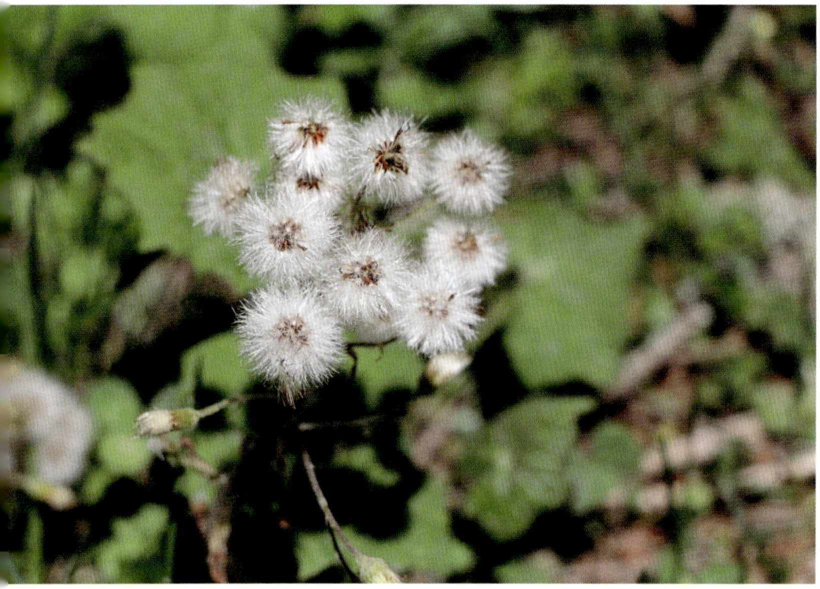

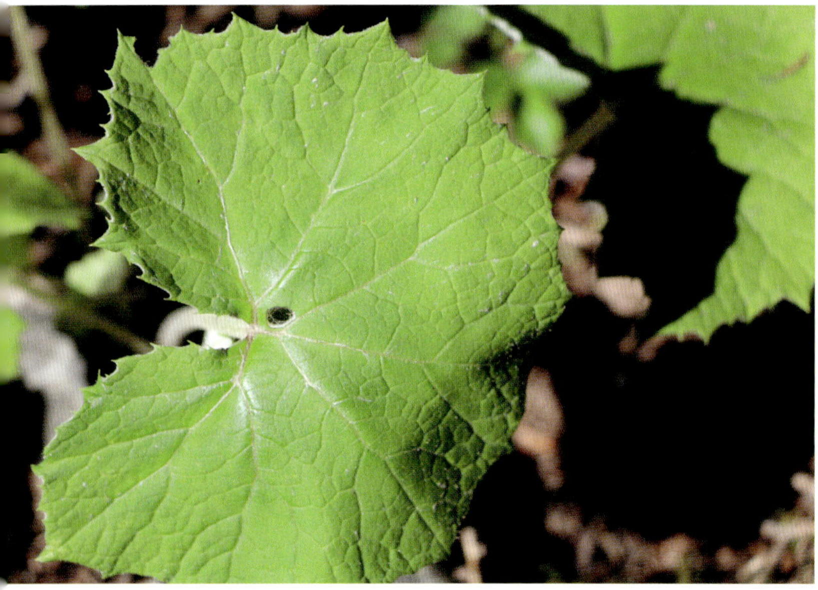

Der lateinische Name birgt einen Hinweis auf seine Verwendung. „Tussis" bedeutet Husten und „ago" vertreiben.

ZUR GESCHICHTE

Bereits Dioskurides und Plinius verwendeten den Huflattich als entzündungshemmendes Mittel, vor allem bei eitrigen Geschwüren, aber auch bei Husten. Gegen Letzteren wurde früher empfohlen, den Rauch von Huflattich einzuatmen. Dieser wirke angeblich entkrampfend und löse festsitzenden Schleim. Das sollte heute nicht mehr gemacht werden. Hildegard von Bingen schätzte den Huflattich als antibakterielles Mittel und bei Entzündungen.

IN DER ALPINEN VOLKSHEILKUNDE

Gesammelt werden die Blüten und die Blätter. Aufgrund der in ihnen enthaltenen Schleim- und Gerbstoffe sind diese ein wichtiges Mittel bei Husten, Atemwegserkrankungen und verschiedenen Lungenleiden. Der Huflattich wird vor allem als Tee verwendet. Früher war es auch üblich, den Huflattich mit Tabak zu vermischen und diesen gegen Husten zu rauchen.

Seine Blätter entfalten auch äußerlich, bei schlecht heilenden Wunden, ihre positive Wirkung. Hier wird der Tee als Umschlag aufgelegt. Bei unreiner Haut und Ekzemen kann der Huflattich ebenfalls auf diese Weise zum Einsatz kommen.

Es ist möglich, Huflattichblätter zu verräuchern. Sie duften wunderbar lieblich und warm, passen gut als Bestandteil von Liebesräucherungen und werden auch bei Atemwegsbeschwerden und Husten eingesetzt.

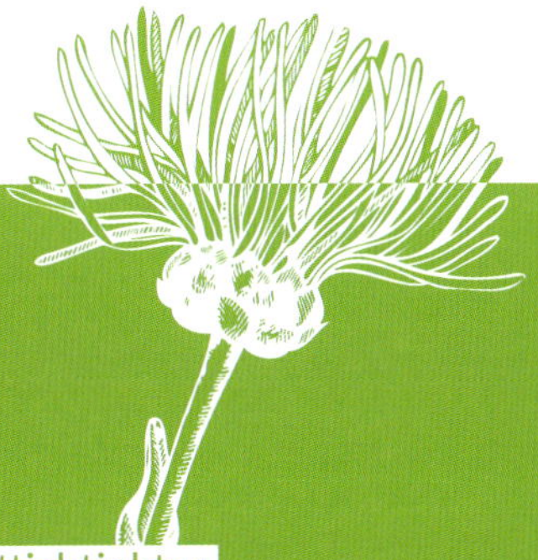

ANWENDUNGEN

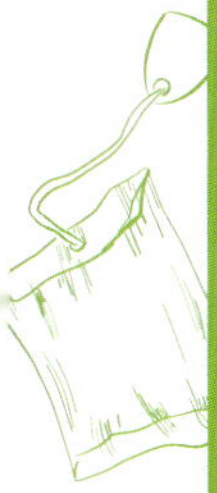

Huflattichtinktur

Frische Huflattichblüten klein schneiden, in ein Glas geben und mit 38%igem Korn bedecken. Später können noch ein paar Huflattichblätter dazugegeben werden. Glas verschließen und mindestens 4 Wochen ausziehen lassen. Abfiltern und in einer dunklen Flasche verwahren. Bei Bedarf bis zu dreimal täglich 10 Tropfen einnehmen oder einreiben.

Huflattichtee

1 bis 2 Teelöffel getrocknete Huflattichblüten in einer Tasse mit kochendem Wasser übergießen und dann 10 Minuten ziehen lassen. Anschließend abseihen und bei Bedarf täglich 1 bis 3 Tassen davon trinken.

Hustensirup

Zu gleichen Teilen Isländisches Moos, Thymian, Malve, Salbei und Huflattichblüten in einen Kochtopf geben und mit Wasser gut bedecken. Einige Zitronenscheiben dazugeben und das Ganze ca. 10 Minuten kochen. Dann vom Herd nehmen und zugedeckt über Nacht stehen lassen. Das Wasser sollte sich nun weiß gefärbt haben. Alles abseihen und die Flüssigkeitsmenge abmessen. Die gleiche Menge Zucker hinzufügen und leise 3 bis 4 Stunden köcheln lassen, bis die Masse eingedickt ist. Heiß in Gläser abfüllen und gleich verschließen.

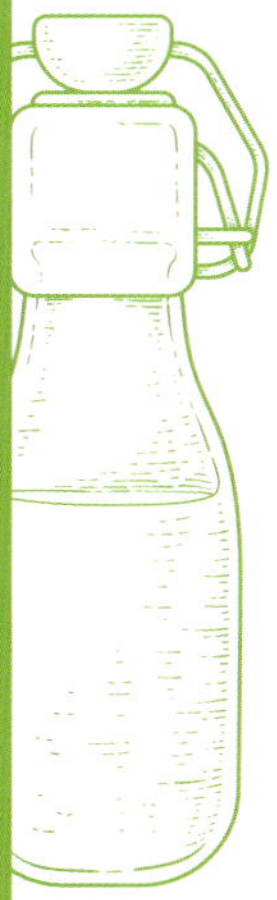

Hustentee (aus dem Zillertal)

Zu gleichen Teilen Huflattichblüten und -blätter, Veilchenblüten und -blätter, Himmelschlüsselblüten und Spitzwegerich vermengen. 1 bis 2 Teelöffel der Mischung in einer Tasse mit kochendem Wasser übergießen und dann 7 Minuten ziehen lassen. Anschließend abseihen und bei Bedarf täglich 1 bis 3 Tassen davon trinken.

Die grau-grüne Flechte wird ca. 10 bis 12 cm groß und hat eine blattartige Form. Isländisches Moos wächst gerne in hohen Lagen zwischen 1.500 und 2.500 m, oft zwischen Moos, Heidelbeersträuchern und in Mooren. In manchen Gegenden ist Isländisches Moos nur noch selten zu finden und deshalb geschützt.

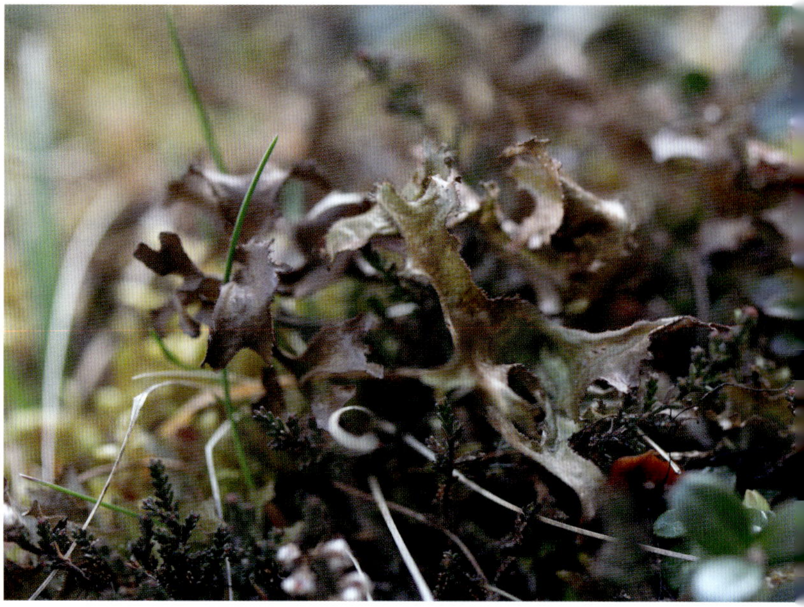

Isländisches Moos

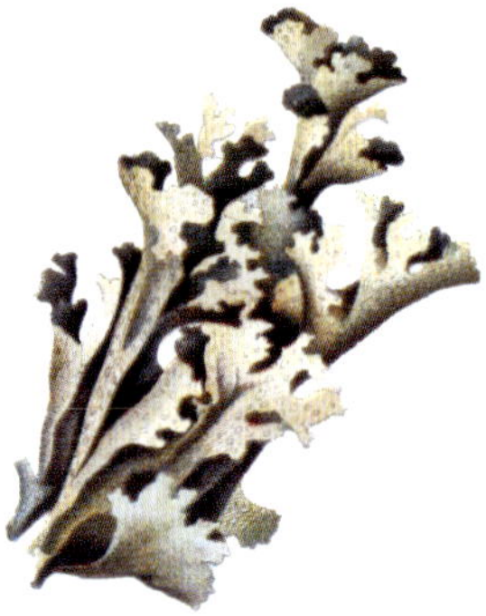

Lateinischer Name:	Cetraria islandica
Andere Namen:	Massiga, Islandmoos, Lungenmoos, Blutlungenmoos, Fiebermoos, Hirschhornflechte, Graupen
Pflanzenfamilie:	Schüsselflechten (Parmeliaceae)
Verwendete Teile:	oberirdisches Kraut
Zubereitungsarten:	Tinktur, Tee, Milch, Wein, Sirup
Verwendung:	Atemwegserkrankungen, Husten, Halsweh, Verdauung, Appetitanreger, Hautprobleme, Akne, Ekzeme, Stärkungsmittel

In manchen Gegenden ist das Isländisch Moos geschützt! Erkundige dich nach den Bestimmungen in deiner Region!

Der Name rührt daher, dass die Flechte schon sehr lange in Island als Heil- und Nutzpflanze genutzt wird.

IN DER ALPINEN VOLKSHEILKUNDE

Von Mai bis Oktober sammelt man die Flechte. Sie ist das Mittel der Wahl bei Husten, Halsweh und Atemwegserkrankungen. Die bis zu 70 % enthaltenen Schleimstoffe (vor allem Lichenin) legen sich beruhigend über die Schleimhäute und helfen so bei Reizungen. Die enthaltenen Flechtensäuren haben antibiotische Wirkung. Aber auch bei Problemen mit der Verdauung kommt Isländisches Moos zum Einsatz. Der Tee kann bei Akne oder anderen Hautproblemen wie Ekzemen angewendet werden. Die enthaltenen Bitterstoffe machen es außerdem zu einem guten Stärkungsmittel und Appetitanreger.

ANWENDUNGEN

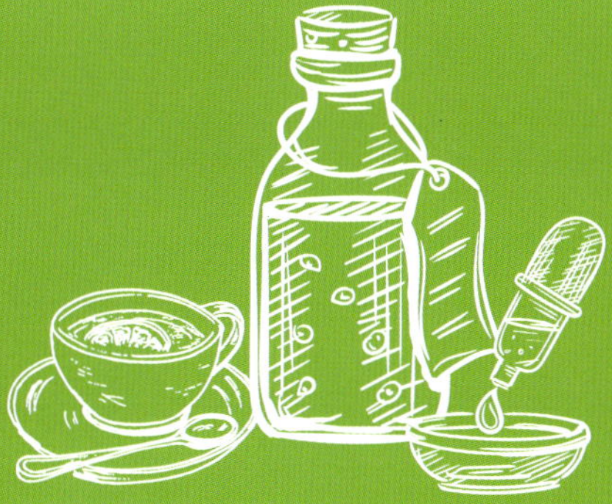

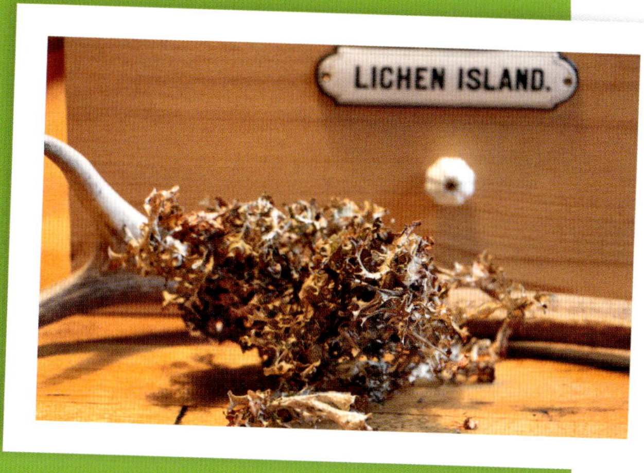

Isländisches-Moos-Tinktur

Frisches Isländisches Moos klein schneiden, in ein Glas geben und mit 38%igem Korn bedecken. Glas verschließen und mindestens 4 Wochen darin ausziehen lassen. Abfiltern und in einer dunklen Flasche verwahren. Bei Bedarf bis zu dreimal täglich 10 Tropfen einnehmen oder auftragen.

Isländisches-Moos-Tee

1 bis 2 Teelöffel getrocknetes Isländisches Moos in kaltes Wasser geben, dann erhitzen und sofort abseihen. Bei Bedarf täglich 1 bis 3 Tassen davon trinken.

Isländisches-Moos-Milch

3 Teelöffel getrocknetes Isländisches Moos in 1/4 l Milch geben, erhitzen und 10 Minuten ziehen lassen. Bis zu 3 Tassen täglich lauwarm trinken. Mit Honig oder Zucker süßen. Hilft nach dem Rezeptbuch von Dr. pharm. Josef Ausserer gegen Lungenkatarrhe.

Isländisches-Moos-Sirup

Isländisches Moos in einen Kochtopf geben und mit Wasser gut bedecken. Einige Zitronenscheiben dazugeben. Das Ganze ca. 10 Minuten kochen. Dann vom Herd nehmen und zugedeckt über Nacht stehen lassen. Das Wasser sollte sich nun weiß gefärbt haben. Alles abseihen und die Flüssigkeitsmenge abmessen. Die gleiche Menge Zucker hinzufügen und leise 3 bis 4 Stunden köcheln lassen, bis die Masse eingedickt ist. Heiß in Gläser abfüllen und gleich verschließen.

Hustensirup

siehe Huflattich

Die mehrjährige, ausdauernde, krautige Pflanze wird bis zu einem Meter hoch. Das Johanniskraut wächst an sonnigen, trockenen Plätzen und ist häufig an Wegrändern, Waldrändern, Steinbrüchen und Böschungen zu finden und mag vor allem kalkhaltige Böden.

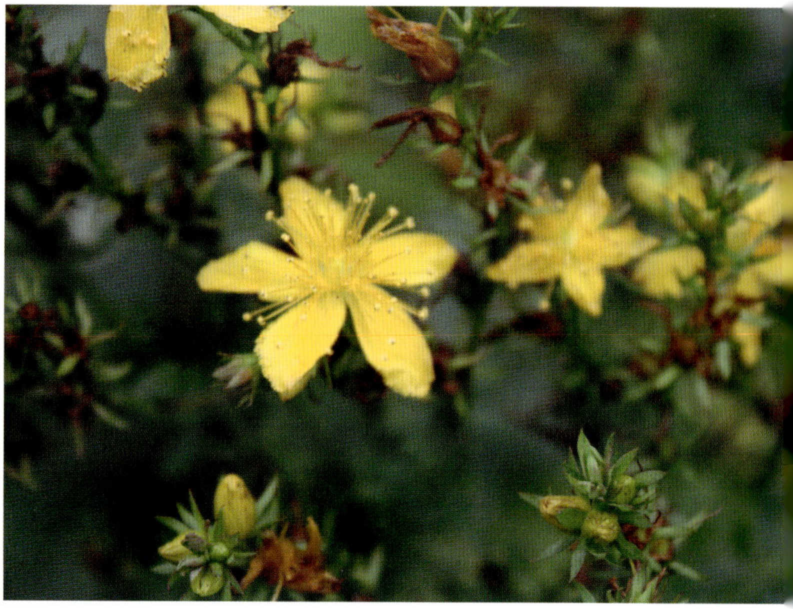

Johanniskraut

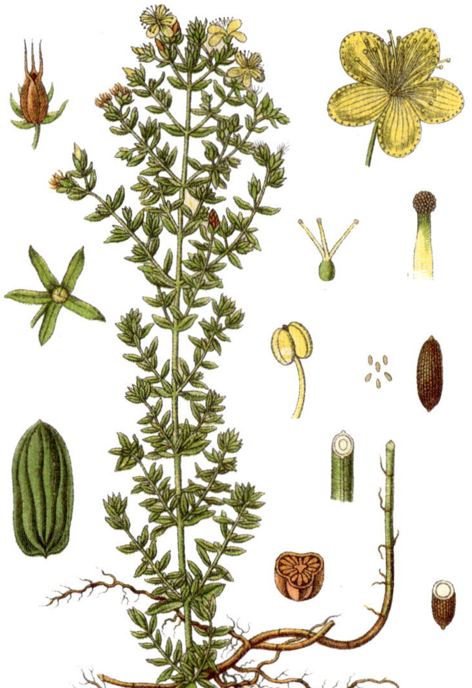

Lateinischer Name:	Hypericum perforatum
Andere Namen:	Herrgottsblut, Tüpfel-Hartheu, Hartheu, Johannisblut, Blutkraut
Pflanzenfamilie:	Johanniskrautgewächse (Hypericaceae)
Verwendete Teile:	blühendes, oberirdisches Kraut
Zubereitungsarten:	Tinktur, Tee, Öl, Salbe, Räuchermittel
Verwendung:	Schutzpflanze, Wunden, Prellungen, Zerrungen, Verstauchungen, Verbrennungen, Muskelschmerzen, depressive Verstimmungen, psychovegetative Störungen, Angstzustände, Nervosität, Winterdepression, Schlafstörungen aufgrund von leichten Depressionen, Wechseljahrbeschwerden

Achtung! Nicht bei Schwangerschaft anwenden! Das Johanniskraut macht lichtempfindlich! Kann auch die Wirkung der Anti-Baby-Pille aufheben! Bei der Einnahme von Antidepressiva sollten sie kein Johanniskraut anwenden!

Das besondere Kennzeichen des Echten Johanniskrautes ist der zweikantige, gefüllte Stängel. Die Blätter sind gegenständig angeordnet und haben als Besonderheit durchsichtige Öldrüsen. Der Blattrand ist mit schwarzen Drüsen punktiert. Hier ist das ätherische Öl konzentriert enthalten. Die Blüten enthalten bis zu 1,4 % des roten Farbstoffes Hypericin, welcher für die Rotfärbung beim Zerreiben der Blüten bzw. für die Farbe des Johanniskrautöles verantwortlich ist. Positive Wirkungen entfalten vor allem die zu 2 bis 4 % im Öl enthaltenen, entzündungshemmenden Flavonoide, Bioflavone und adstringierenden Gerbstoffe. Bisher ausschließlich im Echten Johanniskraut nachgewiesen wurden das antibiotisch wirksame Hyperforin sowie das Adhyperforin in den Blüten (2 %) und Früchten (4 %).

Man sammelt das ganze Kraut für Tee und Tinktur und die Blüten und Knospen für das Öl am besten um Johanni, weil da meist das Kraut in voller Blüte steht. Das geschieht bevorzugt nach zwei sonnigen Tagen am späten Vormittag, wenn der Tau abgetrocknet ist.

ZUR GESCHICHTE

Viele Sagen und Geschichten ranken sich um das Johanniskraut. Schon bei den Kelten hatte das Kraut eine besonders wichtige Bedeutung bei der Sommersonnwendfeier. Es diente als Altarschmuck, wurde in manchen Gegenden zum Schutz vor Unheil und Krankheiten über das Hausdach geworfen und wer in der Johannisnacht über das Feuer sprang, trug dabei einen Gürtel aus Beifuß und Johanniskraut. Außerdem galt das Johanniskraut als dämonenabwehrend und wurde daher als Schutz in den Stall und an die Fensterkreuze des Hauses gehängt. Auch vor Blitzschlag sollte es einen bewahren.

Am Tag der Sommersonnwende wird es traditionellerweise geerntet. Der Tag der Sommersonnenwende ist der längste des Jahres, und so steht auch das Johanniskraut als Sinnbild für die Sonne, die das Gemüt wieder erhellt. Man band daraus Johannibüschel, darin fanden sich neben dem Johanniskraut Hasel- und Eichenzweige, Rittersporn, Klee, Gänseblümchen, Schafgarbe, Klatschmohn, Glockenblume und Wiesenknopf. Am besten nahm man sieben oder neun Kräuter (magische Zahlen). Der Kräuterbuschen sollte Haus, Mensch und Tier schützen.

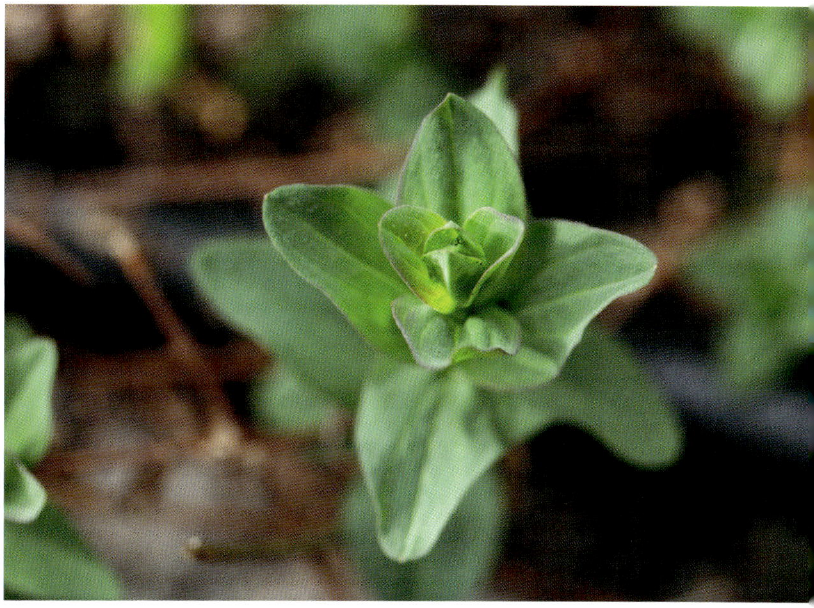

Im Laufe der Christianisierung wurde aus einer heidnischen Feier, dem Sommersonnwendfest, die Feier zu Ehren Johannes des Täufers am 24. Juni, das sogenannte „Johanni". Und so erhielt das Kraut seinen Namen.

Nach einer christlichen Legende entstand das Johanniblut, der rote Saft des Johanniskrautes, aus dem Blut Johannes des Täufers, welcher geköpft wurde. Die Christen widmeten ihm daher dieses „Kraut des Himmels". Es wurde zur Teufelsaustreibung und Hexenvertreibung benutzt. So gibt es hier auch eine Legende aus dem 16. Jahrhundert, in welcher der Teufel aus lauter Wut, dass er nicht gegen das Johanniskraut ankommen konnte, dieses mit tausenden Nadelstichen durchlöcherte. Eine nette Erklärung für die Öldrüsen an den Blättern.

Mädchen, die heiraten wollten, pflückten um Mitternacht des Johannestages eben dieses Kraut und stellten es ins Wasser. Wenn es aufblühte, sollte es noch im gleichen Jahr eine Hochzeit geben. Wenn es verwelkte, leider nicht.

Das Johanniskraut war im Mittelalter eine der von Paracelsus am meisten geschätzten Pflanzen. Er empfahl es vor allem aufgrund seiner wundheilenden und blutreinigenden Fähigkeiten und meinte: *„... es sei nicht möglich, eine bessere Arznei für Wunden in allen Ländern zu finden."* Hildegard von Bingen empfahl das Johanniskraut als bestes Mittel bei Nervosität.

IN DER ALPINEN VOLKSHEILKUNDE

Das Johanniskraut wird im Alpenraum innerlich und äußerlich angewandt. Innerlich bei Verdauungsbeschwerden, die mit entzündlichen Prozessen einhergehen. Äußerlich zur Behandlung von Schnitt- und Schürfwunden sowie bei stumpfen Verletzungen, wie Prellungen, Zerrungen und Verstauchungen. Daneben auch bei Verbrennungen 1. Grades, Sonnenbrand und Muskelschmerzen. Hauptsächlich wird es bei leichten bis mittelschweren depressiven Verstimmungen, ebenso bei psychovegetativen Störungen, Angstzuständen und nervöser Unruhe verwendet. Ebenfalls sinnvoll ist der Einsatz bei Winterdepression, Schlafstörungen aufgrund von leichten Depressionen und bei entsprechenden Symptomen während der Wechseljahre.

Beim Räuchern entwickelt sich ein süßer und sehr sonniger Duft. Er sorgt für Stimmungsaufhellung, bringt wieder Licht in die Seele und vertreibt die Trauer, hilft bei Liebeskummer, Angst vor Dunkelheit und wenn man sich einsam und verlassen fühlt.

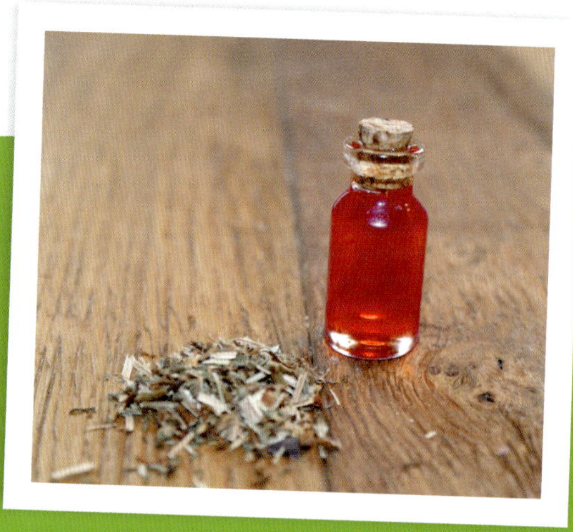

ANWENDUNGEN

Johanniskrauttinktur

Frisches blühendes Kraut klein schneiden, in ein Glas geben und mit 38%igem Korn bedecken. Glas verschließen und mindestens 4 Wochen darin ausziehen lassen. Abfiltern und in einer dunklen Flasche verwahren. Bei Bedarf bis zu dreimal täglich 10 Tropfen bei Gemütsverstimmung einnehmen.

Johanniskrauttee

2 Teelöffel vom blühenden Kraut mit 1/4 l Wasser kalt ansetzen und erhitzen. Nach 4 bis 5 Minuten abseihen und täglich 3 Tassen trinken. Nach dem Rezeptbuch von Dr. pharm. Josef Ausserer soll dieser Tee auch gegen Epilepsie helfen.

Johanniskrautöl oder Rotöl

Die frisch gesammelten Blüten und Knospen werden leicht gequetscht in ein Glas gegeben und mit gutem Olivenöl übergossen, bis sie bedeckt sind. Dann 6 bis 8 Wochen in der Sonne ausziehen lassen, bis das Öl rot geworden ist. Gefäß die ersten vier Tage nur mit einem Baumwolltuch abdecken und erst dann verschließen. Abseihen und in kleine Flaschen füllen. Am besten kühl und dunkel lagern. Gut bei Sonnenbrand, kleinen Wunden und Verspannungen.

Achtung! Macht lichtempfindlich, nicht damit in die Sonne gehen.

Johanniskrautsalbe

Johanniskrautöl mit Bienenwachs (10 %) langsam und sanft über dem Wasserbad erhitzen (max. 70 °C), bis das Bienenwachs geschmolzen ist. Vom Herd nehmen, in Gläschen füllen und erst wenn die Salbe ganz abgekühlt ist, verschließen. Wunderbar bei gereizter Haut, leichten Verbrennungen, Rückenschmerzen und Verspannungen.

Teemischung gegen Menstruationsbeschwerden (nach dem Rezeptbuch von Dr. pharm. Josef Ausserer)

Zu gleichen Teilen getrocknetes Johanniskraut, Pfefferminze und Salbei mischen. 1 bis 2 Teelöffel der Mischung in einer Tasse mit kochendem Wasser übergießen und dann 7 Minuten ziehen lassen. Danach abseihen und bei Bedarf täglich 1 bis 3 Tassen davon trinken.

Die Arzneipflanze des Jahres 2013 ist eine krautige, ausdauernde Zier- und Nutzpflanze, welche aus dem südamerikanischen Raum stammt und bei uns in die Gärten schon lange eingezogen ist. Sie ist sehr genügsam. Am besten gedeiht sie an einem vollsonnigen Standort, aber auch im Halbschatten.

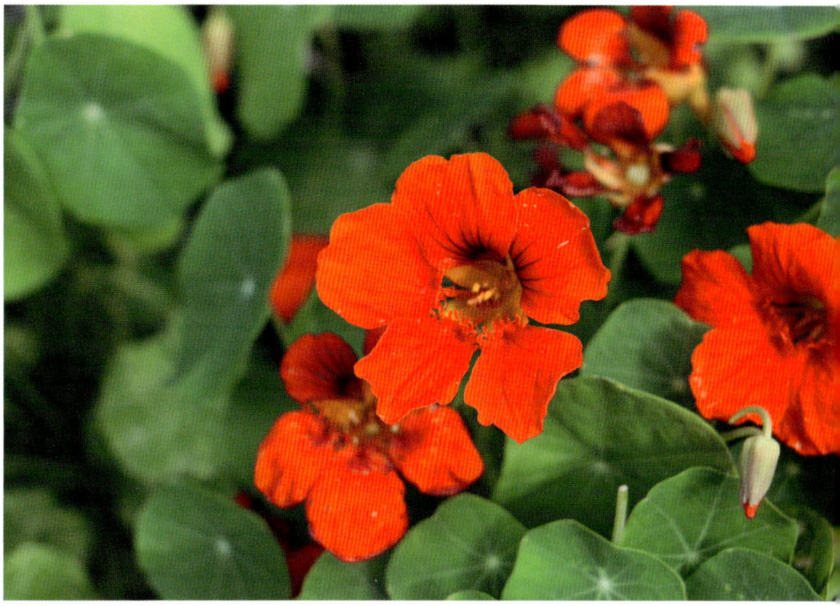

Kapuzinerkresse

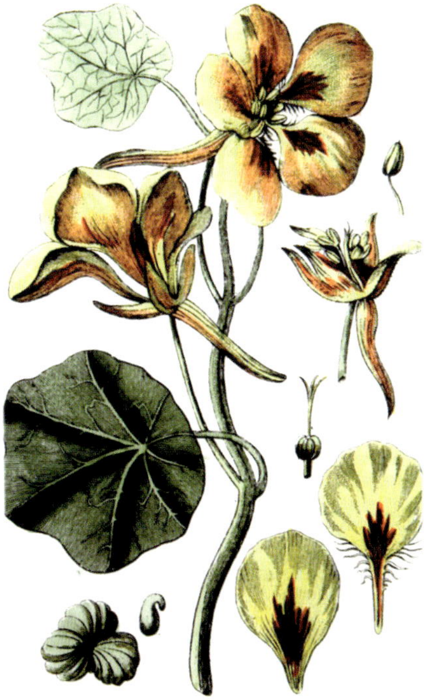

Lateinischer Name:	Tropaeolum majus
Andere Namen:	–
Pflanzenfamilie:	Kapuzinerkressengewächse (Tropaeolaceae)
Verwendete Teile:	frische Blätter, Blüten, unreife Samenkapseln
Zubereitungsarten:	Tinktur, Essig, Saft, Oxymel, Küche, Kosmetik
Verwendung:	Wunden, Schmerzmittel, bakterien-, pilz- und virenhemmende Wirkung, Atemwege, Nebenhöhlenentzündungen, Angina, Schnupfen, Mandelentzündungen, Harnwegsinfekte, Wunden, Haarausfall, Akne, Blutreinigung, Prellungen, Durchblutung

Die Tinktur sollte nicht länger als 4 bis 6 Wochen eingenommen werden und ist für Säuglinge, Kleinkinder und Menschen mit Magen-, Darm- und Nierenproblemen nicht geeignet.

Besonders geeignet sind Lehmböden, die kalkhaltig und sandig sind. Je magerer der Boden, desto üppiger blüht die Kapuzinerkresse. Sie benötigt aber ausreichend Wasser.

Von Ende Juni bis zum Frost bilden sich immer wieder neue Blüten. Diese sind glockenförmig und haben einen spitz auslaufenden Sporn, welcher an die Kopfbedeckung der Kapuzinermönche erinnert und ihr ihren Namen gab. Die fast kreisrunden Blätter haben zudem ähnliche Eigenschaften wie die des Lotus, denn sie weisen Schmutz ab. Dieser wird beim nächsten Tau oder Regen abgespült, was auf die Noppen aus feinsten Wachskristalloiden zurückzuführen ist.

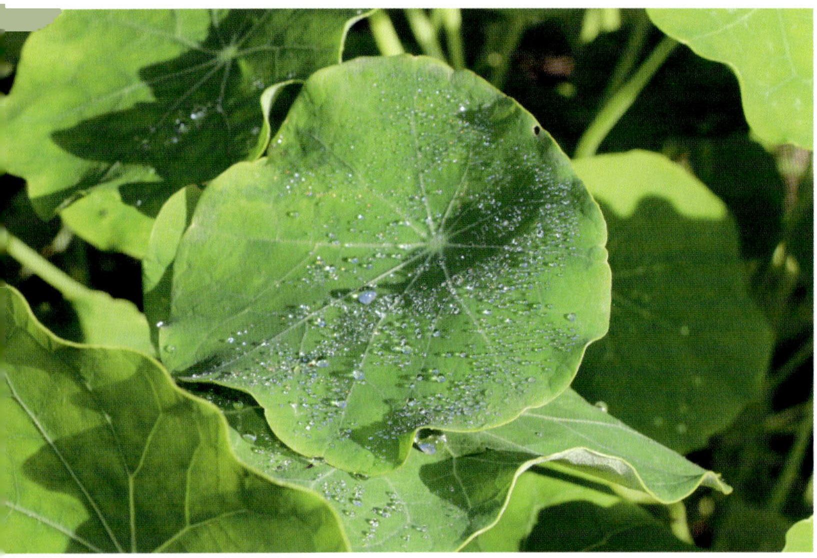

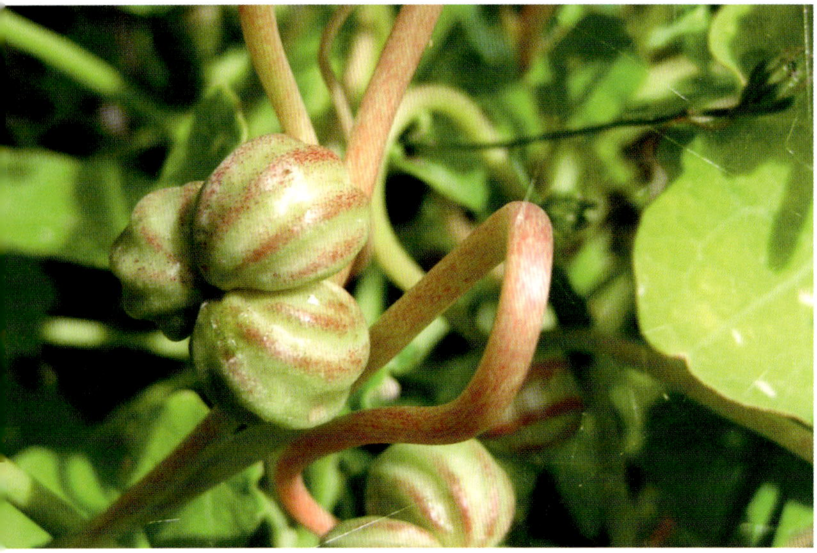

ZUR GESCHICHTE

Bereits die Inkas haben die Kapuzinerkresse für Heilzwecke genützt. Sie behandelten Verletzungen aller Art damit, besonders infizierte Wunden, und setzten sie als Schmerzmittel ein.

Die Kapuzinerkresse kommt vor allem als Frischpflanze oft zum Einsatz. Bei Seefahrern wurden die Samen als wirksames Mittel gegen den gefürchteten Skorbut geschätzt. Die Kapuzinerkresse enthält unter anderem die Wirkstoffe Benzylsenföl, Flavonoide, Vitamin C, Kleesäure, Glucosinolate (Senföl-Glycoside) und ätherisches Öl. Die Glucosinolate sind für die bakterien-, pilz- und virenhemmende Wirkung verantwortlich. Diese natürliche antibiotische Wirkung hat den Vorteil, dass sie die natürliche Darmflora nicht zerstört, da die für diesen Effekt bedeutsamen Schwefelsubstanzen schon in unseren obersten Darmabschnitten aufgenommen werden. Bisher sind keine resistenten Keime entstanden. Eine breite Wirkung bei Infektionen der Atemwege, Nebenhöhlenentzündungen, Angina, Schnupfen und Mandelentzündungen erscheint wahrscheinlich. Verstopfungen und auch Schleim werden gelöst und können so leichter abtransportiert werden. Diese Wirkung wird durch den hohen Anteil an Vitamin C noch verstärkt. Eine gute Wirkung hat die Kapuzinerkresse auch bei Harnwegsinfekten; hier ist es am besten, einen Saft aus der frischen Pflanze herzustellen. Wenn man davon zu viel einnimmt, kann es allerdings zu Darmreizungen kommen.

IN DER ALPINEN VOLKSHEILKUNDE

Äußerlich wird der Saft der Blätter zur Wundheilung verwendet. Er hilft dabei, dass sich die Haut schneller regeneriert. Dieser Saft ist auch ein natürliches Mittel bei Haarausfall und regt das Haarwachstum an. Sowohl bei aknegeplagter Haut, beziehungsweise bei einer Überproduktion der Talgdrüsen, als auch bei einer Verhärtung und Verstopfung der Poren kann die Kapuzinerkresse gute Dienste tun und regulierend wirken. Sie ist auch ein bewährtes Mittel zur Blutreinigung, denn sie unterstützt den Körper bei der Entgiftung und regt die Organe an. Bei Prellungen fördert die Kapuzinerkresse die Durchblutung und somit die Heilung. Wichtig ist, dass die Pflanzenteile frisch verarbeitet werden, da beim Trocknen die Heilkraft verlorengeht.

Sowohl die Blätter als auch die Blüten kann man essen und sogar aus den unreifen Samenkapseln kann man zum Beispiel „falsche Kapern" herstellen. Man sollte die Kapuzinerkresse so oft wie möglich in den Speiseplan einbauen. Sie schmeckt leicht scharfwürzig und erinnert an Kresse. Die schönen Blüten machen sich gut als gesunde Dekoration in Salaten oder auf Eierspeisen. Auch zum Kartoffelsalat passen fein geschnittene Kapuzinerkresseblätter wunderbar.

Man kann auch selbst einen köstlichen Kapuzinerkresseessig herstellen. Dazu legt man einfach einige Blüten und Blätter für ein paar Wochen in einen guten Apfelessig ein. Dieser enthält wichtige Enzyme und Mineralstoffe, er wirkt verdauungsfördernd, ist gut gegen Pilze, Bakterien und Parasiten und reguliert den Blutzuckerspiegel sowie das Cholesterin. Der scharfe Geschmack der Kapuzinerkresse überträgt sich auf den Essig und gibt dann jedem Salat das besondere Etwas. Klein geschnitten schmecken Blüten und Blätter der Kapuzinerkresse auch wunderbar in Frischkäse oder Topfen.

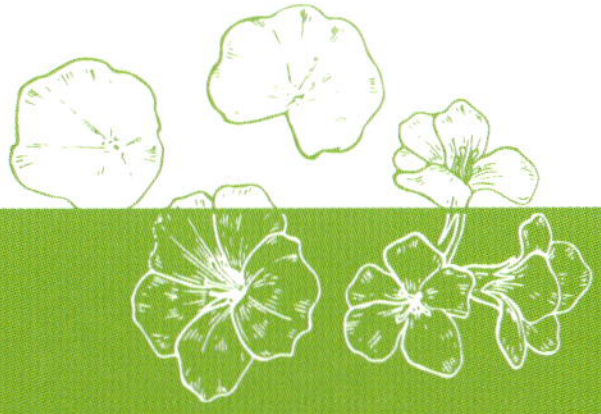

ANWENDUNGEN

Kapuzinerkressetinktur

Das frische Kraut und die Blüten klein schneiden, in ein Glas geben und mit 70%igem Alkohol bedecken. Glas verschließen und mindestens 4 Wochen darin ausziehen lassen. Abfiltern und in einer dunklen Flasche verwahren. Bei Bedarf bis zu dreimal täglich 10 Tropfen einnehmen.
Die Tinktur sollte nicht länger als 4 bis 6 Wochen eingenommen werden und ist nicht für Säuglinge, Kleinkinder und Menschen mit Magen-, Darm- und Nierenproblemen geeignet.

Abwehrstärkungstinktur

3 Teile frische Kapuzinerkresse und 1 Teil frischen Kren klein schneiden. In ein Glas geben und mit Korn übergießen, sodass die Pflanzen gut bedeckt sind. Mindestens 4 Wochen im Schatten ziehen lassen, dann abseihen und in eine dunkle Flasche füllen. Zur Prophylaxe im Herbst eine dreiwöchige Kur machen und jeden Morgen 10 Tropfen einnehmen; bei beginnender Erkältung ebenfalls täglich 10 Tropfen.

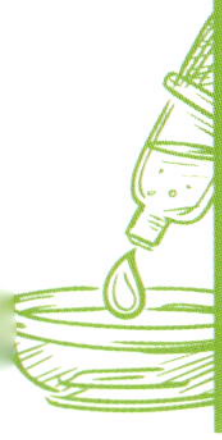

Falsche Kapern

Die unausgereiften Samenkapseln ernten, in ein sauberes Glas füllen und reichlich Salz dazugeben. Ziel ist es, dem Samen durch das Salz Wasser zu entziehen. Verschlossenes Glas für eine Woche in den Kühlschrank stellen. Dann die Samen in ein Sieb geben und das Salz abspülen. Die „falschen Kapern" wieder in ein Schraubglas geben und dieses mit Apfelessig auffüllen. Verschlossen und kühl gelagert halten sie so einige Monate.

Gesichtstonikum

Die Kapuzinerkressetinktur 1:1 mit Wasser oder Lavendelhydrolat verdünnen und die Haut damit betupfen.

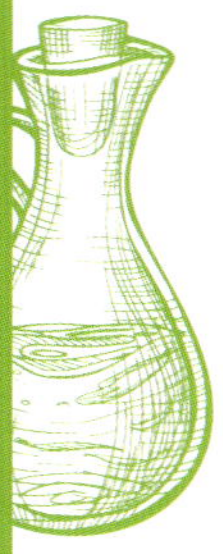

Das Knabenkraut und seine Unterarten gehören zu den Orchideen und sind streng geschützt. Es wächst auf kalkhaltigen Feuchtwiesen und blüht in Lila bis Blau, je nach Lage von April bis Juni. Viele der Knabenkräuter haben längliche, gefleckte Blätter. Typisch ist, dass die Knabenkräuter zwei Wurzelknollen haben. Der oberirdische Teil des Krauts ist leicht giftig, die Knollen nicht.

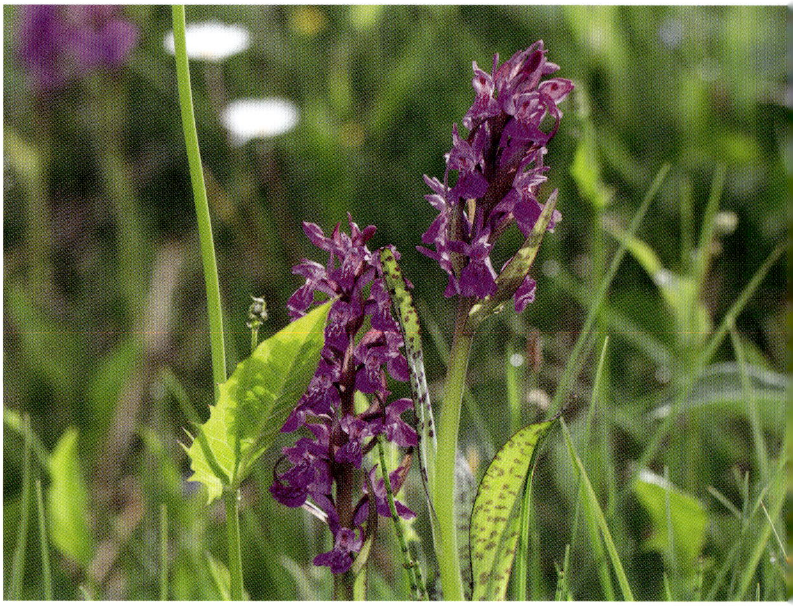

Knabenkraut

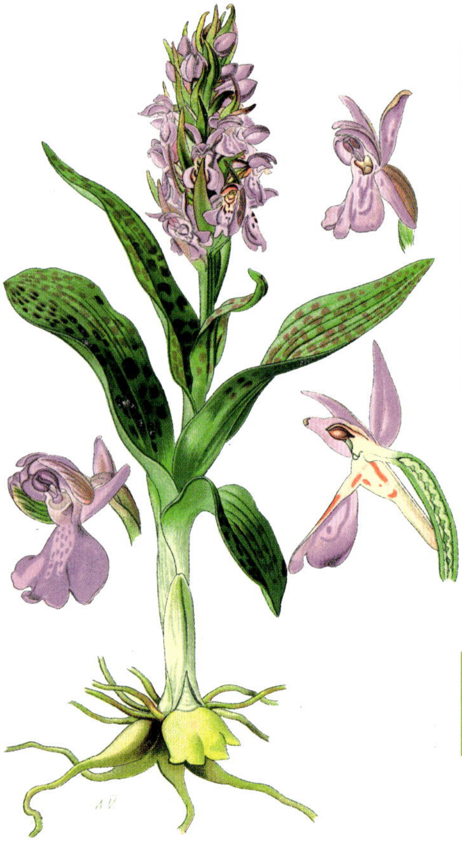

Lateinischer Name:	Orchis/Dactylorhiza
Andere Namen:	Kuckucksblume, Stendelwurz, Standwurz, Satyrion, Salep, Geilwurz
Pflanzenfamilie:	Orchideen (Orchidaceae)
Verwendete Teile:	Wurzel
Zubereitungsarten:	Paste, Räuchermittel
Verwendung:	Zeugungskraft, Potenz, Stärkung, Magen- oder Darmschleimhautentzündungen, Husten

Steht unter Naturschutz!

ZUR GESCHICHTE

Seit der Antike gilt das Knabenkraut als wirksames Mittel zur Wiedererlangung der Zeugungskraft. Theophrastos und Dioskurides empfahlen es als Mittel mit großer Nährkraft.

IN DER ALPINEN VOLKSHEILKUNDE

Die Knollen des Knabenkrauts kamen auch im Alpenraum immer wieder zum Einsatz. Das Knabenkraut war schon immer ein Symbol der Fruchtbarkeit und der Potenz. Die getrocknete und pulverisierte Knolle wurde zur Stärkung der Manneskraft eingesetzt. Im Zillertal war es üblich, die Wurzel zu essen, um die Potenz wiederzuerlangen. Früher war das Knabenkraut auch oft Teil von Kräuterbuschen, welche an Mariä Himmelfahrt (15. August) gebunden wurden.

Die Wurzel enthält viele Schleimstoffe (bis zu 50 %) und wurde deshalb auch bei Magen- oder Darmschleimhautentzündungen und Husten eingesetzt. Die Wurzel wurde früher auch als Gemüse gegessen.

Vom Räuchern mit der Knabenkrautwurzel versprach man sich eine willige Frau und dass die Lust wieder zurückkehrte.

ANWENDUNGEN

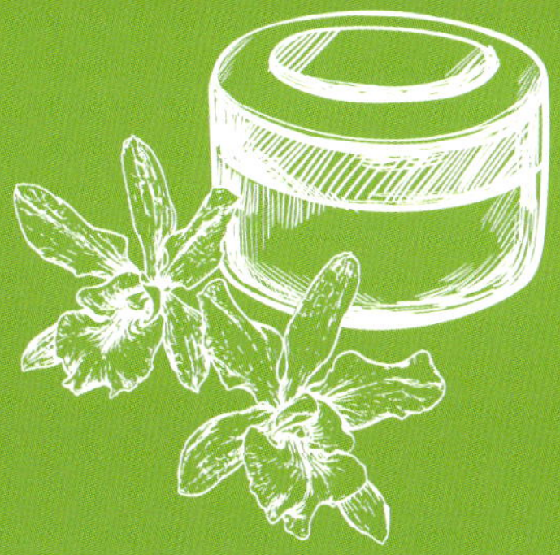

Saleppaste

Gekauftes Saleppulver mit Honig und Wasser vermengen und als Stärkungsmittel nehmen, auch für geschwächte Kinder geeignet.

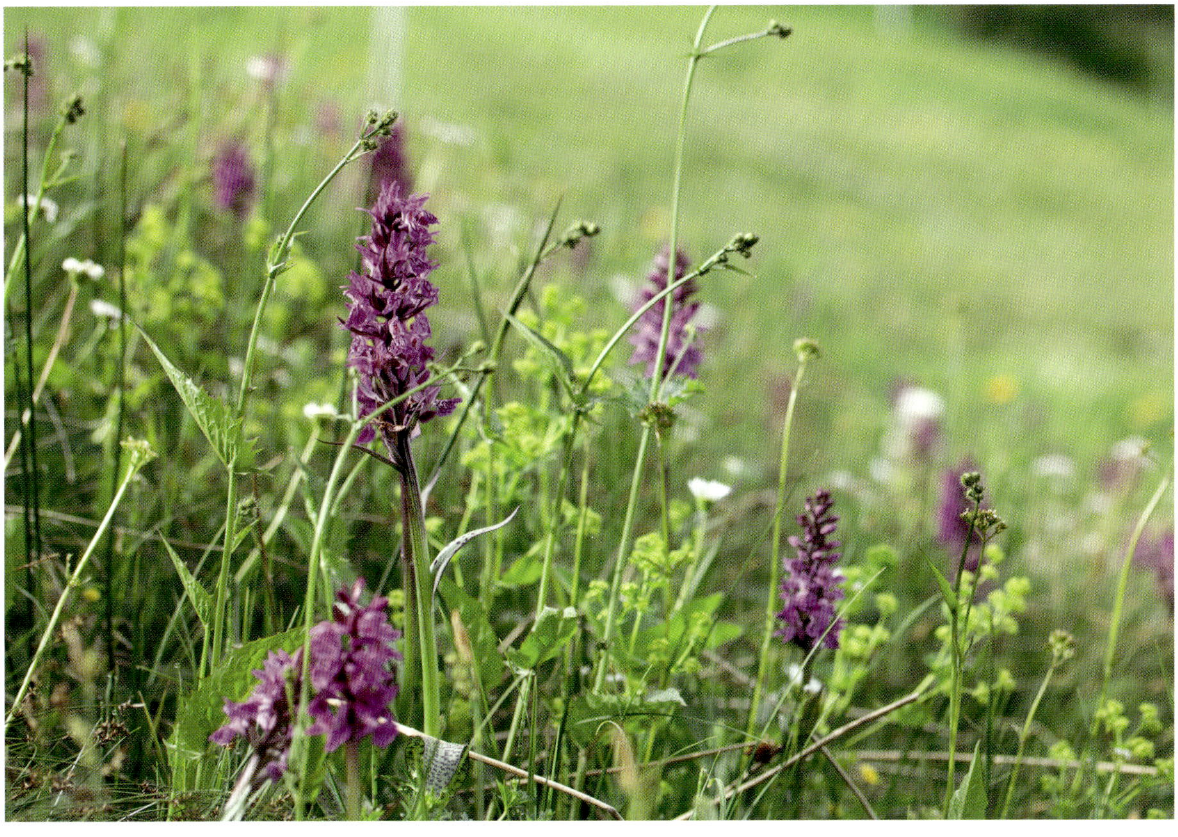

Die Königskerze ist eine zweijährige, krautige Pflanze, welche bis zu 120 cm, manchmal noch höher werden kann. Im ersten Jahr erscheinen in einer grundständigen Rosette nur die mit Haaren überzogenen Blätter. Im zweiten Jahr blühen die gelben Blüten zwischen Juni und September von unten nach oben auf. Sie wächst gerne auf trockenen, kalkigen Böden in sonniger Lage.

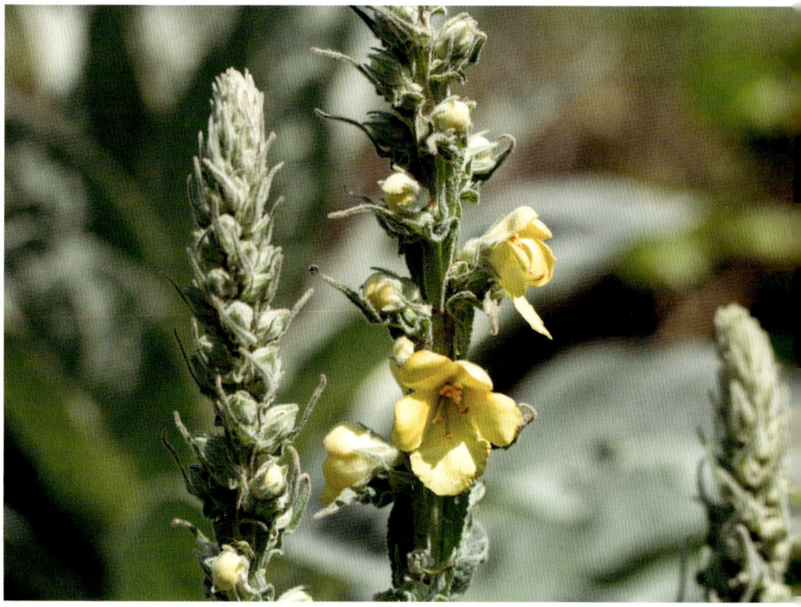

Königskerze

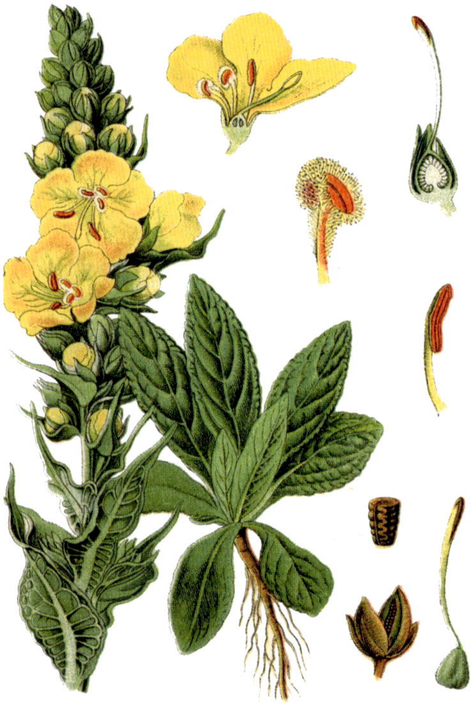

Lateinischer Name:	Verbascum densiflorum
Andere Namen:	Himmelbrand, Wetterkerze, Donnerkerze, Fackelkraut, Wollblume
Pflanzenfamilie:	Braunwurzgewächse (Scrophulariaceae)
Verwendete Teile:	Blüten
Zubereitungsarten:	Tinktur, Tee, Öl, Salbe, Wein, Milch
Verwendung:	Wunden, Magen-Darm-Beschwerden, Atemwegsbeschwerden, Reizhusten, Heiserkeit, Halsschmerzen, Ohrenschmerzen, Traurigkeit

ZUR GESCHICHTE

Schon Hippokrates empfahl die Königskerze zur Wundbehandlung. Im Mittelalter zählte sie mit zu den wichtigsten Heilpflanzen und wurde bei Bauchschmerzen oder Bauchgrummeln und bei Atemwegsbeschwerden eingesetzt.

Hildegard von Bingen empfahl die Königskerze als Heilmittel für ein „trauriges Herz" und Schmerzen in der Brust. *„Wer ein schwaches und trauriges Herz hat, der koche die Königskerze mit Fleisch oder Fisch ohne andere Kräuter. Und esse oft davon, denn es stärkt sein Herz und macht ihn fröhlich. Wer aber in der Brust Schmerzen hat, der koche Königskerze und Fenchel im gleichen Gewicht in gutem Wein und trinke oft davon …"* Die Königskerze war auch immer Teil des Kräuterbuschens, welcher an Mariä Himmelfahrt (15. August) gebunden wurde. Früher wurde sie außerdem mit Pech bestrichen und als Fackel verwendet, deshalb wohl auch der Name Fackelkraut.

IN DER ALPINEN VOLKSHEILKUNDE

Die Königskerze wird hauptsächlich bei Reizhusten, Heiserkeit und Halsschmerzen verwendet. Die Blüten der Königskerze sammelt man täglich am Morgen und trocknet sie an einem schattigen warmen Platz. Die enthaltenen Schleimstoffe und Saponine legen sich schützend auf die Schleimhäute.

Bei Ohrenschmerzen kommt sie ebenso zur Anwendung. Hier wird das Königskerzenöl ins Ohr eingeträufelt.

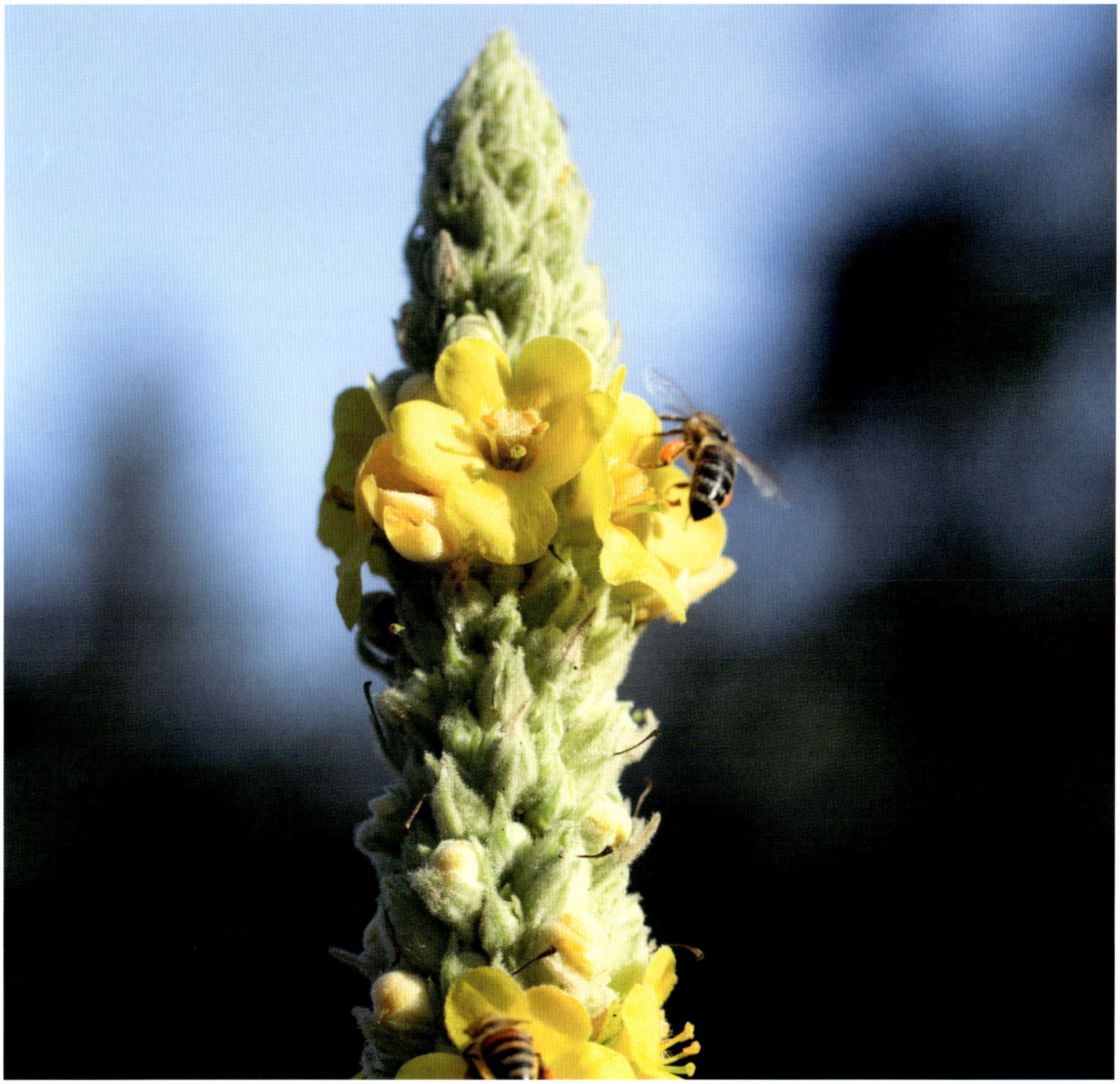

Königskerzentinktur

Die frischen Blüten klein schneiden, in ein Glas geben und mit 38%igem Korn bedecken. Glas verschließen und mindestens 4 Wochen darin ausziehen lassen. Abfiltern und in einer dunklen Flasche verwahren. Bei Bedarf bis zu dreimal täglich 10 Tropfen einnehmen.

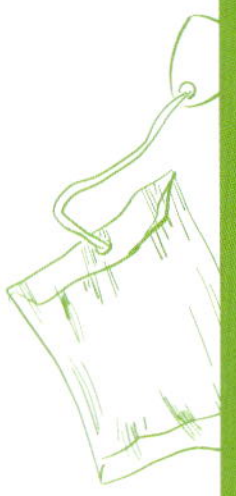

Königskerzentee

1 bis 2 Teelöffel getrocknete Königskerzenblüten in 200 ml kaltem Wasser 2 Stunden oder über Nacht ausziehen lassen. Abseihen und leicht erwärmen. Bei Bedarf täglich 1 bis 3 Tassen davon trinken.

Reizhustentee

Zu gleichen Teilen getrocknete Königskerzenblüten, Alantwurzel, Spitzwegerich und Schlüsselblume vermengen. 1 Teelöffel der Mischung in einer Tasse mit kochendem Wasser übergießen und dann sieben Minuten ziehen lassen. Anschließend abseihen und bei Bedarf täglich 1 bis 3 Tassen davon trinken.

Königskerzenöl

Die frisch gesammelten Blüten werden in ein Glas gegeben und mit gutem Olivenöl übergossen, bis sie bedeckt sind. 2 bis 4 Wochen im Schatten ziehen lassen. Gefäß die ersten vier Tage nur mit einem Baumwolltuch abdecken und erst dann verschließen. Abseihen und in kleine, dunkle Flaschen füllen. Am besten kühl und dunkel lagern.

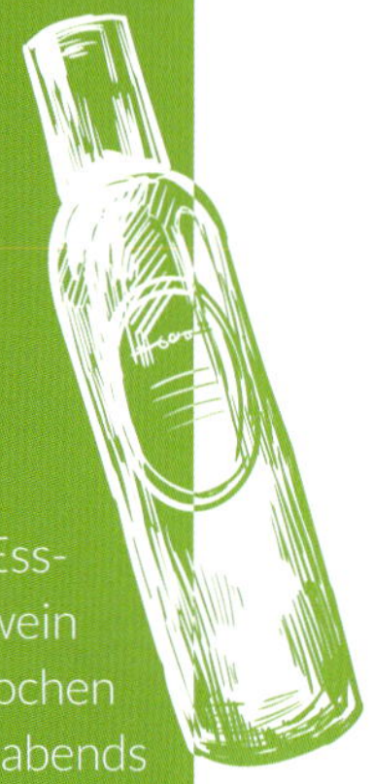

Königskerzenwein
(nach Hildegard von Bingen)

1 Handvoll Königskerzenblüten und zwei Esslöffel Fenchelsamen mit 0,7 l gutem Weißwein übergießen und leicht erhitzen. Dann 2 Wochen stehen lassen. Abseihen und morgens und abends ein Stamperl trinken.
Hilft bei Schmerzen in der Brust.

Königskerzenmilch

3 Teelöffel getrocknete Königskerzenblüten in 1/4 l Milch geben, erhitzen und 10 Minuten ziehen lassen. Bei Lungenerkrankungen und Durchfall bis zu 3 Tassen täglich lauwarm trinken.

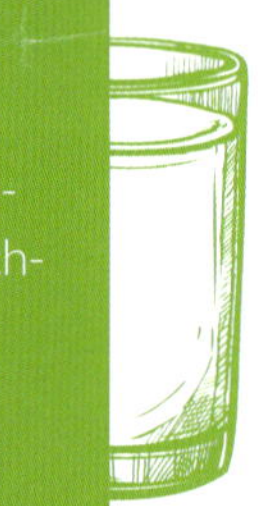

Alpen-Räucherbündel

siehe Beifuß

Das Echte Labkraut ist eine ausdauernde, krautige Pflanze, die bis zu 70 cm hoch wird. Es blüht von Mai bis September in sonnigem Gelb, verströmt einen wunderbar honigartigen Duft und ist dann eine beliebte Bienenweide.

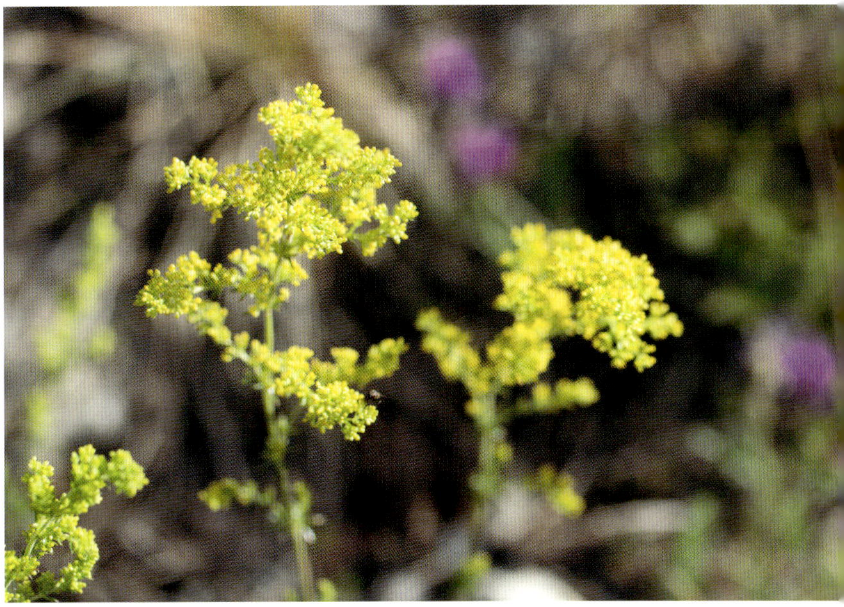

Labkraut (Echtes Labkraut)

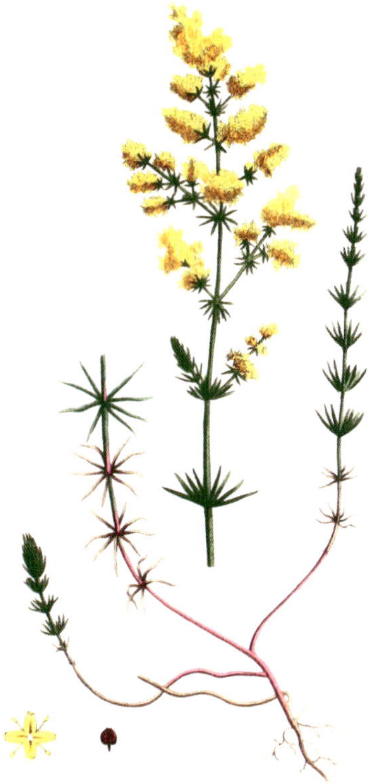

Lateinischer Name:	Galium verum
Andere Namen:	Ameisenkraut, Bettstroh, Liebfrauenstroh, Blutstill, Liebkraut, Gliedkraut
Pflanzenfamilie:	Rötegewächse (Rubiaceae)
Verwendete Teile:	oberirdisches, blühendes Kraut
Zubereitungsarten:	Tinktur, Tee, Salbe, Waschungen
Verwendung:	Wunden, Hauterkrankungen, Blutungen, Schleimlöser, Blutreinigung, Krämpfe, wasser- und harntreibend, depressive Verstimmungen, Beruhigung, Geschwüre, Krebs

Typisch für alle Labkräuter ist, dass die Laubblätter im Quirl angeordnet sind. Man findet das Echte Labkraut auf trockenen Magerwiesen und -weiden in der Sonne bis Halbschatten.

ZUR GESCHICHTE

Hippokrates und Dioskurides verwendeten das Labkraut bereits als Heilpflanze. Es gehörte zu den Bettstrohkräutern, welche Schwangeren zum Schutz und zur Erleichterung der Geburt ins Bett gelegt wurden. Hildegard von Bingen empfahl das Echte Labkraut bei Verbrennungen, blutenden Wunden und gegen Müdigkeit: *„Die Blumen, zerstoßen und überlegt, heilen, was vom Feuer versehrt ist. In die Nase gebracht, stillen sie das Bluten derselben, und auch sonst aufgebracht, stillen sie das Blut. Ein Fußbad damit, zieht die Müdigkeit aus."*

Kräuterpfarrer Künzle verwendete das Echte Labkraut vor allem bei Nierenleiden. Früher wurde das Echte Labkraut zur Käseherstellung verwendet, da es ein Enzym enthält, welches Milch gerinnen lässt.

IN DER ALPINEN VOLKSHEILKUNDE

Verwendet wird das Echte Labkraut zur Entgiftung, bei Entzündungen im Körper, Ödemen, bei Nierenleiden und Krämpfen. Außerdem ist es ein gutes Wundheilmittel sowie Blutstiller und hilft bei Hauterkrankungen wie Ekzemen und Ausschlägen. Hier können zum Beispiel Kompressen aus dem Tee aufgelegt oder Waschungen gemacht werden. Positive Wirkungen entfaltet es auch bei Nervosität und depressiven Verstimmungen.

In der Volksheilkunde wird es als Mittel gegen Geschwüre und Krebs innerlich und äußerlich ebenfalls angewandt.

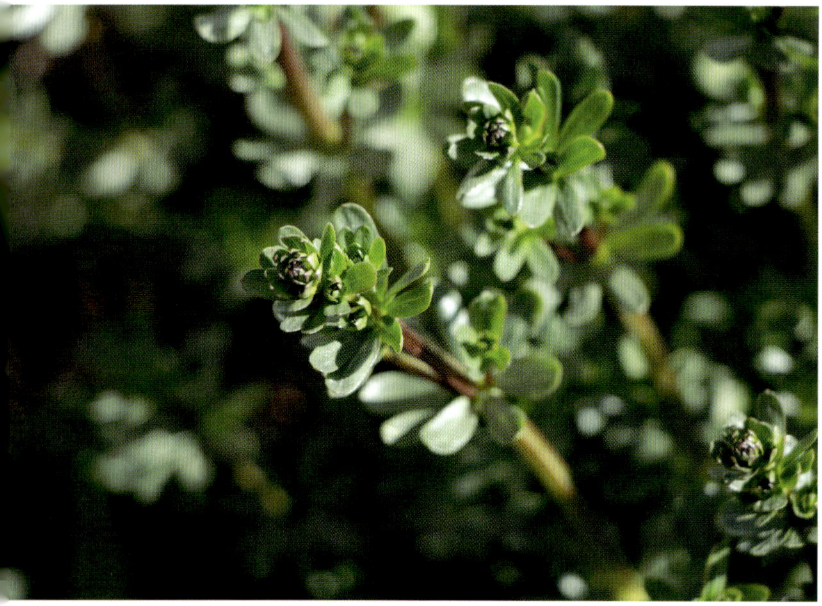

Wiesenlabkraut

ANWENDUNGEN

Labkrauttinktur

Das frische, blühende Kraut klein schneiden, in ein Glas geben und mit 38%igem Korn bedecken. Glas verschließen und mindestens 4 Wochen darin ausziehen lassen. Abfiltern und in einer dunklen Flasche verwahren. Bei Bedarf bis zu dreimal täglich 10 Tropfen einnehmen.

Labkrauttee

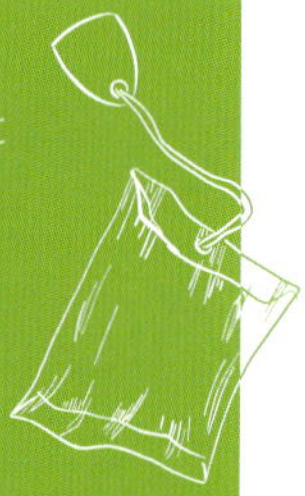

1 bis 2 Teelöffel getrocknetes Labkraut in einer Tasse mit kochendem Wasser übergießen und dann 10 Minuten ziehen lassen. Anschließend abseihen und bei Bedarf täglich 3 bis 4 Tassen davon trinken.

Labkrautöl

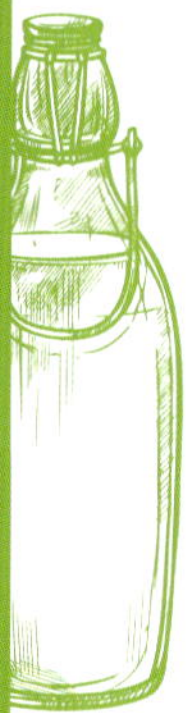

Das klein geschnittene, frisch gesammelte Kraut wird in ein Glas gegeben und mit gutem Olivenöl übergossen, bis es bedeckt ist. 2 bis 4 Wochen im Schatten ziehen lassen. Gefäß die ersten vier Tage nur mit einem Baumwolltuch abdecken und erst dann verschließen. Abseihen und in kleine, dunkle Flaschen füllen. Am besten kühl und dunkel lagern.

Labkrautsalbe

Labkrautöl mit Bienenwachs (10 %) langsam und sanft über dem Wasserbad erhitzen (max. 70 °C), bis das Bienenwachs geschmolzen ist. Vom Herd nehmen, in Gläschen füllen und erst, wenn die Salbe ganz abgekühlt ist, verschließen.

Der Lippenblütler kann an einem optimalen sonnigen Standort bis zu einem Meter hoch werden. In den kleinen blauen Blüten sind sehr viele ätherische Öle enthalten. Der Lavendel stammt ursprünglich aus dem Mittelmeerraum und kam mit den Benediktinermönchen zu uns. Er ist nur bedingt winterhart.

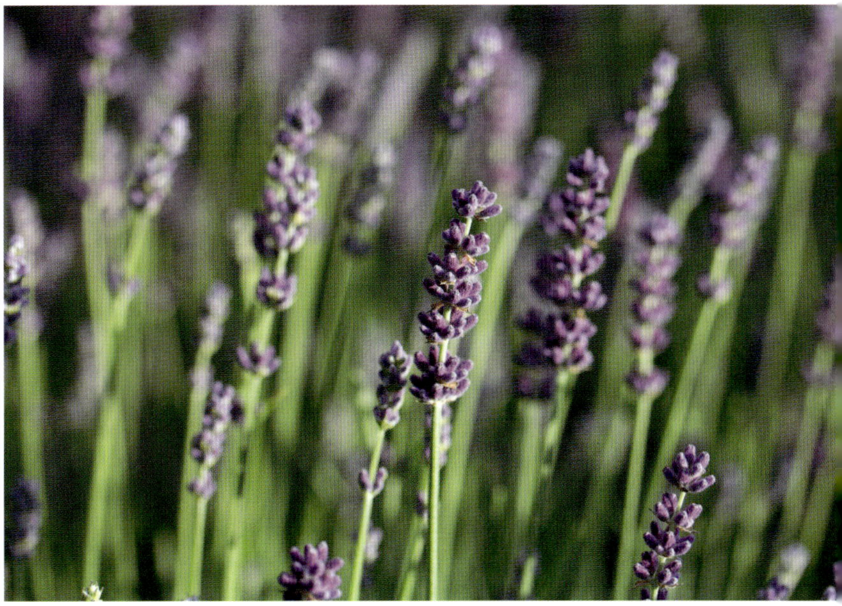

Lavendel

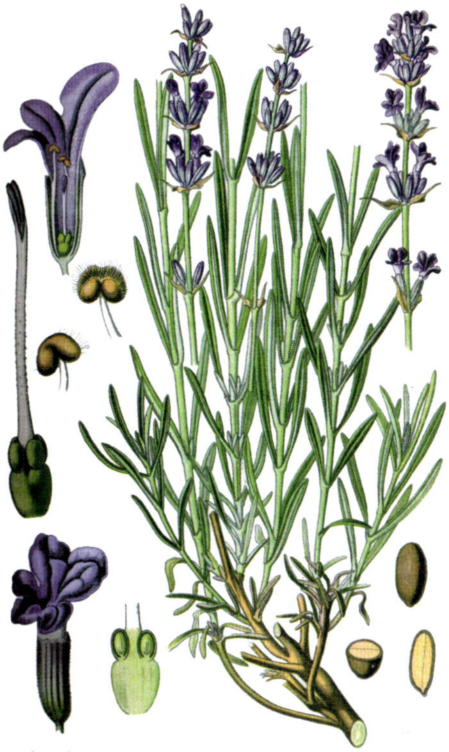

Lateinischer Name:	Lavandula angustifolia, Syn.: Lavandula officinalis
Andere Namen:	Nervenkräutl, Schwindelkraut
Pflanzenfamilie:	Lippenblütler (Lamiaceae)
Verwendete Teile:	blühendes, oberirdisches Kraut, Blüten
Zubereitungsarten:	Tinktur, Tee, Bad, Sirup, Öl, Salbe, Gelee, Duft-Spray, Likör, Wein, Milch, Räuchermittel
Verwendung:	Schmerzlinderung, Nervenleiden, Unruhe, Angstzustände, Schlafstörungen, depressive Verstimmungen, Lebenskraft, nervöse Verdauungsbeschwerden, Motten

ZUR GESCHICHTE

Hildegard von Bingen schrieb zum Lavendel: *„Lavendel in Wein oder mit Milch und Wasser kochen und lauwarm davon trinken, mildert den Schmerz in der Leber und Lunge. Es bereitet einen reinen Verstand und löst die Kurzatmigkeit in der Brust."* Paracelsus wusste auch um die Wirkung des Lavendels zur Schmerzlinderung und bei Nervenleiden.

IN DER ALPINEN VOLKSHEILKUNDE

Der Echte Lavendel wird in den Alpen innerlich und äußerlich bei Unruhe, Angstzuständen, Schlafstörungen, depressiven Verstimmungen und nervösen Verdauungsbeschwerden angewandt. Die Hauptwirkstoffe, das ätherische Öl und die Gerbstoffe, finden wir hauptsächlich in den Blüten. Aus diesen kann man sich einen Tee zubereiten und diesen mehrmals täglich genießen oder ein beruhigendes Vollbad herstellen. Auch Lavendelsträußchen oder Lavendelkissen können in der Nähe des Bettes platziert werden und so helfen, einen guten Schlaf zu finden.

Wenn man sich psychisch und körperlich völlig ausgepowert, ausgebrannt und müde fühlt, hilft der Lavendel wieder zu mehr Lebenskraft, neuer Energie und Stabilität.

Das ätherische Lavendelöl duftet wunderbar und ist eines der wenigen ätherischen Öle, die auch pur bei Wunden auf die Haut aufgetragen werden können. Es hilft bei Hautproblemen, Schlaflosigkeit, Anspannung, Muskel-, Verdauungs- und Atemwegsbeschwerden und gegen Motten.

Die Räucherung mit Lavendelblüten wirkt desinfizierend, reinigend und klärend. Der Duft des Lavendelrauchs ist beruhigend, entspannt unsere Nerven, vertreibt schlechte Gedanken und soll bei Liebeskummer helfen.

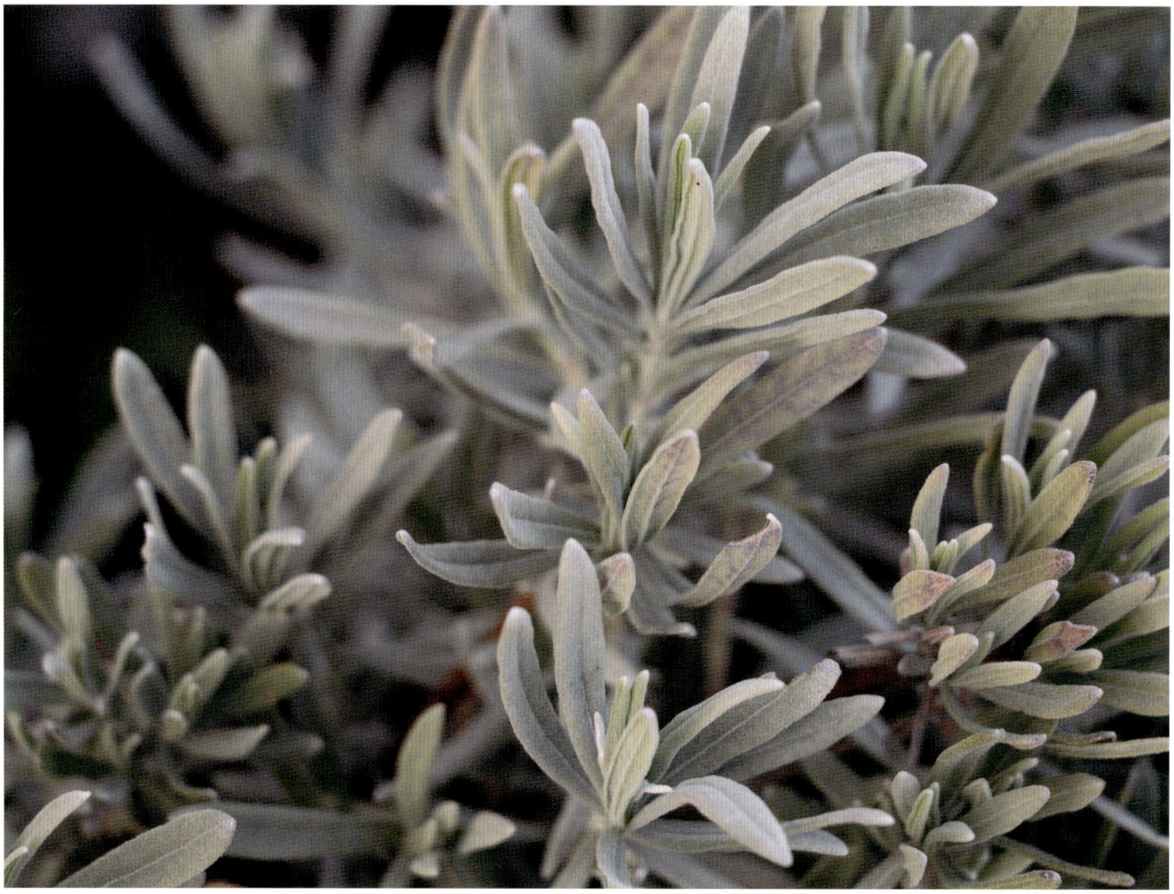

ANWENDUNGEN

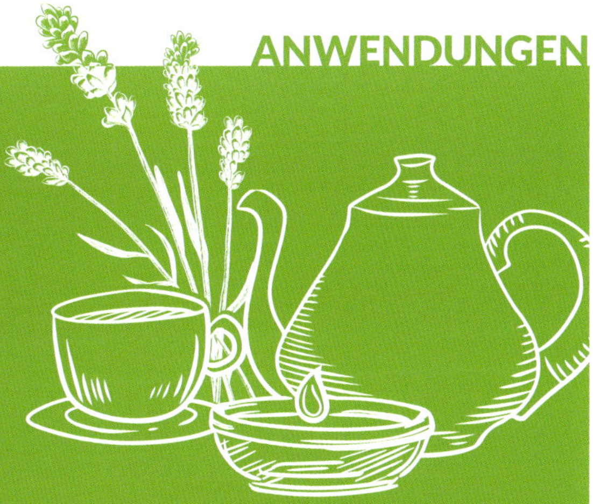

Lavendeltinktur
Die frischen Blüten in ein Glas geben und mit 38%igem Korn bedecken. Glas verschließen und mindestens 4 Wochen darin ausziehen lassen. Abfiltern und in einer dunklen Flasche verwahren. Bei Bedarf bis zu dreimal täglich 10 Tropfen einnehmen.

Lavendeltee
1 bis 2 Teelöffel getrocknete Lavendelblüten in einer Tasse mit kochendem Wasser übergießen und dann 7 Minuten ziehen lassen. Anschließend abseihen und bei Bedarf täglich 1 bis 3 Tassen davon trinken.

Beruhigungstee
siehe Hopfen

Lavendelbad
Als Badezusatz übergießen Sie eine Handvoll Lavendelblüten mit einem Liter heißem Wasser, lassen es fünf Minuten ziehen, seihen dann ab und geben den Sud zum warmen Badewasser. Nicht länger als 15 Minuten darin baden.

Lavendelöl
Die frisch gesammelten Blüten werden in ein Glas gegeben und mit gutem Olivenöl übergossen, bis sie bedeckt sind. 2 bis 4 Wochen im Schatten ziehen lassen. Gefäß die ersten vier Tage nur mit einem Baumwolltuch abdecken und erst dann verschließen. Abseihen und in kleine, dunkle Flaschen füllen. Am besten kühl und dunkel lagern.

Lavendelsalbe
Lavendelöl mit Bienenwachs (10 %) verrühren, langsam sanft über dem Wasserbad erhitzen (max. 70 °C), bis das Bienenwachs geschmolzen ist. Vom Herd nehmen, rühren, bis die Masse Körpertemperatur hat, ein paar Tropfen ätherisches Lavendelöl hinzufügen, in Döschen füllen, verschließen. Bei Wunden auftragen.

Lavendelgelee
300 g Lavendelblüten in 1 l Apfelsaft 10 Minuten köcheln. Abseihen und die Flüssigkeit abmessen. Zu 0,7 l Flüssigkeit 500 g Gelierzucker 2:1 und etwas Zitronensaft dazugeben und ca. 7 Minuten köcheln lassen. Gelierprobe machen und heiß in saubere Gläser abfüllen.

Lavendelduftspray
60 ml Lavendelhydrolat mit 40 ml 70%igem Alkohol in einer Sprühflasche vermengen und 10 Tropfen reines ätherisches Lavendelöl dazugeben. Vor dem Versprühen schütteln.

Der Löwenzahn ist eine ausdauernde, krautige Pflanze, die bis zu 30 cm hoch wird und in allen Teilen einen weißen Milchsaft enthält. Der Korbblütler wächst sehr gerne auf gut gedüngten Wiesen, in Parkanlagen und Gärten. Wenn auf einer Wiese sehr viel Löwenzahn zu sehen ist, weist das meist auf Überdüngung hin.

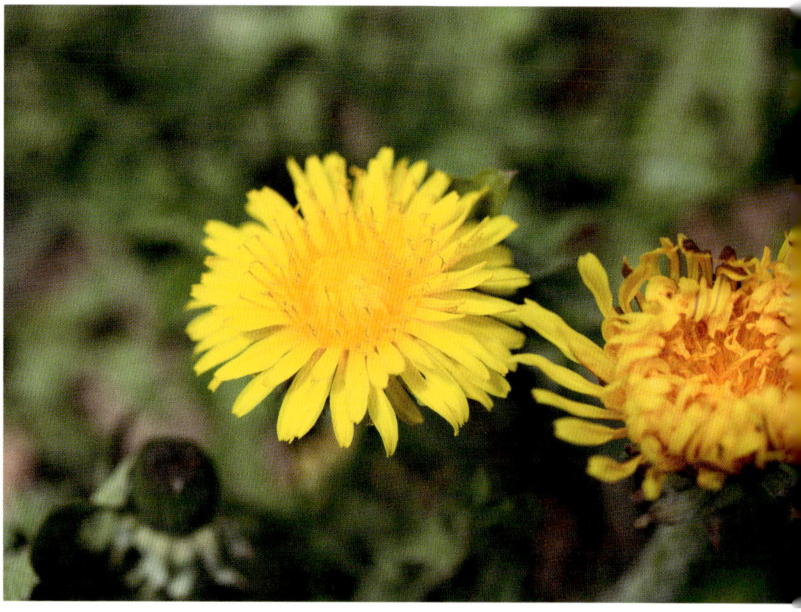

Löwenzahn

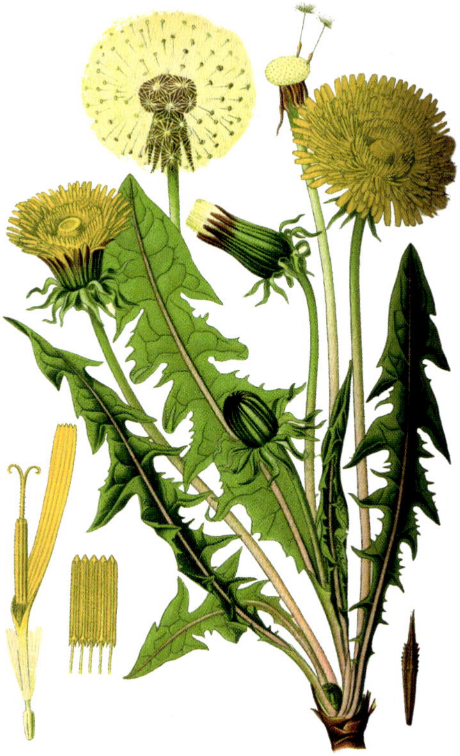

Lateinischer Name:	Taraxacum officinale
Andere Namen:	Pusteblume, Kuhblume, Augenmilch, Saubleame, Bettschisser, Pissblume
Pflanzenfamilie:	Korbblütler (Asteraceae)
Verwendete Teile:	Wurzel, oberirdisches Kraut, Blüten
Zubereitungsarten:	Tinktur, Tee, Salat, Sirup, Oxymel, Salz, Küche
Verwendung:	Gliederschmerzen, Fieber, Stoffwechsel, Bindegewebe, leberstärkend, nieren- und galleanregend, Warzen, antioxidativ

Man findet ihn auch in Mauerritzen oder am Rande von Asphalt. Durch das frühe Blühen von April bis Juni ist der Löwenzahn eine wichtige Bienenweide. Die leuchtend gelben Blüten werden später die Früchte mit den Samen, welche an kleine „Fallschirme“ (Papus) erinnern. Diese „Fallschirme“ dienen dazu, den Samen durch den Wind zu verbreiten. Die mehrjährige Pflanze hat tiefe Pfahlwurzeln.

ZUR GESCHICHTE

Der Löwenzahn wurde bereits im Mittelalter als Heilpflanze gegen Gliederschmerzen und Fieber verwendet.

IN DER ALPINEN VOLKSHEILKUNDE

Der Löwenzahn ist eine wichtige Heilpflanze, um den Stoffwechsel anzuregen. Er bringt im Frühling den Organismus wieder in Schwung. Unerwünschte Ablagerungen, die während des Winters entstanden sind, werden ausgespült. Er enthält viele Bitterstoffe, diese fördern allgemein die Sekretion der Verdauungsdrüsen. Außerdem ist der Löwenzahn reich an Mineralstoffen, Vitaminen und Enzymen. So dient er als wunderbare Verjüngungskur für Bindegewebe, Leber und Niere. Eine Löwenzahntee-Kur aus jungen Blättern kann auch der Neubildung von Gallensteinen entgegenwirken und regt den Gallenfluss an. Das ist vor allem auf die enthaltenen Bitterstoffe zurückzuführen. Der milchige Saft soll, wenn man ihn am dritten Tag im abnehmenden Mond anwendet, Warzen vertreiben.

Die jungen, zarten Blätter sind gut geeignet für den Wildsalat, man kann sie aber auch wunderbar zu einem grünen Smoothie verarbeiten oder als Spinatersatz kochen. Früher stellte man aus den Wurzeln des Löwenzahns auch Kaffeeersatz her.

Unkraut nennt man die Pflanzen, deren Vorzüge noch nicht erkannt worden sind.

Ralph Waldo Emerson

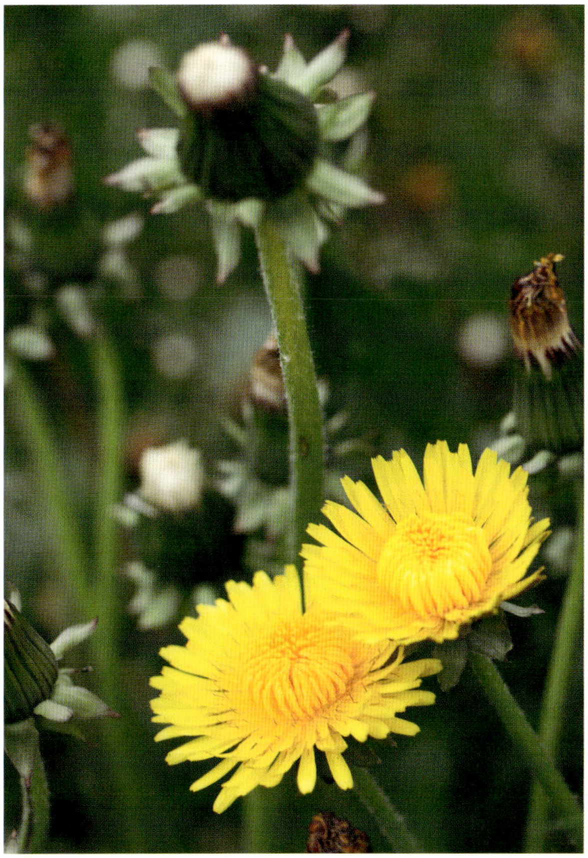

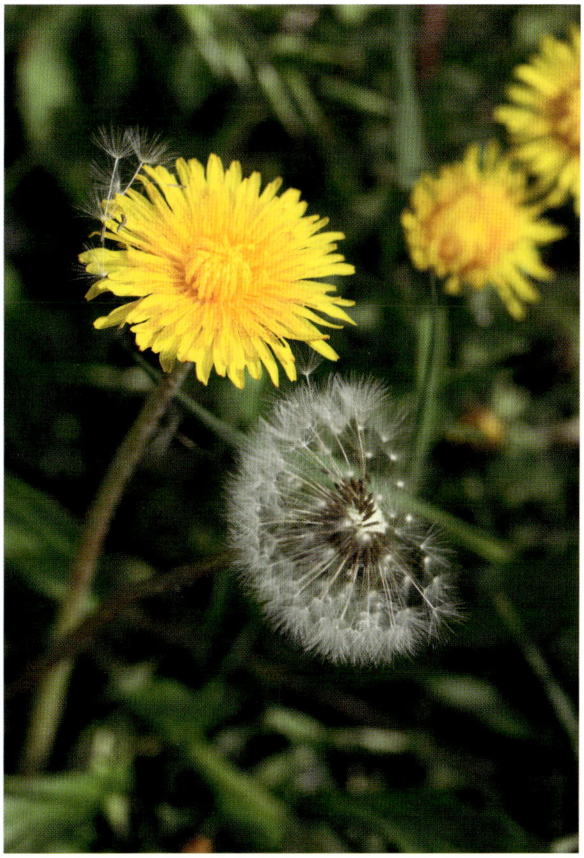

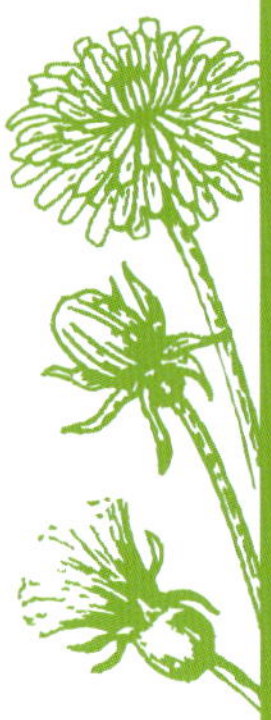

Löwenzahntinktur

Das klein geschnittene Kraut und die sauberen Wurzeln in ein Glas geben und mit 38%igem Korn bedecken. Glas verschließen und mindestens 4 Wochen darin ausziehen lassen. Abfiltern und in einer dunklen Flasche verwahren. Bei Bedarf bis zu dreimal täglich 10 Tropfen einnehmen.

Detox-Tee

Frische oder getrocknete Birkenblätter, Löwenzahnwurzeln und/oder -blätter, Brennnesseln (junge Triebe) zu gleichen Teilen mischen. 1 bis 2 Teelöffel der Mischung in einer Tasse mit kochendem Wasser übergießen und dann 7 Minuten ziehen lassen. Je länger der Tee zieht, umso herber und bitterer wird er, da sich mehr Gerbstoffe auslösen. Danach abseihen und bei Bedarf täglich 2 bis 3 Tassen davon trinken, insgesamt max. 3 Wochen lang.

Gallentee

Getrocknete Löwenzahnwurzel, Schafgarbe, Pfefferminze und Beifuß zu gleichen Teilen mischen und mit heißem Wasser aufgießen. 7 Minuten ziehen lassen. Abseihen und 2 bis 3 Tassen pro Tag, max. 3 Wochen lang, trinken.

Wildsalat

Dieser wird nach Geschmack mit Essig, Öl und Gewürzen wie ein Salat zubereitet!
Geeignete Wildkräuter:
Bärlauch, junge Birkenblätter, Brennnessel, Brunnenkresse, Ehrenpreis, Giersch, Knoblauchsrauke, junge Löwenzahnblätter, Taubnessel, Vogelmiere und viele andere!

Löwenzahnsirup (Löwenzahnhonig)

Für den Löwenzahnsirup die gelben Löwenzahnblüten ernten. Diese in einen Kochtopf geben und mit Wasser gut bedecken. Einige Orangenscheiben dazugeben. Das Ganze aufkochen und ca. 10 Minuten kochen lassen. Dann vom Herd nehmen und zugedeckt über Nacht stehen lassen. Alles abseihen und die Flüssigkeitsmenge abmessen. Die gleiche Menge Zucker hinzufügen und leise 3 bis 4 Stunden köcheln lassen, bis die Masse eingedickt ist. Heiß in Gläser abfüllen und gleich verschließen.

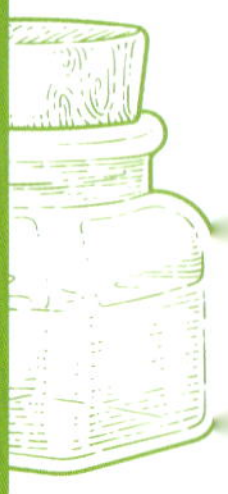

Das mehrjährige Rosengewächs ist in fast ganz Europa beheimatet und wird bis zu einem Meter hoch. Die Wiesenkönigin wächst bevorzugt auf feuchtem Boden, gerne auch an Ufern von Seen und Bächen und mag Sonne bis Halbschatten. Das Mädesüß blüht von Juni bis August.

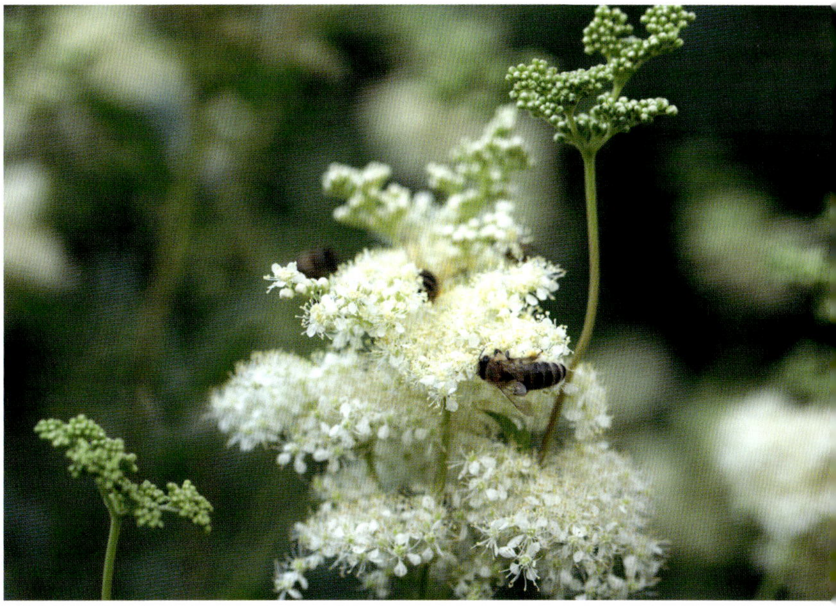

Mädesüß

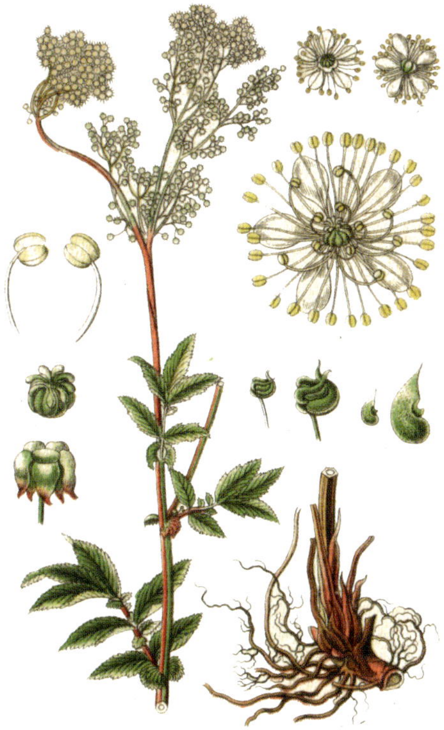

Lateinischer Name:	Filipendula ulmaria
Andere Namen:	Geißbart, Spierstaude, Wiesenkönigin
Pflanzenfamilie:	Rosengewächse (Rosaceae)
Verwendete Teile:	Blätter, Blüten, Wurzel
Zubereitungsarten:	Tinktur, Tee, Sirup, Wein, Dampfbad, Likör, Salbe, Räuchermittel
Verwendung:	Schmerzen, schweiß- und harntreibend, Erkältung, Fieber, rheumatische Beschwerden, Gelenkschmerzen, Arthritis, Gicht, Kopfschmerzen, Völlegefühl, Blähungen, Sodbrennen, Hautkrankheiten, entzündliche Haut, Akne

Die schirmrispigen Blütenstände des Echten Mädesüß bestehen aus vielen Einzelblüten und bilden flaumige Blütenbäusche, welche schon von Weitem gut zu sehen sind und einen wunderbaren, intensiven, honig- bis mandelartigen Duft verströmen. Der Stängel ist rot und kantig und trägt wechselständig gefiederte Blätter, welche an Rosenblätter erinnern. In der Volksheilkunde werden vor allem die aufgeblühten Blüten und die Blätter verwendet.

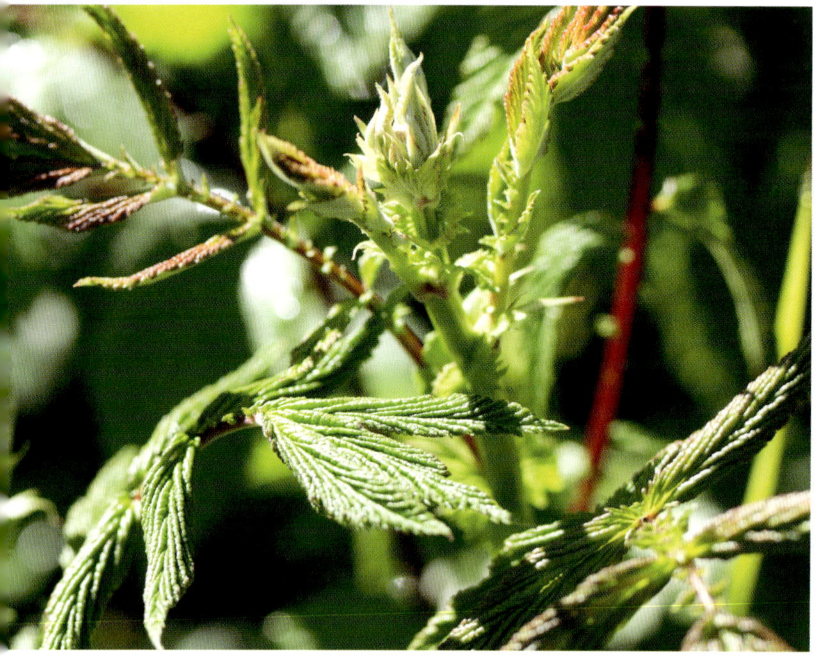

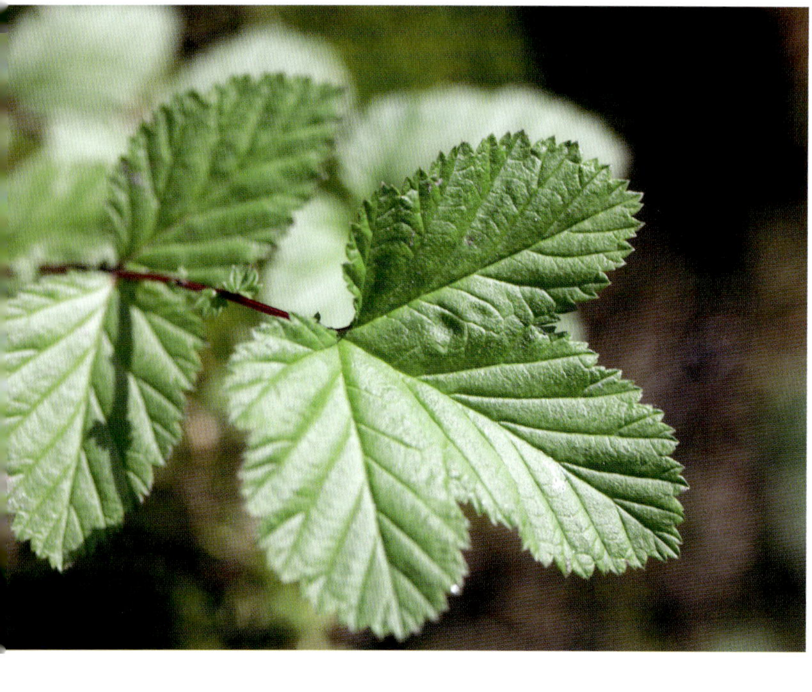

ZUR GESCHICHTE

Schon bei den keltisch-germanischen Druiden war das Mädesüß eine heilige Pflanze und wurde gegen Schmerzen eingesetzt und um den bekannten Honigwein, den Met, damit zu würzen.

Auch Hildegard von Bingen war das Kraut gut bekannt. Sie hatte es in den Klostergärten kultiviert und gegen viele Beschwerden eingesetzt. In den Kräuterbüchern des Mittelalters fand die Schmerzlinderung durch Mädesüß kaum Beachtung. Die auch als Spierstaude bezeichnete Heilpflanze wurde meist in Wein gekocht und mit Honig gesüßt.

Besonders interessant am Mädesüß ist, dass lange Zeit aus seinen Blüten Salicylaldehyd gewonnen wurde, ein entzündungshemmender Wirkstoff, der heute als synthetisch hergestellte Acetylsalicylsäure verkauft wird. Der Apotheker Felix Hoffmann erfand im Jahr 1897 eine Methode zur Herstellung von Acetylsalicylsäure aus Salicylsäure. Diese bald unter dem Markennamen Aspirin verkaufte Arznei ist ein seit über hundert Jahren angewandtes und heute noch weit verbreitetes Schmerzmittel. Mädesüß ist die natürliche Variante davon.

IN DER ALPINEN VOLKSHEILKUNDE

Die Wiesenkönigin wird für Schwitzkuren empfohlen, wie man sie gern bei beginnenden Erkältungen macht, weil sie schweiß- und harntreibende Eigenschaften besitzt. Sie erweist sich auch bei rheumatischen Erkrankungen und Gicht zur Erhöhung der Harnmenge als hilfreich. Das Mädesüß soll die Produktion von Magensäure verringern und so Sodbrennen verhindern.

Heute wird die Wiesenkönigin vor allem gegen Kopfschmerzen, Völlegefühl, Blähungen, Hautkrankheiten, unreine Haut, Gelenkschmerzen, Arthritis, Sodbrennen, Fieber infolge von Erkältungen und allgemein unterstützend bei Erkältungen bzw. grippalen Infekten verwendet. Zur Behandlung von entzündlicher Haut oder Akne können sich Dampfbäder mit Mädesüß als hilfreich erweisen.

Zum Räuchern verwendet man die getrockneten aufgeblühten Blüten. Es entwickelt sich ein krautiger, würziger, an Tabak erinnernder Duft. Der Rauch fördert Neuanfänge und Übergänge, die Intuition und das Traumbewusstsein. Gut macht sich das Mädesüß auch in Liebesräucherungen. Alte Verhärtungen werden abgebaut und Gefühle kommen in Fluss. Insgesamt wirkt es stimmungsaufhellend, schmerzlindernd und entzündungshemmend.

Mädesüßtinktur
Die Blüten in ein Glas geben und mit 38%igem Korn bedecken. Glas verschließen und mindestens 4 Wochen darin ausziehen lassen. Abfiltern und in einer dunklen Flasche verwahren. Bei Bedarf bis zu dreimal täglich 10 Tropfen einnehmen.

Mädesüßblütentee
1 bis 2 Teelöffel getrocknete Mädesüßblüten in einer Tasse mit kochendem Wasser übergießen und dann 7 Minuten ziehen lassen. Anschließend abseihen und bei Bedarf täglich 1 bis 3 Tassen davon trinken.

Mädesüß-Apfelgelee
+ 2 Bio-Zitronen, heiß gewaschen
+ 500 bis 1.000 g Gelierzucker 2:1 (je nach Flüssigkeitsmenge, die übrigbleibt)
+ 2 l Apfelsaft
+ 5 Handvoll Mädesüßblüten

Zitronen auspressen, Schalen in dünne Scheiben schneiden. Mädesüßblüten mit Apfel- und Zitronensaft und Zitronenscheiben aufkochen, Herd abschalten, zugedeckt ziehen und erkalten lassen. Abgekühlt über Nacht im Kühlschrank ziehen lassen. Durch ein Tuch abseihen. Flüssigkeit abmessen, erhitzen und pro 750 ml Flüssigkeit 500 g Gelierzucker 2:1 dazugeben. Nach ca. 7 Minuten Gelierprobe machen und in saubere Gläser abfüllen.

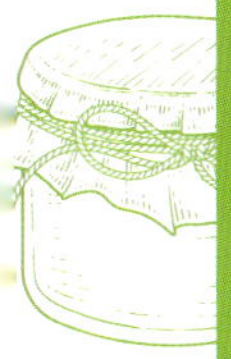

Mädesüßsirup
+ 1 kg Rohrzucker
+ 1 l Wasser
+ 1 Zitrone, in Scheiben geschnitten
+ 25 g Zitronen- oder Weinsteinsäure
+ 4 Handvoll Mädesüßblüten

Alle Zutaten in ein Glasgefäß geben, 4 Tage dunkel und kühl stehen lassen und ab und zu umrühren, bis sich der Zucker aufgelöst hat. Dann abseihen, abfüllen und kühl aufbewahren. Um die Haltbarkeit zu verlängern, kann der Sirup vor dem Abfüllen auch noch 7 Minuten abgekocht werden. 1:10 mit Wasser verdünnt genießen.

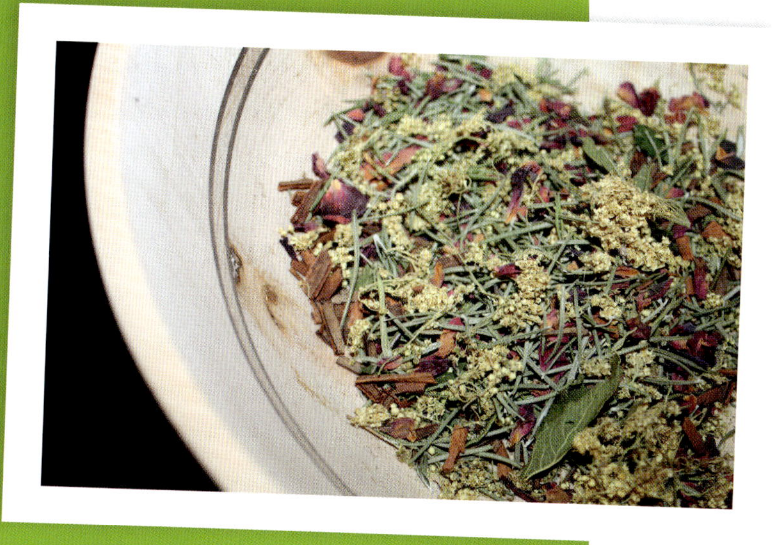

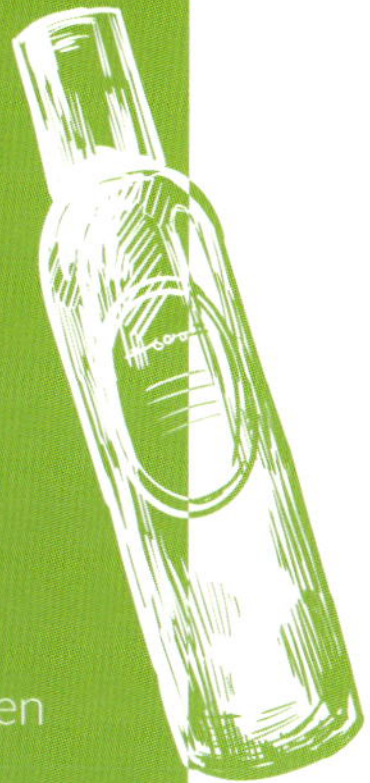

Mädesüßwein
2 Handvoll klein geschnittene Blätter und Blüten von Mädesüß mit 0,7 l Weißwein übergießen, 2 Wochen stehenlassen und regelmäßig schütteln. Dann abseihen und in Erkältungszeiten oder bei Kopf- und Rheumaschmerzen ein bis drei Likörgläschen über den Tag verteilt trinken.

Mädesüßdampfbad
Bei der Zubereitung eines Dampfbads werden etwa 1½ bis 2 Teelöffel frisches oder getrocknetes Mädesüßkraut mit heißem, aber nicht kochendem Wasser übergossen und dann mit einem Tuch über dem Kopf inhaliert.

Liebes-Räuchermischung
Getrocknete Mädesüßblüten, Rosmarin, Beifuß, Holunder und Rosenblüten zu gleichen Teilen mischen und etwas gemörsertes Fichtenharz dazugeben. Auf der Kohle oder am Stövchen verräuchern.

Die manchmal ein-, meistens aber zweijährige, ausdauernde, krautige Pflanze kann bis zu 130 cm hoch werden. Die Wilde Malve blüht zwischen Mai und Oktober. Die Blüten sind 2,5 bis 5 cm groß und stehen häufig zu zweit bis zu viert in Büscheln in den Laubblattachseln, können jedoch auch einzeln vorkommen.

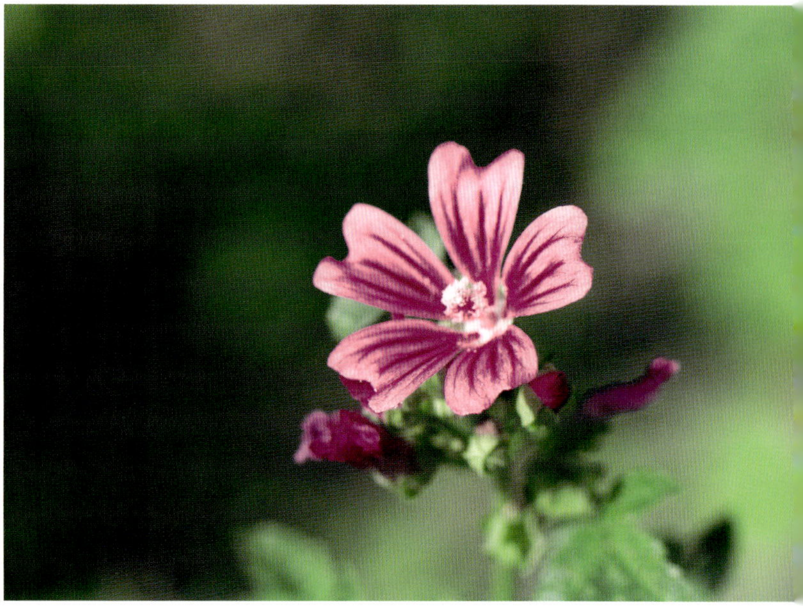

Malve (Wilde Malve)

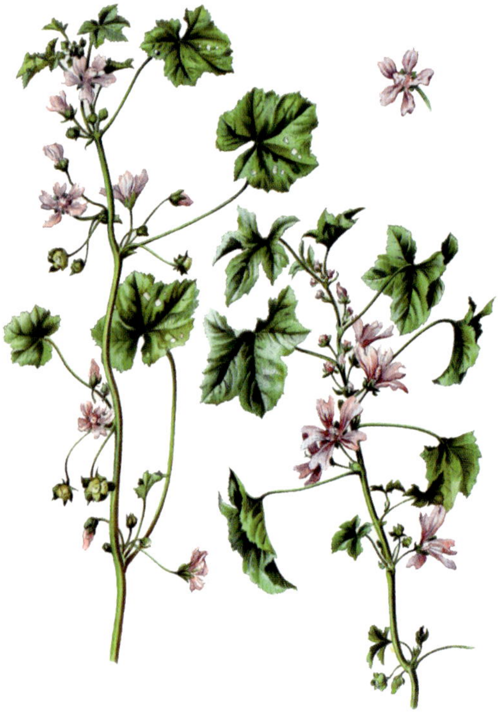

Lateinischer Name:	Malva sylvestris
Andere Namen:	Käspappel, Große Käsepappel, Rosspappel
Pflanzenfamilie:	Malvengewächse (Malvaceae)
Verwendete Teile:	Blätter, Blüten
Zubereitungsarten:	Tinktur, Tee, Öl, Sirup, Salz, Zucker, Essig, Umschlag, Kekse, Kosmetik
Verwendung:	Blasenschmerzen, Nervenschmerzen, Wunden, Geschwüre, Husten, Magen-Darm-Probleme, Gebärmutterleiden, Melancholie, Fieber, aphrodisierend, Schleimhaut, Entzündungen im Mund- und Rachenbereich, Ekzeme

Die Wilde Malve gedeiht an sonnigen Standorten bis in eine Höhe von 1.500 m und ist eher anspruchslos. Es ist auch ganz einfach, aus den Samen Malven im eigenen Garten zu ziehen.

Der in den Alpen gängige Name Käsepappel bezieht sich auf die käselaibförmigen, schleimhaltigen Früchte, aus denen früher Kinderbrei zubereitet wurde.

Wichtige Inhaltsstoffe der Wilden Malve sind Malvin, Gerbstoffe, Schleimstoffe, Kaffeesäure, Kalium und Natrium. Blätter und Blüten haben einen ähnlich hohen Schleimstoffgehalt.

ZUR GESCHICHTE

Die Malve zählt zu den ältesten bekannten Nutzpflanzen und wurde bereits in der Antike als Gemüse- und Heilpflanze angebaut. Zur Anwendung kam sie gegen Blasenschmerzen mit blutigem Urin, Nervenschmerzen und „Seitenschmerzen" sowie bei frischen Wunden und Geschwüren in der Leiste. Außerdem wurde sie eingesetzt gegen Husten, aber auch, um Insektenstiche zu behandeln. Der griechische Arzt Dioskurides und der deutsche Botaniker und Arzt Hieronymus Bock kannten ihre hervorragende Wirkung als Mittel bei Husten, Magen-Darm-Problemen, Gebärmutterleiden sowie Wunden und Stichen. Karl der Große (8. Jh.) ordnete an, dass die Malve in Klostergärten als Heilpflanze angebaut werden sollte. Im Mittelalter empfahl Hildegard von Bingen die Wilde Malve gegen Melancholie, Fieber, um die Augen zu erhellen und gegen die Auswirkungen von zu viel „schwarzer Galle". Sie vermischte den Malvensaft mit Essig und rieb die Patienten damit ein. In der mittelalterlichen Medizin fanden auch die Samen der Malve Verwendung. Diese sollen aphrodisierend wirken.

IN DER ALPINEN VOLKSHEILKUNDE

Meist werden die Blüten und seltener die Blätter der Wilden Malve verwendet. Die enthaltenen Schleimstoffe legen sich als schützender Film über Schleimhäute und entfalten so eine beruhigende Wirkung. Deswegen sollte der Malventee immer als Kaltauszug (siehe Rezept) zubereitet werden. Hitze verklebt die Pektine der Pflanze und mindert somit die Wirkung der Schleimstoffe.

Ein Malventee hilft bei Magen- und Darmentzündungen, kann aber auch zum Spülen und Gurgeln bei Entzündungen im Mund- und Rachenbereich verwendet werden. Wenn die Ursache von Husten gereizte Schleimhäute sind, ist die Malve auch eine gute Wahl. In der alpinen Volksheilkunde verwendet man die Malve für Bäder und Umschläge bei Ekzemen und entzündlichen Geschwüren. Malventinktur festigt das in der Haut enthaltene Elastin und kann auch die Schleimhaut der Vagina wunderbar pflegen. Eine Malvencreme hilft bei trockener Haut und lindert Pigmentverfärbungen. Ein einfaches Malvenhautöl zur Pflege ist ohne große Schwierigkeiten herzustellen. Dieses Öl unterstützt die Haut auch bei der Wiederherstellung der Elastizität nach der Schwangerschaft.

In der Küche ist die Wilde Malve gut zu verwenden. Die Blüten sehen wunderschön auf einem Salat aus und schmecken auch noch gut. Junge Blätter können für einen Salat ebenfalls verwendet werden. Süßspeisen bekommen mit der Malve den besonderen Kick. Sie schmecken gut in Puddings, Cremen, Torten, Eis, Milchreis oder Grießbrei. Auch die unreifen, runden Samenlaibe sind essbar. Man kann auch einen Malvenblütensirup herstellen, seine schöne lila Farbe macht sich auch gut mit Prosecco aufgegossen. Salz und Zucker können für den besonderen Effekt wunderbar mit Malvenblüten eingefärbt werden. Sogar das Färben von Ostereiern mit Malvenblüten ist möglich.

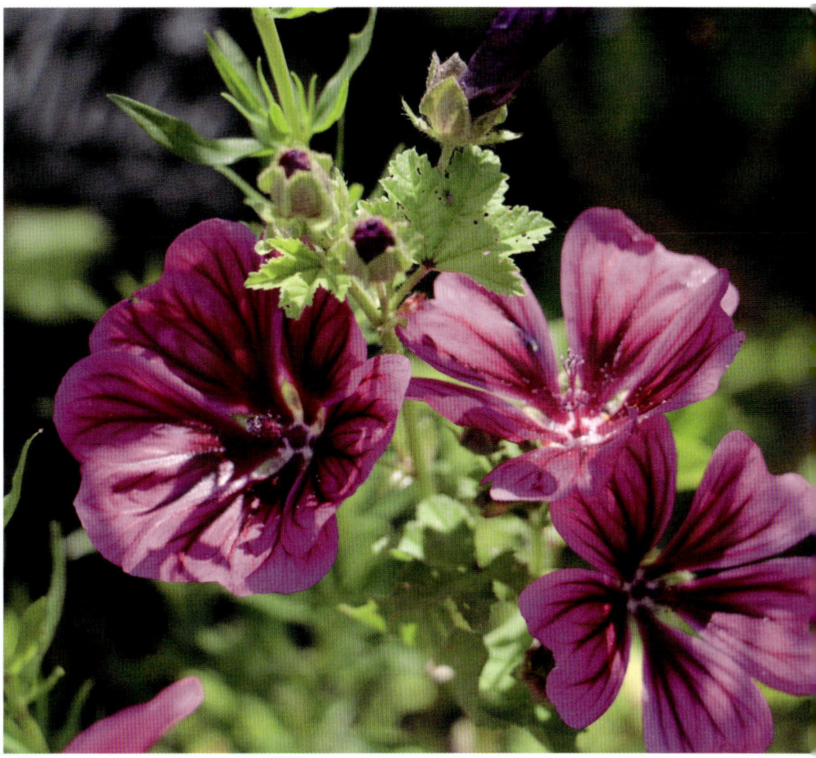

Malventinktur
Die Blüten in ein Glas geben und mit 38%igem Korn bedecken. Glas verschließen und mindestens 4 Wochen darin ausziehen lassen. Abfiltern und in einer dunklen Flasche verwahren. Bei Bedarf bis zu dreimal täglich 10 Tropfen einnehmen.

Malventee
Unbedingt einen Kaltansatz herstellen, damit die wertvollen Schleimstoffe erhalten bleiben. Einen Teelöffel frisches oder getrocknetes Kraut pro Tasse in kaltem Wasser 6 bis 12 Stunden ausziehen lassen, abseihen und dann leicht erwärmen.

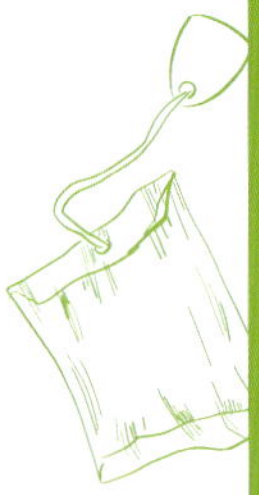

Malvenhautöl
Eine Handvoll klein geschnittene Malvenblüten in ein Glas geben und mit Mandelöl gut bedecken. 2 bis 4 Wochen ziehen lassen. Gefäß die ersten vier Tage nur mit einem Baumwolltuch abdecken und erst dann verschließen. Abseihen und in kleine, dunkle Flaschen füllen. Am besten kühl und dunkel lagern.

Malvenblütensirup
50 Malvenblüten mit 3 Liter Wasser übergießen, 4 Bio-Zitronen in Scheiben schneiden und 3 kg Zucker dazugeben, umrühren, mit einem Tuch zudecken und drei Tage ziehen lassen, zwischendurch immer wieder umrühren. Abseihen, in saubere Flaschen füllen, kühl lagern. 1:10 mit Wasser verdünnt genießen.

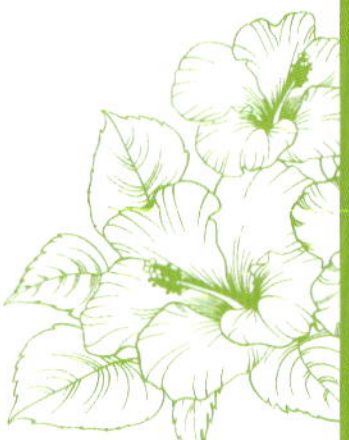

Malvensalz und -zucker
Hierzu werden einfach frische Malvenblüten mit Zucker oder Salz im Mörser verrieben, zum Trocknen auf ein Backpapier gegeben und mit einem Geschirrtuch abgedeckt. Wenn alles trocken ist, eventuell nochmals mörsern, um die Klumpen zu entfernen.

Malvenblütenessig
Eine Handvoll Blüten mit gutem Apfelessig bedecken, ca. 4 Wochen ziehen lassen und dann abseihen. Diesen Essig kannst du dann zur Abwehrstärkung über deinen Salat geben.

Käspappelumschlag (nach Philippine Welser)
60 g Käspappeln in 250 ml Milch 7 Minuten sieden und daraus einen warmen Umschlag machen. Täglich dreimal einen frischen Umschlag zubereiten, damit das Abszess verheilt.

Abführkekse
(nach der Alt-Tiroler Naturapotheke)

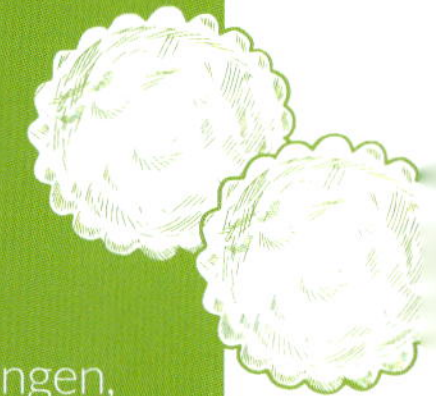

- 40 g Sennesblätterpulver
- 15 g Pfefferminzpulver
- 15 g Anispulver
- 10 g Käsepappelpulver

Das Kräuterpulver mit 400 g Mehl vermengen, je eine Prise Salz und Zucker dazugeben und mit 5 Eidottern und so wenig Wasser wie möglich zu einem Teig verkneten. Auswalken, ausstechen und bei 120 °C backen.

Die Melisse ist eine ausdauernde, krautige Pflanze, welche bis zu 80 cm hoch werden kann. Sie stellt keine besonderen Ansprüche an den Standort und blüht von Juni bis August weiß.

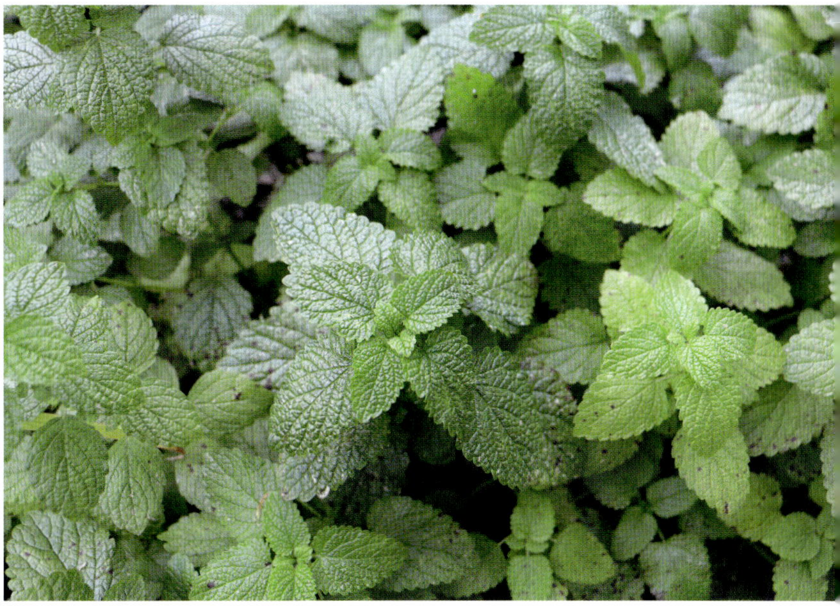

Melisse

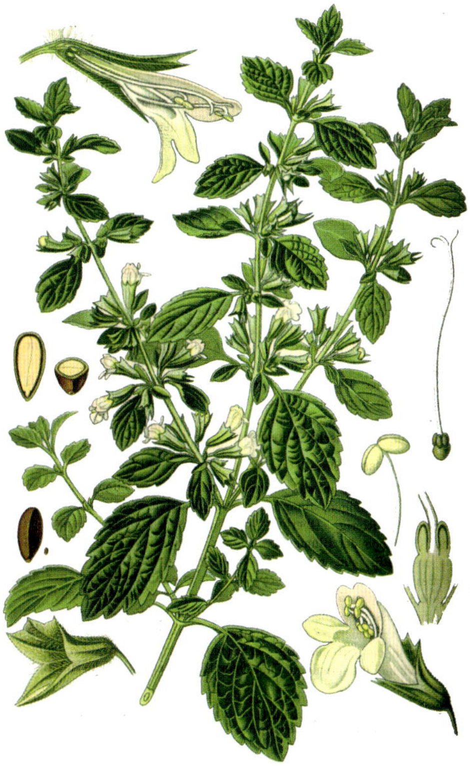

Lateinischer Name:	Melissa officinalis
Andere Namen:	Zitronenkraut, Bienenfang, Herzkraut, Nervenkräutel, Frauenwohl, Herztrost
Pflanzenfamilie:	Lippenblütler (Lamiaceae)
Verwendete Teile:	oberirdisches Kraut
Zubereitungsarten:	Tinktur, Tee, Sirup, Likör, Wein, Salbe, Räuchermittel
Verwendung:	Melancholie, Beruhigung, Anspannung, (nervöse) Herzbeschwerden, Schlafstörungen, entkrampfend, antibakteriell, Kopfschmerzen, Magen-Darm-Leiden, Wechseljahr- und Menstruationsbeschwerden, Hautunreinheiten

Die Melisse kam mit den Benediktinermönchen zu uns. Ihr Name Melisse kommt vom griechischen Wort „Melitta", was soviel wie „Honigbiene" bedeutet.

ZUR GESCHICHTE

Dioskurides nannte die Melisse Bienenblatt, weil sie ein beliebtes Kraut bei den Bienen ist und empfahl es wie Plinius gegen Hysterie und grauen Star.

Schon lange wird die Melisse als Mittel gegen Melancholie verwendet. Hildegard von Bingen schrieb: *„Die Melisse ist warm. Ein Mensch, der sie isst, lacht gerne ..."* Für Paracelus war die Melisse ein Lebenselixier: *„Melisse ist von allen Dingen, die die Erde hervorbringt, das beste Kraut für das Herz; innerlich genossen macht sie fröhlich und erheitert das Herz. Sie erneuert alle Kräfte des Körpers."*

Ein berühmtes Heilmittel ist der Melissengeist, der von Mönchen des Karmeliterordens zusammengestellt wurde. Ähnlich beliebt: der 1775 erfundene „Klosterfrau Melissengeist" von der Nonne Maria Clementine, ein Destillat aus 13 Heilpflanzen. Dieser wird bei vielen Beschwerden wie Erkältung, Unruhe und Verdauungsbeschwerden empfohlen und kann innerlich und äußerlich angewandt werden.

IN DER ALPINEN VOLKSHEILKUNDE

Der volkstümliche Name Nervenkräutel gibt uns bereits einen Hinweis auf ihre Wirkung. Die vor der Blüte gesammelten Blätter der Zitronenmelisse helfen bei der Beruhigung des Nervensystems, bei nervöser Unruhe, nervösen Herzbeschwerden, Schlafstörungen, Reizbarkeit und vielen anderen nervlich bedingten Beschwerden. Die Melisse hat eine wohltuende Wirkung auf die Seele. Sie vertreibt trübe Stimmung, fördert die Entspannung und löst Ängste.

Sie wirkt entkrampfend, beruhigend und antibakteriell. Ersteres hilft bei Kopfschmerzen, Herzbeschwerden, Magen-Darm-Leiden, Wechseljahr- und Menstruationsbeschwerden. Ihre antiviralen Eigenschaften machen sie zu einem guten Mittel gegen Herpes.

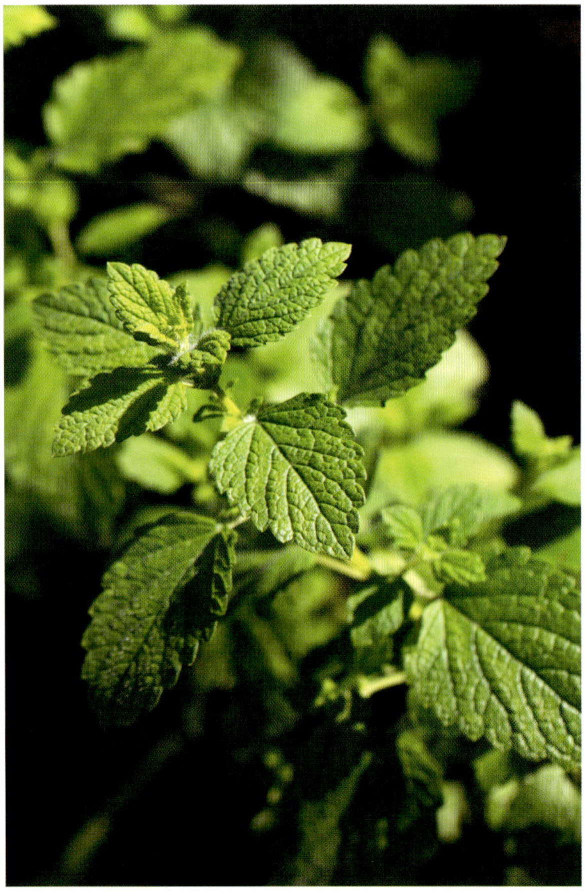

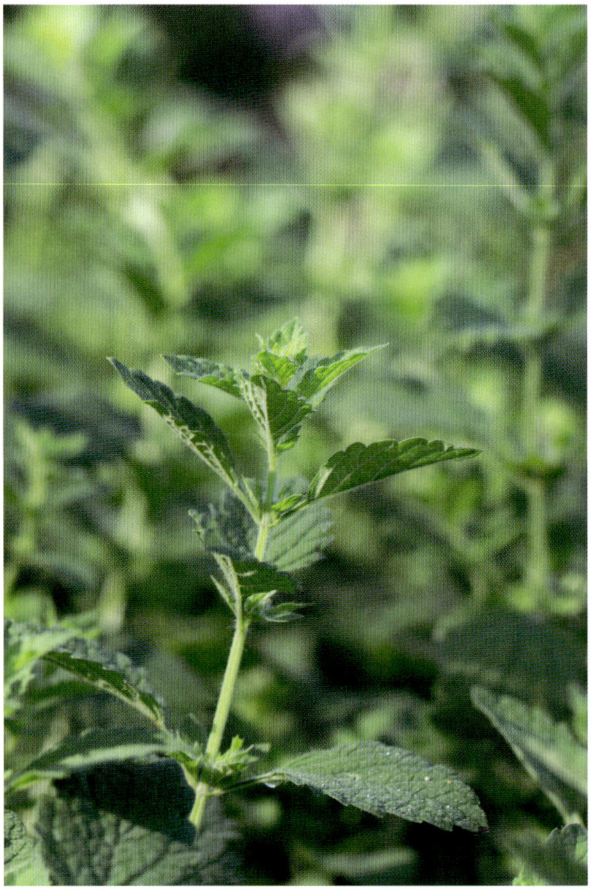

Äußerlich angewandt, dient die Melisse als gutes Mittel gegen Hautunreinheiten. Dazu kann die Haut mit dem Tee abgetupft werden oder man bereitet ein Melissendampfbad zu.

Melisse wirkt beim Räuchern stimmungsaufhellend und beruhigend. Außerdem hilft der Rauch gegen Stress und stärkt die Abwehrkräfte.

ANWENDUNGEN

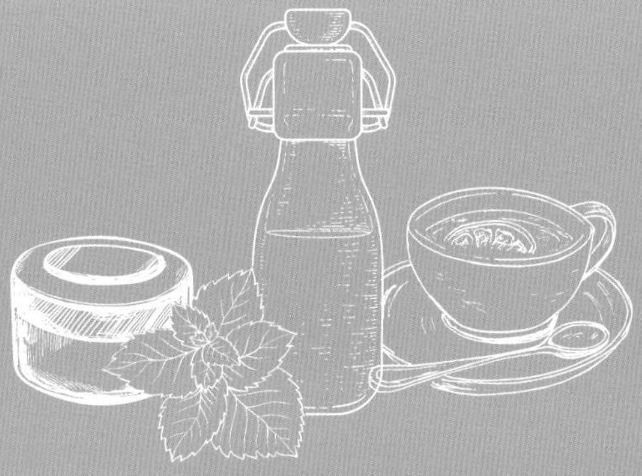

Melissentinktur

Das klein geschnittene Kraut in ein Glas geben und mit 50%igem Korn bedecken. Glas verschließen und mindestens 4 Wochen darin ausziehen lassen. Abfiltern und in einer dunklen Flasche verwahren. Bei Bedarf bis zu dreimal täglich 10 Tropfen einnehmen.

Melissentee

1 bis 2 Teelöffel getrocknetes Melissenkraut in einer Tasse mit kochendem Wasser übergießen und dann 7 Minuten ziehen lassen. Anschließend abseihen und bei Bedarf täglich 2 bis 3 Tassen davon trinken.

Melissensirup

3 Handvoll Melissenkraut mit 3 Liter Wasser übergießen, 4 Bio-Zitronen in Scheiben schneiden und 3 kg Zucker dazugeben, umrühren, mit einem Tuch zudecken und drei Tage ziehen lassen, dabei zwischendurch immer wieder umrühren. Abseihen, in saubere Flaschen füllen, kühl lagern. Um die Haltbarkeit zu verlängern, kann der Sirup vor dem Abfüllen auch noch 7 Minuten abgekocht werden. 1:10 mit Wasser verdünnt genießen.

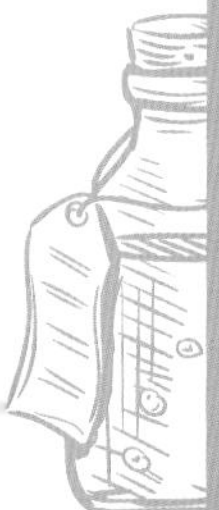

Be Happy-Tee

siehe Baldrian

Melissengeist

Zitronenmelisse, Alantwurzel, Engelwurzwurzel, Enzianwurzel, Zitrone, Ingwer, Koriandersamen, Zimtblüten, Nelke, ein wenig schwarze Pfefferkörner, Muskat, Galgant und Kardamom in ein Glas geben und mit 50%igem Korn bedecken. Glas verschließen und mindestens 4 Wochen darin ausziehen lassen. Abfiltern und in einer dunklen Flasche verwahren. Bei Bedarf bis zu dreimal täglich 10 Tropfen einnehmen. Kann auch mit Wasser und Zucker nach Belieben zu einem Likör verdünnt werden.

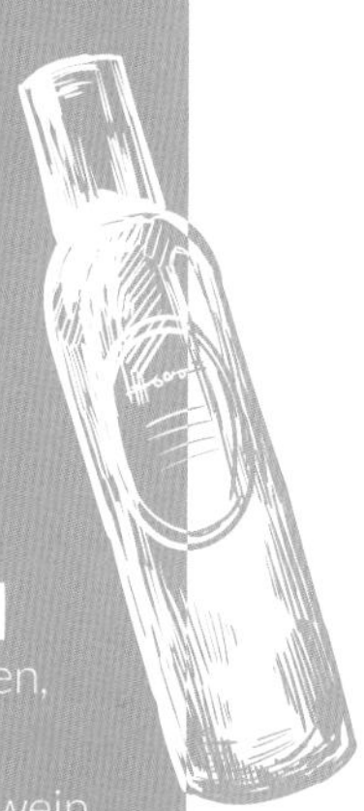

Ohnmacht-Wein (nach der Heylsamen Hauß-Apotecken)

Je 10 g getrocknete Melisse, Lavendelblüten, Rosmarin, Nelken, Rosenblüten, Veilchen, Majoran, Zimt und Galgant in 1 Liter Weißwein ansetzen und zwei Tage in der Sonne ausziehen lassen. Abfiltern und in einer dunklen Flasche verwahren. Bei Bedarf dreimal täglich ein Stamperl trinken.

Melissen-Herpes-Salbe

- 100 g Olivenöl
- getrocknetes oder besser frisches Melissenkraut
- 10 g Bienenwachs

Das klein geschnittene Melissenkraut in Olivenöl leicht erwärmen und ca. eine Stunde ausziehen lassen, dann abseihen; das Bienenwachs zum Olivenöl geben und schmelzen lassen. Nicht über 70 °C erhitzen! Abfüllen, abkühlen lassen und erst dann das Glas zuschrauben.

Die Mistel ist ein immergrüner Halbschmarotzer, welcher auf Laubbäumen, Kiefern und Tannen zu finden ist. Sie sitzt auf den Ästen und entzieht den Bäumen Wasser und darin gelöste Mineralsalze. Die Blütezeit reicht von Mitte Januar bis Anfang April. Von der Blüte bis zur Reife der Beeren in der Adventszeit vergehen circa neun Monate.

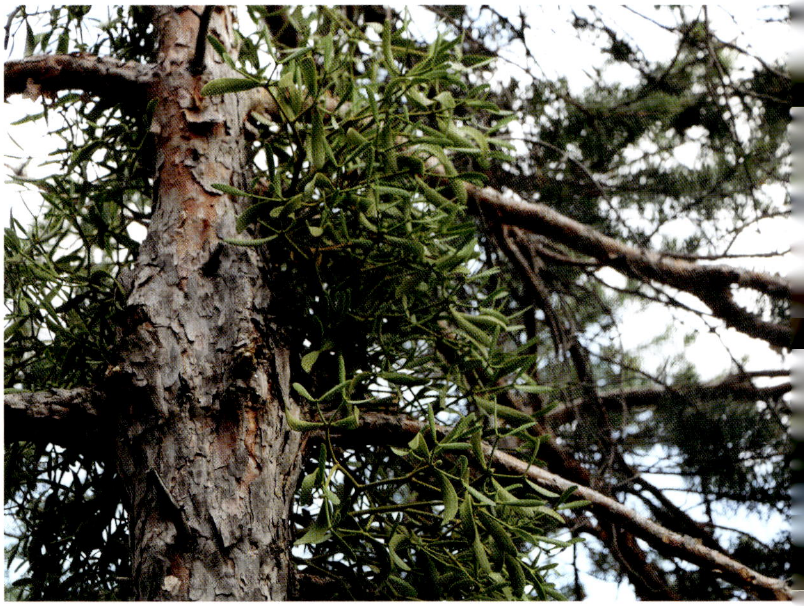

Mistel

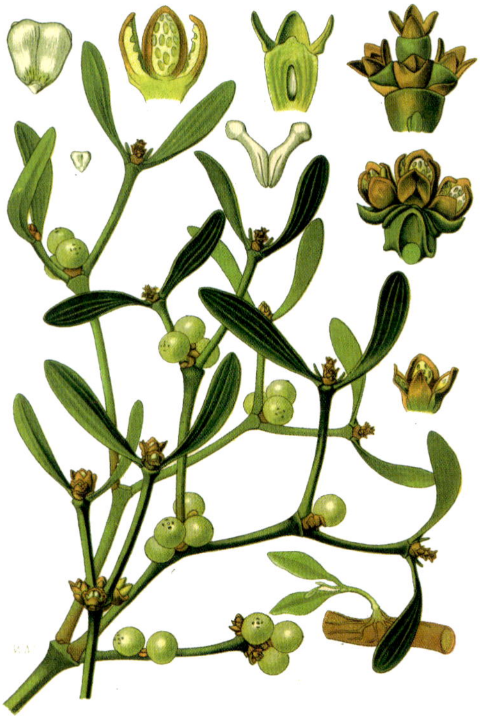

Lateinischer Name:	Viscum album
Andere Namen:	Donnerbesen, Hexenbesen, Druidenfuß
Pflanzenfamilie:	Sandelholzgewächse (Santalaceae)
Verwendete Teile:	oberirdisches Kraut
Zubereitungsarten:	Tinktur, Tee, Wein, Salbe, Umschlag, Räuchermittel
Verwendung:	Zauberpflanze, Krebs, Immunsystem, Allheilmittel, Epilepsie, Kreislauf, Leberleiden, innere Entzündungen, Verdauung, Stoffwechsel, rheumatische Beschwerden, Ekzeme, Arthrose, Krampfadern, Wechseljahrbeschwerden, Menstruationsbeschwerden

Die weißen, etwas durchscheinenden, einsamigen, runden Beeren haben einen Durchmesser von ca. 1 cm. In den Monaten November und Dezember und dann erst wieder im März bzw. April erntet man die Mistel.

Die wichtigsten Inhaltsstoffe sind die Mistellektine. Außerdem enthält die Mistel Acetylcholin, Alkaloide, Asparagin, Bitterstoffe, Cholin, Harz, Histamin, Inosit, Oleanolsäure, Pyridin, Saponine, Schleimstoffe, Tyramin, Viscalbin, Viscin, Viscotoxin, Xanthophyll und Zink. Im Winter ist der Lektingehalt am höchsten. Lektine behindern das Wachstum von Krebszellen oder töten diese ab und sie beeinflussen das Immunsystem. Die enthaltene Menge an Lektinen schwankt von Wirtsbaum zu Wirtsbaum und mit der Jahreszeit. Kiefernmisteln haben den geringsten Lektingehalt. Besonders reich an Lektinen sind die Eichen-, Pappel-, Linden- und Eschenmisteln.

ZUR GESCHICHTE

Der Druidenfuß ist eine uralte Zauber- und Heilpflanze, die bereits von den keltischen Priestern, den Druiden, geschnitten und als Allheilmittel verwendet wurde. Die ältesten Aufzeichnungen reichen bis in das fünfte Jahrhundert vor Christus zurück.

Sogar bis in heutige Comics reicht die besondere Aura der Mistel: Asterix schöpft seine übermenschliche Kraft aus dem Zaubertrank des Dorfdruiden Miraculix. Miraculix schneidet in Vollmondnächten mit einer goldenen Sichel die Misteln von den Bäumen. Daraus braut er den Zaubertrank, der jeden unbesiegbar macht.

Die Mistel galt als Mittel gegen Epilepsie, Hysterie und Dämonen. Besonders in England wird noch der jahrhundertealte Brauch gepflegt, an Weihnachten die Wohnungen mit Misteln zu schmücken. Ein heidnisches Ritual, das auch im Christentum Einzug gehalten hat.

Pfarrer Kneipp verwendete die Mistel als kreislaufunterstützendes Mittel. Hildegard von Bingen stellte daraus einen sogenannten „Mistelschleim" gegen Leberleiden her. Auch Hippokrates verwendete die Mistel zu Heilzwecken, im Besonderen gegen Schwindel und Epilepsie.

IN DER ALPINEN VOLKSHEILKUNDE

In Tirol sagt man, dass sich Hexen in den Bäumen verstecken, an denen es Misteln gibt. Die Mistel wird heute in der alternativen Krebstherapie eingesetzt, indem man den Patienten einen wässrigen Auszug aus Misteln injiziert. Tees oder Tropfen helfen nicht, da die Lektine durch die Magensäure zerstört werden. Diese Therapie geht auf Rudolf Steiner zurück, der die Mistel als Krebsheilmittel empfahl. Er zieht den Vergleich zwischen dem Tumor als Schmarotzer und der Mistel als Halbschmarotzer und leitet so anthroposophisch die Wirkung der Mistel her. Es ist wichtig zu beachten, von welchem Baum die Misteln stammen, denn je nachdem ist die Wirkung unterschiedlich. Die Effekte der herkömmlichen Krebstherapie können dadurch oft verbessert und die Nebenwirkungen der Chemotherapie gemindert werden. Dafür sind die enthaltenen Mistellektine zuständig.

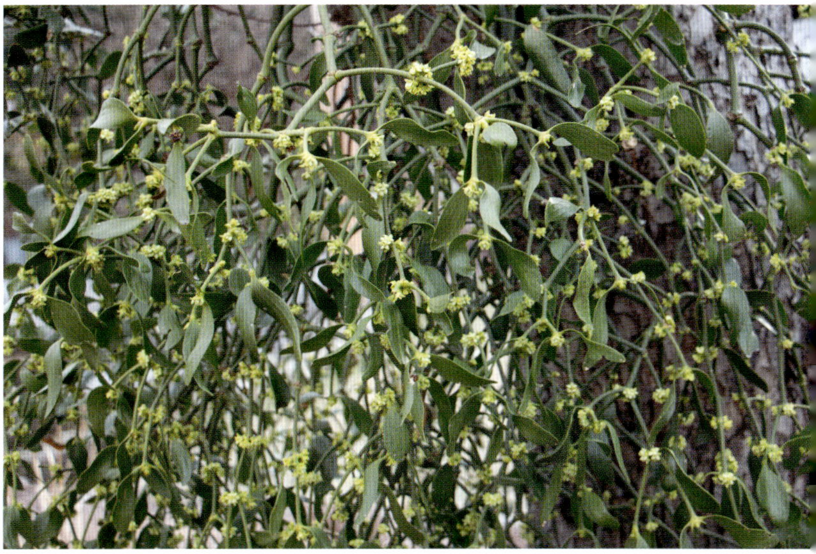

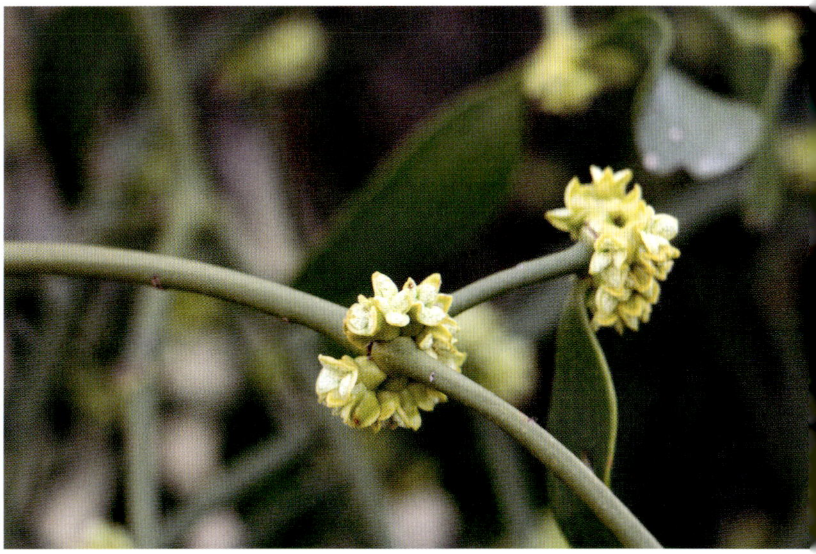

Außerdem werden die Stimmung und der Schlaf verbessert und der Appetit erhöht. Dies konnte auch schon in einigen Studien bestätigt werden. Bei allen möglichen inneren Entzündungen wirkt eine Salbe aus Apfelmistel Wunder. In dieser macht sich auch ein bisschen Lärchenpech gut.

Bei Krämpfen, Epilepsie, zu hohem und zu niedrigem Blutdruck, Konzentrationsschwäche und Zuckerkrankheit hat sich die Mistel bewährt. Ihre krampflösenden Eigenschaften helfen auch bei Asthma. Misteltee verbessert auch die Verdauung und den Stoffwechsel. Aufgrund von Letzterem helfen äußerlich angewandte Mistelumschläge gegen rheumatische Beschwerden ebenfalls. Umschläge mit kalt ausgezogenem Misteltee können auch gegen Ekzeme, Arthrose und Krampfadern helfen.

In den Wechseljahren kann die Mistel die Wechseljahrbeschwerden lindern. Gegen Menstruationsbeschwerden hilft sie auch.

Mit dem Rauch der Mistel können wir einen Blick auf unsere Seele werfen. Sie gehört zu den Räucherpflanzen der Lostage, mit denen man in den Rauhnächten über das Schicksal orakelte. Mit der Mistel können wir neue Kraft schöpfen. Dabei steigert sie auch unsere Abwehrkräfte und hilft in Schutzräucherungen vor negativen Energien und schlecht gelaunten Menschen.

ANWENDUNGEN

Misteltinktur

Das klein geschnittene Kraut in ein Glas geben und mit 38%igem Korn bedecken. Glas verschließen und mindestens 4 Wochen darin ausziehen lassen. Abfiltern und in einer dunklen Flasche verwahren. Bei Bedarf bis zu dreimal täglich 10 Tropfen einnehmen.

Misteltee gegen Bluthochdruck

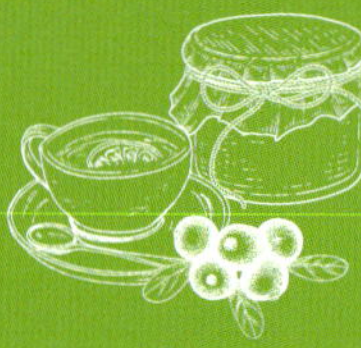

+ 25 g Mistelkraut
+ 15 g Weißdornblüten und -blätter
+ 10 g Melissenblätter
+ 25 g Baldrianwurzel

Alle Zutaten mischen. Einen Teelöffel der Mischung am besten über Nacht kalt ansetzen und dann leicht erwärmen. Anschließend abfiltern. Bei Bedarf morgens und abends eine Tasse trinken.

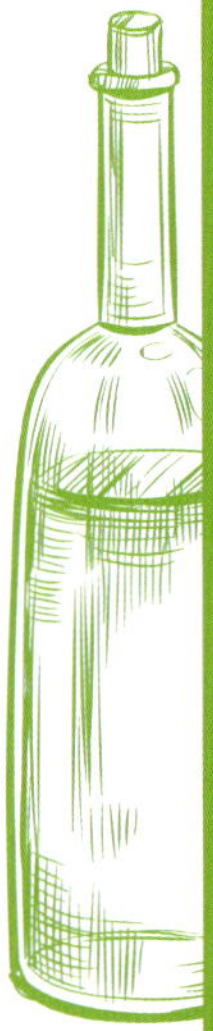

Mistelwein

+ 10 g Mistelkraut
+ 500 ml Rotwein
+ 50 g Honig
+ je 1/2 TL Kardamom, Gewürznelken
+ 1/2 Vanilleschote

Vanilleschote aufschneiden und Gewürze quetschen. Zusammen mit den restlichen Zutaten in ein Schraubglas geben und mit Wein auffüllen. Etwa 3 Wochen ziehen lassen. Anschließend abseihen. Bei Bedarf 1 bis 2 Schnapsgläser täglich trinken. Dieser Wein stärkt das Immunsystem.

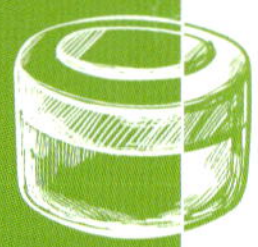

Mistelsalbe (nach Maria Treben)

50 g Mistelbeeren in 150 g Schweinefett erwärmen und ca. eine Stunde lang warm ausziehen. Immer wieder umrühren. Abfiltern und bei Erfrierungen auftragen.

Mistel-Lerget-Salbe gegen Entzündungen

+ 50 g Apfelmistel
+ 100 g Olivenöl
+ 1 TL Lärchenpech
+ 15 g Bienenwachs

Die klein geschnittenen Misteln in Olivenöl leicht erwärmen und ca. eine Stunde ausziehen lassen, dann abseihen und das Bienenwachs und das Lärchenpech zum Olivenöl geben und schmelzen lassen. Nicht über 70 °C erhitzen! Abfüllen, abkühlen lassen und erst dann das Glas zuschrauben.

Räuchermischung Rauhnacht

Getrocknete Misteln, Wacholdertriebe, Beifuß, Salbei und Fichtenharz zu gleichen Teilen mischen. Auf der Kohle oder am Stövchen verräuchern.

Die Pestwurz ist eine ausdauernde, krautige Pflanze, welche zur Blüte bis zu 40 cm hoch wird, zur Fruchtzeit bis zu 120 cm. Die großen rundlichen Blätter können bis zu 60 cm groß im Durchmesser werden. Die Unterseite der Blätter ist grauwollig behaart. Die Blüten erscheinen, zwischen März und Mai, vor den Blättern. Die Pestwurz mag nassen Boden und wächst gerne im Halbschatten.

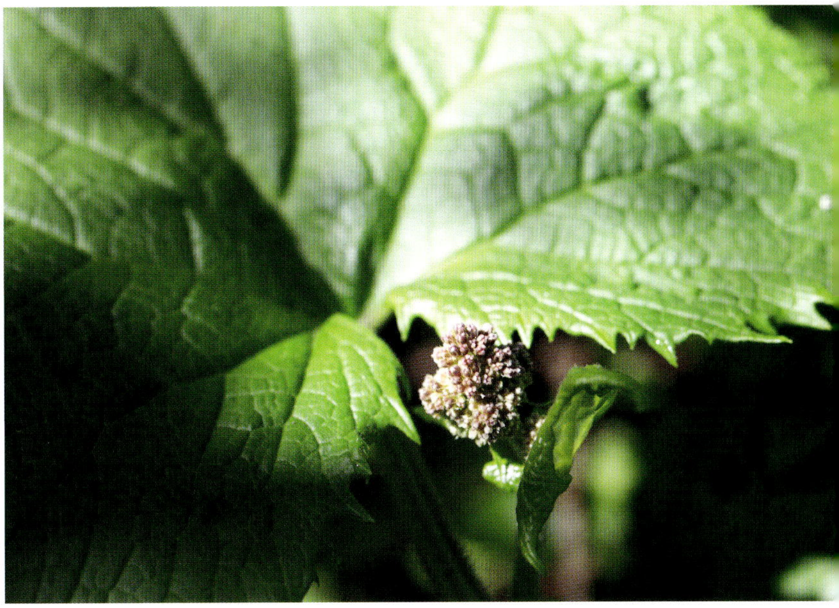

Pestwurz

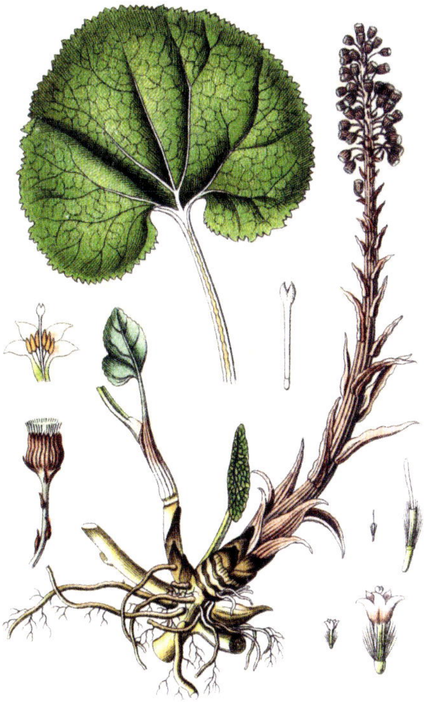

Lateinischer Name:	Petasites officinalis
Andere Namen:	Bach-Pestwurz, Rote Pestwurz, Kraftwurz
Pflanzenfamilie:	Korbblütler (Asteraceae)
Verwendete Teile:	Wurzel, Blätter
Zubereitungsarten:	Tinktur, Tee, Sirup, Auflage
Verwendung:	Geschwüre, schweißtreibend, schleimlösendes Hustenmittel, Asthma, Heuschnupfen, krampfartige Beschwerden der ableitenden Harnwege, Migräne, Unterleibskrämpfe, Wunden, Geschwüre, Insektenstiche

Die Pestwurz ist leicht giftig und kann lebertoxisch wirken. Daher wird davon abgeraten, diese zu lange einzunehmen.

ZUR GESCHICHTE

Bereits in der Antike bei den Griechen und Römern wurde die Pestwurz gegen bösartige Geschwüre verwendet. Im Mittelalter setzte man sie wegen ihrer schweißtreibenden Wirkung gegen die Pest ein. Diese wurde damals oft mit Schwitzkuren behandelt. Daher kommt wohl auch ihr Name.

IN DER ALPINEN VOLKSHEILKUNDE

Die Blätter und die Wurzeln kommen als schleimlösende Hustenmittel bei Asthma und Heuschnupfen, aber auch bei krampfartigen Beschwerden der ableitenden Harnwege, bei Migräne und Unterleibskrämpfen zum Einsatz.

Aber auch äußerlich erweist sie sich bei Wunden, Geschwüren und als Kühlmittel bei Insektenstichen als hilfreich.

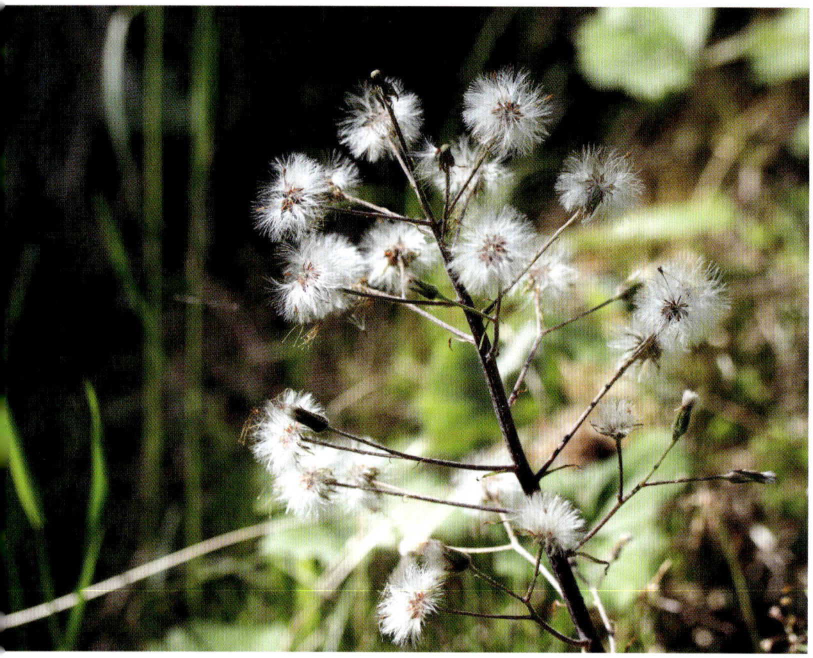

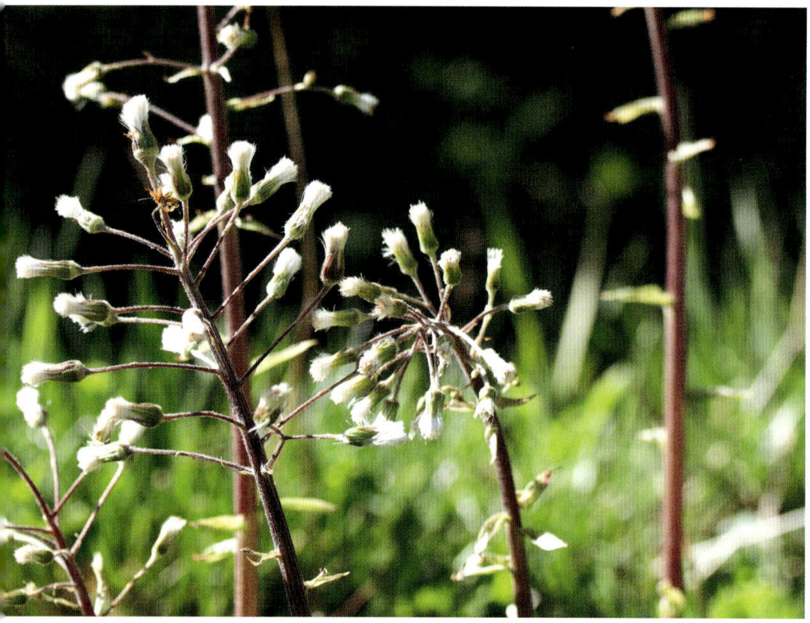

ANWENDUNGEN

Pestwurztinktur

Das klein geschnittene Kraut in ein Glas geben und mit 38%igem Korn bedecken. Glas verschließen und mindestens 4 Wochen darin ausziehen lassen. Abfiltern und in einer dunklen Flasche verwahren. Bei Bedarf bis zu dreimal täglich 10 Tropfen einnehmen.

Pestwurztee

1 bis 2 Teelöffel getrocknete Pestwurz in einer Tasse mit kochendem Wasser übergießen und dann 7 Minuten ziehen lassen. Anschließend abseihen und bei Bedarf täglich 2 Tassen davon trinken.

Schleimlösender Pestwurz-Hustensirup

Für den Pestwurz-Hustensirup Spitzwegerich, Fichtenwipfel und Pestwurzblätter ernten. Diese in einen Kochtopf geben und mit Wasser gut bedecken. Einige Orangenscheiben dazugeben. Das Ganze aufkochen und ca. 10 Minuten kochen lassen. Dann vom Herd nehmen und zugedeckt über Nacht stehen lassen. Alles abseihen und die Flüssigkeitsmenge abmessen. Die gleiche Menge Zucker hinzufügen und leise 3 bis 4 Stunden köcheln lassen, bis die Masse eingedickt ist. Heiß in Gläser abfüllen und gleich verschließen.

Pestwurzauflage

Pestwurzblätter mit dem Nudelholz anquetschen, auflegen und festbinden.

Die Pfefferminze ist eine kräftige, ausdauernde Pflanze, die bis zu 90 cm hoch werden kann. Sie ist winterhart, wurzelt flach und bildet zahlreiche unter- und oberirdische Ausläufer, weshalb man sie am besten in einem großen Topf eingräbt, um sie im Zaum zu halten. Die im Juli bis September erscheinenden Blüten sind rosa bis lila.

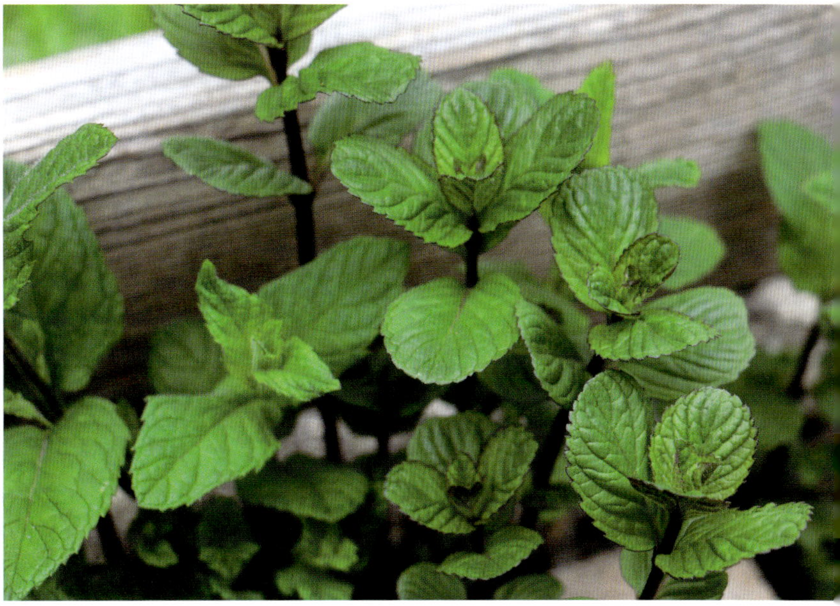

Pfefferminze

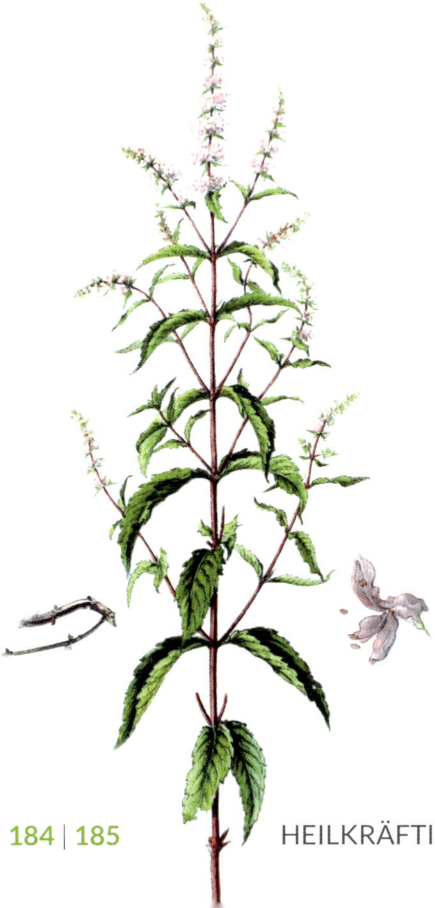

Lateinischer Name:	Mentha × piperita
Andere Namen:	–
Pflanzenfamilie:	Lippenblütler (Lamiaceae)
Verwendete Teile:	oberirdisches Kraut
Zubereitungsarten:	Tinktur, Tee, Sirup, Roll-On, Pesto, Öl, Essig, Pulver, Kekse, Wein, Küche
Verwendung:	Schmerzlinderung, Spannungskopfschmerzen, Migräne, rheumatische Schmerzen, Muskelschmerzen, Reizhusten, Zahnschmerzen, Verdauung, Magenkrämpfe, Übelkeit, Erbrechen

Nicht dauerhaft einnehmen! Nicht für Kinder unter 8 Jahren, für stillende Mütter oder Gastritis-Patienten geeignet.*

* **Die Pfefferminze sollte man nur zur Kur und nicht dauerhaft einnehmen. Sie ist nicht für Kinder unter 8 Jahren geeignet, da es durch das enthaltene Menthol zu Erstickungsanfällen kommen kann. Wenn man stillt, ist sie nicht zu empfehlen, da sie die Milchproduktion hemmt. Auch sollte man die Pfefferminze nicht bei Gastritis anwenden, da sie die Magensäureproduktion anregt.**

Typisch sind der rote Stängel und die dunkelgrünen Blätter der Pfefferminze, welche an der Unterseite ebenso rötlich sind.

Die Pfefferminze ist eine Kreuzung von Bachminze (Mentha aquatica) und Grüner Minze (Mentha spicata). Sie wurde erst 1696 vom Biologen John Ray in England entdeckt, aufgrund des scharfen Geschmackes nannte er sie „peppermint". Es gibt zwischen 20 und 40 Minze-Arten, welche vor allem in den gemäßigten Gebieten der Nordhalbkugel vorkommen. Diese gedeihen meist an feuchten Standorten in der Sonne bis im Halbschatten. Die Pfefferminze unterscheidet sich von den anderen Minze-Arten vor allem durch den höheren Menthol- und niedrigeren Carvongehalt und durch den schärferen Geschmack.

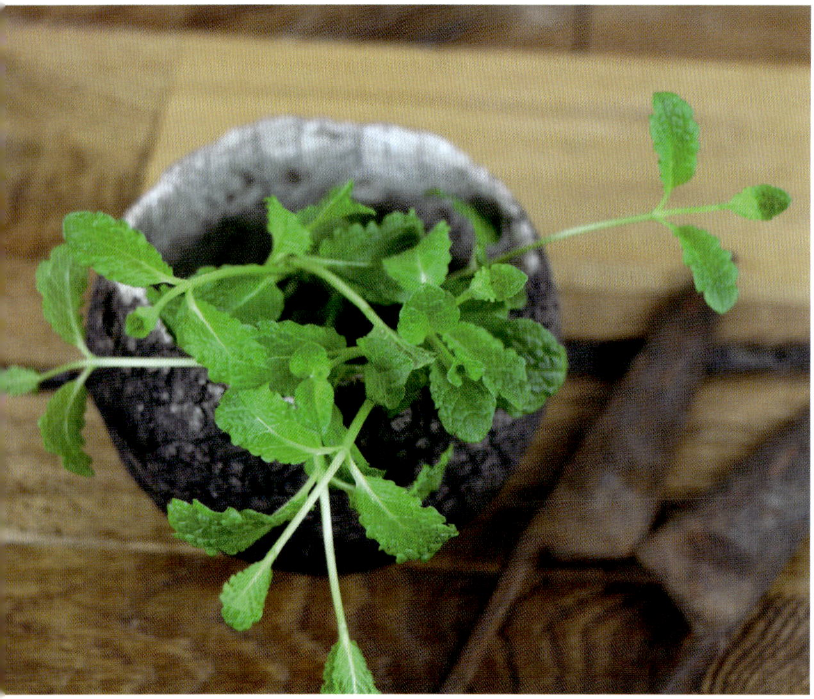

ZUR GESCHICHTE

Hildegard von Bingen kannte die Pfefferminze nicht, empfahl aber die Krauseminze bei rheumatischen Erkrankungen und stellte aus ihr einen Heilwein her. Sie presste aus den Blättern Saft und mischte diesen mit Weiß- oder Rotwein, von dem morgens und abends ein Stamperl getrunken werden sollte. Außerdem empfahl sie die Krauseminze, um die Verdauung anzuregen: *„Wie das Salz mäßig beigefügt, jede Speise mäßigt, weil es schlecht ist, wenn zu viel oder zu wenig der Speise beigefügt wird, so gibt die Krauseminze, wenn sie dem Fleisch, dem Fisch, den Speisen oder dem Mus beigefügt wird, einen guten Geschmack und eine gute Würze und so erwärmt sie auch gegessen den Magen und verschafft eine gute Verdauung."*

IN DER ALPINEN VOLKSHEILKUNDE

In den Alpen werden vor allem die Blätter der Pfefferminze oder das aus den getrockneten Blättern durch Wasserdampfdestillation hergestellte ätherische Öl verwendet, dessen Hauptbestandteil das Menthol ist. Dieses hat eine betäubende Wirkung und kann so zur Schmerzlinderung eingesetzt werden, ohne Nebenwirkungen zu verursachen. Das macht man sich bei Spannungskopfschmerzen, Migräne, rheumatischen Schmerzen und Muskelschmerzen zunutze. Bei lästigem Reizhusten ist es oft hilfreich, ein paar Tropfen des ätherischen Öls in heißes Wasser zu geben und zu inhalieren, das hemmt den Hustenreiz. Hier kann man auch einfach getrocknete oder frische Minzeblätter heiß aufgießen. Das ätherische Öl der Pfefferminze hilft sogar bei Zahnschmerzen. Man verrührt ein paar Tropfen mit warmem Wasser und legt ein damit getränktes Wattepad auf den schmerzenden Zahn. Man sollte es aber nicht einnehmen, da es die Schleimhäute reizt. Auf die Psyche wirkt das ätherische Öl erfrischend, belebend und konzentrationsfördernd.

Die Pfefferminze löst Magenkrämpfe und fördert die Verdauung. Durch das Menthol kommt es zu einer leichten Betäubung der Magenschleimhaut, weshalb es bei Übelkeit und Erbrechen hilft. Im Tee macht sich die Pfefferminze auch gut, um den Geschmack zu verbessern. Sie wirkt kühlend und erfrischend. Nicht umsonst trinkt man in arabischen Ländern gerne Pfefferminztee zur Erfrischung. An heißen Sommertagen erfreut sich dieser bei uns wachsender Beliebtheit.

Auch kulinarisch ist die Pfefferminze interessant. Eine klassische Anwendung ist die Minze zu Lammfleisch. Sie macht sich aber auch gut als Gewürz für Salate, Gemüse und Süßspeisen. Man kann daraus ein wunderbares Kräuteröl oder Kräuteressig herstellen. Die Blüten sehen auch sehr hübsch als Dekoration auf Desserts aus. Ein Sirup, hergestellt wie der Holunderblütensirup, ist ebenso eine Delikatesse. Früher wurden die getrockneten Blätter auch zum Aromatisieren von Rauchtabak verwendet. Häufig ist die Pfefferminze auch Bestandteil von Kaugummis oder Zahnpasta.

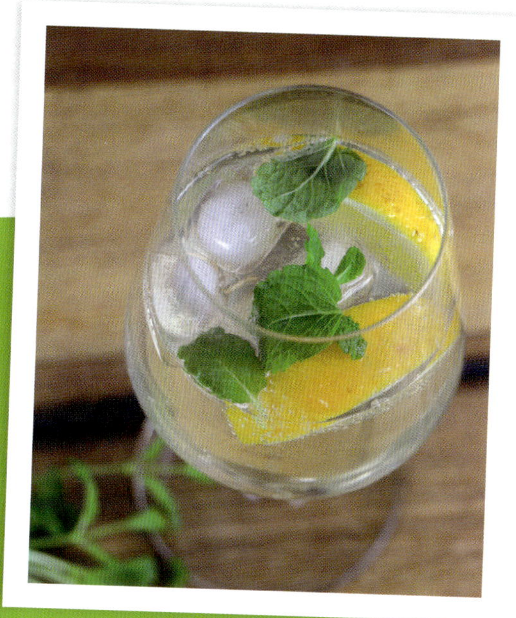

ANWENDUNGEN

Pfefferminztinktur
Das klein geschnittene Kraut in ein Glas geben und mit 50%igem Korn bedecken. Glas verschließen und mindestens 4 Wochen darin ausziehen lassen. Abfiltern und in einer dunklen Flasche verwahren. Bei Bedarf bis zu dreimal täglich 10 Tropfen einnehmen.

Pfefferminztee
1 bis 2 Teelöffel getrocknete Pfefferminze in einer Tasse mit kochendem Wasser übergießen und dann 7 Minuten ziehen lassen. Danach abseihen und bei Bedarf täglich 2 Tassen davon trinken.

Pfefferminzsirup
3 Handvoll Pfefferminzkraut mit 3 Liter Wasser übergießen, 4 Bio-Zitronen in Scheiben schneiden und 3 kg Zucker dazugeben, umrühren, mit einem Tuch zudecken und drei Tage ziehen lassen, dabei immer wieder umrühren. Abseihen, in saubere Flaschen füllen, kühl lagern. 1:10 mit Wasser verdünnt genießen.

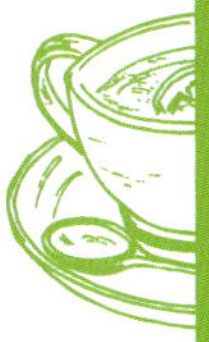

Pfefferminz-Roll-On
In einen Roll-On (10 ml) fast voll Jojobaöl einfüllen, dann ca. 6 bis 8 Tropfen ätherisches Pfefferminzöl dazugeben. Kann bei Spannungskopfschmerzen auf die Schläfen, Handgelenke und im Nacken aufgetragen werden. Es erhöht die Durchblutung und hemmt die Bildung von Seratonin (für das Schmerzempfinden verantwortlich).

Minze-Rucola-Pesto
+ 100 g Rucola
+ 1 Knoblauchzehe
+ 50 g Minze
+ 30 g Parmesan
+ 75 g Mandelkerne ohne Haut, geröstet und gehackt
+ 150 ml Olivenöl

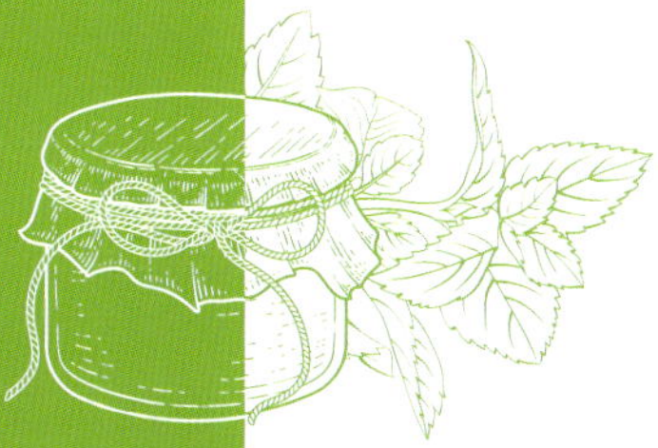

Alle Zutaten in der Küchenmaschine zerkleinern, bis eine homogene Masse entsteht und mit Salz und Pfeffer würzen. Schmeckt fantastisch zu Pasta oder Gemüse. Ist kühl verwahrt einige Monate haltbar!

Kopfpulver (nach dem Arzneibuch der Alt-Taentzlin)
Je 20 g Pfefferminze, Poleyminze, Betonie, Lavendel und Weinraute fein zu einem Pulver vermahlen.

Abführkekse (nach der Alt-Tiroler Naturapotheke)
siehe Malve

Die Preiselbeere gehört zur Gattung der Heidelbeere, ist mehrjährig und wächst vorwiegend auf saurem Boden im Halbschatten. Die kleinen weißen Blüten werden zu feinen roten Beeren, welche ab Ende August reif sind und bitter und sauer schmecken.

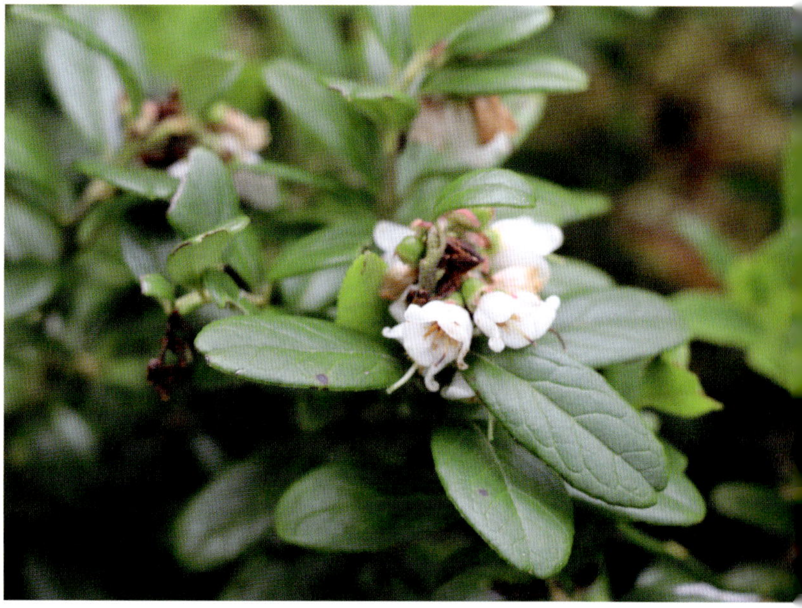

Preiselbeere

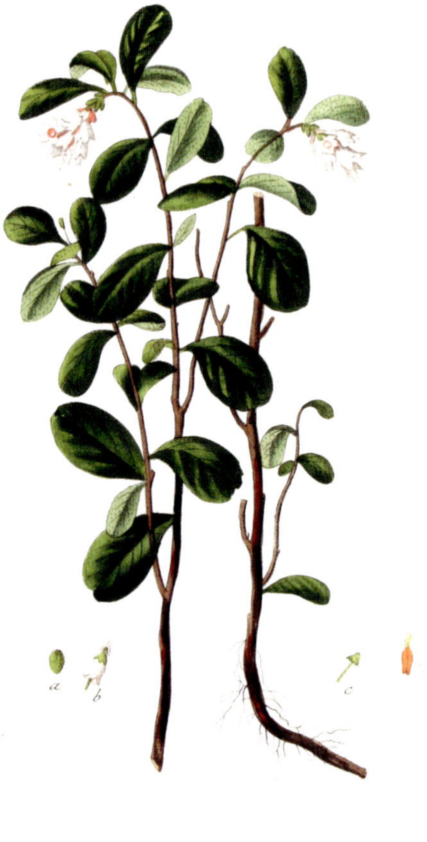

Lateinischer Name:	Vaccinium vitis-idaea
Andere Namen:	Granten, Grantlbeere, Grampeln, Steinbeere
Pflanzenfamilie:	Heidekrautgewächse (Ericaceae)
Verwendete Teile:	Blätter, Beeren
Zubereitungsarten:	Tinktur, Tee, Likör, Saft, Oxymel, Marmelade, Wein, Küche
Verwendung:	ausbleibende Menstruation, Harnwegsinfekte, Nierensteine, Blasenentzündung, Rheuma, Entzündungen der Gelenke

ZUR GESCHICHTE

Die Preiselbeere wird seit prähistorischen Zeiten wild gesammelt. Hildegard von Bingen empfahl Preiselbeerelixier gegen zu schwache oder ausbleibende Menstruation bei reiferen Frauen.

IN DER ALPINEN VOLKSHEILKUNDE

Preiselbeersaft wird gerne bei Harnwegsinfekten und Nierensteinen getrunken. Dieser Saft kommt auch bei Grippe und Husten zum Einsatz. Die Preiselbeerblätter werden bei Harnwegsinfekten angewandt, aber auch gegen Blasen- und Nierenbeckenentzündung. Das in den Beeren enthaltene Arbutin verhindert, dass sich Bakterien in den Harnwegen und der Blase einnisten. Den sogenannten „Grantensaft" kann man auch vorbeugend einnehmen. Bei Rheuma und Entzündungen der Gelenke kann Preiselbeersaft Linderung verschaffen.

Die Preiselbeermarmelade ist auch eine beliebte Art der Konservierung, diese wird gerne zu Wildgerichten und Schnitzeln gegessen. Die Beeren enthalten viele Vitamine und Mineralstoffe.

Alle Wiesen und Matten, alle Berge und Hügel sind Apotheken.

Paracelsus

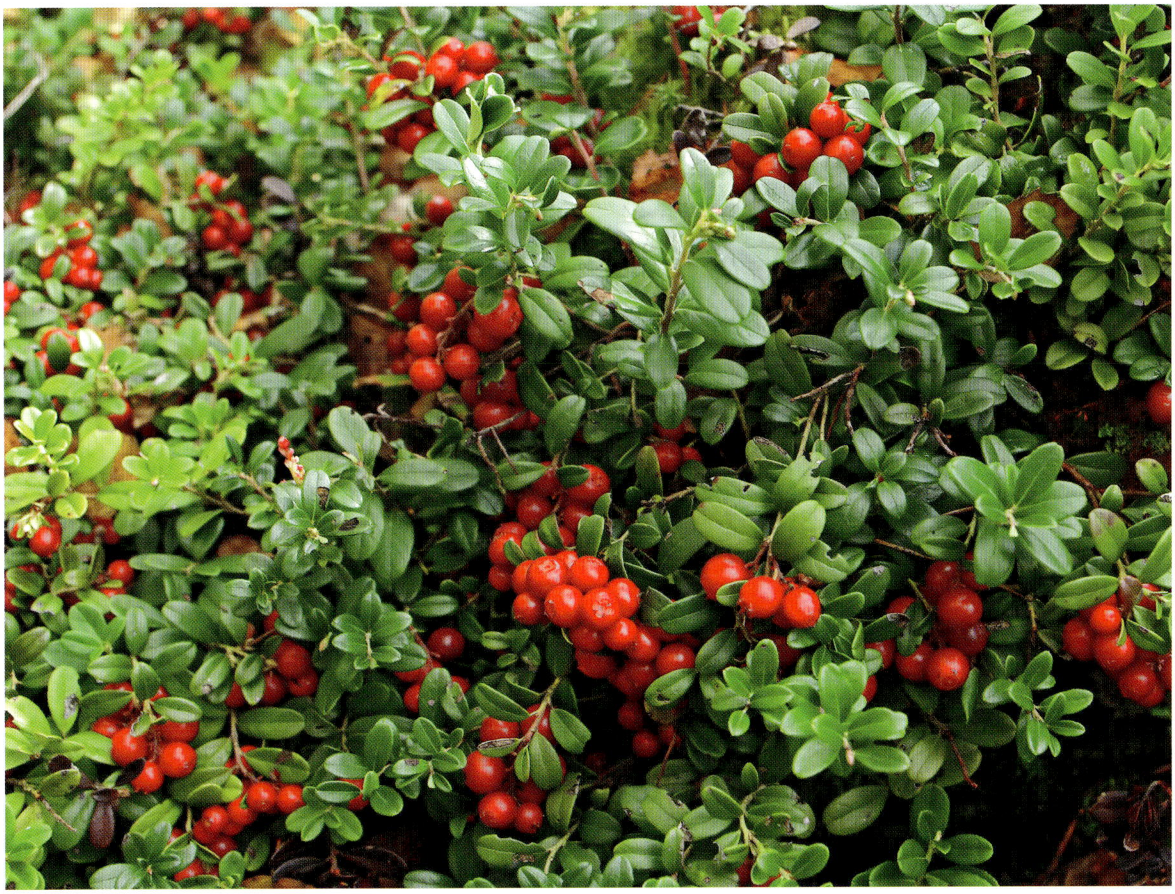

Preiselbeertinktur

Klein geschnittene Blätter und Beeren in ein Glas geben und mit 38%igem Korn bedecken. Glas verschließen und mindestens 4 Wochen darin ausziehen lassen. Abfiltern und in einer dunklen Flasche verwahren. Bei Bedarf bis zu dreimal täglich 10 Tropfen einnehmen.

Preiselbeerblättertee

1 bis 2 Teelöffel getrocknete Preiselbeerblätter in einer Tasse mit kochendem Wasser übergießen und dann 10 Minuten ziehen lassen. Anschließend abseihen und bei Bedarf täglich 2 bis 3 Tassen davon trinken. Nicht langfristig und in der Schwangerschaft und Stillzeit anwenden!

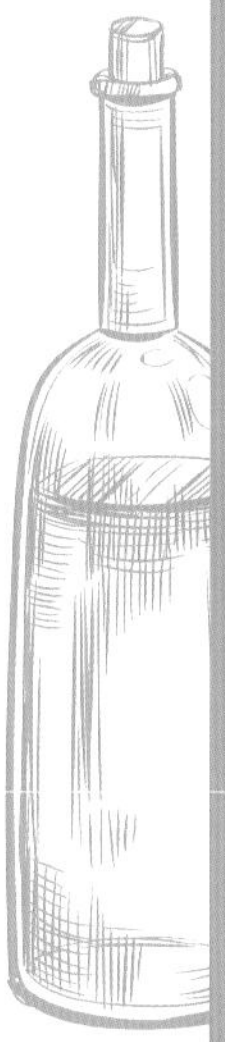

Preiselbeersaft

+ 1 kg Preiselbeeren
+ 40 g Zucker
+ 500 ml Wasser

Preiselbeeren mit Wasser übergießen und kochen, bis alle Beeren aufgeplatzt und weich sind. Die Masse gut durch ein Passiertuch abtropfen lassen und den Saft auffangen. Diesen dann mit dem Zucker fünf Minuten lang aufkochen, heiß in Glasflaschen füllen, verschließen und die Flaschen im Wasserbad bei ca. 80 °C mindestens 40 Minuten pasteurisieren.

Preiselbeeroxymel

+ 500 g frische Preiselbeeren
+ 500 g Honig
+ 250 g Apfelessig

Honig und Essig zu einer homogenen Masse verrühren. Beeren in ein Glas geben und andrücken. Mit dem Honig-Essig-Gemisch übergießen und mindestens 1 Woche, besser 3 Monate ausziehen lassen. Durch ein Tuch filtern, in Flaschen füllen. Dunkel und kühl aufbewahren.
Kinder 1 TL, Erwachsene 1 EL bei Bedarf.

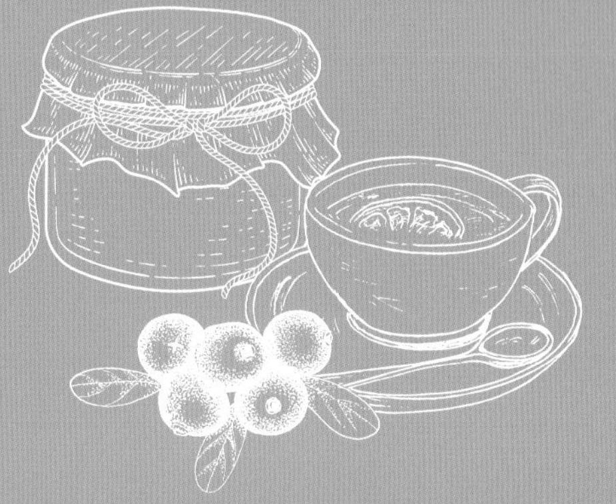

Preiselbeermarmelade

+ 1 kg Preiselbeeren
+ 500 g Zucker
+ etwas Zitronensaft

Beeren mit dem Zucker, etwas Wasser und dem Zitronensaft in einen Topf geben. Unter Rühren aufkochen und 10 bis 20 Minuten einkochen, bis die Masse eingedickt ist. Heiß in Gläser abfüllen und gleich verschließen.

Preiselbeerelixier (nach Hildegard von Bingen)

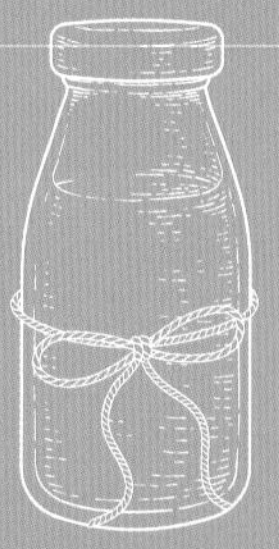

+ 15 g Gewürznelken
+ 100 g Diptam
+ 20 g Schafgarbe
+ 7 g weißer Pfeffer
+ 60 g Preiselbeeren
+ 7 g Weinraute
+ 70 g Honig
+ 1 Liter Rotwein

Die zerkleinerten Gewürze und Kräuter 5 Minuten im Wein aufkochen. Dann über Nacht stehen lassen und am Morgen danach abseihen. In eine saubere dunkle Flasche abfüllen. Am Morgen nüchtern und nach dem Mittagessen ein Stamperl trinken.

Die Ringelblume ist eine einjährige, krautige Pflanze und wird bis zu 50 cm hoch. Der Korbblütler blüht von Juni bis Oktober in einem leuchtenden Orange und mag einen sonnigen Standort. Ihren Namen hat sie wohl bekommen, weil ihre Samen wie kleine Ringel aussehen. Die wichtigsten Inhaltsstoffe der Ringelblume sind ätherische Öle, Saponine, Schleimstoffe, Flavonoide und Carotinoide.

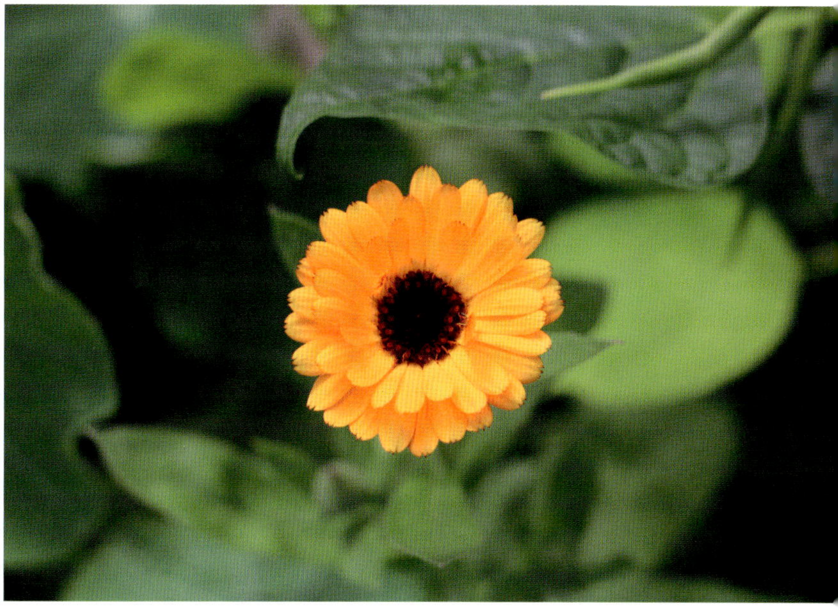

Ringelblume

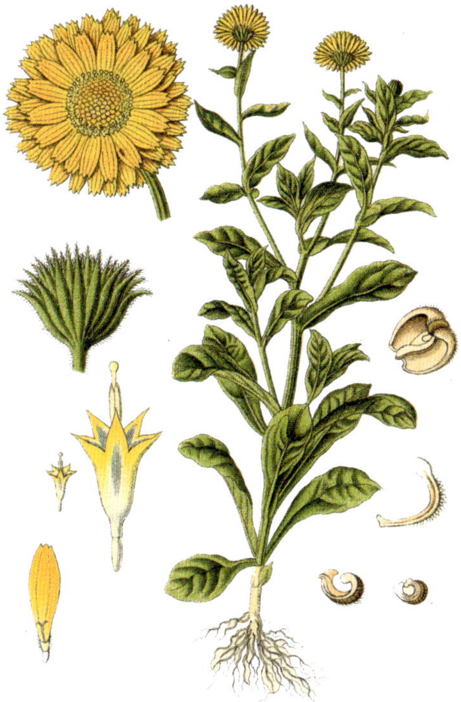

Lateinischer Name:	Calendula officinalis
Andere Namen:	Wucherblume, Sonnwendblume
Pflanzenfamilie:	Korbblütler (Asteraceae)
Verwendete Teile:	Blüten
Zubereitungsarten:	Tinktur, Tee, Öl, Salbe, Auflage, Wickel, Kosmetik
Verwendung:	Wunden, Schuppenflechte, Ausschläge, Ekzeme, Entzündungen, Verstauchungen, Quetschungen, Ödeme, Venenprobleme, Magen-Darm-Beschwerden, Menstruationsbeschwerden, Krämpfe, Zahnfleischentzündungen, Halsschmerzen, Weißfluss, Unterleibsbeschwerden

ZUR GESCHICHTE

In der Antike und im Mittelalter wurde die Ringelblume zur Anfachung der Liebe verwendet. Dioskurides, der römische Militärarzt, erwähnte die Ringelblume als Wundheilmittel. Die Römer verwendeten sie auch bei Nasenbluten und als Magenmittel.

Hildegard von Bingen beschreibt die Ringelblume als innerlich giftwidrig wirkendes Mittel. Ringelblume, mit Speckschwarte zu einer Salbe zubereitet, empfiehlt sie bei Hautproblemen wie Schuppenflechte und nässendem Hautausschlag. *„Wer am Kopf Grind hat, presse den Saft aus den Blüten und Blättern und bereite damit einen Saft ...“*

IN DER ALPINEN VOLKSHEILKUNDE

Die Ringelblumensalbe hat einen festen Platz in jeder Hausapotheke und kommt bei verschiedensten Hautproblemen wie Wunden, Ausschlägen, Ekzemen und Entzündungen zum Einsatz. Es werden die vollaufgeblühten Blüten gesammelt. Es kann auch ein Umschlag mit Ringelblumentee angewandt werden. Dieser soll bei Verstauchungen, Quetschungen und Ödemen helfen. Bei Venenproblemen und Krampfadern wird die Ringelblume ebenfalls empfohlen.

Innerlich leistet die Ringelblume gute Dienste. Sie wird bei Magen-, Darm- und Menstruationsbeschwerden und Krämpfen angewandt. Den Tee zu gurgeln kann auch bei Zahnfleischentzündungen und Halsschmerzen helfen. Sitzbäder mit Ringelblumentee kommen bei Weißfluss und Unterleibsbeschwerden zum Einsatz.

Gott hat niemals eine Krankheit entstehen lassen, für die er nicht auch eine Arznei geschaffen hat.

Paracelsus

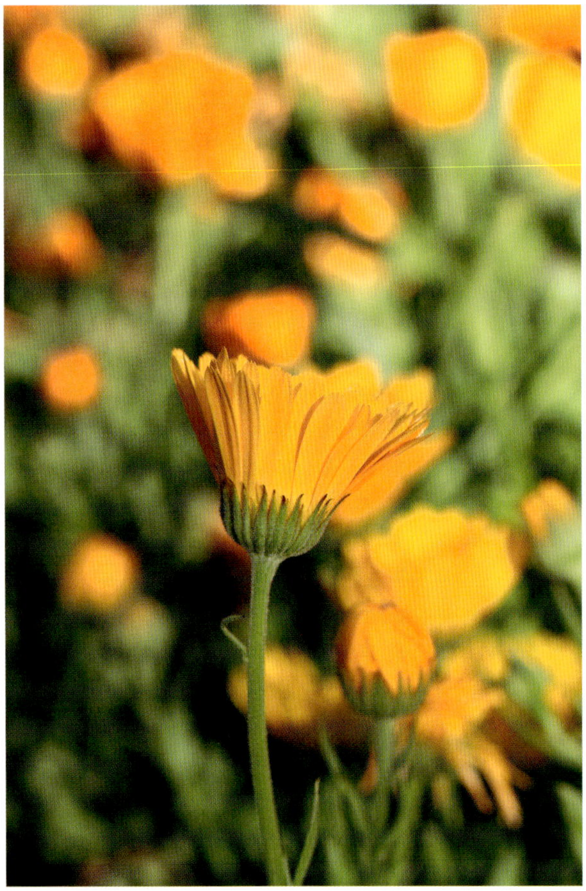

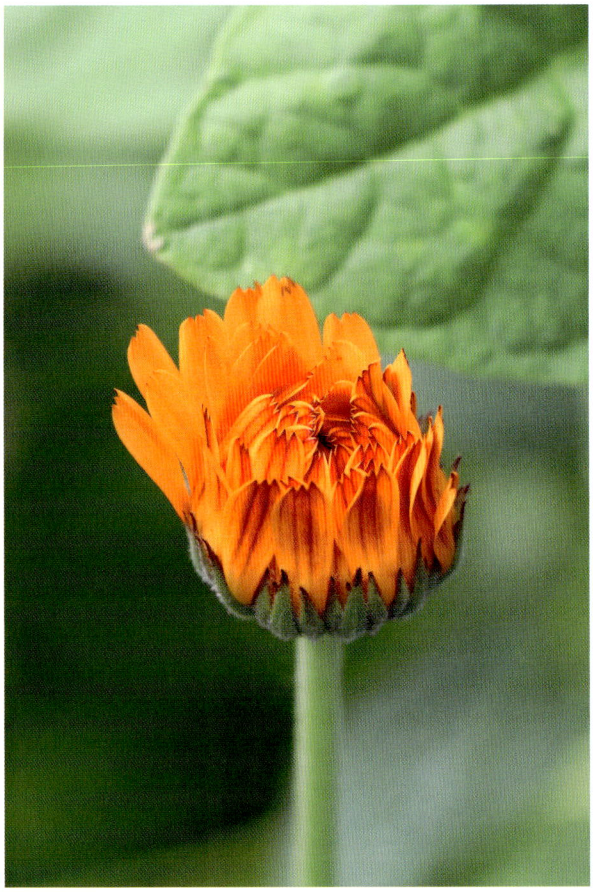

ANWENDUNGEN

Ringelblumentinktur
Die klein geschnittenen Blüten in ein Glas geben und mit 38%igem Korn bedecken. Glas verschließen und mindestens 4 Wochen darin ausziehen lassen. Abfiltern und in einer dunklen Flasche verwahren. Bei Bedarf bis zu dreimal täglich 10 Tropfen einnehmen.

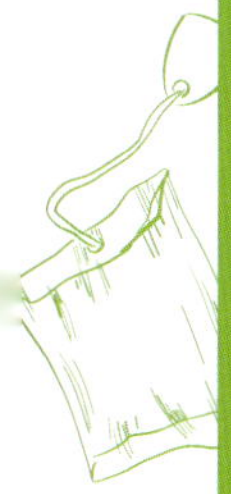

Ringelblumentee
1 bis 2 Teelöffel getrocknete Ringelblumenblüten in einer Tasse mit kochendem Wasser übergießen und dann 7 Minuten ziehen lassen. Anschließend abseihen und bei Bedarf täglich 2 bis 3 Tassen davon trinken.

Ringelblumenöl
Die frisch gesammelten, klein geschnittenen Blüten werden in ein Glas gegeben und mit gutem Olivenöl übergossen, bis sie bedeckt sind. 2 bis 4 Wochen im Schatten ziehen lassen. Gefäß die ersten vier Tage nur mit einem Baumwolltuch abdecken und erst dann verschließen. Abseihen und in kleine, dunkle Flaschen füllen. Am besten kühl und dunkel lagern.

Ringelblumenlippenpflege
10 g Ringelblumenöl mit 2 g Bienenwachs über dem Wasserbad erwärmen, bis das Wachs vollständig geschmolzen ist. Nicht über 70 °C erhitzen! Wenn die Masse abgekühlt ist, eventuell einen Tropfen ätherisches Lavendelöl hinzufügen und in saubere Tiegelchen oder Lippenstifthülsen abfüllen. Abkühlen lassen und erst dann verschließen.

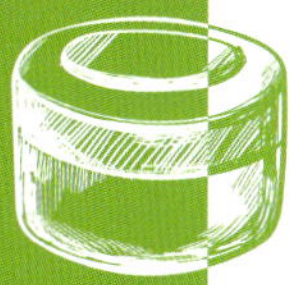

Ringelblumensalbe
+ 5 g Ringelblumenblüten
+ 100 g Olivenöl
+ 15 g Bienenwachs

Die Ringelblumenblüten in Olivenöl leicht erwärmen und ca. eine Stunde ausziehen lassen, dann abseihen und das Bienenwachs zum Olivenöl geben und schmelzen lassen. Nicht über 70 °C erhitzen! Abfüllen, abkühlen lassen und erst dann das Glas zuschrauben.

Ringelblumenauflage (nach dem Stamser Arzneibuch)
Brennnesseln, Ringelblumen und Petersilie in ein Baumwollsackerl geben, kurz in kochendes Wasser tauchen und dann bei Hautausschlägen auflegen.

Ringelblumenwickel (aus dem Zillertal)
Tuch mit heißem Ringelblumentee nass machen und auf die verletzte Stelle auflegen.

Ringelblumengesichtswasser
Je 1 Teelöffel frische oder getrocknete Zitronenmelisse, Ringelblumen, Lavendelblüten, Kamillenblüten und Rosenblüten in ein Glas geben und mit 250 ml Apfelessig bedecken. Ca. 4 Wochen ausziehen lassen, abseihen. Dann mit 250 ml Lavendelhydrolat vermengen und in kleine Flaschen füllen. Gesichtswasser zum Tonisieren der Haut verwenden.

Der Rosmarin ist ein immergrüner, buschiger, holziger Strauch, der eine Höhe von bis zu zwei Metern erreichen kann. Der Rosmarin mag trockene, sonnige Standorte. Die schmalen Blätter sind gegenständig angeordnet. Die Oberseite ist grün, die Unterseite ist weiß bis grau und behaart.

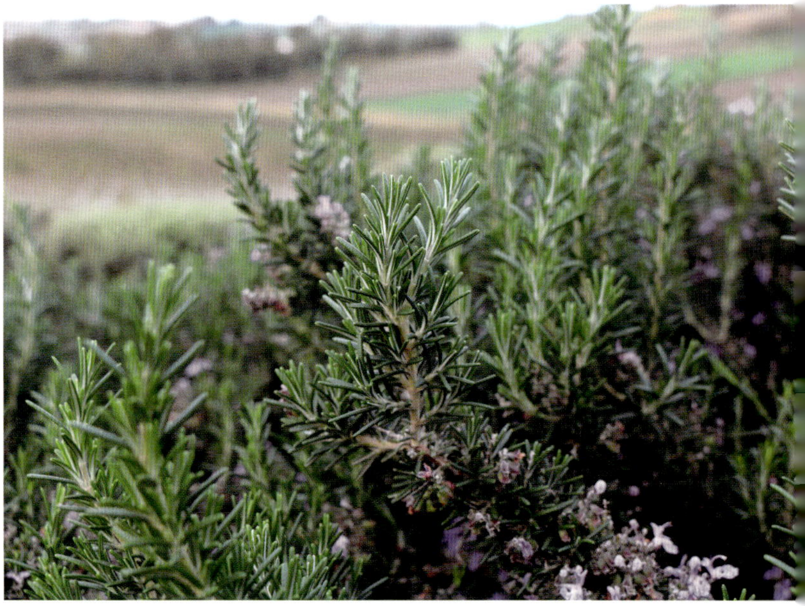

Rosmarin

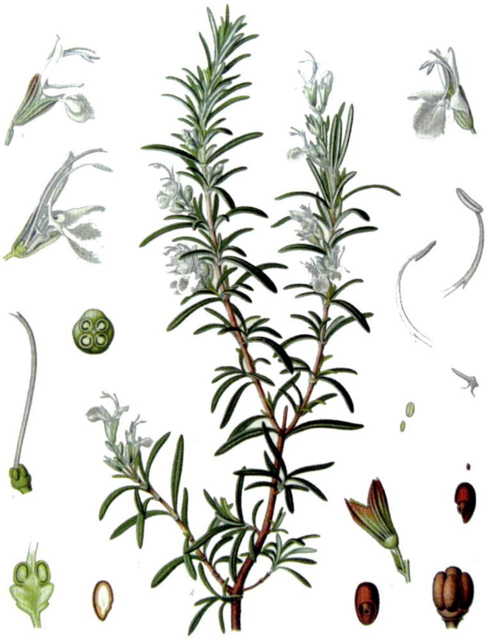

Lateinischer Name:	Rosmarinus officinalis
Andere Namen:	–
Pflanzenfamilie:	Lippenblütler (Lamiaceae)
Verwendete Teile:	oberirdisches Kraut, Blätter
Zubereitungsarten:	Tinktur, Tee, Wein, Likör, Räuchermittel, Salbe, Gel, Küche
Verwendung:	Gedächtnis, Schutzpflanze, Verdauung, krampfartige Beschwerden des Magens, des Darms und der Galle, Völlegefühl, Blähungen, Krampfadern, alternde Haut, Muskel-, Glieder- oder Kopfschmerzen, Durchblutung

In der Schwangerschaft und bei zu hohem Blutdruck sollte man den Rosmarin nicht anwenden.

In unseren Breiten ist er nicht winterhart. Am besten ist es, ihn im Topf anzubauen und in einem kühlen, hellen Raum zu überwintern. Die hellblauen bis lila Blüten kann man das ganze Jahr über bewundern.

ZUR GESCHICHTE

Bei den Griechen war der Rosmarin der Liebesgöttin Aphrodite geweiht. Sokrates verwendete den Rosmarin, denn er war von seiner positiven Wirkung auf das Gedächtnis überzeugt. Seine Schüler trugen bei Prüfungen Rosmarinkränze auf dem Kopf. Seit dem 13. Jahrhundert wird Rosmarin in Arzneibüchern erwähnt.

Der Apotheker und Botaniker Tabernaemontanus (16. Jh.) schrieb über den Rosmarin: „*Rosmarin gehöret in die Küchen / Keller und Apotheken / darum dass alle Speiß und Tranck mit Rosmarin bereitet / lieblich und wol schmecken / auch zu vielen Gebresten dienlich ist. Rosmarin stärcket das Hirn und allerley Sinn / ist gut wider alle kalte Fluß / und Krankheiten des Hirns und der Glieder / als da ist die Fallsucht / Schlaffsucht / Tropff / Lähme / Zittern und Unempfindlichkeit. / Rosmarin in Wein und Wasser gesotten / zu morgens früh getruncken / und nach etlichen Tagen in das Bad gangen … heilet die Geelsucht. / Das Öl ist nützlich den Gliedern / die lahm oder verhartet sind.*“

Sebastian Kneipp meinte zum Rosmarin: „*Es tritt nach Genuss des Rosmarinweines oder Thees sehr bald guter Appetit ein und das angestaute Wasser geht sehr rasch ab.*“

IN DER ALPINEN VOLKSHEILKUNDE

Der Rosmarin kam durch die Benediktinermönche in den Alpenraum und wurde in den Klostergärten angebaut. Er galt bei uns als Schutzpflanze und wurde bei Geburten und Todesfällen eingesetzt. Außerdem ist er ein Symbol für die Treue und wird deshalb gerne in Hochzeitssträuße eingearbeitet. Verwendet werden in der alpinen Volksheilkunde vor allem die Blätter, welche man vor und nach der Blüte erntet. Sie enthalten neben anderen Inhaltsstoffen vor allem ätherische Öle, Gerbstoffe, Flavonoide und Bitterstoffe. Letztere und das ätherische Öl wirken auf die Verdauung und helfen bei leichten oder krampfartigen Beschwerden des Magens, des Darms und der Galle oder bei Völlegefühl und Blähungen. Sie führen auch zu einer Sekretionssteigerung im Magen und zur Förderung des Appetits. Außerdem regt

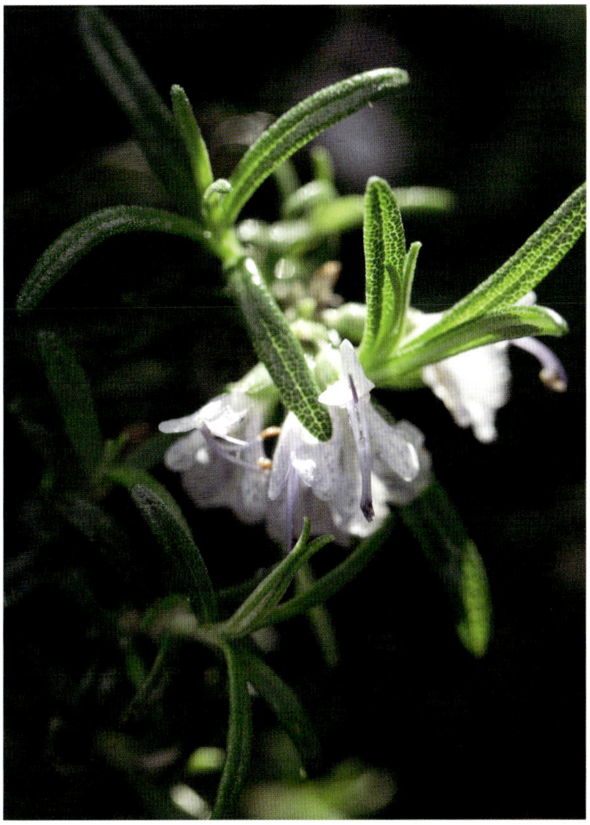

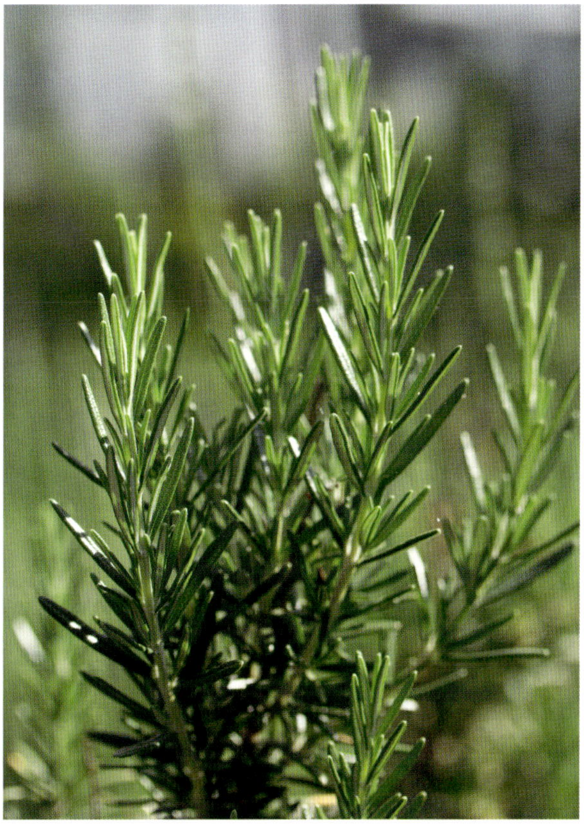

das ätherische Öl den Kreislauf an. Man sollte immer den Chemotyp Rosmarin Cineol oder Rosmarin Borneon verwenden, da diese wirkungskräftiger sind.

Um die Verdauung anzuregen, bietet es sich auch an, einen Rosmarintee oder in Alkohol angesetzten Rosmarin zu trinken. Dieser Tee fördert auch die Durchblutung, wirkt somit belebend und kann bei Kopfschmerzen helfen. In eine Salbe eingerührt, kann ätherisches Rosmarinöl auch ein wunderbares Mittel bei Nacken- und Schulterschmerzen sein. Ein paar Tropfen in ein gutes Öl eingerührt, sind eine ausgezeichnete Pflege bei Krampfadern, alternder Haut, Muskel-, Glieder- oder Kopfschmerzen.

Beim Räuchern entwickelt der Rosmarin einen würzigen Duft und hat eine desinfizierende Wirkung, weshalb er gerne zum Vertreiben der bösen Geister bzw. von Krankheit und Erschöpfung verwendet wird. Außerdem wirkt der Rauch belebend und sorgt für Energie und Tatendrang. Auch bei Liebesräucherungen tut er gute Dienste.

ANWENDUNGEN

Rosmarintinktur

Das klein geschnittene Kraut in ein Glas geben und mit 38%igem Korn bedecken. Glas verschließen und mindestens 4 Wochen darin ausziehen lassen. Abfiltern und in einer dunklen Flasche verwahren. Bei Bedarf bis zu dreimal täglich 10 Tropfen einnehmen.

Rosmarintee

1 bis 2 Teelöffel getrocknetes Rosmarinkraut in einer Tasse mit kochendem Wasser übergießen und dann 7 Minuten ziehen lassen. Anschließend abseihen und bei Bedarf täglich 2 bis 3 Tassen davon trinken.

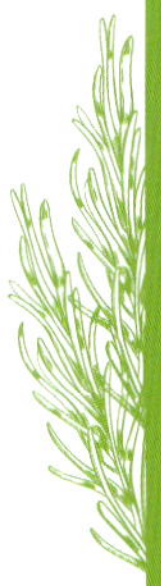

Ungarnwasser

Ein besonderes Rezept ist das der ungarischen Königin Isabella aus dem 15. Jahrhundert, die bis ins hohe Alter besonders schön und jugendlich ausgesehen haben soll. Es erhält die jugendliche Frische. Hierfür werden 200 g Rosmarinblüten und -blätter, 40 g Minzeblätter mit einem halben Liter Korn übergossen und mindestens 4 Wochen dunkel ausgezogen. Dann abseihen, 1:1 mit Rosenhydrolat mischen und abfüllen.

Rosmarinwein

Einige Zweige Rosmarin mit 1 Liter Weißwein übergießen und gut verschlossen ausziehen lassen. Einmal am Tag kräftig schütteln, nach fünf Tagen den Wein abseihen. Wenn man müde und abgespannt ist, ein- bis zweimal täglich ein Stamperl des Weines trinken. Das weckt die Lebensgeister und hilft dem Altersherz. Rosmarinwein ist auch ein Aphrodisiakum und stärkt die Potenz.

Kräuterlikör

Rosmarin, Thymian, Oregano, Salbei, Majoran, Zitronenmelisse zu gleichen Teilen mit Korn oder Wodka übergießen. Mindestens vier Wochen ausziehen lassen. Dann abseihen, nach Geschmack mit Zucker süßen und mit Wasser verdünnen. Sehr gut nach einem schweren Essen.

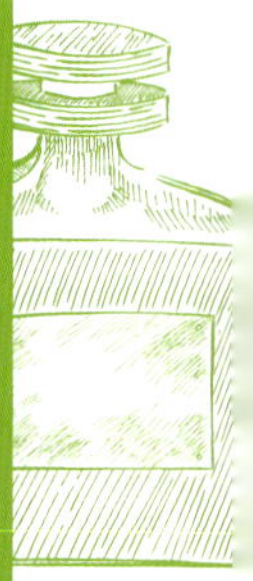

Rosmarinsalbe

+ 5 g Rosmarin
+ 100 g Olivenöl
+ 15 g Bienenwachs

Den klein geschnittenen Rosmarin in Olivenöl leicht erwärmen und ca. eine Stunde ausziehen lassen, dann abseihen. Nun das Bienenwachs zum Olivenöl geben und schmelzen lassen. Nicht über 70 °C erhitzen! Abfüllen, abkühlen lassen und erst dann das Glas verschließen.

Venengel

siehe Rosskastanie

Ohnmacht-Wein (nach der Heylsamen Hauß-Apotecken)

siehe Melisse

Räuchermischung Reinigung

Getrockneten Beifuß, Salbei, Minze, Rosmarin, Thymian zu gleichen Teilen mischen. Auf der Kohle oder am Stövchen verräuchern.

Räuchermischung Liebe

siehe Mädesüß

Der ein- bis zweijährige Rotklee ist eine ausdauernde, krautige Pflanze, die ca. 20 cm hoch wird. Die kugeligen Blütenstände sind 2 bis 3 cm groß und blühen von April bis Oktober. Ein Blütenstand enthält an die 100 rote bis rosa gefärbte Einzelblüten. Typisch ist der helle Fleck in der Mitte des eiförmigen bis lanzettlichen Blattes.

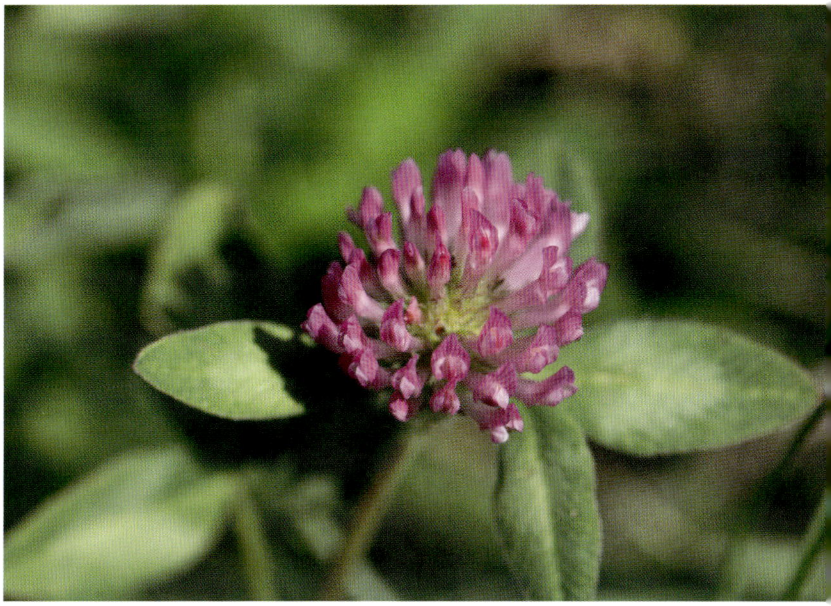

Rotklee

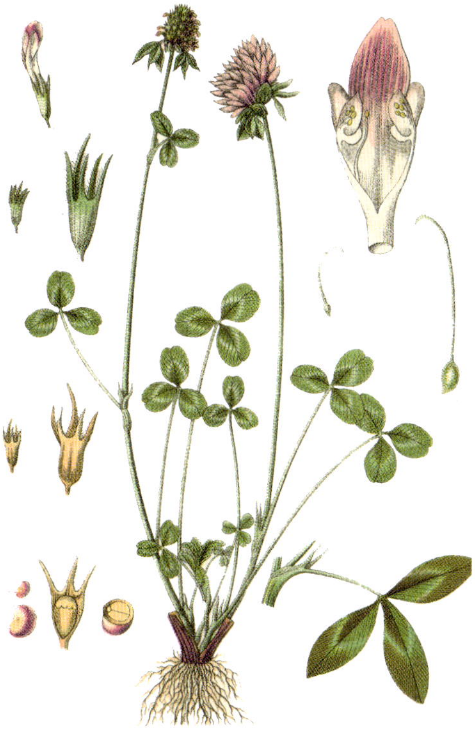

Lateinischer Name:	Trifolium pratense
Andere Namen:	Wiesenklee, Ackerklee, Mattenklee, Honigblume, Hummelklee
Pflanzenfamilie:	Schmetterlingsblütler (Faboideae)
Verwendete Teile:	oberirdisches Kraut, Blüte
Zubereitungsarten:	Tinktur, Tee, Likör, Öl, Salbe, Sirup, Salz, Wein, Kosmetik, Küche
Verwendung:	Darm-, Menstruations- und Wechseljahrbeschwerden, Weißfluss, Husten, Ekzeme, Schuppenflechte, Schleimhautentzündung, entzündete Gelenke, Rheuma

Man findet ihn oft auf Wiesen, da er von den Bauern wegen des hohen Proteingehaltes und auch als Gründung gesät wird.

ZUR GESCHICHTE

Bereits Hildegard von Bingen erwähnte in ihrer „Physica" die Heilwirkungen des Rotklees.

In den Kräuterbüchern des Mittelalters wurden Rotkleeblüten bei Darm- und Menstruationsbeschwerden verwendet. Äußerlich bei Geschwüren. Der kräuterkundige Arzt Mattioli empfahl, die Rotkleeblüten in Honigwasser oder Wein zu kochen und einzunehmen.

IN DER ALPINEN VOLKSHEILKUNDE

Die Blüten werden gerne verwendet, um Wechseljahrbeschwerden vorzubeugen, zum Bespiel zur Linderung von Hitzewallungen. Seine positive Wirkung ist hier auf die enthaltenen Phytoöstrogene (Isoflavone) zurückzuführen. Diese reduzieren auch die Gefahr, an Krebs zur erkranken, und verhindern den Knochenabbau. Der Tee aus den Rotkleeblüten kann aber auch bei Weißfluss und Husten helfen. Bei Ekzemen oder Schuppenflechte ist ein Absud, Bad oder eine Auflage ebenfalls heilsam.

Weiters kann der Rotklee auch bei Schleimhautentzündungen angewandt werden. Die Tinktur entfaltet bei entzündeten Gelenken und Rheuma äußerlich ihre positive Wirkung. Der Rotklee macht sich auch gut in Cremen und Salben, da er der Hautalterung vorbeugt.

Der Rotklee ist auf Grund seines hohen Vitaminanteils eine beliebte Pflanze in der Wildkrautküche. Er schmeckt wunderbar in Kräutertopfen, Suppen und auf Salaten.

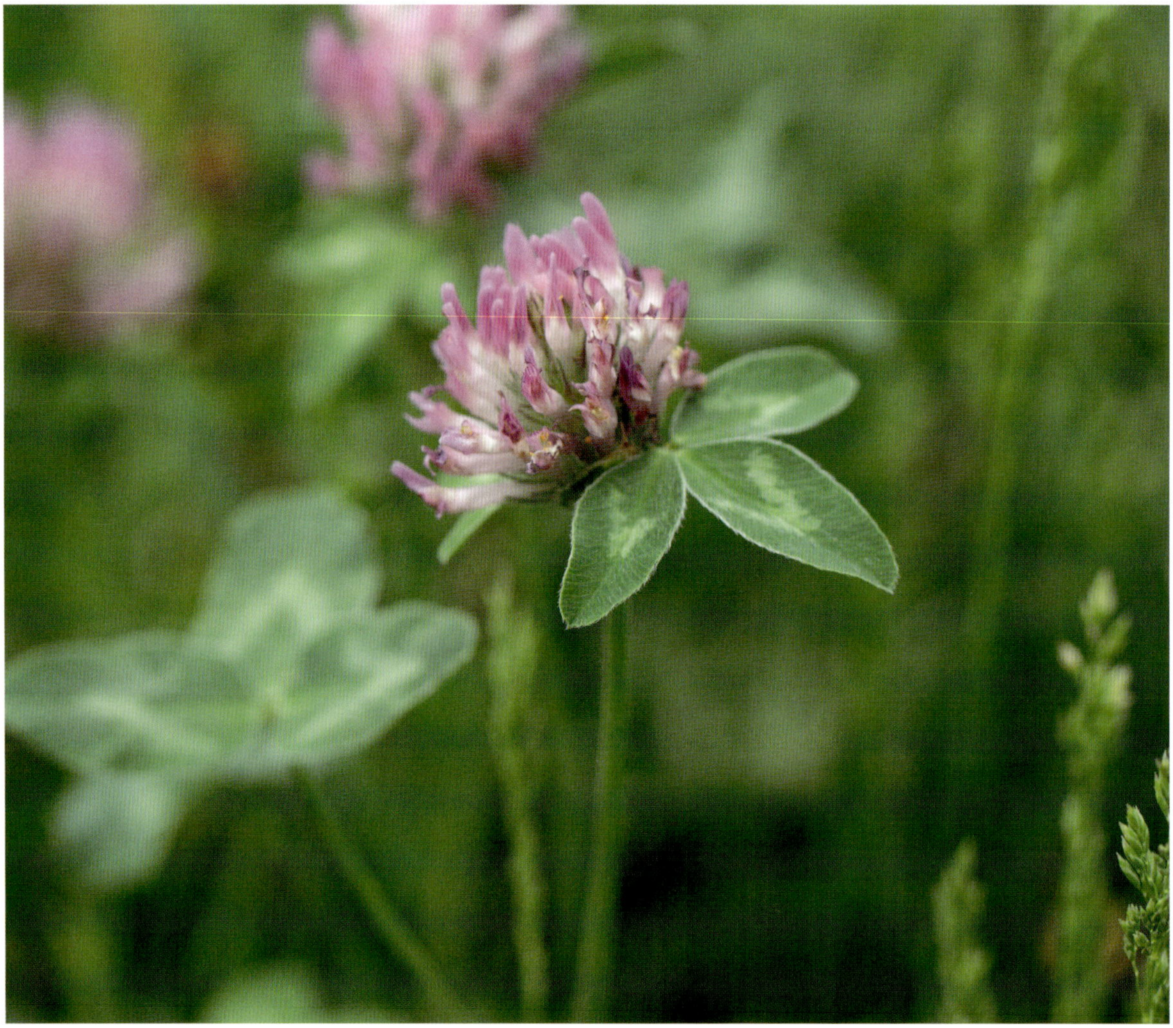

Rotkleetinktur
Die klein geschnittenen Rotkleeblüten in ein Glas geben und mit 38%igem Korn bedecken. Glas verschließen und mindestens 4 Wochen darin ausziehen lassen. Abfiltern und in einer dunklen Flasche verwahren. Bei Bedarf bis zu dreimal täglich 10 Tropfen einnehmen.

Innere-Hitze-Tinktur
Klein geschnittene Rotkleeblüten, Weißdorn, Johanniskraut, Melisse, Salbei, Schafgarbe und Kamille in ein Glas geben und mit 38%igem Korn bedecken. Glas verschließen und mindestens 4 Wochen darin ausziehen lassen. Abfiltern und in einer dunklen Flasche verwahren. Bei Bedarf bis zu dreimal täglich 10 Tropfen einnehmen.

Rotkleetee
1 bis 2 Teelöffel getrocknete Rotkleeblüten in einer Tasse mit kochendem Wasser übergießen und 7 Minuten ziehen lassen. Anschließend abseihen und bei Bedarf täglich 3 bis 4 Tassen davon trinken.

Frauentee
Zu gleichen Teilen getrocknete Rotkleeblüten, Schafgarbenkraut, Frauenmantel, Salbei und Ringelblumenblüten mischen. 1 bis 2 Teelöffel der Mischung in einer Tasse mit kochendem Wasser übergießen und dann 7 Minuten ziehen lassen. Anschließend abseihen und bei Bedarf täglich 2 bis 3 Tassen davon trinken.

Rotkleeöl
Die frisch gesammelten, klein geschnittenen Blüten werden in ein Glas gegeben und mit gutem Olivenöl oder Mandelöl übergossen, bis sie bedeckt sind. 2 bis 4 Wochen ziehen lassen. Gefäß die ersten vier Tage nur mit einem Baumwolltuch abdecken und erst dann verschließen. Abseihen und in kleine, dunkle Flaschen füllen. Am besten kühl und dunkel lagern.

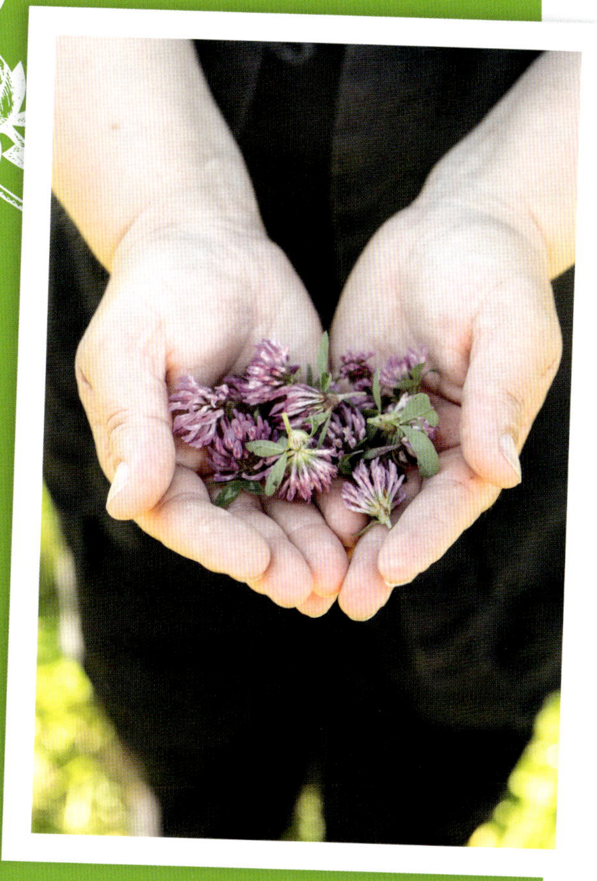

Rotkleesalbe
50 g Rotkleeöl mit 5 g Bienenwachs über dem Wasserbad erwärmen, bis das Wachs vollständig geschmolzen ist. Nicht über 70 °C erhitzen! Eventuell, wenn die Salbe auf Körpertemperatur abgekühlt ist, bis zu 5 Tropfen ätherisches Lavendelöl hinzufügen, in ein sauberes Gläschen abfüllen und verschließen.

Rotkleesirup
50 Rotkleeblüten mit 2 Liter Wasser übergießen, 4 Bio-Zitronen in Scheiben schneiden und 2 kg Zucker dazugeben, umrühren, mit einem Tuch zudecken und drei Tage ziehen lassen, dabei immer wieder umrühren. Abseihen, in saubere Flaschen füllen, kühl lagern. 1:10 mit Wasser verdünnt genießen.

Der Salbei stammt aus dem Mittelmeerraum, wird aber in ganz Europa angebaut. Er ist eine mehrjährige, ausdauernde, krautige Pflanze, Halbstrauch oder Strauch, der bis zu 80 cm hoch werden kann. Die Pflanzen duften sehr aromatisch. Der Salbei wächst gerne an sehr warmen und eher trockenen Stellen, Staunässe verträgt er nicht.

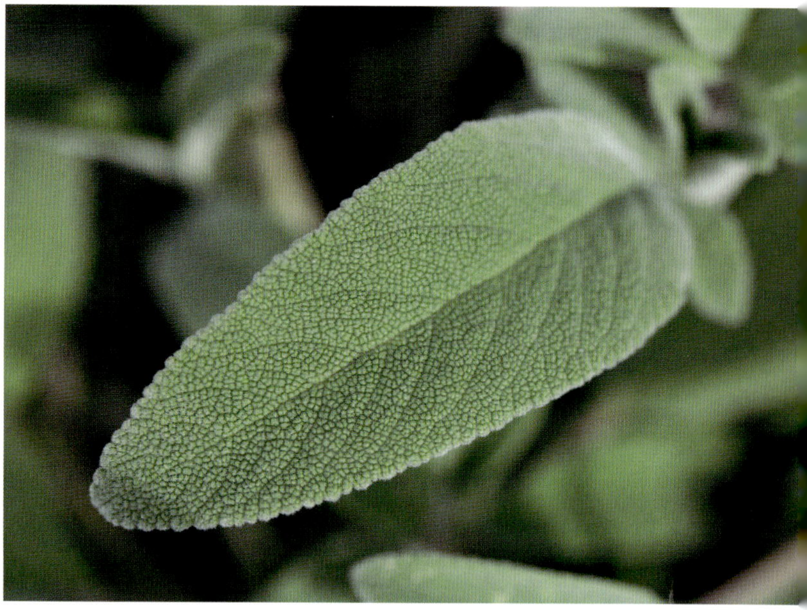

Salbei

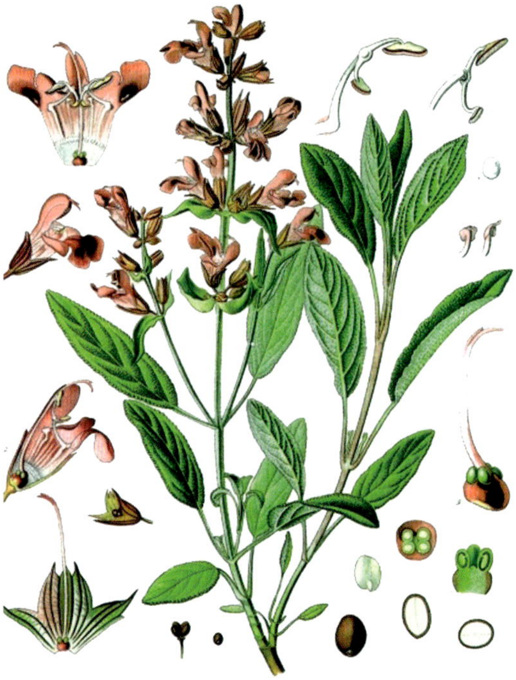

Lateinischer Name:	Salvia officinalis
Andere Namen:	–
Pflanzenfamilie:	Lippenblütler (Lamiaceae)
Verwendete Teile:	oberirdisches Kraut
Zubereitungsarten:	Tinktur, Tee, Wein, Likör, Pulver, Räuchermittel, Salbe, Sirup, Küche
Verwendung:	Hals- oder Zahnfleischentzündung, Husten, Blutzuckerspiegel, schweißhemmend, Wechseljahrbeschwerden, Hauterkrankungen, Ekzeme

Man sollte Salbeitee nicht über lange Zeit jeden Tag trinken, da er den Magen reizen kann. Also am besten als Kur anwenden, maximal drei Wochen lang.

An sonnigen Plätzen sowie wärmespeichernden Hauswänden und Steinumrandungen fühlt er sich besonders wohl. In den Alpen findet man auch häufig den Wiesensalbei (Salvia pratensis), seine Wirkung ist jedoch weit weniger intensiv als die des Salvia officinalis.

ZUR GESCHICHTE

„Wer auf Salbei baut – den Tod kaum schaut", heißt es schon in den alten Büchern. Das gibt uns einen Hinweis auf seine große Heilkraft. Römische Gelehrte gaben ihm den lateinischen Namen Salvia, der sich vom Wort „salvere" herleitet, was so viel wie „gesund sein" bedeutet. Im Mittelalter wurde der Salbei als vitalisierendes Stärkungsmittel verwendet.

Hildegard von Bingen meinte: *„Nimm Salbei und pulverisiere ihn, und iss dieses Pulver mit Brot, dies vermindert die schlechten Säfte in dir. Wer einen stinkenden Atem hat, der koche Salbei mit Wein, und das trinke er oft. Wer aber an einer Lähmung leidet, der koche Salbei in Wasser"* oder *„... und er ist nützlich gegen die kranken Säfte, weil er trocken ist. Denn roh und gekocht ist er gut für jeden zu essen, den schädliche Säfte plagen."* Sie empfiehlt auch ein Pulver aus Engelsüßwurzel und Salbei für sehr dünne Menschen, wenn sie Schmerzen im Bauchraum haben.

IN DER ALPINEN VOLKSHEILKUNDE

Verwendet werden die frischen oder getrockneten Blätter, welche man kurz vor der Blüte erntet. Die Blätter enthalten unter anderem sehr viel ätherisches Öl, Bitterstoffe, Gerbstoffe und Rosmarinsäure. Als Tee aufgegossen, kann man ihn wunderbar zum Gurgeln bei Hals- oder Zahnfleischentzündungen verwenden. Die enthaltenen Gerbstoffe hemmen zudem das Wachstum von Bakterien und erschweren das Anhaften von Keimen auf den Schleimhäuten. Anstatt sich einen Tee zuzubereiten, kann man auch einfach ein frisches Salbeiblatt mindestens 5 Minuten lang kauen. Melchior Mierspberger empfahl Salbeitee gegen Husten.

Die schweißhemmende und antidiabetische Wirkung des Salbeis ist klinisch bestätigt. Die enthal-

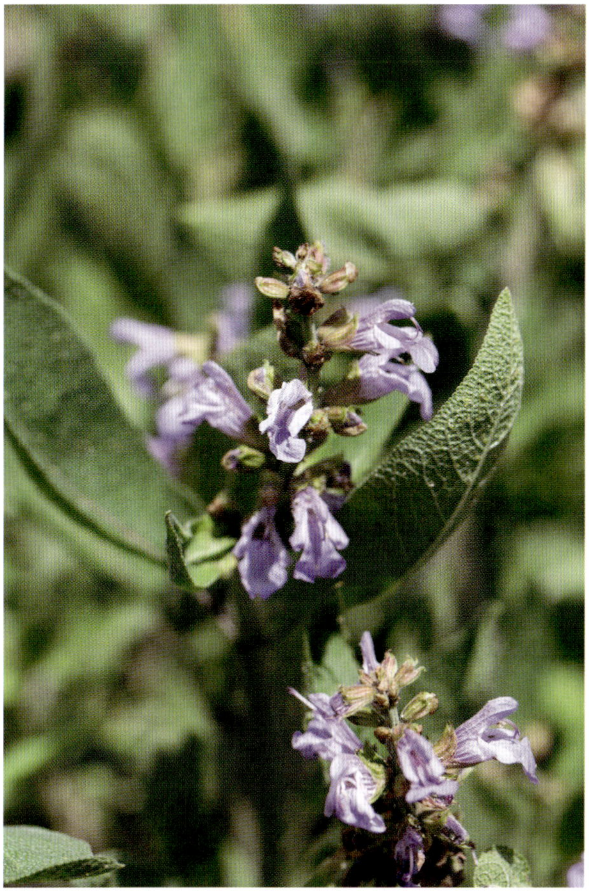

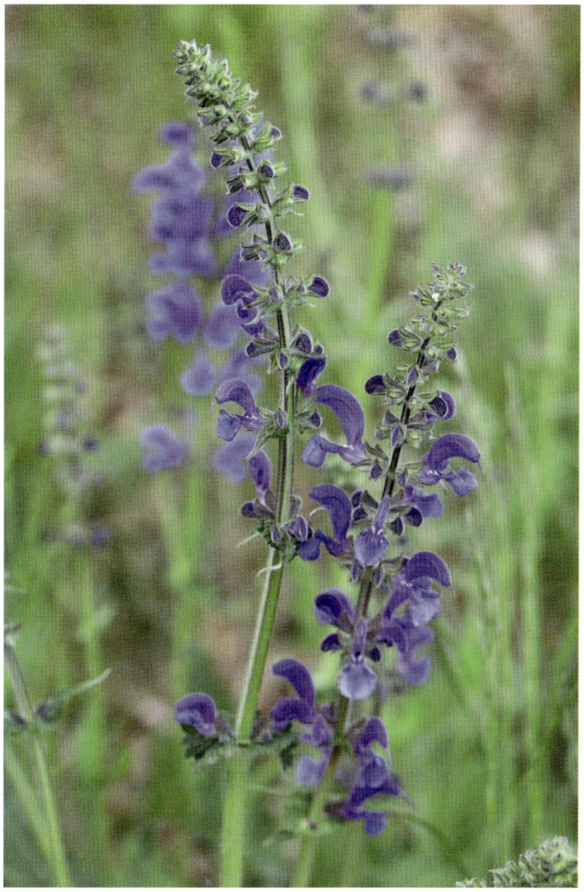

tenen Phytoöstrogene machen den Salbei zusammen mit seiner schweißhemmenden Wirkung zu einem guten Mittel bei Wechseljahrbeschwerden. Mit Salbeitee kann der Blutzuckerspiegel gesenkt werden. Äußerlich kommt er in Form von Waschungen bei Ekzemen und Hauterkrankungen zum Einsatz.

Das enthaltene ätherische Öl, welches durch Wasserdampfdestillation gewonnen wird, hat eine aufbauende und anregende Wirkung, es schenkt Energie. Es kann verdünnt äußerlich bei Hautproblemen und innerlich zum Gurgeln angewandt werden. In der Duftlampe verdampft, verhilft das ätherische Salbeiöl zur besseren Konzentration.

Der Salbei ist auch ein sehr traditionelles Räuchermittel, welches in seinen verschiedenen Arten weltweit verräuchert wird. Der Rauch des Salbeis hat eine stark reinigende Wirkung und vertreibt schlechte Energien. Die keimtötende Wirkung wird auch genutzt, um z. B. Krankenzimmer zu desinfizieren. Salbeirauch hilft auch wunderbar gegen Küchengerüche. Sein Duft ist würzig und sehr aromatisch.

Die Blüten können gut als essbare Dekoration auf Salaten, Suppen und Kräuterbutter eingesetzt oder in Aufstrichen verarbeitet werden. Die Blätter sind sehr aromatisch und wirken appetitanregend. Wunderbar sind sie auch, wenn sie zu Kräuterlikör oder Kräuterwein verarbeitet werden.

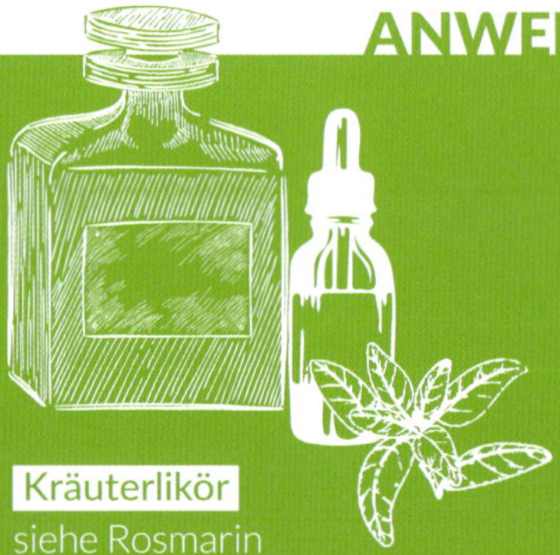

ANWENDUNGEN

Salbeitinktur
Das klein geschnittene Kraut in ein Glas geben und mit 38%igem Korn bedecken. Glas verschließen und mindestens 4 Wochen darin ausziehen lassen. Abseihen und in einer dunklen Flasche verwahren. Bei Bedarf bis zu dreimal täglich 10 Tropfen einnehmen.

Salbeitee
1 bis 2 Teelöffel getrocknetes Salbeikraut in einer Tasse mit kochendem Wasser übergießen und dann 10 Minuten ziehen lassen. Anschließend abseihen und bei Bedarf täglich 2 bis 3 Tassen davon trinken. Der Tee kann innerlich z. B. bei Halsschmerzen oder zur Verdauungsförderung und äußerlich z. B. bei Ekzemen angewandt werden.

Salbeiwein
1 Handvoll Salbeiblätter mit 0,7 l Süßwein in einem Glas ansetzen. Die Blätter sollten dabei gut bedeckt sein. Für ca. 10 Tage stehen lassen und abseihen. Stamperlweise trinken, hilft in der Grippezeit.

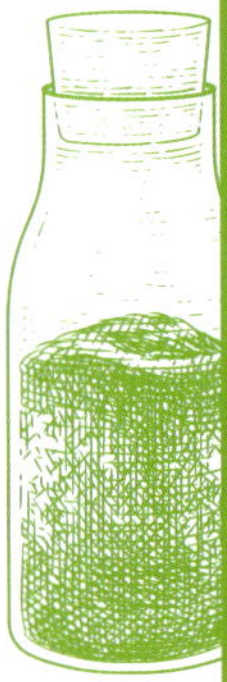

Salbei-Engelsüß-Pulver (nach Hildegard von Bingen)
Getrockneten Salbei und Engelsüßwurzeln (Gewöhnlicher Tüpfelfarn) pulverisieren und im Verhältnis 1:3 mischen. Als Kur (max. 3 Wochen) nimmt man bis zur Verbesserung der Beschwerden 1 bis 2 Teelöffel pro Tag ein.

Kräuterlikör
siehe Rosmarin

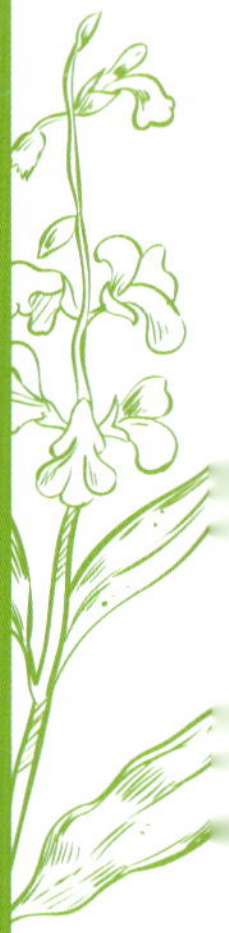

Räuchermischung Harmonie
Getrocknete Rosenblätter, Salbei, Lavendel zu gleichen Teilen vermengen und eine Prise Styrax dazugeben. Auf der Kohle oder am Stövchen verräuchern.

Räuchermischung Rauhnacht
siehe Mistel

Grüne Wundsalbe (nach Melchior Miersperger)
siehe Ehrenpreis

Salbeisirup
5 Handvoll Salbeikraut mit 3 Liter Wasser übergießen, 4 Bio-Zitronen in Scheiben schneiden und 3 kg Zucker dazugeben, umrühren, mit einem Tuch zudecken und drei Tage ziehen lassen, dabei immer wieder umrühren. Abseihen, in saubere Flaschen füllen, kühl lagern. 1:10 mit Wasser verdünnt genießen.

Der Sanikel ist eine ausdauernde, krautige Pflanze und gehört zu den Doldenblütlern. Er wird ca. 20 bis 60 cm hoch und blüht von Mai bis Juni in weiß bis rosa. Man findet den Sanikel in lichten Laubwäldern und an Waldrändern. Sein lateinischer Name deutet bereits auf seine Wirkung hin: „sanare" bedeutet heilen.

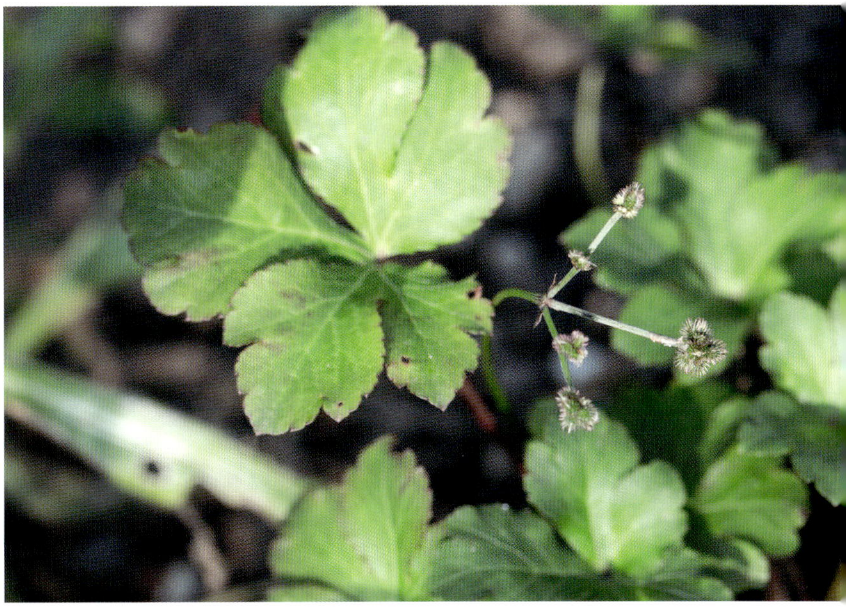

Sanikel

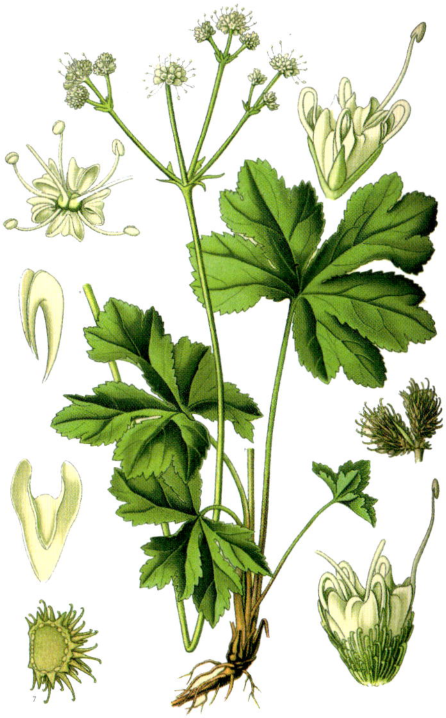

Lateinischer Name:	Sanicula europaea
Andere Namen:	Waldklette, Bruchkraut, Wundsanikel, Wundkraut, Heil aller Schäden
Pflanzenfamilie:	Doldenblütler (Apiaceae)
Verwendete Teile:	Wurzel, oberirdisches Kraut
Zubereitungsarten:	Tinktur, Tee, Pulver, Wein, Öl, Salbe, Milch, Umschlag
Verwendung:	Allheilmittel, Wunden, Hauterkrankungen, Knochenbrüche, Magenbeschwerden, Entzündungen im Rachenraum, Schleimlöser bei Husten, Geschwüre, Blutergüsse

ZUR GESCHICHTE

Hildegard von Bingen empfahl den Sanikel bei krankem Magen und kranken Eingeweiden, den Sanikeltee bei Wunden. *„Sanikel hat große Reinheit in sich und sein Saft ist angenehm heilend für den kranken Magen und kranke Eingeweide."*

Auch für Paracelsus war der Sanikel ein gutes Mittel zur Wundheilung und er empfahl, ihn innerlich einzunehmen. Mattioli machte aus dem frischen Sanikel einen Brei, um ihn bei Knochenbrüchen aufzulegen. Sebastian Kneipp verwendete den Sanikel gegen Erkrankungen der Luftwege und Verschleimung der Atemwege.

IN DER ALPINEN VOLKSHEILKUNDE

In den Alpen war der Sanikel so etwas wie ein „Allheilmittel" und wurde bei verschiedensten Beschwerden angewandt: bei Magenbeschwerden, Entzündungen im Rachenraum, bei Husten als Schleimlöser, bei Geschwüren, Brüchen, Wunden und Hauterkrankungen aller Art. Bei Magenbeschwerden kam vor allem die pulverisierte Wurzel zum Einsatz. Bei Wunden und Hauterkrankungen wurde äußerlich der Tee vom Kraut verwendet und als Umschlag aufgelegt. Die enthaltenen Gerbstoffe, die Rosmarinsäure und das Rutin entfalten hier ihre Wirkkraft. Ein Sanikeltee kann auch als Gurgelmittel bei Entzündungen des Zahnfleisches und des Rachens gut helfen.

Die Wirkung des Sanikels bei Brüchen ist wohl auf das enthaltene Allantoin zurückzuführen, welches wir auch im Beinwell finden. Dieses fördert die Zellneubildung und beschleunigt das Zusammenwachsen gebrochener Knochen und die Auflösung von Blutergüssen.

Sanikel heilt das Fleisch im Topf zusammen!

nach Gregorio Mattioli

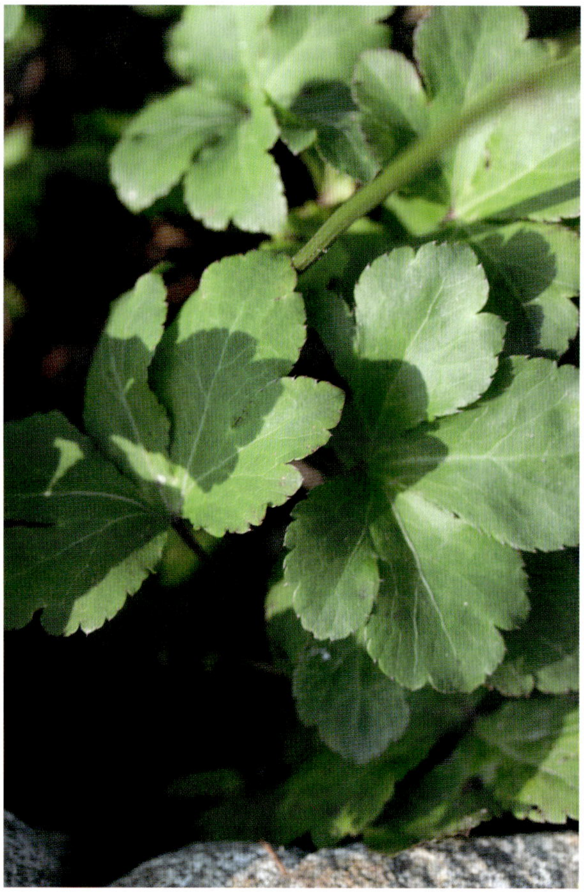

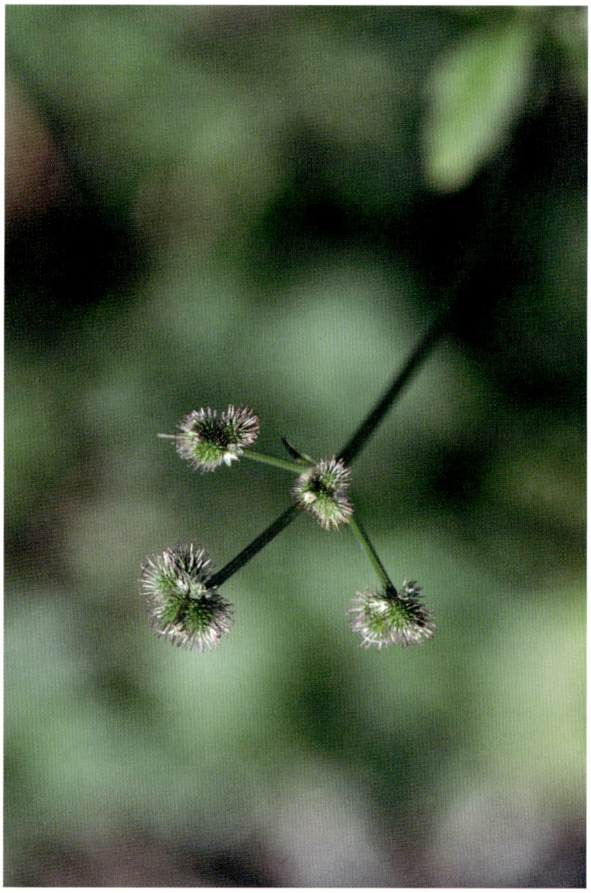

ANWENDUNGEN

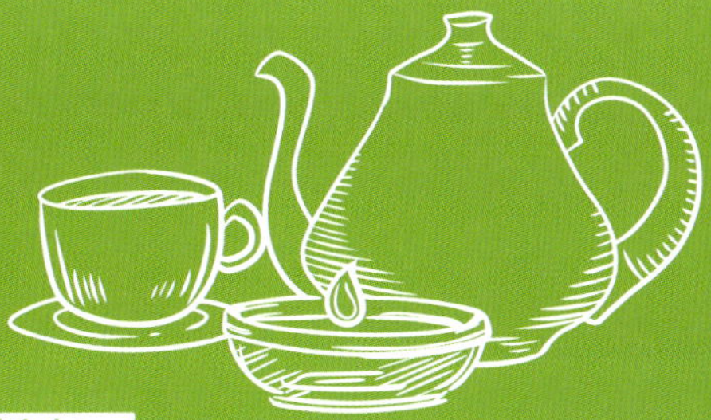

Sanikeltinktur
Die saubere, klein geschnittene Sanikelwurzel in ein Glas geben und mit 38%igem Korn bedecken. Glas verschließen und mindestens 4 Wochen darin ausziehen lassen. Abfiltern und in einer dunklen Flasche verwahren. Bei Bedarf bis zu dreimal täglich 10 Tropfen einnehmen.

Sanikeltee
1 bis 2 Teelöffel getrocknete Sanikelwurzel und -kraut in einer Tasse mit kochendem Wasser übergießen und dann 10 Minuten ziehen lassen. Anschließend abseihen und bei Bedarf täglich 2 Tassen davon trinken.

Sanikelpulver
Die saubere, klein geschnittene Sanikelwurzel trocknen und dann zu einem feinen Pulver zermahlen.

Sanikelwein (nach Hildegard von Bingen)
Sanikelpulver mit Honig und etwas Süßholz in Rotwein ca. 15 Minuten kochen, abseihen und gegen Bauchschmerzen bis zu dreimal täglich ein Stamperl trinken.

Sanikelöl
Die frisch gesammelten, klein geschnittenen Sanikelwurzeln werden in ein Glas gegeben und mit gutem Olivenöl übergossen, bis sie bedeckt sind. 2 bis 4 Wochen ziehen lassen. Gefäß die ersten vier Tage nur mit einem Baumwolltuch abdecken und erst dann verschließen. Abseihen und in kleine, dunkle Flaschen füllen. Am besten kühl und dunkel lagern.

Grüne Wundsalbe (nach Melchior Miersperger)
siehe Ehrenpreis

Sanikelsalbe
50 g Sanikelöl mit 5 g Bienenwachs über dem Wasserbad erwärmen, bis das Wachs vollständig geschmolzen ist. Nicht über 70 °C erhitzen! Abfüllen, abkühlen lassen und erst dann das Glas verschließen.

Sanikelwundsalbe
50 g Sanikelöl mit 10 g Lärchenpech und 6 g Bienenwachs über dem Wasserbad erwärmen, bis das Wachs vollständig geschmolzen ist. Nicht über 70 °C erhitzen! Abfüllen, abkühlen lassen und erst dann das Glas verschließen.

Sanikelmilch
2 Teelöffel getrocknete Sanikelblätter in Milch 10 Minuten kochen, abseihen und mit Honig süßen. Bei Bedarf bis zu 3 Tassen täglich trinken.

Die mehrjährige Schafgarbe wird bis zu 80 cm hoch, mag sehr gerne trockenen Boden und liebt Sonne bis Halbschatten. Sie verträgt keine Staunässe. Man findet sie häufig auf Magerwiesen, Wiesen oder an Wegrändern in Höhenlagen von etwa bis zu 1.900 m. Hauptsächlich blüht sie von Juni bis Oktober.

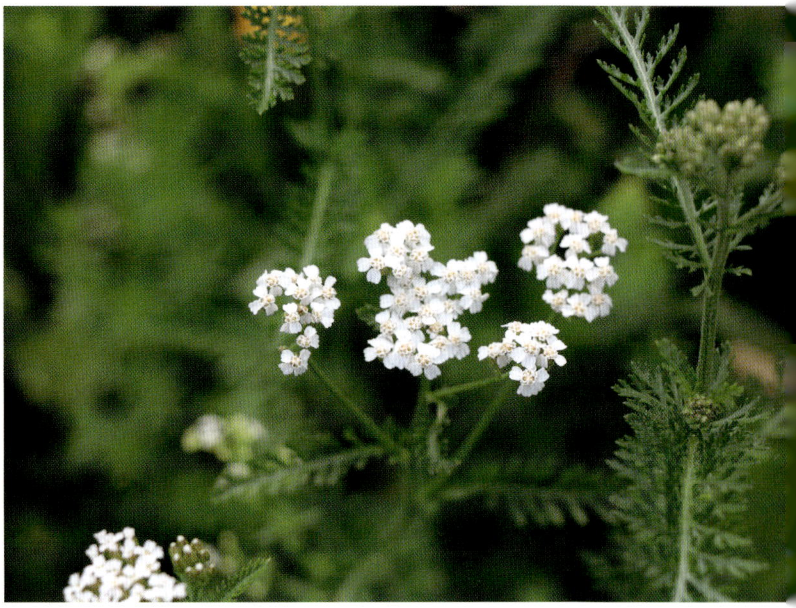

Schafgarbe

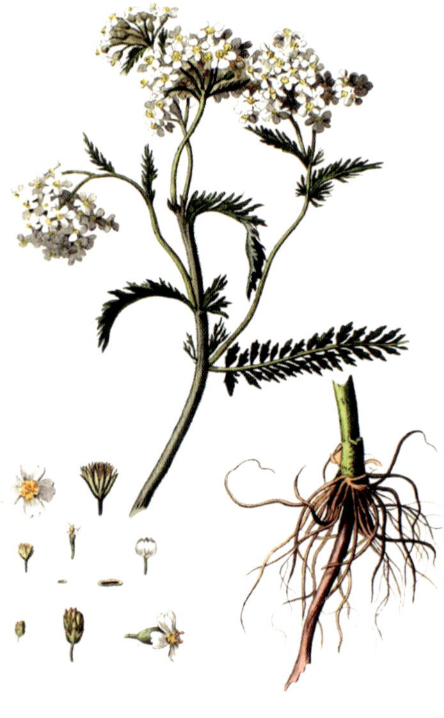

Lateinischer Name:	Achillea millefolium
Andere Namen:	Blutkraut, Garbe, Feldgarbe, Frauendank
Pflanzenfamilie:	Korbblütler (Asteraceae)
Verwendete Teile:	oberirdisches Kraut, Blüten
Zubereitungsarten:	Tinktur, Tee, Likör, Sirup, Öl, Salbe, Räuchermittel, Salz, Kosmetik, Küche, Wein
Verwendung:	Schutzpflanze, Wunden, Koliken, Blähungen, Magenprobleme, Durchfall, Bauchschmerzen, Blasenschwäche, Menstruationsstörungen, blutreinigend, Krampfadern, Schuppenflechte, Stress

Besonderes Merkmal sind die gefiederten Blätter und zahlreichen Blütenköpfchen in Scheindoldenrispen von weiß bis zartrosa, die eigentlich aus vielen einzelnen Körbchen bestehen.

Unter anderem enthält die Schafgarbe ätherisches Öl, Azulen, Chamazulen, Eukalyptol, Gerbstoffe, Flavone, Bitterstoffe, antibiotische Substanzen, Mineralstoffe und Cumarin.

ZUR GESCHICHTE

Die Schafgarbe zählt zu den ältesten Arzneipflanzen und Ausgrabungen im Irak belegen, dass bereits die Neandertaler vor 60.000 Jahren diese Heilpflanze verwendet haben. In der Antike und auch im Mittelalter wurde die Schafgarbe vor allem als Wundmittel gebraucht. Davon leitet sich auch die lateinische Bezeichnung „Achillea millefolium" (tausendblättriges Wundkraut des Achill) ab. Eine Sage berichtet von der Entstehung des Heilkrautes: Während des Trojanischen Krieges fielen vom Speer des Achilles Rostspäne auf das Schlachtfeld. Daraus wuchs das Kraut, mit dem Achilles die Wunden des Königs Telephos heilte. Der griechische Arzt Galen charakterisierte das „millefolium" als trocknend und wundheilend.

Auch von den Kelten wurden die magischen Eigenschaften der Schafgarbe geschätzt, da sie beim Weissagen hilfreich ist. Druiden nutzten die Stängel für Wettervorhersagen. Schafgarbenbüschel wurden über die Wiege von Säuglingen gehängt, um sie vor bösen Geistern zu schützen. Hatten Kinder Albträume, legte man ihnen Schafgarbensäckchen auf die Augen. Junge Mädchen füllten ihr Kopfkissen mit Schafgarbenblüten und hofften, so im Traum ihren Zukünftigen sehen zu können. Schafgarbe gehörte in jeden Brautstrauß, um für die ersten sieben Jahre das Eheglück zu sichern.

Hildegard von Bingen empfahl die Schafgarbe zur Wundheilung und bei Dreitagesfieber. Die Schafgarbe sollte laut Hildegard mit Gewöhnlichem Tüpfelfarn in Wein gekocht werden und das Abgeseihte sollte man dem Kranken eingeben. *„Die Schafgarbe ist etwas warm und trocken, und sie hat gesonderte und feine Kräfte für Wunden."*

Eine Elsässer Handschrift aus dem 15. Jahrhundert fügte den bekannten Anwendungen der Schafgarbe zwei neue Anwendungen, gegen Würmer und Blutungen, hinzu: *„Garwel wasser ist gut getruncken fur die wurme vnd ist gut getruncken dem der sine varwe verloren het von blutende."*

IN DER ALPINEN VOLKSHEILKUNDE

Es werden die Blüten und das ganze Kraut bzw. im Frühling die ganz jungen Blätter verwendet. Haupterntezeit ist der Hochsommer. Die Schafgarbe ist Bestandteil des Kräuterbüschels und schützt somit vor allem Bösen. Sie ist das Frauenkraut schlechthin.

Schafgarbentee kann bei Durchfall, Magenproblemen, Bauchschmerzen und Blasenschwäche helfen. Er wirkt regulierend bei Menstruationsstörungen, ist blutreinigend und kommt bei Krampfadern zum Einsatz. Schafgarbensalbe gehört zu den besten Heilsalben. Die Blüten eignen sich zur Pflege der Gesichtshaut in Cremen oder in Form von Dampfbädern. Das hilft gut bei Akne, evtl. gemeinsam mit Kamille, aber auch bei Nebenhöhlenentzündungen. Als Gesichtswasser macht die Schafgarbe schöne Haut. Bei Schuppenflechte kann ein Bad mit ihr helfen.

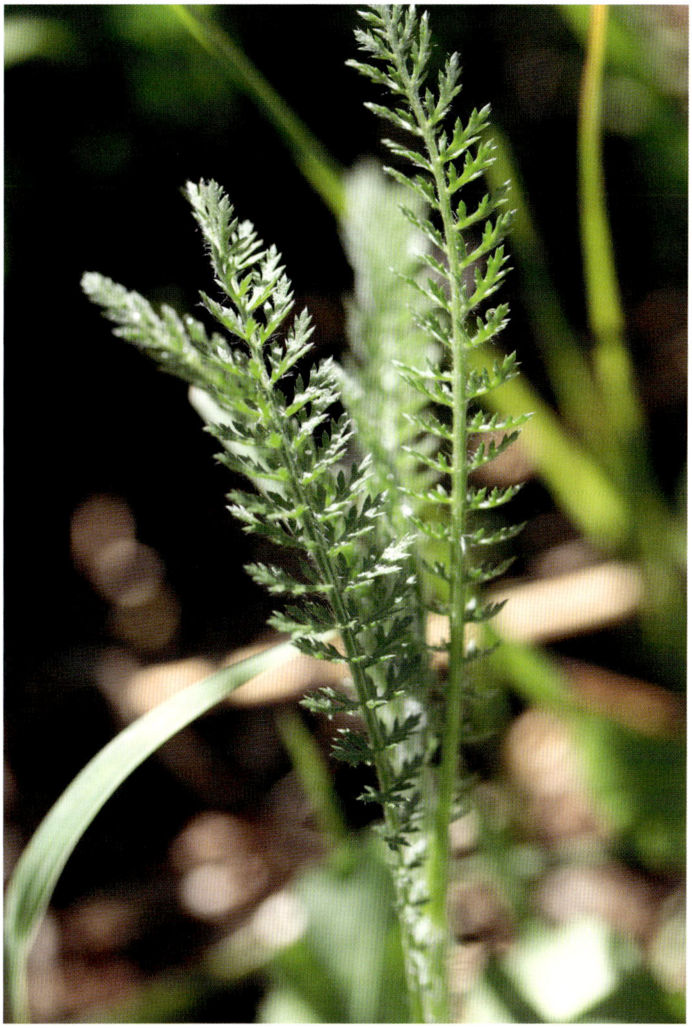

Das ätherische Öl fördert das Wohlbefinden, baut Stress ab und wirkt harmonisierend. Außerdem kann die Seele Vergangenes besser verarbeiten. Das ätherische Öl von der Schafgarbe kann auch gut in Wundheilsalben eingerührt werden. Beim Räuchern entsteht ein leichter, feiner und würziger Duft. Die Schafgarbe kann alleine oder zusammen mit anderem Räucherwerk, insbesondere Harzen, verräuchert werden. Eine Schafgarbenräucherung fördert innere Weisheit und Leichtigkeit, hilft einem, klare Entscheidungen zu treffen, schützt Erwachsene und vor allem kleine Kinder. Sie hilft aber auch bei Erkältungen und beruhigt.

Schon im Frühling kann man die ganz jungen Blätter der Schafgarbe ernten und in den Wildkrautsalat mischen oder zur Kräutersuppe als Würze geben. Außerdem eignet sich die Schafgarbe gut als Gewürz bei fetten Speisen, da sie diese leichter verdaulich macht. Sie schmeckt auch wunderbar in einem Pesto aus Wiesenkräutern oder in Öl ausgezogen als Kräuteröl. Auch für Kräutertopfen lassen sich die Blättchen verwenden. Für das Aromatisieren von Essig ist Schafgarbe ebenfalls gut geeignet.

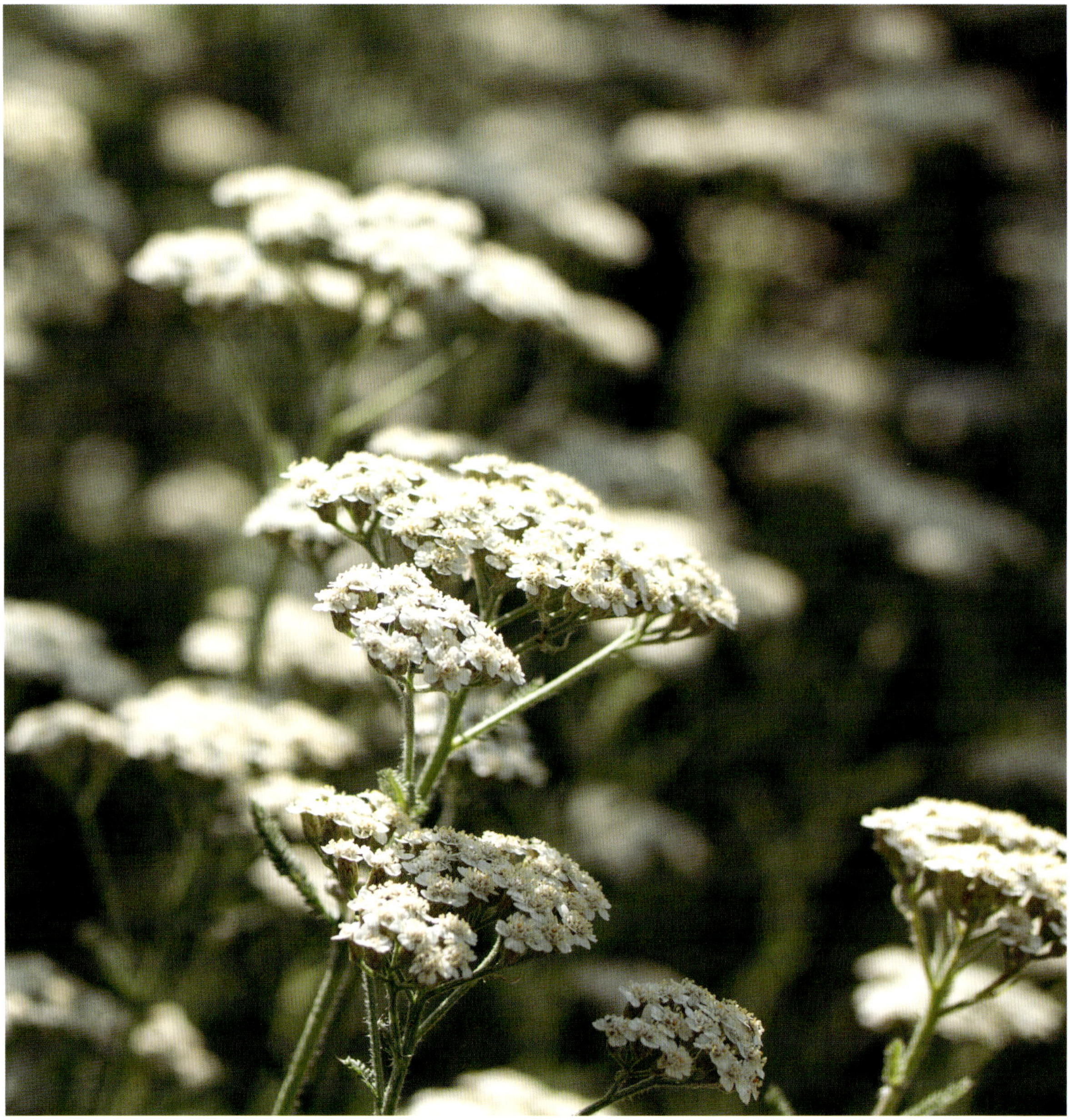

Schafgarbentinktur
Das klein geschnittene Kraut in ein Glas geben und mit 38%igem Korn bedecken. Glas verschließen und mindestens 4 Wochen darin ausziehen lassen. Abseihen und in einer dunklen Flasche verwahren. Bei Bedarf bis zu dreimal täglich 10 Tropfen einnehmen.

Schafgarbenöl
Das frisch gesammelte, klein geschnittene Schafgarbenkraut wird in ein Glas gegeben und mit gutem Olivenöl übergossen, bis es bedeckt ist. 2 bis 4 Wochen ziehen lassen. Gefäß die ersten vier Tage nur mit einem Baumwolltuch abdecken und erst dann verschließen. Abseihen und in kleine, dunkle Flaschen füllen. Am besten kühl und dunkel lagern.

Schafgarbensalbe
- 100 g Olivenöl
- getrocknetes oder besser frisches Schafgarbenkraut und Blüten
- 10 g Bienenwachs

Das klein geschnittene Schafgarbenkraut und die Blüten in Olivenöl leicht erwärmen und ca. eine Stunde ausziehen lassen, dann abseihen. Nun das Bienenwachs zum Olivenöl geben und schmelzen lassen. Nicht über 70 °C erhitzen! Abfüllen, abkühlen lassen und erst dann das Glas zuschrauben.

Schafgarbensirup
- 2 Handvoll Schafgarbenblüten
- 3 EL Zitronensäure oder den Saft von 4 Zitronen
- 2 kg Zucker
- 2 l Wasser

Den Zucker im Wasser auflösen, kurz aufkochen und heiß über die Schafgarbenblüten und die Zitrone gießen. Mit einem Tuch abdecken und zwei Tage lang bei Zimmertemperatur ausziehen lassen. Immer wieder umrühren. Dann abseihen und in saubere Flaschen füllen. 1:10 verdünnt mit Wasser genießen.

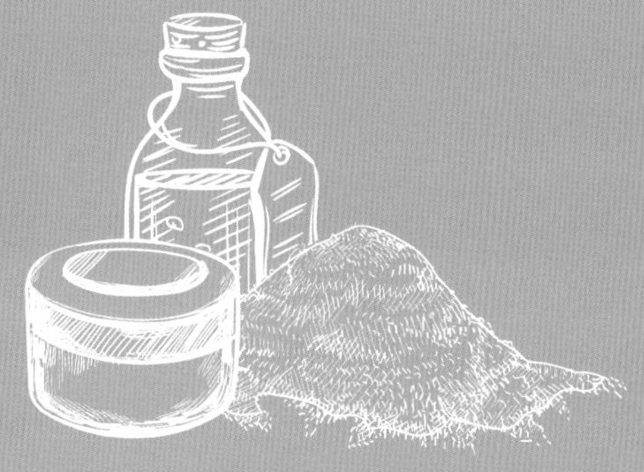

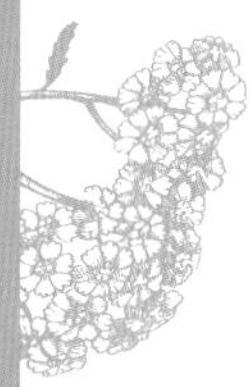

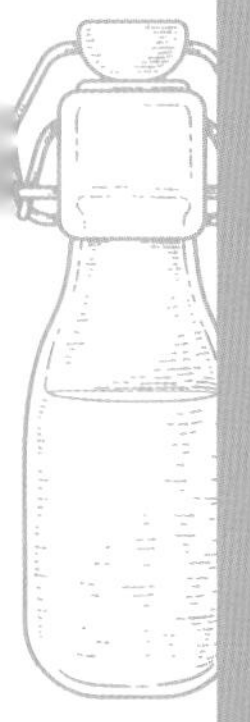

Bitter-Pulver
Getrocknetes Schafgarbenkraut, Löwenzahnwurzel, wenig Meisterwurzwurzel und Beifuß vermischen und fein mahlen. Dieses Pulver aktiviert den Stoffwechsel und kann mit Tee oder Fruchtsaft eingenommen werden.

Frauentee
Je 1 Handvoll getrocknete Schafgarbe, Frauenmantel, Salbei, Melisse, Angelikawurzel und Brennnessel vermischen. Für eine große Tasse reicht ein Teelöffel der Mischung. Tee mindestens 7 Minuten ziehen lassen und abseihen.

Schafgarbenwein (nach Hildegard von Bingen)
Schafgarbe und Engelsüßwurzel (Gewöhnlicher Tüpfelfarn) pulverisieren, im Verhältnis 1:1 mischen und in Rotwein 10 Minuten lang kochen, anschließend abseihen und bis zu dreimal täglich ein Stamperl trinken.

Schafgarbenlikör
Schafgarbenkraut mit 38%igem Korn in einem Glas bedecken und gut verschließen. Mindestens vier Wochen ausziehen lassen. Immer wieder schütteln und dann abseihen. Nun mit Wasser und Zucker so verdünnen und süßen, dass einem der Likör schmeckt. In saubere Flaschen abfüllen und genießen.

Wundheilsalbe
siehe Spitzwegerich

Der Rote Sonnenhut und seine Verwandten kommen aus dem östlichen und zentralen Nordamerika. Die bis zu 140 cm hohe, ausdauernde, krautige Staude trägt kegelförmige oder rundliche Blütenköpfe. Ihre meist orangefarbenen oder rötlichen Spreublätter sind ein auffälliges Merkmal des Sonnenhutes und erinnern an kleine Igel.

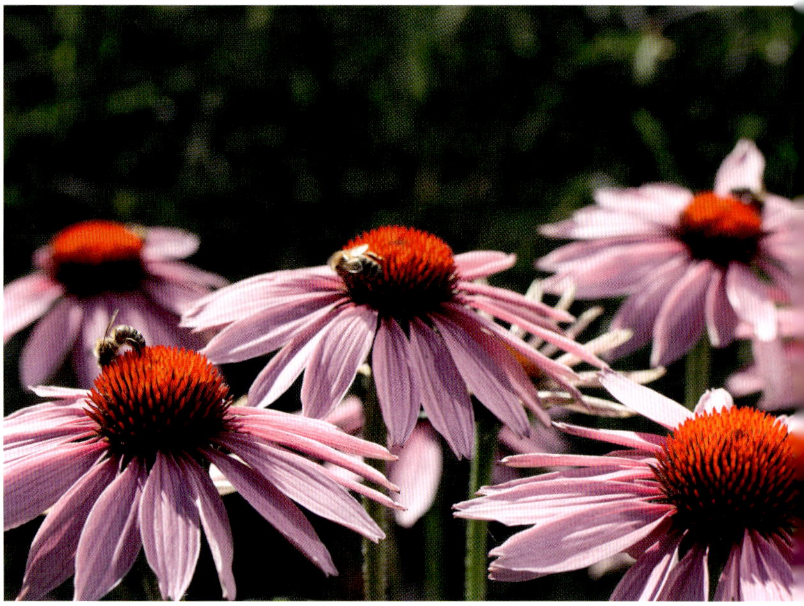

Sonnenhut

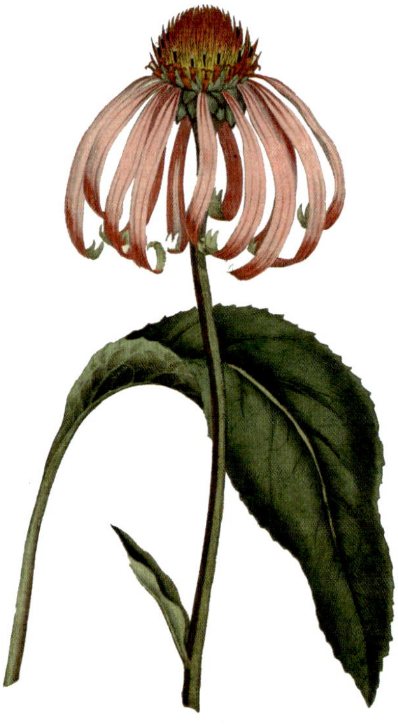

Lateinischer Name:	Echinacea purpurea
Andere Namen:	Igelkopf
Pflanzenfamilie:	Korbblütler (Asteraceae)
Verwendete Teile:	Wurzel, oberirdisches Kraut, Blüten
Zubereitungsarten:	Tinktur, Tee, Öl, Salbe, Kompresse
Verwendung:	Abwehrstärkung, Lungenentzündung, Unterleibsbeschwerden, Viren, grippale Infekte, Gelenkentzündungen, Wunden, Sonnenbrand, Schuppenflechte

Da die Echinacea ein Korbblütler ist, sollten Allergiker sie nicht anwenden. Auch Personen mit Autoimmunkrankheiten ist sie nicht zu empfehlen.

Der botanische Name Echinacea leitet sich auch aus dem griechischen „echinos" her, was Seeigel bedeutet. Eingerahmt sind diese Igelköpfchen von den Zungenblüten, die sich oft leicht nach unten biegen und rosa, leuchtend pink oder purpur gefärbt sein können. Deshalb wird der Sonnenhut auch Igelkopf genannt.

Die Pflanze gedeiht auf nahezu jedem Boden und liebt viel Sonne. Der Sonnenhut blüht von Juni bis September. Bei uns ist sie eine beliebte Gartenpflanze, da sie sehr dekorativ ist. Sie ist ein Insektenmagnet und mag gerne ab und zu mit Brennnesseljauche gedüngt werden. Man kann den Wurzelstock zur Vermehrung oder als Verjüngungskur teilen.

ZUR GESCHICHTE

In Europa wurde das medizinische Potenzial der Echinacea erst in den 1930er-Jahren entdeckt und sehr viel später auch wissenschaftlich untersucht.

IN DER ALPINEN VOLKSHEILKUNDE

Es werden hauptsächlich das Sonnenhutkraut und die Sonnenhutwurzel von Echinacea purpurea verwendet. Auch als wirksam gelten der Schmalblättrige Sonnenhut (Echinacea angustifolia) sowie der Blasse Sonnenhut (Echinacea pallida). Das Kraut der frisch aufgeblühten Pflanzen wird geerntet, die Wurzeln im Frühjahr oder Herbst gegraben, gewaschen und verarbeitet. Man stellt hauptsächlich Tinkturen (alkoholische Auszüge) her oder trocknet die Pflanze für Tee. Zu ihren wichtigsten Inhaltsstoffen gehören Flavonoide, Inulin, ätherisches Öl, Polyacetylene, Kaffeesäurederivate und Polysaccharide. Eine sehr wichtige Rolle spielen die enthaltenen Alkamide, die immunmodulatorische und entzündungshemmende Eigenschaften haben.

Ihr Hauptanwendungsgebiet in der alpinen Volksheilkunde ist die Abwehrstärkung. Hierfür macht man eine Kur mit Sonnenhuttee oder Tinktur. Man trinkt 3 Wochen lang täglich eine Tasse Tee oder nimmt dreimal täglich 30 Tropfen der Tinktur ein. Dann pausiert man eine Woche und wiederholt das einmal. Bei viral bedingten Krankheitsbildern wird durch den Sonnenhut die Immunstärkung positiv beeinflusst. Infekte klingen schneller ab. Auch bei verschiedenen Entzündungen im Körper, wie Lungenentzündung, Unterleibsbeschwerden, grippalen Infekten oder Gelenkentzündungen, soll die

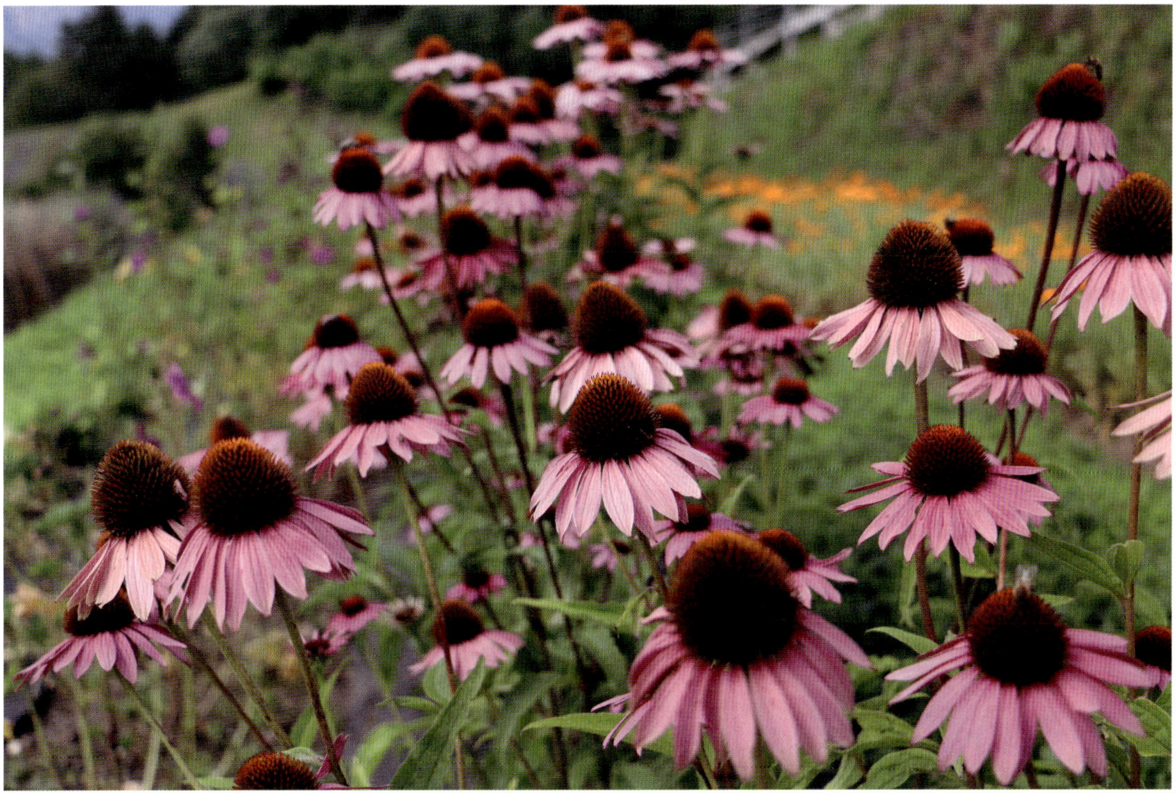

Tinktur gut helfen. Die Inhaltsstoffe des Sonnenhutes stimulieren die Lymphe und stärken somit das Immunsystem.

Die Wirkung auf das Immunsystem erklärt sich dadurch, dass es zu einer Steigerung der Produktion von Immunzellen und zur Steigerung der Aktivität bestimmter Abwehrzellen kommt. Dadurch kommt es dazu, dass vermehrt Entzündungsbotenstoffe produziert werden, welche bedeutend sind für die Immunantwort. Eine Studie von 2012 zeigt, dass die vorbeugende Einnahme von Sonnenhutpräparaten sowohl das Auftreten von Erkältungen als auch die Anzahl der Krankheitstage verringert. Studien aus dem Jahr 2013 konnten zeigen, dass Echinaceaextrakte auch gegen Grippe-, Herpes- und Coronaviren wirken.

Bei Wunden verschiedenster Art (Verletzungen, Sonnenbrand, Schuppenflechte) können Kompressen mit verdünnter Tinktur Gutes tun oder man rührt eine Heilsalbe an. Die enthaltenen Kaffeesäurederivate verbessern hier auch die Narbenbildung. Ein bestimmtes enthaltenes Enzym (Hyaluronidase) verhindert, dass sich Entzündungsprozesse weiter im Gewebe ausbreiten.

ANWENDUNGEN

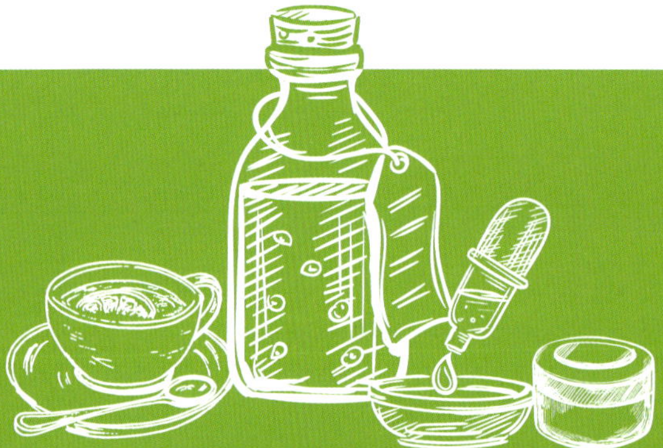

Sonnenhuttinktur

Die klein geschnittenen Sonnenhutblüten in ein Glas geben und mit 38%igem Korn bedecken. Glas verschließen und mindestens 4 Wochen darin ausziehen lassen. Abseihen und in einer dunklen Flasche verwahren. Bei Bedarf bis zu dreimal täglich 10 Tropfen einnehmen.

Immunstärker-Tinktur

Die sauberen, klein geschnittenen Sonnenhutblüten, Kapuzinerkresseblüten und etwas Kren in 38%igem Alkohol ansetzen, mindestens 4 Wochen an einem schattigen Ort ziehen lassen. Abseihen und in einer dunklen Flasche verwahren. Bei Bedarf zur Abwehrstärkung dreimal täglich 10 Tropfen einnehmen.

Sonnenhuttee

1 bis 2 Teelöffel getrocknete Sonnenhutblüten in einer Tasse mit kochendem Wasser übergießen und dann 7 Minuten ziehen lassen. Anschließend abseihen und bei Bedarf täglich 3 bis 4 Tassen davon trinken.

Grippetee (nach der Alt-Tiroler Naturapotheke)

Sonnenhutblüten, Holunderblüten und Lungenkraut zu gleichen Teilen mischen. 1 bis 2 Teelöffel der Mischung in einer Tasse mit kochendem Wasser übergießen und dann 15 Minuten ziehen lassen. Anschließend abseihen und bei Bedarf täglich 3 bis 4 Tassen davon trinken.

Sonnenhutöl

Das frisch gesammelte, klein geschnittene Sonnenhutkraut und die Blüten werden in ein Glas gegeben und mit gutem Olivenöl übergossen, bis sie bedeckt sind. 2 bis 4 Wochen ziehen lassen. Gefäß die ersten vier Tage nur mit einem Baumwolltuch abdecken und erst dann verschließen. Abseihen und in kleine, dunkle Flaschen füllen. Am besten kühl und dunkel lagern.

Sonnenhutsalbe

+ 100 g Olivenöl
+ getrocknetes oder besser frisches Sonnenhutkraut und Blüten
+ 10 g Bienenwachs

Das klein geschnittene Sonnenhutkraut und die Blüten in Olivenöl leicht erwärmen und ca. eine Stunde ausziehen lassen, dann abseihen. Nun das Bienenwachs zum Olivenöl geben und schmelzen lassen. Nicht über 70 °C erhitzen! Abfüllen, abkühlen lassen und erst dann das Glas zuschrauben.

Der Spitzwegerich ist eine ausdauernde, krautige Pflanze, die bis zu 30 cm hoch wird. Man findet ihn sehr häufig auf Wiesen und an Wegrändern. Der Spitzwegerich stellt keine besonderen Ansprüche an den Boden und Standort. Typisch sind die grundständigen, länglichen, spitzen Blätter mit längs verlaufenden Blattrippen.

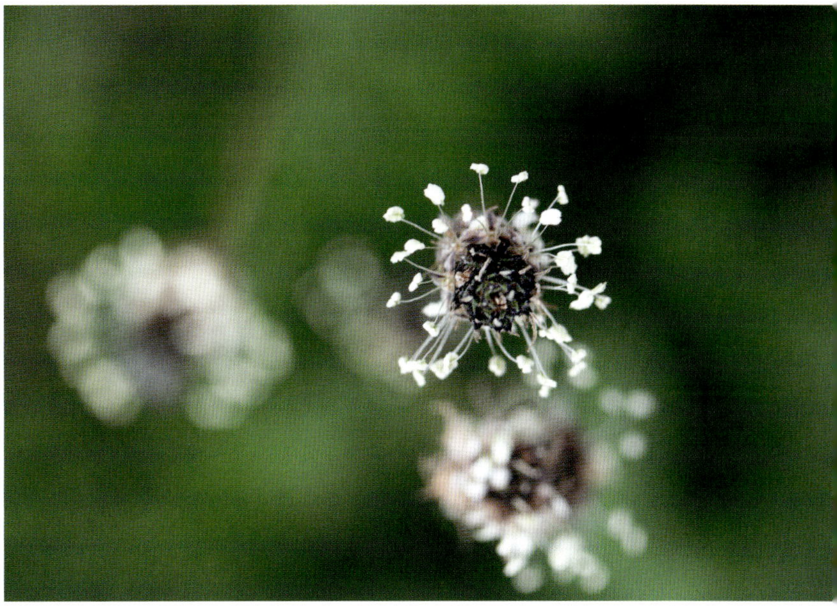

Spitzwegerich

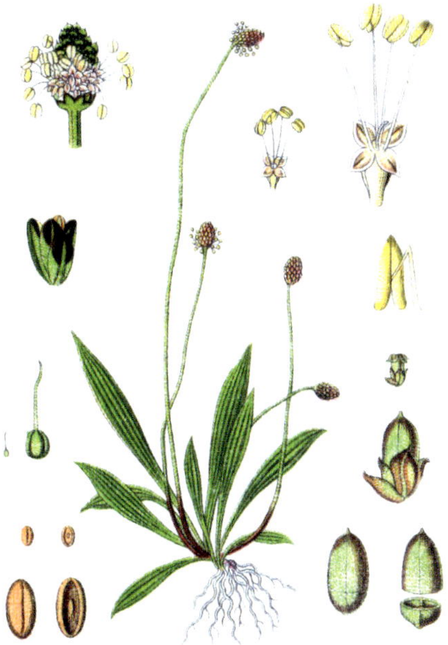

Lateinischer Name:	Plantago lanceolata
Andere Namen:	Lungenkraut, Wundblatt, Lungenblattl, Heilwegerich, Wundwegerich
Pflanzenfamilie:	Wegerichgewächse (Plantaginaceae)
Verwendete Teile:	junge Blätter, Samen
Zubereitungsarten:	Tinktur, Tee, Öl, Salbe, Sirup, Umschlag
Verwendung:	Wunden, Blasen- und Nierenbeschwerden, Schwindsucht, Epilepsie, Fieber, Atemwegs-Katarrhe, Entzündungen im Mund- oder Rachenraum, blaue Flecken, Insektenstiche, Kopf- und Ohrenschmerzen

Die kleinen unscheinbaren Blüten erscheinen von Mai bis September und sitzen auf dünnen, langen, blattlosen Stängeln.

ZUR GESCHICHTE

Bereits in der Antike wurde der Spitzwegerich bei verschiedenen Beschwerden verwendet. Dioskurides beschrieb ihn als Wundheilmittel. Hildegard von Bingen empfahl den Spitzwegerich gegen Stechen und Knochenbrüche: „*Wer von Stechen geplagt wird, der koche die Blätter in Wasser, drücke das Wasser aus und lege diese auf die Stelle, wo es schmerzt. Wenn aber einem Menschen ein Knochen zerbrochen ist, schneid er die Wurzeln in Honig und esse davon täglich auf nüchternen Magen. Und er koche die Blätter mit Wasser und lege sie warm auf ...*" Der Arzt Mattioli verwendete den Wegerich gegen Blasen- und Nierenbeschwerden, Schwindsucht, Epilepsie und Fieber. Sebastian Kneipp empfahl den Spitzwegerich gegen Katarrhe der Atemwege.

IN DER ALPINEN VOLKSHEILKUNDE

Die Blätter des Spitzwegerichs werden innerlich und äußerlich angewandt, innerlich bei Husten und Verschleimungen der Atemwege. Die enthaltene Kieselsäure, Gerb- und Schleimstoffe sind dafür verantwortlich. Der Spitzwegerich ist auch wunderbar für Kinder geeignet.

Spitzwegerichtee oder -tinktur kommen bei Entzündungen im Mund- oder Rachenraum zum Einsatz, äußerlich bei blauen Flecken, Wunden und Insektenstichen. Alternativ macht man am besten einen Brei aus den frischen Blättern und legt ihn auf die betroffene Stelle. Dieser wirkt juckreizstillend und beruhigt. Spitzwegerichsaft, auf die Stirn aufgelegt, soll auch gegen Kopfschmerzen helfen. Die Wegerichsamen kann man ebenso sammeln und wie Leinsamen verwenden. Die Blattrippen werden in der alpinen Volksheilkunde bei Ohrenschmerzen ins Ohr gesteckt.

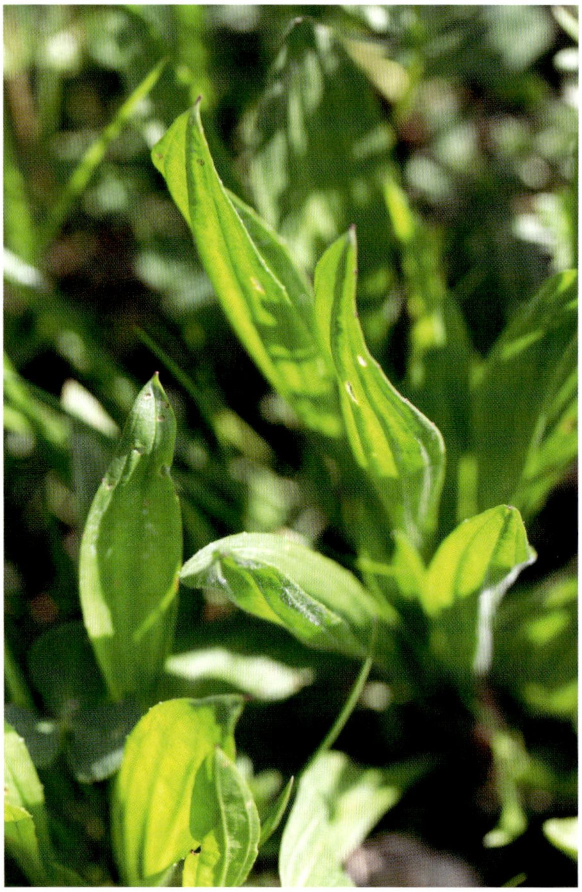

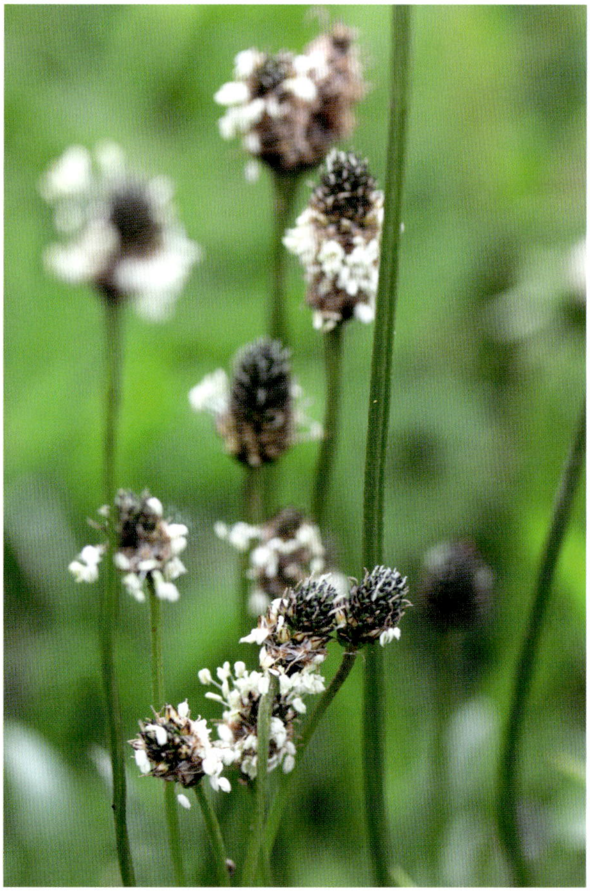

ANWENDUNGEN

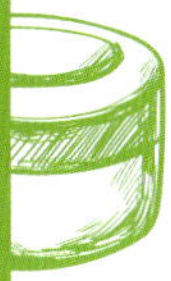

Spitzwegerichtinktur
Das klein geschnittene Kraut in ein Glas geben und mit 38%igem Korn bedecken. Glas verschließen und mindestens 4 Wochen darin ausziehen lassen. Abfiltern und in einer dunklen Flasche verwahren. Bei Bedarf bis zu dreimal täglich 10 Tropfen einnehmen.

Spitzwegerichtee
1 bis 2 Teelöffel getrocknete Spitzwegerichblätter in einer Tasse mit kochendem Wasser übergießen und dann 10 Minuten ziehen lassen. Anschließend abseihen und bei Bedarf täglich 3 bis 4 Tassen davon trinken.

Hustentee
Spitzwegerichblätter und Isländisches Moos zu gleichen Teilen mischen. 1 bis 2 Teelöffel der Mischung in einer Tasse mit kochendem Wasser übergießen und dann 10 Minuten ziehen lassen. Anschließend abseihen und bei Bedarf täglich 3 bis 4 Tassen davon trinken.

Spitzwegerichöl
Die frisch gesammelten, klein geschnittenen Spitzwegerichblätter werden in ein Glas gegeben und mit gutem Olivenöl übergossen, bis sie bedeckt sind. 2 bis 4 Wochen ziehen lassen. Gefäß die ersten vier Tage nur mit einem Baumwolltuch abdecken und erst dann verschließen. Abseihen und in kleine, dunkle Flaschen füllen. Am besten kühl und dunkel lagern.

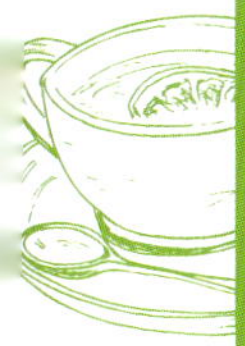

Wundheilsalbe
50 g Spitzwegerichöl und 50 g Schafgarbenöl mit 10 g Bienenwachs über dem Wasserbad erwärmen, bis das Wachs vollständig geschmolzen ist. Nicht über 70 °C erhitzen! Abfüllen, abkühlen lassen und erst dann das Glas zuschrauben. Hilft gut bei Wunden und Mückenstichen.

Erdkammer-Hustensirup
Spitzwegerichblätter noch vor der Blüte sammeln, klein schneiden und abwechselnd mit braunem Zucker in ein verschließbares Glas drücken. Wenn das Glas voll ist, dieses ca. 30 cm tief in der Erde vergraben und dort 2 bis 3 Monate liegen lassen. Dann wieder ausgraben und abseihen. Bei Bedarf bis zu 5 Teelöffel am Tag gegen Husten einnehmen.
Funktioniert auch, wenn man das Glas in einen dunklen Schrank stellt, in welchem immer ungefähr die gleiche Temperatur herrscht! Wenn man mag, kann man den Sirup auch mit anderen Hustenkräutern wie Isländischem Moos, Huflattich, Fichtenwipfeln, Thymian und Salbei ergänzen.

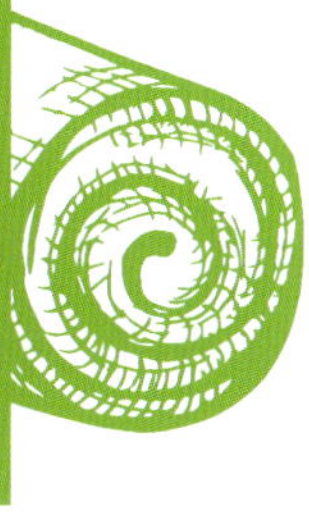

Grüne Wundsalbe
(nach Melchior Miersperger)
siehe Ehrenpreis

Hauswurzumschlag
(nach Philippine Welser)
siehe Hauswurz

Das Wilde Stiefmütterchen ist eine krautige Pflanze, die bis zu 20 cm hoch wird. Sie ist im Gegensatz zu den meisten anderen Veilchen einjährig und blüht von April bis Oktober in den Farben weiß, gelb bis lila und violett.

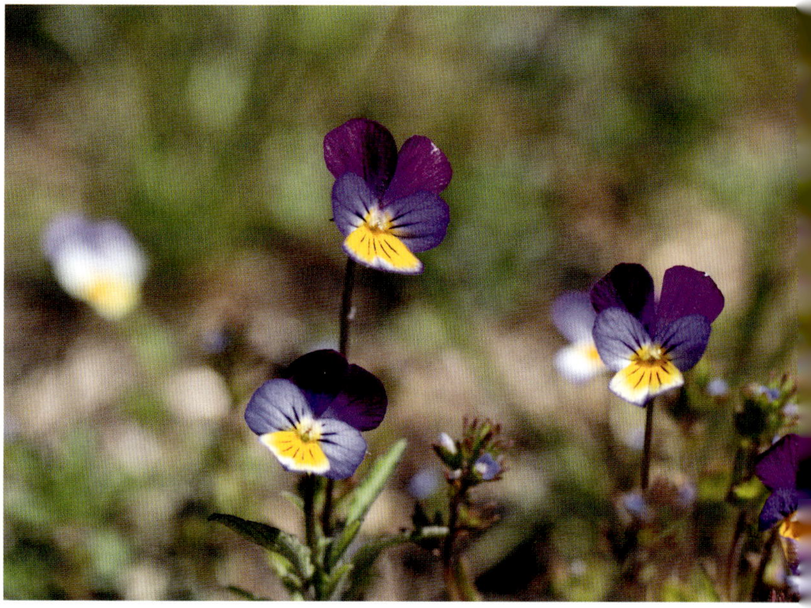

Stiefmütterchen (Wildes Stiefmütterchen)

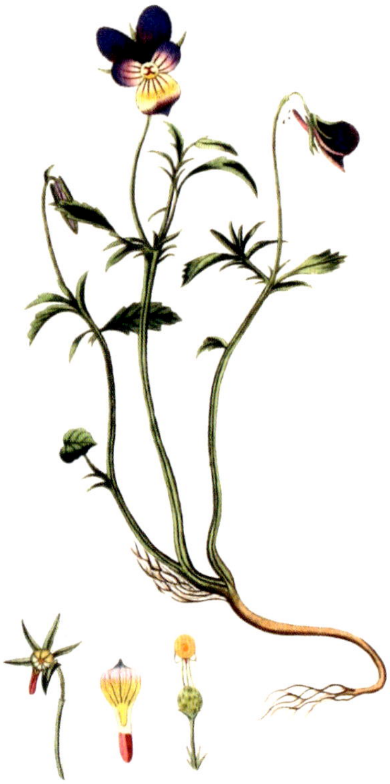

Lateinischer Name:	Viola tricolor, Viola arvensis
Andere Namen:	Acker-Stiefmütterchen, Ackerveilchen, Muttergottesschuh, Mädchenaugen, Schöngesicht, Liebesgesichtli, Christusauge, Stiefmütterchen
Pflanzenfamilie:	Veilchengewächse (Violaceae)
Verwendete Teile:	oberirdisches, blühendes Kraut
Zubereitungsarten:	Tinktur, Tee, Öl, Salbe, Essig
Verwendung:	Stoffwechsel, Schleimhaut, Hauterkrankungen mit Schuppenbildung und/oder Juckreiz, Milchschorf, Akne, Erkältungen, Husten, Fieber, entzündungshemmend, schleimlösend, Gicht, Rheuma, Kopfschmerzen, Migräne, Beruhigung

Man findet das Wilde Stiefmütterchen nicht mehr so häufig. Das Acker-Stiefmütterchen hingegen ist noch oft auf Wiesen und Äckern anzutreffen. Beide Arten werden in der alpinen Volksheilkunde gleich verwendet. Gezüchtete Garten-Stiefmütterchen sollte man nicht verwenden.

ZUR GESCHICHTE

In den mittelalterlichen Kräuterbüchern wurde das Stiefmütterchen meist *freisam* genannt und bei kindlichen Krampfanfällen, den Fraisen, verwendet. Auch Hildegard von Bingen schrieb über das Veilchen (siehe Duftveilchen), es ist aber nicht klar, welches Veilchen sie meinte. Paracelsus empfahl das Stiefmütterchen zur Anregung des Stoffwechsels und zur Regeneration der Haut und Schleimhaut.

IN DER ALPINEN VOLKSHEILKUNDE

Das Stiefmütterchen wird in den Alpen innerlich und äußerlich bei verschiedenen Hauterkrankungen mit Schuppenbildung und/oder Juckreiz wie Ekzemen, Milchschorf oder Akne angewandt. Stiefmütterchentee zu trinken und die Haut mit der Tinktur oder dem Sud zu behandeln, ist die beste Methode.

Aber auch bei Erkältungen, Husten und Fieber tut es gute Dienste. Stiefmütterchentee oder eine Auflage aus in Tee getränkten Tüchern verschaffen hier Linderung.

Wegen der schleimlösenden und entzündungshemmenden Wirkung kann es auch bei Gicht und Rheuma verwendet werden, diese Wirkung ist auch auf den Gehalt natürlicher Salicylsäure zurückzuführen. Das Stiefmütterchen wirkt blutreinigend und regt den Stoffwechsel an. Stiefmütterchentee kann auch bei Kopfschmerzen und Migräne helfen und wirkt beruhigend.

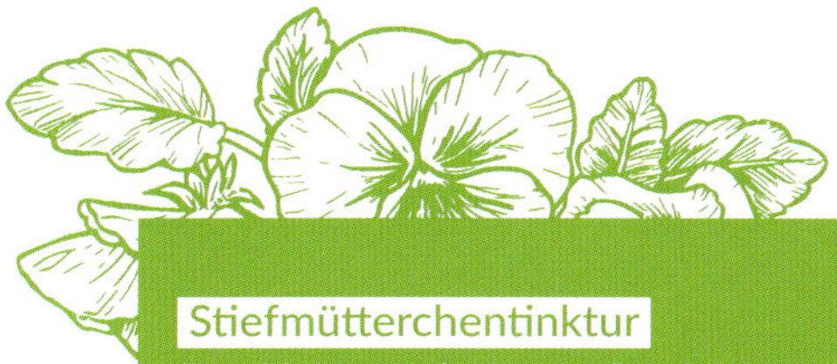

ANWENDUNGEN

Stiefmütterchentinktur

Das klein geschnittene Stiefmütterchenkraut, Blüten und auch etwas von der Wurzel in ein Glas geben und mit 38%igem Korn bedecken. Glas verschließen und mindestens 4 Wochen darin ausziehen lassen. Abfiltern und in einer dunklen Flasche verwahren. Bei Bedarf bis zu dreimal täglich 10 Tropfen einnehmen.

Stiefmütterchentee

1 bis 2 Teelöffel getrocknetes Stiefmütterchenkraut in einer Tasse mit kochendem Wasser übergießen und dann 7 Minuten ziehen lassen. Anschließend abseihen und bei Bedarf täglich 2 bis 3 Tassen davon trinken.

Stiefmütterchenöl

Das klein geschnittene, frisch gesammelte Stiefmütterchenkraut wird in ein Glas gegeben und mit gutem Olivenöl übergossen, bis es bedeckt ist. 2 bis 4 Wochen ziehen lassen. Gefäß die ersten vier Tage nur mit einem Baumwolltuch abdecken und erst dann verschließen. Abseihen und in kleine, dunkle Flaschen füllen. Am besten kühl und dunkel lagern.

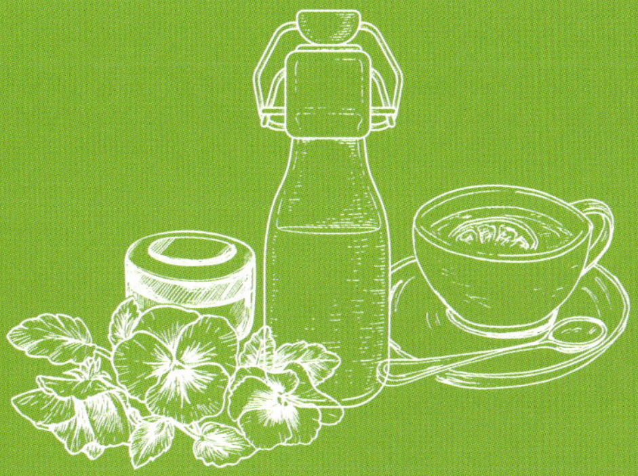

Stiefmütterchensalbe

100 g Stiefmütterchenöl mit 10 g Bienenwachs über dem Wasserbad erwärmen, bis das Wachs vollständig geschmolzen ist. Nicht über 70 °C erhitzen! Abfüllen, abkühlen lassen und erst dann das Glas zuschrauben.

Stiefmütterchenessig

Eine Handvoll Blüten mit gutem Apfelessig bedecken, ca. 4 Wochen ziehen lassen und dann abseihen. Diesen Essig dann über den Salat geben oder täglich einen Esslöffel, mit Wasser verdünnt, gegen Unruhe einnehmen oder bei Akne die Haut damit abtupfen.

Der Stinkende Storchenschnabel ist eine ein- oder zweijährige krautige Pflanze, die bis zu 50 cm hoch wird. Der Stängel ist stark verzweigt und rötlich. Der Stinkende Storchenschnabel blüht rosa bis pink von April bis in den Herbst. Die Früchte sehen aus wie Storchenschnäbel.

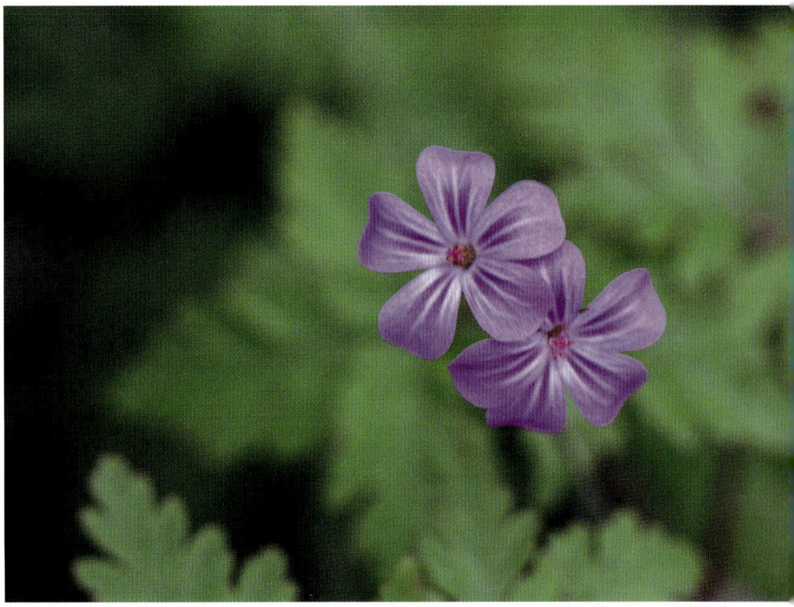

Stinkender Storchenschnabel

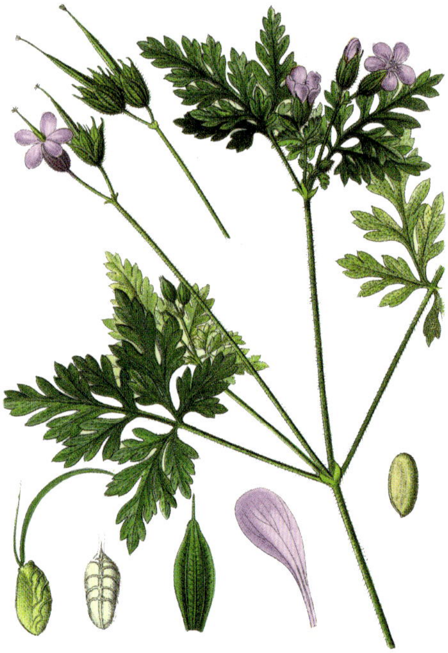

Lateinischer Name:	Geranium robertianum
Andere Namen:	Ruprechtskraut, Gichtkraut, Robertskraut, Gottesgnadenkraut, Wanzenkraut, Stinkender Storchschnabel
Pflanzenfamilie:	Storchschnabelgewächse (Geraniaceae)
Verwendete Teile:	oberirdisches, blühendes Kraut
Zubereitungsarten:	Tinktur, Tee, Pulver, Wein, Likör, Zäpfchen
Verwendung:	Wunden, Hauterkrankungen, Herzbeschwerden, Depressionen, unerfüllter Kinderwunsch, Unterleibs-, Menstruationsbeschwerden, Durchfall, Kopf- und Ohrenschmerzen, Scheidenpilz, Fieberblasen, Schockzustände, Krisen

Der Stinkende Storchenschnabel wächst an schattigen, feuchten und stickstoffreichen Standorten. Er riecht etwas streng, woher wohl sein Name kommt.

ZUR GESCHICHTE

Der Stinkende Storchenschnabel war bereits im Mittelalter eine sehr wichtige Heilpflanze und wurde für viele Leiden eingesetzt, vor allem in der Wundheilung.

Hildegard von Bingen empfahl den Stinkenden Storchenschnabel gegen Herzbeschwerden und Depressionen. *„Nimm Storchenschnabel und etwas weniger Minze und noch weniger als Minze Raute. Das Pulver iss oft mit Brot. So wird dein Herz gestärkt und der Mensch wird froh."* Auch Paracelsus schätzte den Stinkenden Storchenschnabel als Heilpflanze.

IN DER ALPINEN VOLKSHEILKUNDE

Der Stinkende Storchenschnabel wird vor allem bei unerfülltem Kinderwunsch als Tee eingesetzt. Er hilft aber auch bei Unterleibs-, Menstruationsbeschwerden und Durchfall. Bei Kopf- und Ohrenschmerzen soll es helfen, das frische Kraut aufzulegen.

Äußerlich wird Stinkender-Storchenschnabel-Tee bei schlecht heilenden Wunden und Hauterkrankungen als Umschlag angewandt. Ein Sitzbad ist bei Scheidenpilz zu empfehlen. Die Tinktur des Stinkenden Storchenschnabels kann auch bei Fieberblasen aufgetragen werden. All diese Wirkungen sind auf seine Inhaltsstoffe wie Gerbstoffe (bis zu 15 %), Flavonoide, Bitterstoffe und ätherische Öle zurückzuführen.

Außerdem ist der Stinkende Storchenschnabel eine wunderbare Heilpflanze zur Anwendung bei Krisen jeder Art. Er hilft einem, sich in schwierigen Situationen zurechtzufinden und seinen Weg zu finden. Auch bei akuten Schockzuständen tut er schnell gut und leistet bei Blockaden infolge lange zurückliegender, traumatischer Erlebnisse gute Dienste.

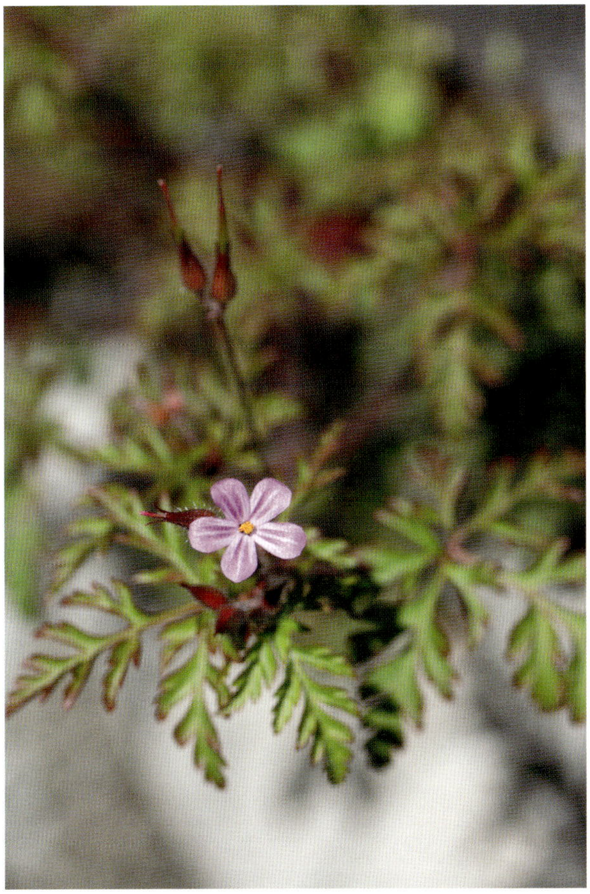

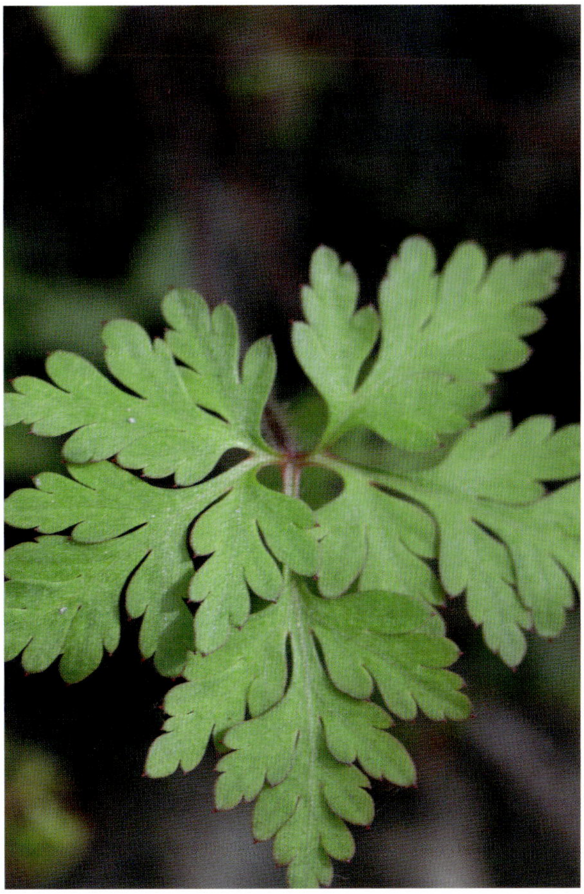

Stinkender-Storchenschnabel-Tinktur

Das klein geschnittene, blühende Kraut in ein Glas geben und mit 38%igem Korn bedecken. Glas verschließen und mindestens 4 Wochen darin ausziehen lassen. Abseihen und in einer dunklen Flasche verwahren. Bei Bedarf bis zu dreimal täglich 10 Tropfen einnehmen.

Stinkender-Storchenschnabel-Tee

1 bis 2 Teelöffel getrocknetes Stinkender-Storchenschnabel-Kraut in einer Tasse mit kochendem Wasser übergießen und dann 10 Minuten ziehen lassen. Anschließend abseihen und bei Bedarf täglich 2 bis 3 Tassen davon trinken.

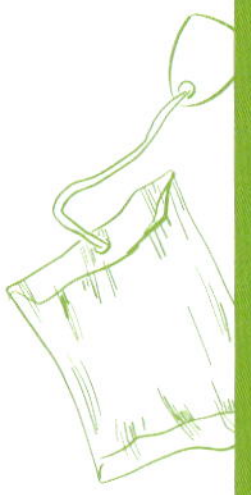

Kinderwunschtee

Storchenschnabelkraut, Frauenmantel und Schafgarbe zu gleichen Teilen mischen. 1 bis 2 Teelöffel der Mischung in einer Tasse mit kochendem Wasser übergießen und dann 10 Minuten ziehen lassen. Anschließend abseihen und bei Bedarf täglich 2 bis 3 Tassen davon trinken.

Herzstärkendes „Gute Laune"-Pulver
(nach Hildegard von Bingen)

3 Teile getrocknetes Stinkender-Storchschnabel-Kraut, 2 Teile Minze und 1 Teil Raute zu einem feinen Pulver verreiben.

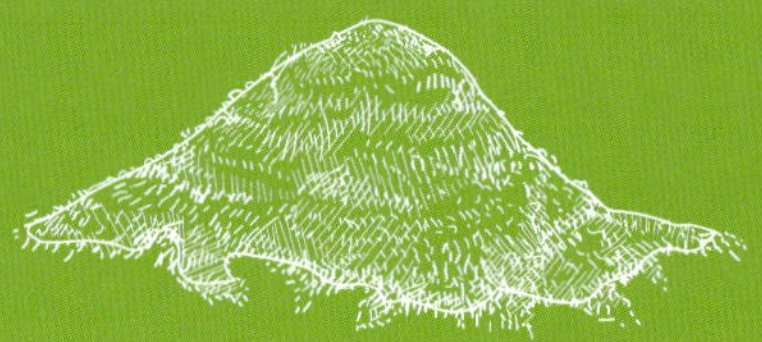

Venenpulver
(nach Hildegard von Bingen)

Zu gleichen Teilen Stinkender-Storchschnabel-Wurzel, Wegerichwurzel und Malvenwurzel mischen und zu einem feinen Pulver verreiben.

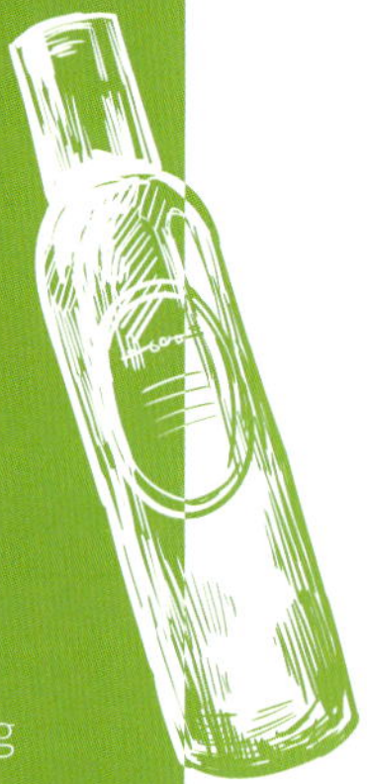

Stinkender-Storchenschnabel-Wein

1 Handvoll klein geschnittenes Storchenschnabelkraut mit 0,7 l Rotwein in einem Glas ansetzen. Die Pflanzen sollten dabei gut bedeckt sein. Für ca. 10 Tage stehen lassen und abseihen. Zur Magenberuhigung und bei Durchfall ein Stamperl trinken.

Stinkender-Storchenschnabel-Zäpfchen

20 g Kakaobutter über dem Wasserbad schmelzen und vom Herd nehmen. 5 Tropfen Sanddornfruchtfleischöl und 15 Tropfen Stinkender-Storchenschnabel-Tinktur einrühren und in Zäpfchenformen abfüllen.

Die Weiße Taubnessel ist eine ausdauernde, krautige Pflanze, die bis zu 60 cm hoch werden kann. Typisch ist der vierkantige Stängel mit den kreuzgegenständig am Stängel angeordneten Blättern. Sie blüht von April bis Oktober weiß und wächst auf stickstoffreichen Böden im Halbschatten. Kinder lieben es, die kleinen weißen Blüten auszusaugen, denn sie schmecken fein und süß.

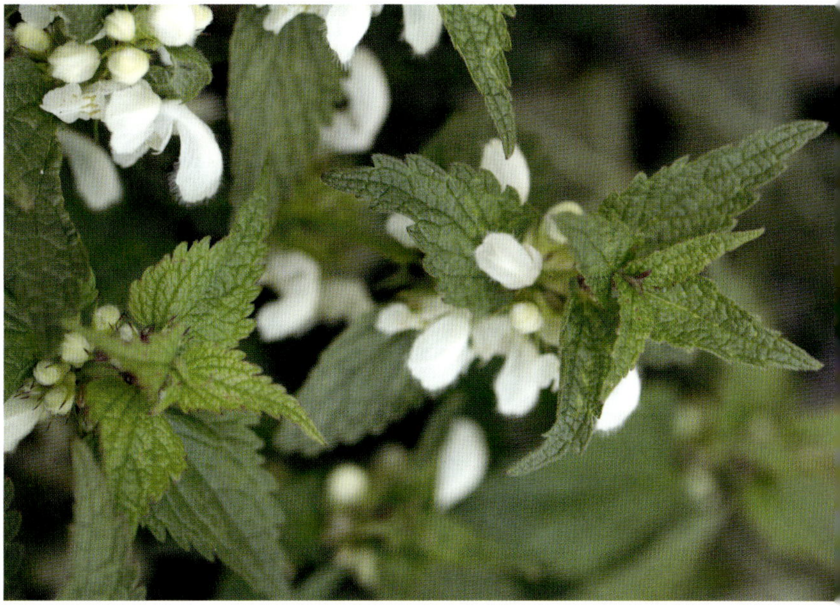

Taubnessel (Weiße Taubnessel)

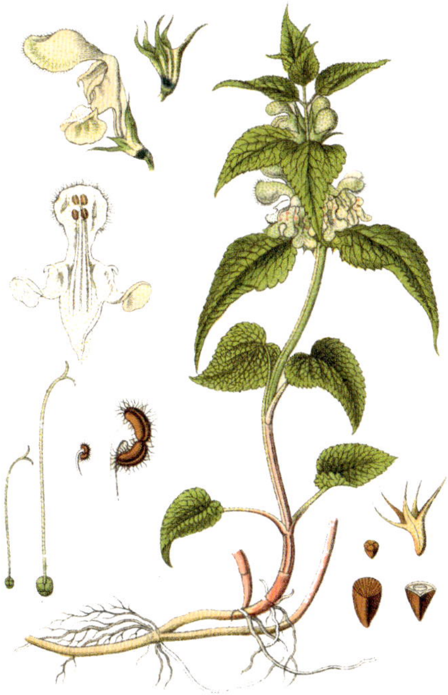

Lateinischer Name:	Lamium album
Andere Namen:	Ackernessel, Honigblume, Blindnessel, Falsche Brennnessel
Pflanzenfamilie:	Lippenblütler (Lamiaceae)
Verwendete Teile:	oberirdisches, blühendes Kraut
Zubereitungsarten:	Tinktur, Tee, Bad, Zäpfchen
Verwendung:	Weißfluss, Geschwüre, Menstruationsbeschwerden, antibakteriell, pilzhemmend, Blasenentzündung, Reizblase, Entzündungen der Magen-, Darm- und Rachenschleimhäute, Atemwegsprobleme, unreine Haut

ZUR GESCHICHTE

Hildegard von Bingen kannte ihre wohltuende Wirkung auf Milz und Herz: *„Wer sie genießt, lacht gern, denn ihre Wärme, die auf die Milz einwirkt, erheitert das Herz!"*

Paracelsus hingegen empfahl die Weiße Taubnessel gegen den Weißfluss bei Frauen. Der italienische Arzt Mattioli, Botaniker und Leibarzt von Erzherzog Ferdinand II. und Kaiser Maximilian II., verwendete die Honigblume bei Geschwüren.

IN DER ALPINEN VOLKSHEILKUNDE

Die Weiße Taubnessel ist vor allem ein Frauenheilkraut und wird bei verschiedensten Frauenleiden wie Weißfluss, Menstruationsbeschwerden und Jucken in der Scheide eingesetzt. Die Heilpflanze kann innerlich und äußerlich angewandt werden. Innerlich als Tee oder Tinktur oder äußerlich als Auflage oder Sitzbad. Die Weiße Taubnessel wirkt antibakteriell und pilzhemmend. Das kann man sich auch bei einer Blasenentzündung oder einer Reizblase zunutze machen. Außerdem wird sie bei Entzündungen der Schleimhäute im Magen- und Darmbereich oder im Rachen und bei Atemwegsproblemen eingesetzt. Bei fetter, unreiner Haut können Waschungen mit Taubnesselblütentee einen guten Effekt bringen.

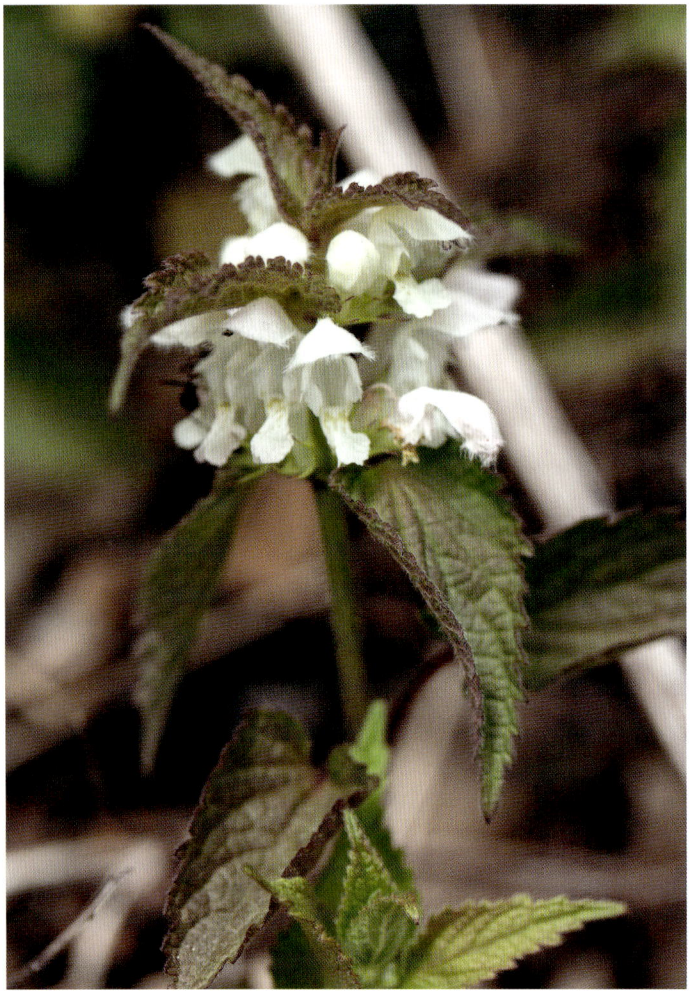

ANWENDUNGEN

Weiße-Taubnessel-Tinktur

Das klein geschnittene Kraut in ein Glas geben und mit 38%igem Korn bedecken. Glas verschließen und mindestens 4 Wochen darin ausziehen lassen. Abfiltern und in einer dunklen Flasche verwahren. Bei Bedarf bis zu dreimal täglich 10 Tropfen einnehmen.

Weiße-Taubnessel-Tee

1 bis 2 Teelöffel getrocknetes Weißes Taubnesselkraut in einer Tasse mit kochendem Wasser übergießen und dann 5 Minuten ziehen lassen. Danach abseihen und bei Bedarf davon 3 bis 4 Tassen täglich trinken.

Frauentage-Tee

Weißes Taubnesselkraut und Schafgarbe zu gleichen Teilen mischen. 1 bis 2 Teelöffel der Mischung in einer Tasse mit kochendem Wasser übergießen und dann 7 Minuten ziehen lassen. Anschließend abseihen und bei Bedarf täglich 2 bis 3 Tassen davon trinken.

Weiße-Taubnessel-Sitzbad

Zwei Handvoll Taubnesselkraut mit einem Liter heißem Wasser übergießen und 7 Minuten ziehen lassen. Abseihen und den Sud zum warmen Badewasser geben. Nicht länger als 15 Minuten darin baden.

Weiße-Taubnessel-Zäpfchen

20 g Kakaobutter über dem Wasserbad schmelzen und vom Herd nehmen. 5 Tropfen Sanddornfruchtfleischöl und 15 Tropfen Weiße-Taubnessel-Tinktur einrühren und in Zäpfchenformen abfüllen.

Der Thymian stammt aus den Mittelmeerländern. Nach Mitteleuropa gelangte er durch die katholische Kirche, die ihn in Klostergärten anbaute und als Gewürz- und Heilpflanze sehr schätzte. Der Thymus vulgaris ist eine mehrjährige, frostharte Pflanze. Er erreicht eine Wuchshöhe von 10 bis 40 cm, abhängig davon, ob es sich um eine Art mit kriechendem oder aufrechtem Wuchs handelt.

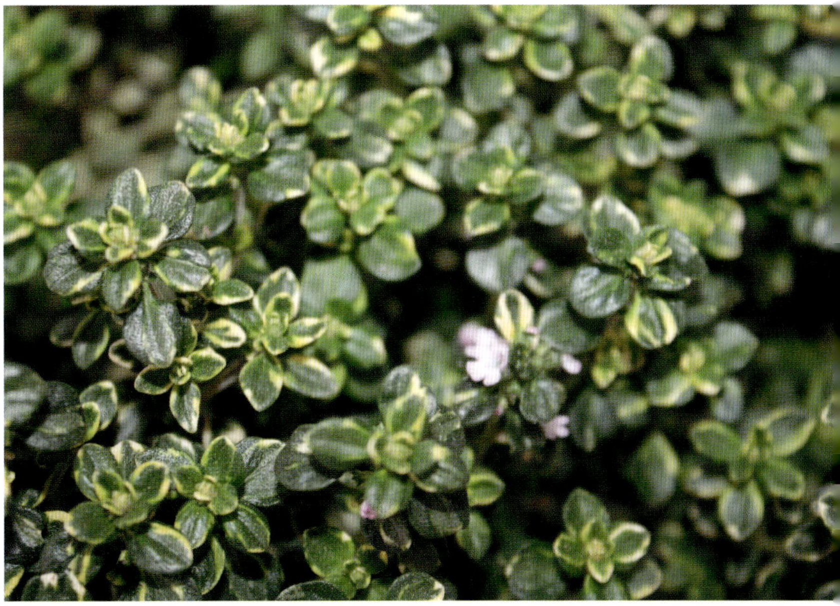

Thymian

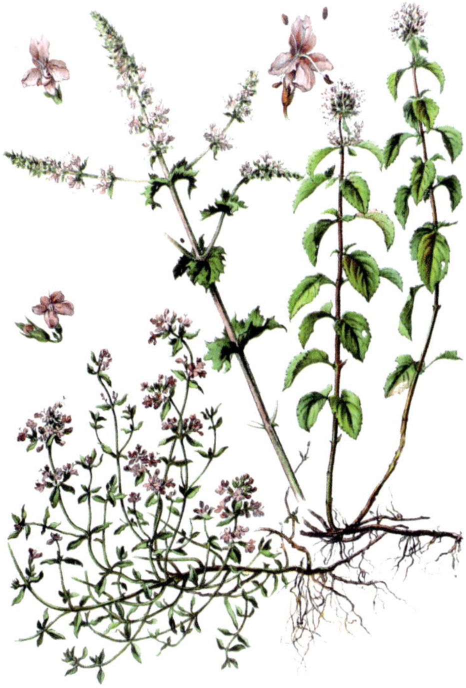

Lateinischer Name:	Thymus pulegioides oder Thymus vulgaris
Andere Namen:	–
Pflanzenfamilie:	Lippenblütler (Lamiaceae)
Verwendete Teile:	oberirdisches Kraut
Zubereitungsarten:	Tinktur, Tee, Likör, Sirup, Öl, Salbe, Inhalation, Räuchermittel, Kekse, Pulver, Honig, Küche
Verwendung:	Mutlosigkeit, Atemnot, Keuchhusten, antibiotisch, entzündungshemmend, Husten, Erkältung, Schleimlöser, Immunsystem, Rheuma, Hauterkrankungen, Menstruationskrämpfe, Monatsblutung, Kopfschmerzen, Magen-Darm-Probleme, entzündete und fettige Haut, Wunden, Schnittverletzungen, Ekzeme

Die Zweige sind stark verästelt und verholzen gerne. Die Blätter sind sehr klein, ellipsenförmig und duften sehr stark. Der Thymian blüht von Mai bis Oktober rosa bis hellviolett. Er mag einen vollsonnigen Standort und ist auch für einen Steingarten gut geeignet. Der Thymian kann auch längere Zeit ohne Wasser gut auskommen.

In den Alpen findet man wild häufig den Wilden Thymian, auch Quendel genannt. Dieser ist aromatischer und man sagt auch, dass er mehr Wirkkraft hat.

Der Echte Thymian wird noch in zahlreiche unterschiedliche Chemotypen unterteilt, diese sind abhängig vom Standort und den vorherrschenden Bedingungen. Die Anteile an ätherischen Ölen schwanken stark. Durch den hohen Anteil an Thymol wirkt das ätherische Öl des Thymians sehr stark antiseptisch und antiinfektiös. Es entfaltet seine positiven Eigenschaften sogar schon, wenn man sich einfach ein paar Tropfen auf ein Tuch träufelt und bei Schnupfen daran riecht.

Thymian

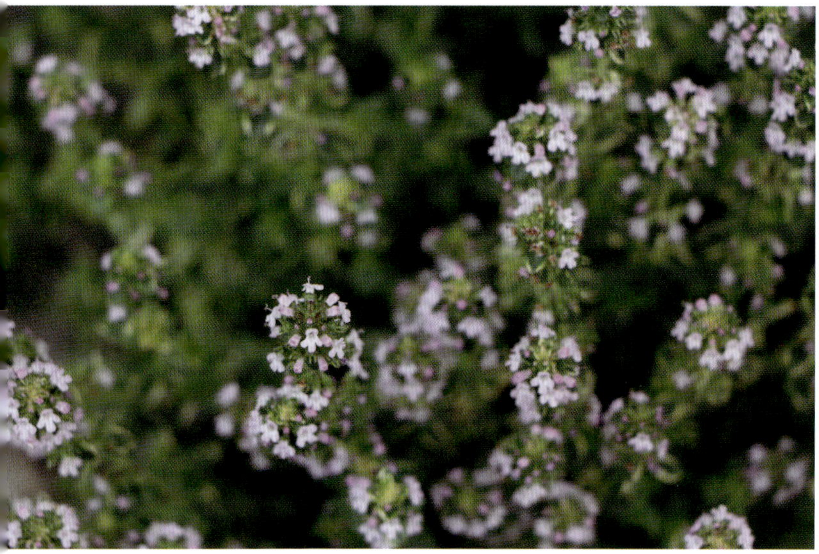

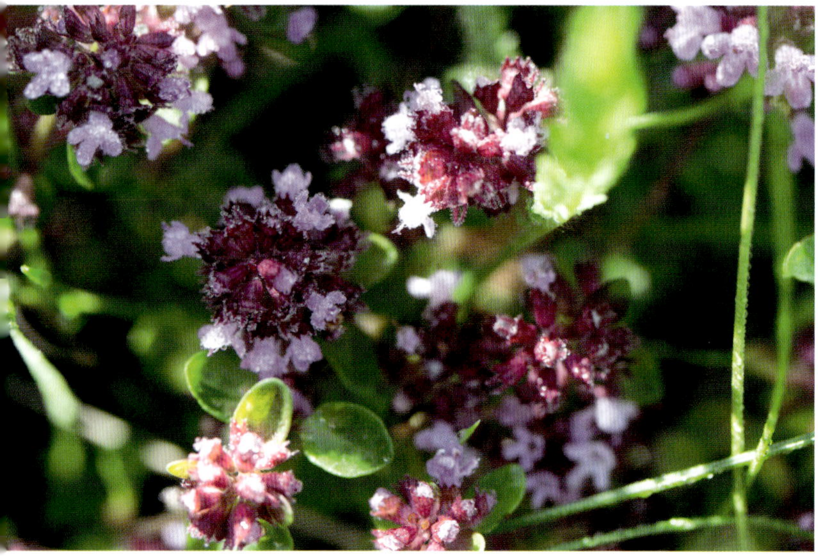

Quendel

ZUR GESCHICHTE

Der Thymian spielt bereits seit der Antike eine wichtige Rolle als Heilpflanze. Das griechische Wort „thymos" bedeutet Geist oder Mut. „Thymus" ist der lateinische Begriff für Lebensenergie. Der Thymian wurde in der Antike auch als Opfergabe an die Götter verbrannt. Den Spartanern gab er als Kranz um den Kopf Mut für den Kampf.

Hildegard von Bingen empfahl den Thymian bei *„schwachem und leerem Hirn"*, sie meinte wohl Mutlosigkeit. Sie empfiehlt hier, Quendelkekse zu essen. Sie empfiehlt Thymian auch bei Atemnot oder Keuchhusten. Besonders mochte sie den Quendel und schrieb über ihn: *„Wenn ein Mensch krankes Fleisch hat, so dass sein Fleisch, seine Haut wie räudig ausblüht, dann nehme man Quendel und esse es mit Fleisch oder Gemüse gekocht oft, und das Fleisch seines Körpers wird von innen heraus geheilt und gereinigt werden."*

IN DER ALPINEN VOLKSHEILKUNDE

Für volksheilkundliche Anwendungen erntet man den Thymian am besten kurz vor der Blüte. Durch seine antibiotischen und entzündungshemmenden Eigenschaften bekämpft der Thymian Husten und Erkältungen. Er macht sich auch gut als Inhalation.

In der alpinen Volksheilkunde gilt er als der große Schleimlöser und ist deshalb oft Bestandteil von Hustensäften und Hustentropfen. Er wirkt mild und stark zugleich und ist deshalb auch für Kinder gut geeignet. Ein Tasse Thymiantee mit Honig wirkt hier oft Wunder. Die enthaltenen Enzyme aktivieren das Immunsystem. Waschungen mit Thymiantee helfen bei Rheuma, Hauterkrankungen und gegen Viren und Bakterien. Außerdem wird er wegen seiner krampflösenden Fähigkeiten bei Menstruationskrämpfen eingesetzt und kann auch die Monatsblutung regulieren. Im Arzneibuch der Alt-Taentzlin wird ein Umschlag aus Quendelwasser bei Kopfschmerzen empfohlen.

Durch die enthaltenen ätherischen Öle und Bitterstoffe regt der Thymian bei Magen-Darm-Problemen den Appetit und die Verdauung an. Äußerlich können Auszüge von Thymian wunderbar bei unreiner, zu Entzündungen neigender und fettiger Haut angewendet werden. Das führt schnell zur Besserung. Auch bei schlecht heilenden und entzündeten Wunden, Schnittverletzungen und Ekzemen wird er eingesetzt.

Der Thymian ist ein sehr beliebtes Küchenkraut, vor allem in der italienischen Küche. Er passt zu Fleisch, Fisch, Geflügel und Gemüse hervorragend und ist wegen seiner verdauungsfördernden Eigenschaften auch für fetthaltige Speisen gut geeignet. Neben Oregano, Rosmarin und Majoran ist Thymian eine der Hauptzutaten der bekannten Kräuter der Provence. Bei Eisenmangel ist der Thymian eine sehr gute Einschleuserpflanze.

Den getrockneten Thymian kann man auch wunderbar verräuchern. Hier gibt er einem Selbstvertrauen, löst Ängste, gibt Mut und Tatkraft, hat eine aphrodisierende und keimtötende Wirkung. Der Rauch des Thymians ist auch gut für Kinder geeignet, die labil und schüchtern sind. Er hilft Kindern auch dabei, sich besser zu konzentrieren. Hier verwendet man am besten ein Räucherstövchen, denn damit entsteht kein Rauch und die Duftstoffe lösen sich sanft aus.

ANWENDUNGEN

Thymiantinktur

Das klein geschnittene Kraut in ein Glas geben und mit 70%igem Korn bedecken. Glas verschließen und mindestens 4 Wochen darin ausziehen lassen. Abfiltern und in einer dunklen Flasche verwahren. Bei Bedarf bis zu dreimal täglich 10 Tropfen einnehmen.

Thymiantee

1 bis 2 Teelöffel getrockneten Thymian oder Quendel in einer Tasse mit kochendem Wasser übergießen und dann 7 Minuten ziehen lassen. Danach abseihen und bei Bedarf davon 2 Tassen täglich trinken.
Löst wunderbar fest sitzenden Schleim oder äußerlich bei unreiner Haut anwenden.

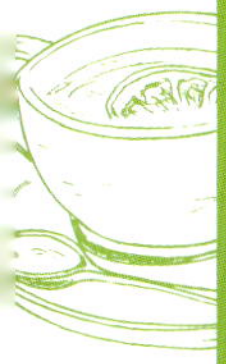

Hustensirup

siehe Huflattich

Thymian-Inhalation

1 Esslöffel Thymiankraut in einem Topf mit Wasser aufkochen, vom Herd nehmen und mit einem Tuch über dem Kopf inhalieren. Löst Verschleimungen.

Süße Quendelkekse (nach Hildegard von Bingen)

- 500 g Dinkelmehl
- 150 g Butter
- 120 g Rohrohrzucker
- 2 Eier
- 25 g Quendelpulver

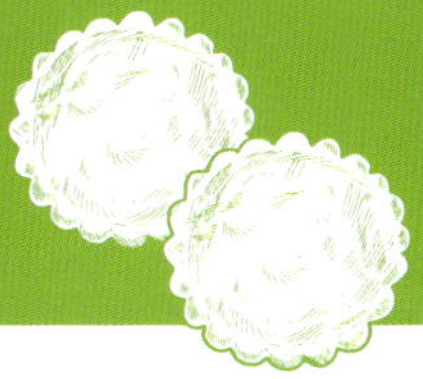

Alle Zutaten zu einem Mürbeteig verkneten, ausrollen und ausstechen. Bei 150 °C im Backofen backen, bis sie goldgelb sind.
Hildegard von Bingen: *„Wenn das Gehirn krank ist, oder wie leer, dann pulverisiere Quendel und vermische das Pulver in Wasser mit Feinmehl und mache solcherart Plätzchen und esse diese oft und deinem Gehirn wird es besser gehen."*

Kopfwehmittel (nach dem Arzneibuch der Alt-Taentzlin)

Einen Tee aus Quendel machen und ein Tuch darin eintauchen, auswringen und dann um die Stirn binden.

Quendelsalbe (nach Hildegard von Bingen)

- 5 g Quendel oder Thymian
- 100 g Olivenöl
- 15 g Bienenwachs

Den klein geschnittenen Quendel in Olivenöl leicht erwärmen und ca. eine Stunde ausziehen lassen, dann abseihen, das Bienenwachs zum Olivenöl geben und schmelzen lassen. Nicht über 70 °C erhitzen! Abfüllen, abkühlen lassen und erst dann das Glas zuschrauben.

Räuchermischung Konzentration

Getrockneten Lavendel, Thymian oder Quendel, Salbei und Rosmarin zu gleichen Teilen mischen, eine Prise Styrax dazugeben. Auf der Kohle oder am Stövchen verräuchern.

Das Duftende Veilchen ist vor allem wegen seines wunderbaren Duftes beliebt. Es ist eine ausdauernde, krautige Pflanze, die bis zu 15 cm hoch wird. Das Duftveilchen bevorzugt helle Standorte und ist oft an Wald- bzw. Wiesenrändern und in Rasen zu finden. Im Frühling ist es eine der ersten Pflanzen und blüht blau-violett bereits im März.

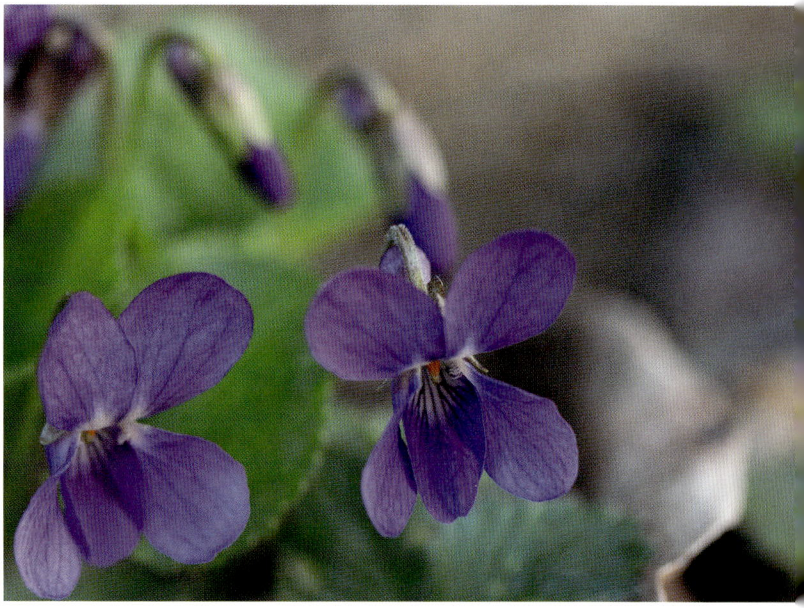

Veilchen (Duftendes Veilchen)

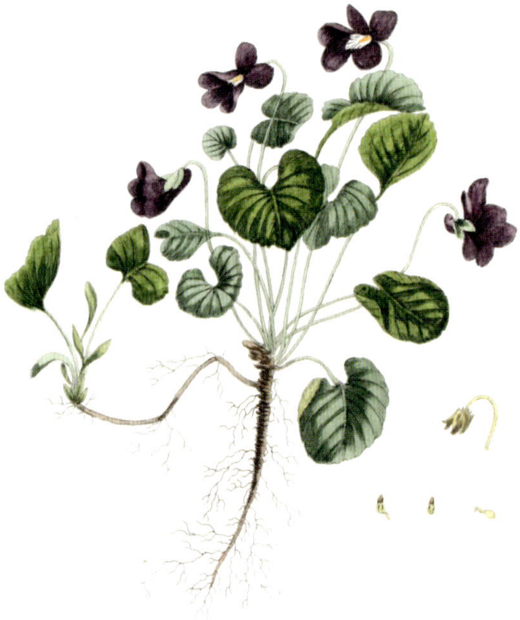

Lateinischer Name:	Viola odorata
Andere Namen:	Märzveilchen, Wohlriechendes Veilchen, Duftveilchen
Pflanzenfamilie:	Veilchengewächse (Violaceae)
Verwendete Teile:	oberirdisches Kraut, Blüten
Zubereitungsarten:	Tinktur, Tee, Sirup, Oxymel, Likör, Öl, Salbe, Wein, Auflage
Verwendung:	Sehstörungen, Kopfschmerzen, Melancholie, Atemwege, Nieren- und Blasenentzündung, Entzündungen der Magenschleimhaut, Beruhigung, blutreinigend, blutfettsenkend, gefäßerweiternd, Hautkrankheiten, Narbenpflege, Rheuma, Gelenk- und Gliederschmerzen

ZUR GESCHICHTE

Das Duftveilchen war schon in der Antike beliebt und wurde als heilig verehrt. Hippokrates setzte das Veilchen gegen Sehstörungen, Kopfschmerzen und Melancholie ein.

Hildegard von Bingen empfahl das Veilchen bei Kopfschmerzen und Augenleiden: *„Ein Mensch, der entzündete Augen hat und dessen Augen sich verdunkeln, und der Schmerz fühlt, nehme Veilchensaft und doppelt soviel Rosensaft und dazu den dritten Teil des Rosensaftes Fenchelsaft, und füge etwas Wein bei. Und wenn er schlafen geht, salbe er um seine Augen, indem er darauf achtet, dass die Augen innerlich nicht berührt werden."*

„Wer Kopfweh hat, der salbe mit dieser Salbe die Stirn in der Quere, und es wird ihm besser gehen. Aber auch wer irgendwelche Geschwüre in seinem Körper hat, der verwende diese Salbe. Und wo der Krebs und andere Würmer einen Menschen das Fleisch zerfressen, soll darüber gesalbt werden, und die Würmer werden sterben, wenn sie davon gekostet haben."

Kräuterpfarrer Künzle empfiehlt das Hundsveilchen (Viola canina) gegen Husten, Katarrh, Nieren- und Blasenentzündung.

IN DER ALPINEN VOLKSHEILKUNDE

Man verwendet das ganze Kraut, vor allem aber die duftenden Blüten. Der Tee wird innerlich und äußerlich angewandt, innerlich bei Husten, Lungenkrankheiten, Entzündungen der Magenschleimhaut oder zur Beruhigung. Der Veilchentee ist stark schleimlösend und eignet sich auch gut für Kinder. Außerdem wirkt das Duftveilchen blutreinigend und somit blutfettsenkend und gefäßerweiternd. Äußerlich angewandt, hilft es bei verschiedenen Hautkrankheiten, sorgt für einen schönen Teint und eignet sich zum Beispiel als Kompresse zur Narbenpflege, bei Rheuma oder Gelenk- und Gliederschmerzen. In diesen Fällen kann man auch Umschläge aus dem Pflanzenbrei auflegen oder die Narben mit Veilchenöl einmassieren.

Auch bei Kopfschmerzen hilft der Duft der Veilchen. Die Veilchenwurzel ist ein Brechmittel. Das ätherische Veilchenöl wird durch Extraktion mit Alkohol hergestellt und ist sehr teuer. Es wirkt antiseptisch, schmerzstillend und auswurffördernd und kann bei Husten und Bronchitis angewandt werden. Außerdem wirkt es angstlösend und gegen Nervosität.

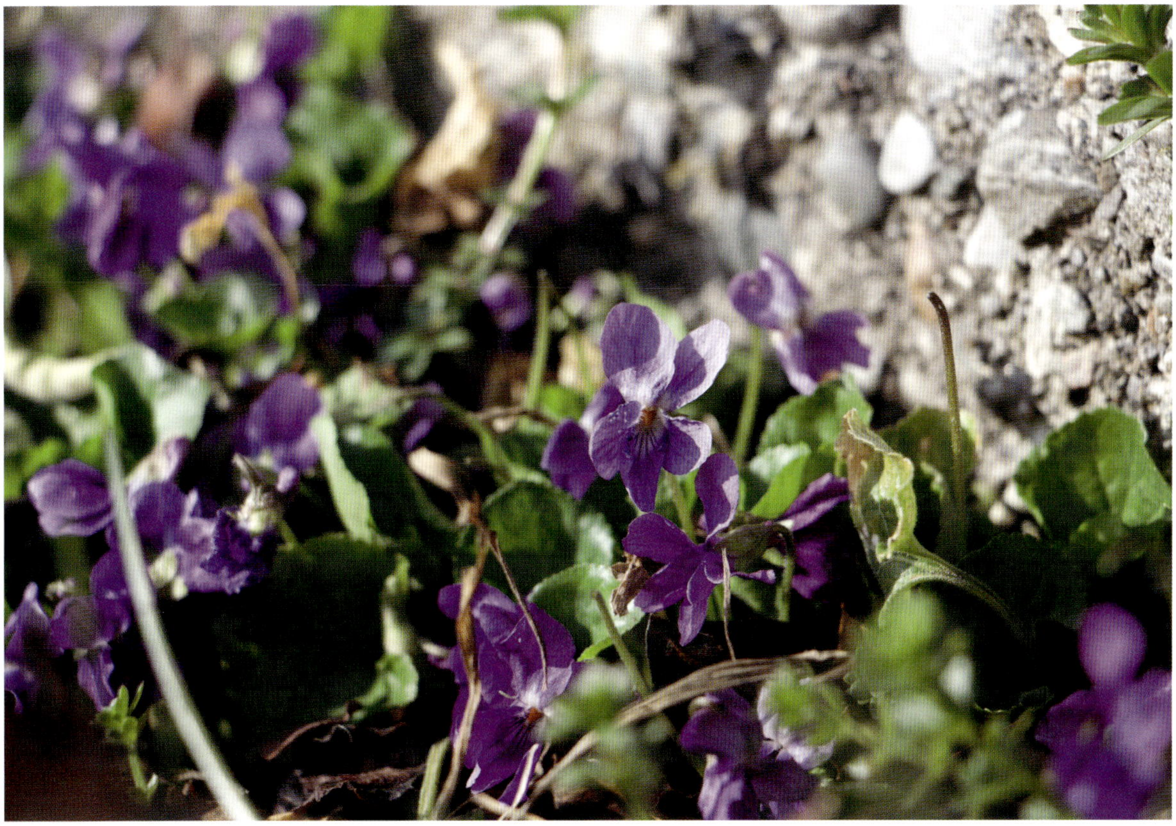

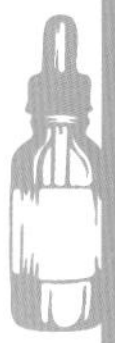

Duftveilchentinktur

Das klein geschnittene, blühende Kraut in ein Glas geben und mit 38%igem Korn bedecken. Glas verschließen und mindestens 4 Wochen darin ausziehen lassen. Abfiltern und in einer dunklen Flasche verwahren. Bei Bedarf bis zu dreimal täglich 10 Tropfen einnehmen.

Duftveilchentee

1 bis 2 Teelöffel getrocknete Duftveilchen in einer Tasse mit kochendem Wasser übergießen und dann 7 Minuten ziehen lassen. Anschließend abseihen und bei Bedarf täglich 3 bis 4 Tassen davon trinken.

Duftveilchensirup

+ 2 Handvoll Duftveilchenblüten
+ 3 EL Zitronensäure oder den Saft von 4 Zitronen
+ 2 kg Zucker
+ 2 l Wasser

Den Zucker im Wasser auflösen, kurz aufkochen und heiß über die Duftveilchenblüten und die Zitrone gießen. Mit einem Tuch abdecken und zwei Tage lang bei Zimmertemperatur ausziehen lassen. Immer wieder umrühren. Dann abseihen und in saubere Flaschen füllen. 1:10 verdünnt mit Wasser genießen.

Duftveilchenoxymel

+ 500g frische Duftveilchenblüten
+ 500 g Honig
+ 250 g Apfelessig

Honig und Essig zu einer homogenen Masse verrühren.Blüten in ein Glas geben und andrücken. Mit dem Honig-Essig-Gemisch übergießen und mindestens 1 Woche, besser 3 Monate ausziehen lassen. Durch ein Tuch filtern, in Flaschen füllen. Dunkel und kühl aufbewahren.
Kinder 1 TL, Erwachsene 1 EL bei Bedarf.

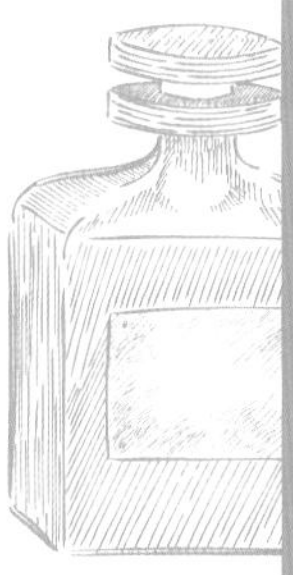

Duftveilchenlikör

Die sauberen, klein geschnittenen Duftveilchen, Orangenscheiben, eine Vanillestange und etwas Koriander in 38%igem Alkohol ansetzen, mindestens 4 Wochen an einem schattigen Ort ziehen lassen. Abseihen und nach Belieben mit Zucker und Wasser zu einem Likör verdünnen. In einer dunklen Flasche verwahren.

Duftveilchenöl

Die frisch gesammelten Duftveilchenblüten werden in ein Glas gegeben und mit gutem Olivenöl übergossen, bis sie bedeckt sind. 2 bis 4 Wochen ziehen lassen. Gefäß die ersten vier Tage nur mit einem Baumwolltuch abdecken und erst dann verschließen. Abseihen und in kleine, dunkle Flaschen füllen. Am besten kühl und dunkel lagern.

Duftveilchensalbe
(nach Hildegard von Bingen)

100 g Duftveilchenöl mit 10 g Bienenwachs über dem Wasserbad erwärmen, bis das Wachs vollständig geschmolzen ist. Nicht über 70 °C erhitzen! Abfüllen, abkühlen lassen und erst dann das Glas zuschrauben.

Duftveilchenwein
(nach Hildegard von Bingen)

1 Handvoll Veilchenblätter und -blüten, etwas Galgant und Süßholzwurzel mit 0,7 l Rotwein in einem Glas ansetzen. Die Pflanzen sollten dabei gut bedeckt sein. Für ca. 10 Tage stehen lassen und abseihen. Bei Stimmungsschwankungen und Husten bis zu dreimal täglich ein Stamperl trinken.

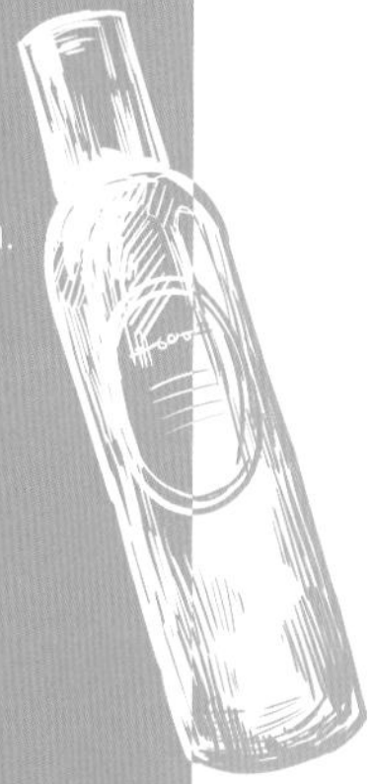

Hustentrunk
(nach Philippine Welser)

+ 15 g Süßholz
+ 30 g Rosinen
+ 8 klein geschnittene Feigen
+ 20 Gerstenkörner
+ eine halbe Handvoll Veilchen
+ 30 g Zucker
+ 2 l Wasser

Alle Zutaten in einen Topf geben und die Flüssigkeit auf ein Viertel der Menge einkochen lassen. Abseihen und täglich vor dem Schlafengehen davon trinken. Morgens erwärmt trinken, um den Husten zu stillen.

Hustenauflage (nach Philippine Welser)

siehe Zwiebel

Die immergrüne, ausdauernde, krautige Walderdbeere ist ein Rosengewächs und wird bis zu 25 cm hoch. Sie vermehrt sich durch Ausläufer oder Samen. Die Erdbeere ist eine Sammelnussfrucht und wächst an Waldrändern und in hellen Wäldern, meist in sonniger Lage auf humusreichem Boden.

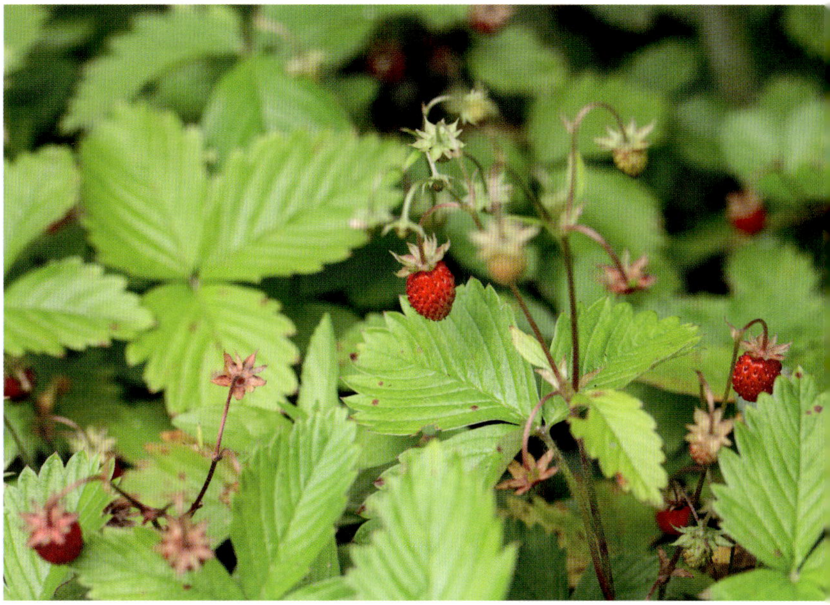

Walderdbeere

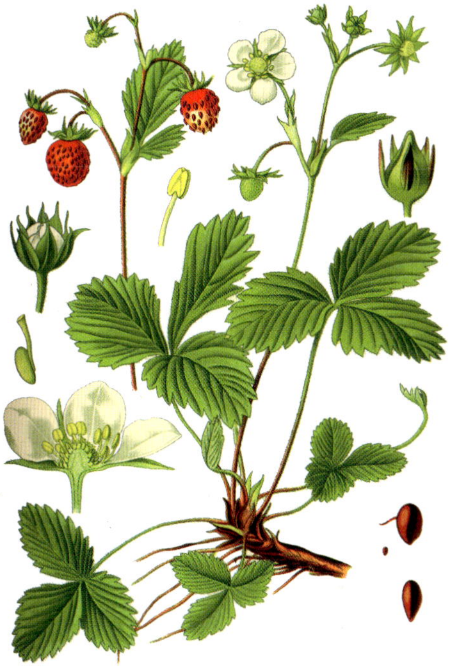

Lateinischer Name:	Fragaria vesca
Andere Namen:	–
Pflanzenfamilie:	Rosengewächse (Rosaceae)
Verwendete Teile:	Blätter, Blüten, Früchte
Zubereitungsarten:	Tinktur, Tee, Likör, Wein, Marmelade
Verwendung:	leber-, nieren- und blasenreinigend, Wundheilung, Durchfall, Hautausschläge, Entzündungen des Hals- und Rachenraums und des Zahnfleisches, Gallenleiden, Nervenschwäche, Bluthochdruck, Fieber, Steinleiden, Blutarmut, Energiemangel, Gicht, Rheuma, Akne, chronische Verstopfung

ZUR GESCHICHTE

Hildegard von Bingen mochte die Erdbeere nicht. Paracelsus schrieb den Walderdbeerblättern aufgrund ihrer lappigen Form einen guten Einfluss auf die Leber zu.

Der Arzt, Apotheker und Botaniker Tabernaemontanus (1520–1590) schrieb über die Erdbeere: *„Erbeerkraut in Wein gesotten und mit Honig süß gemacht ... danach durch ein Tuch gesigen ... und Morgens und Abends dieses Tranck ... heyler Verwundung und Geschwär der Brust. Erdbeerkraut und Wurzeln in Wasser gesotten ... löschet die Hitze der entzündeten Leber und Milz ... löset auch die Verstopfung derselben ... reiniget die Nieren und Blasen.*" Der Zillertaler Bauernarzt Kiendler verwendete Erdbeerblätterasche zur Wundheilung.

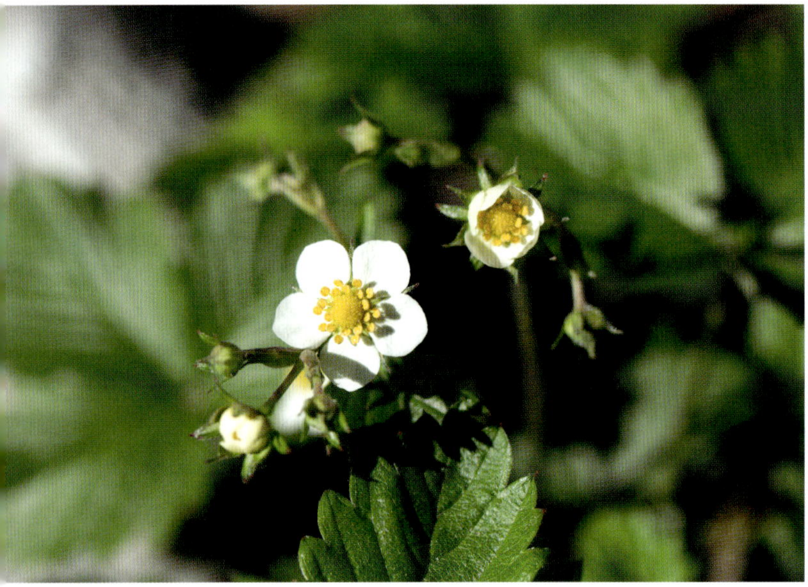

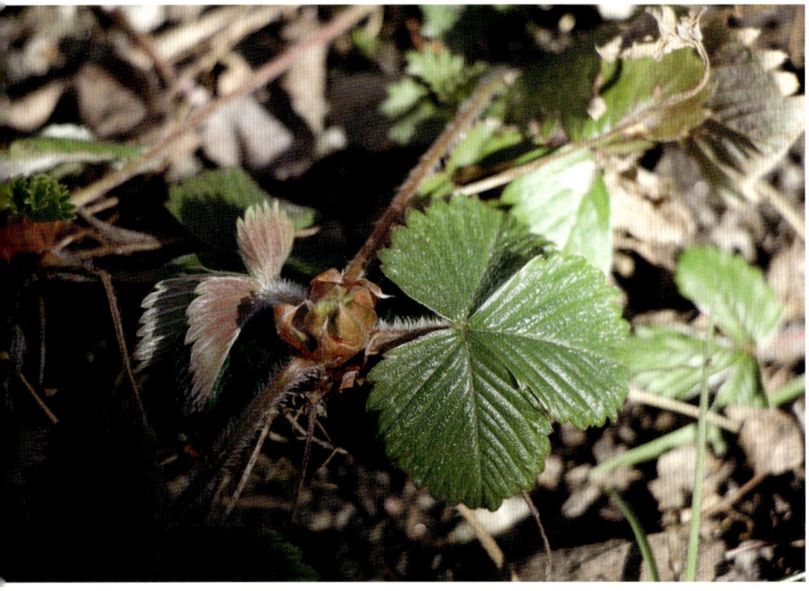

IN DER ALPINEN VOLKSHEILKUNDE

Zum Einsatz kommen hauptsächlich die Früchte und die Blätter. Auf Grund des Gerbstoffgehaltes der Erdbeerblätter werden diese gerne bei Durchfall verwendet, aber auch bei Hautausschlägen und Nierenleiden. Diese Gerbstoffe helfen auch als Gurgelmittel bei Entzündungen des Hals- und Rachenraums und des Zahnfleisches. Die Früchte der Walderdbeere werden bei Herz-, Leber- und Gallenleiden, Nervenschwäche, zu hohem Blutdruck, Fieber, Steinleiden, Blutarmut und Energiemangel, Gicht, Rheuma, Akne und chronischer Verstopfung angewandt.

ANWENDUNGEN

Walderdbeertinktur

Die sauberen, klein geschnittenen Walderdbeeren und die Blätter in ein Glas geben und mit 38%igem Korn bedecken. Glas verschließen und mindestens 4 Wochen darin ausziehen lassen. Abfiltern und in einer dunklen Flasche verwahren. Bei Bedarf bis zu dreimal täglich 10 Tropfen einnehmen.

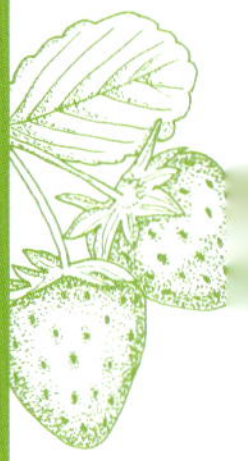

Walderdbeerblättertee

1 bis 2 Teelöffel getrocknete Walderdbeerblätter in einer Tasse mit kochendem Wasser übergießen und dann 10 Minuten ziehen lassen. Anschließend abseihen und bei Bedarf täglich 3 bis 4 Tassen davon trinken.

Walderdbeerblätterwein

1 Handvoll Walderdbeerblätter mit 0,7 l Rotwein in einem Glas ansetzen. Die Pflanzen sollten gut bedeckt sein. Für ca. 10 Tage stehen lassen und abseihen. Zur Appetitanregung ein Stamperl trinken.

Walderdbeermarmelade

500 g Walderdbeeren mit etwas Zitronensaft und 250 g Gelierzucker 2:1 in einem Topf sanft unter Rühren köcheln lassen, nach ca. 7 Minuten Gelierprobe machen und heiß in saubere Twist-off-Gläser abfüllen. Auf den Kopf stellen und abkühlen lassen.

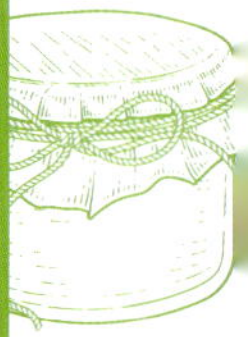

Der Wermut ist eine ausdauernde, krautige Pflanze, welche bis zu 60 cm, manchmal über einen Meter hoch werden kann. Das Kraut ist gräulich-grün und duftet durch das enthaltene ätherische Öl stark aromatisch. Man findet es an Wegrändern oder schottrigen Aufschüttungen. Der Wermut liebt sonnige, trockene Standorte.

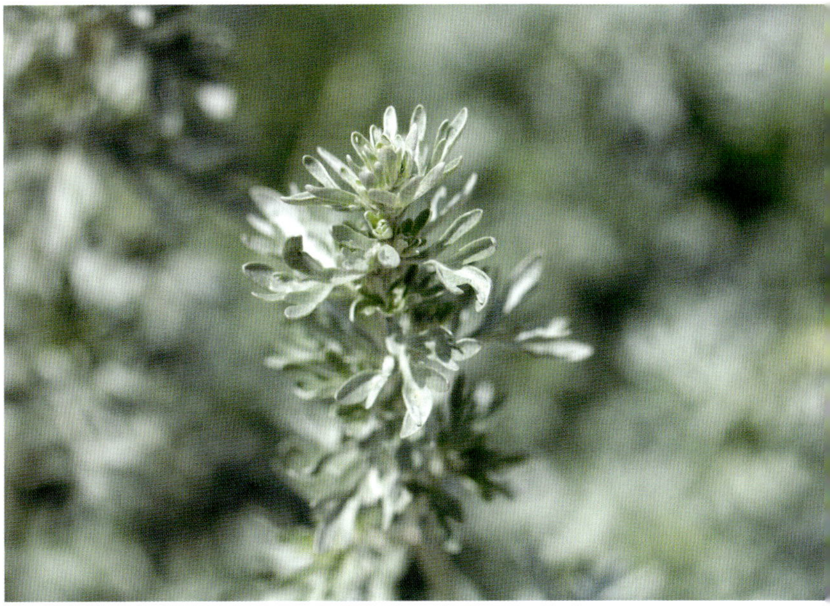

Wermut

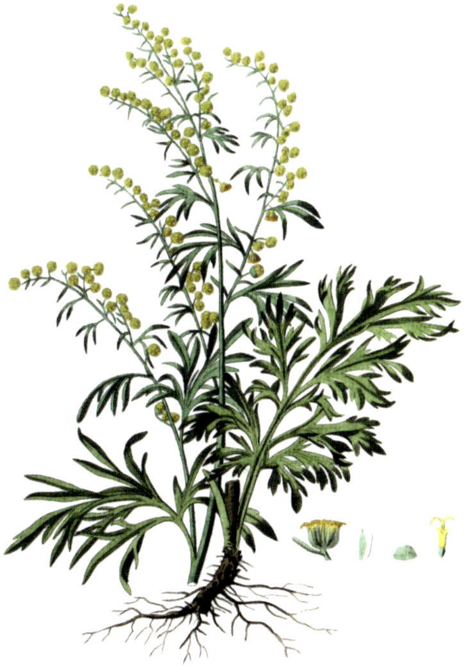

Lateinischer Name:	Artemisia absinthium
Andere Namen:	Echt-Wermut, Wermutkraut, Bitterer Beifuß, Alsem, Artenheil, Bitterhals, Magenkraut, Absinth, Heilbitter
Pflanzenfamilie:	Korbblütler (Asteraceae)
Verwendete Teile:	oberirdisches Kraut
Zubereitungsarten:	Tinktur, Tee, Wein, Öl, Likör, Salbe, Umschlag
Verwendung:	Erschöpfung, Reinigung, Stoffwechsel, Verdauung, Frühjahrskur, Stärkung, Verdauungsbeschwerden, Menstruationsschmerzen, Blutarmut, Wunden, Entzündungen, rheumatische Schmerzen, unreine Haut

Aufgrund des enthaltenen Thujons sollte man den Wermut nicht zu lange einnehmen. Kinder und Schwangere sollten ganz davon absehen.

Seine Blätter sind zwei- bis dreifach gelappt und die Oberseite ist behaart. Die kleinen, runden gelben Blüten sind unscheinbar und in Rispen angeordnet. Blütezeit ist je nach Standort von Juli bis September.

ZUR GESCHICHTE

In der Antike wurde der Wermut als Heilpflanze von den Ärzten hoch geschätzt. Hippokrates empfahl Wermut bei nachlassendem Gedächtnis. Er wurde gern in Alkohol angesetzt und bei Verdauungsschwäche verabreicht.

Auch Hildegard von Bingen verwendete den Wermut. Sie schrieb über ihn: *„Der Wermut ist sehr warm und sehr kräftig und ist der wichtigste Meister gegen alle Erschöpfungen."* Nach Hildegard ist der Wermut ein wahrer Jungbrunnen, der sich auch im Frühling dazu eignet, den Körper zu reinigen und zu entschlacken. Dadurch wird der gesamte Organismus entlastet und man hat neue Energie. Sie empfiehlt die Mai-Kur. Hildegard von Bingen gibt uns genaue Anweisungen für eine wirksame Kur: *„... davon trinke von Mai bis Oktober nüchtern an jedem dritten Tag. Es beseitigt die Lanksucht (Nierenschwäche) und Melanche (Schwarzgalle) in dir und macht deine Augen klar. Es stärkt dein Herz und verhindert, dass deine Lunge schwach wird. Es wärmt den Magen und reinigt die Eingeweide und gibt eine gute Verdauung."*

Der Schweizer Kräuterpfarrer Künzle empfiehlt den Wermut bei Verdauungsbeschwerden, Völlegefühl und zur Steigerung des Gallenflusses. Er schrieb: *„Ist einer grün wie ein Laubfrosch, mager wie eine Pappel, nimmt täglich ab an Gewicht und Humor und wirft keinen Schatten mehr, der probiere es mit einem Teelöffel voll Wermuttee alle 2 Stunden."*

Vom 18. bis zu Beginn des 20. Jahrhunderts war der Absinth besonders in Künstlerkreisen sehr beliebt. Dieser destillierte Schnaps wurde aus Wermut, Anis und anderen Kräutern hergestellt. Viele Intellektuelle und Künstler wurden vom Absinth abhängig. Man erzählt sich, dass Vincent van Gogh sich im Absinth-Rausch das Ohr abgeschnitten haben soll. Das im Wermut in hoher Konzentration enthaltene ätherische Öl enthält einen giftigen Stoff, das Thujon, welches bei langfristigem Konsum langsam, aber sicher das Nervensystem zerstört. Es kann zu Lähmungen, Krämpfen, Bewusstseinsstörungen und schließlich zu Gehirnschäden („Absinthismus") kommen. Anfang des 19. Jahrhunderts wurde Absinth deshalb in Europa verboten. Seit 1998 ist er in der Europäischen Union wieder

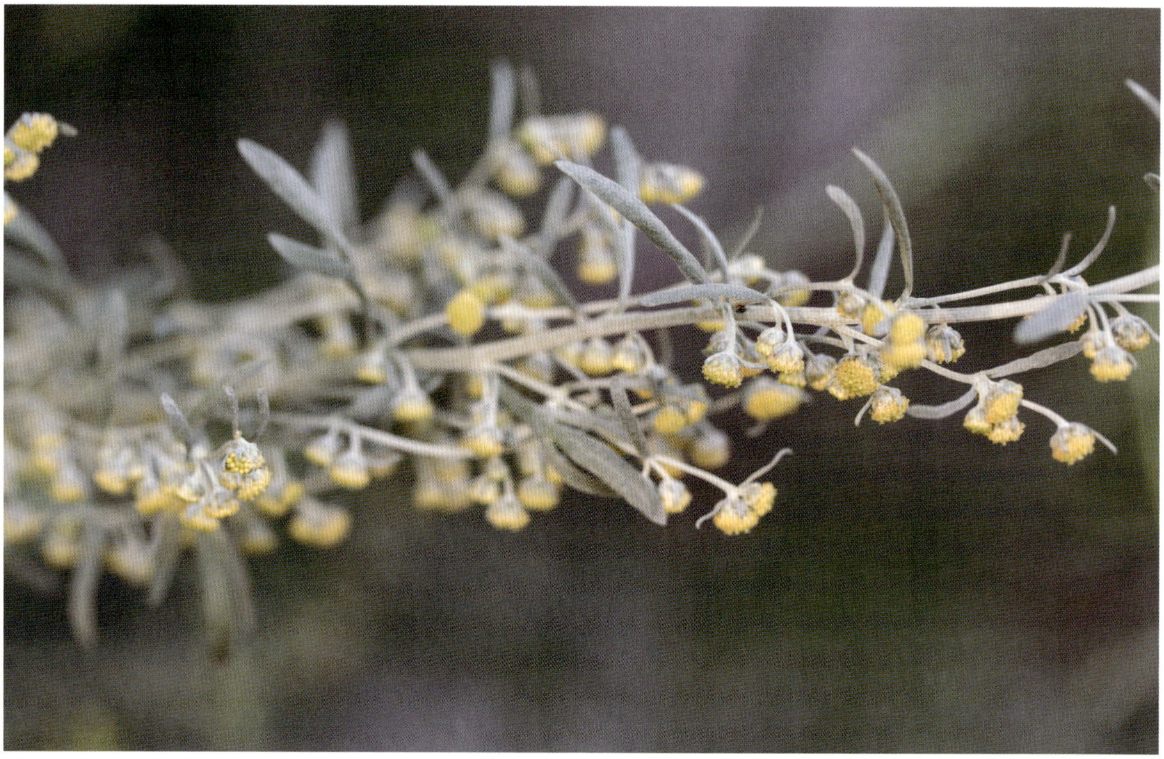

erlaubt mit einer Beschränkung des Thujon-Gehaltes von 10 mg pro Liter.

IN DER ALPINEN VOLKSHEILKUNDE

Es wird das ganze Kraut verwendet, die Ernte erfolgt kurz vor der Blüte. Der Wermut enthält unter anderem Bitterstoffe (Absinthin), Artemisin, Harz, Gerbsäure, ätherisches Öl und Thujon. Er ist neben dem Enzian und der Meisterwurz die bitterste Pflanze, die bei uns wächst. Der Wermut gehört zu den *Amara aromaticum*, das bedeutet, dass in ihm Bitterstoffe und ätherische Öle enthalten sind, welche den Stoffwechsel in Schwung bringen. Der Wermut ist hier besonders wohltuend für die Nieren. Seine Bitterstoffe fördern die Verdauung, verbessern die Eisenaufnahme, begünstigen die Fettverbrennung, regulieren die Hormonproduktion, stärken das Immunsystem und unterstützen den Darm.

In der alpinen Volksheilkunde wird der Wermut auch bei Menstruationsschmerzen, bei Blutarmut oder schlecht heilenden Wunden verwendet. Er ist oft Bestandteil von Magenbittern und eignet sich gut als Beigabe in Aperitifs, da er den Appetit anregt. Ein paar Tropfen von einer Wermuttinktur eingenommen, helfen bei Magenkrämpfen, Mundgeruch, Sodbrennen oder Völlegefühl. Tee und Tinktur können auch bei Entzündungen, rheumatischen Schmerzen und unreiner Haut als Kompresse äußerlich angewandt werden. Der Wermut soll auch im Grippetee seine Wirkung tun und dazu führen, dass man schneller wieder gesund wird. Allerdings sollte man ihn auf Grund seiner Bitterkeit sehr niedrig dosieren. Getrockneten Wermut kann man auch in ein kleines Kissen geben, er soll einen besser schlafen lassen.

Wermut ist für alles gut!

ANWENDUNGEN

Wermuttinktur

Das klein geschnittene Kraut in ein Glas geben und mit 50%igem Korn bedecken. Glas verschließen und mindestens 4 Wochen darin ausziehen lassen. Abfiltern und in einer dunklen Flasche verwahren. Bei Bedarf bis zu dreimal täglich 10 Tropfen einnehmen.

Wermuttee

1 bis 2 Teelöffel getrocknetes Wermutkraut in einer Tasse mit kochendem Wasser übergießen und dann 7 Minuten ziehen lassen. Anschließend abseihen und bei Bedarf täglich 3 bis 4 Tassen davon trinken.

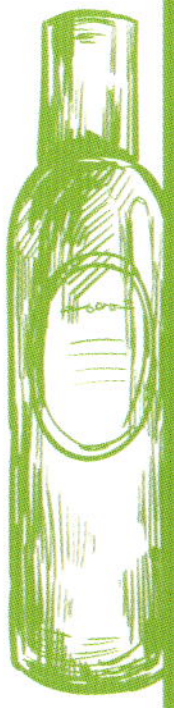

Wermutwein/Mai-Trunk
(nach Hildegard von Bingen)

30 g Wermutblätter mit 0,75 l Weißwein übergießen, stampfen und im verschlossenen Glas 5 Tage ziehen lassen. Abseihen und mit 100 g Honig süßen. Bei der Mai-Kur von Hildegard von Bingen trinkt man von Mai bis Oktober jeden dritten Tag nüchtern ein Stamperl davon.

Wermutöl
(nach Hildegard von Bingen)

100 g Wermutsaft und 100 g Olivenöl in ein Glas geben und für 10 Tage an der Sonne ausziehen lassen. Dann abseihen und zum Einreiben der Brust verwenden. Hilft nach Hildegard von Bingen bei Lungenleiden.
ACHTUNG! Kann allergische Reaktionen hervorrufen. Nur wenig Öl verwenden!

Magenbitter

1 Handvoll Wermutkraut, je eine halbe Handvoll Meisterwurzwurzel und Ingwer, 1 geschnittene Bio-Orange und etwas Zimt in 1,5 l 38%igem Alkohol ansetzen. Mindestens 4 Wochen an einem schattigen Ort ziehen lassen. Abseihen und in einer dunklen Flasche verwahren. Bei Bedarf ein Stamperl trinken. Kann nach Geschmack mit Zucker gesüßt und mit Wasser zu einem Likör verdünnt werden.

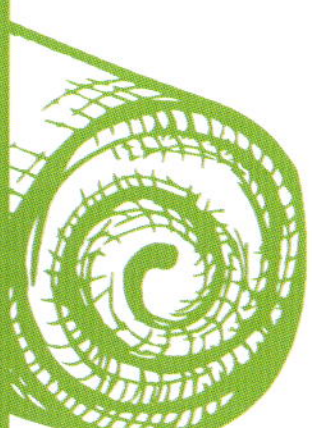

Umschlag gegen Magengeschwüre
(nach dem Rezeptbuch von Dr. pharm. Josef Ausserer)

siehe Nussbaum

Der Wundklee ist eine mehrjährige, krautige Pflanze, die bis zu 30 cm hoch wird. Er blüht von Mai bis August leuchtend gelb mit roten Spitzen. Man findet ihn auf trockenen Kalkböden in vollsonniger Lage. Der Wundklee ist eine wertvolle Bienenweide.

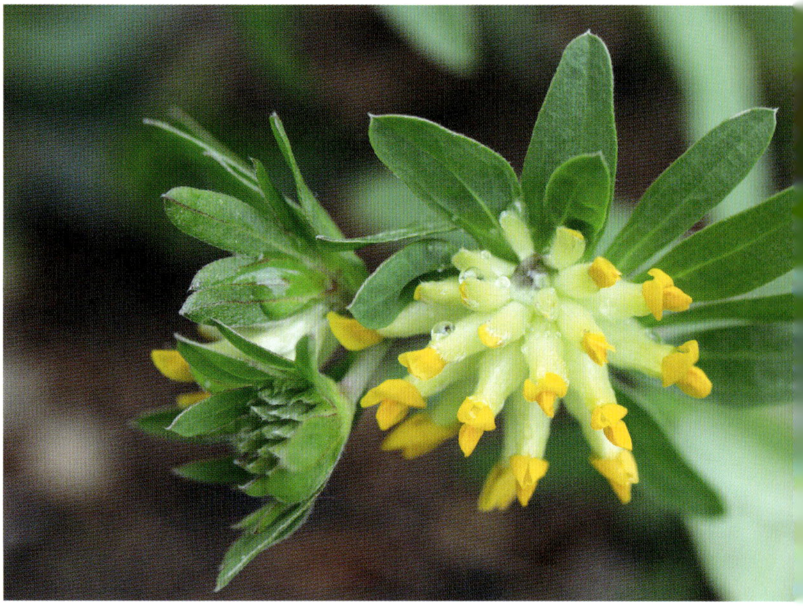

Wundklee

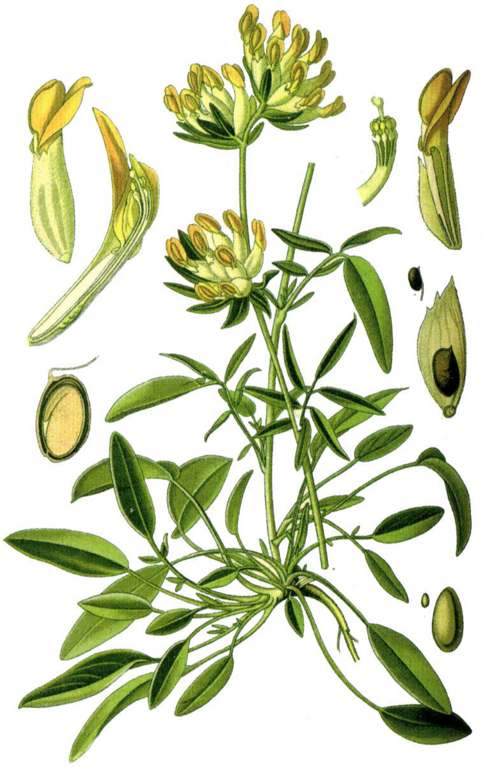

Lateinischer Name:	Anthyllis vulneraria
Andere Namen:	Echter Wundklee, Gemeiner Wundklee, Gewöhnlicher Wundklee, Tannenklee
Pflanzenfamilie:	Schmetterlingsblütler (Fabaceae)
Verwendete Teile:	Blüte, Blätter
Zubereitungsarten:	Tinktur, Tee, Öl, Salbe, Umschlag
Verwendung:	Schutzpflanze, Husten, Wunden, Krämpfe

ZUR GESCHICHTE

Dioskurides nannte den Wundklee Anthyllis. In den Alpen wurde er wahrscheinlich erst im Laufe des 16. Jahrhunderts zur wichtigen Heilpflanze. Der Schweizer Kräuterpfarrer Künzle stellte aus dem Wundklee seine berühmte Anthyllis-Salbe her. Der Wundklee ist eines der Beschreikräuter. Diese wurden verwendet, um sich vor Verfluchungen, dem Bösen und Hexen zu schützen.

IN DER ALPINEN VOLKSHEILKUNDE

Der Wundklee wird im Alpenraum vor allem bei schlecht heilenden Wunden und bei Husten eingesetzt. Der Tee kann innerlich gegen Husten und krampfartige Beschwerden, zum Beispiel bei starker Menstruation, angewandt werden. Äußerlich hilft er als Umschlag für Wunden. Auch eine Wundkleesalbe kann hier zum Einsatz kommen. Diese eignet sich ebenso zur Behandlung von Fieberblasen. Auf Wanderungen oder im Freien einfach das Wundkleekraut quetschen und auf die Verletzung auflegen.

Der Wundklee wirkt sich positiv auf den Stoffwechsel aus und ist leicht harntreibend, deshalb passt er auch gut in eine Teemischung zur Frühjahrskur. Der Tee erweist sich als gutes Gurgelmittel bei Entzündungen im Mund- und Rachenraum. Diese Wirkungen können auf die enthaltenen Inhaltsstoffe wie Gerbstoffe, Saponine und Flavonoide zurückgeführt werden.

*Dieweil nun die Krankheit
aus der Natur,
nit vom Arzt
und die Arznei aus der Natur,
auch nit vom Arzt kommt,
so muss der Arzt der sein,
der aus denen beiden lernen muss.*

Paracelsus

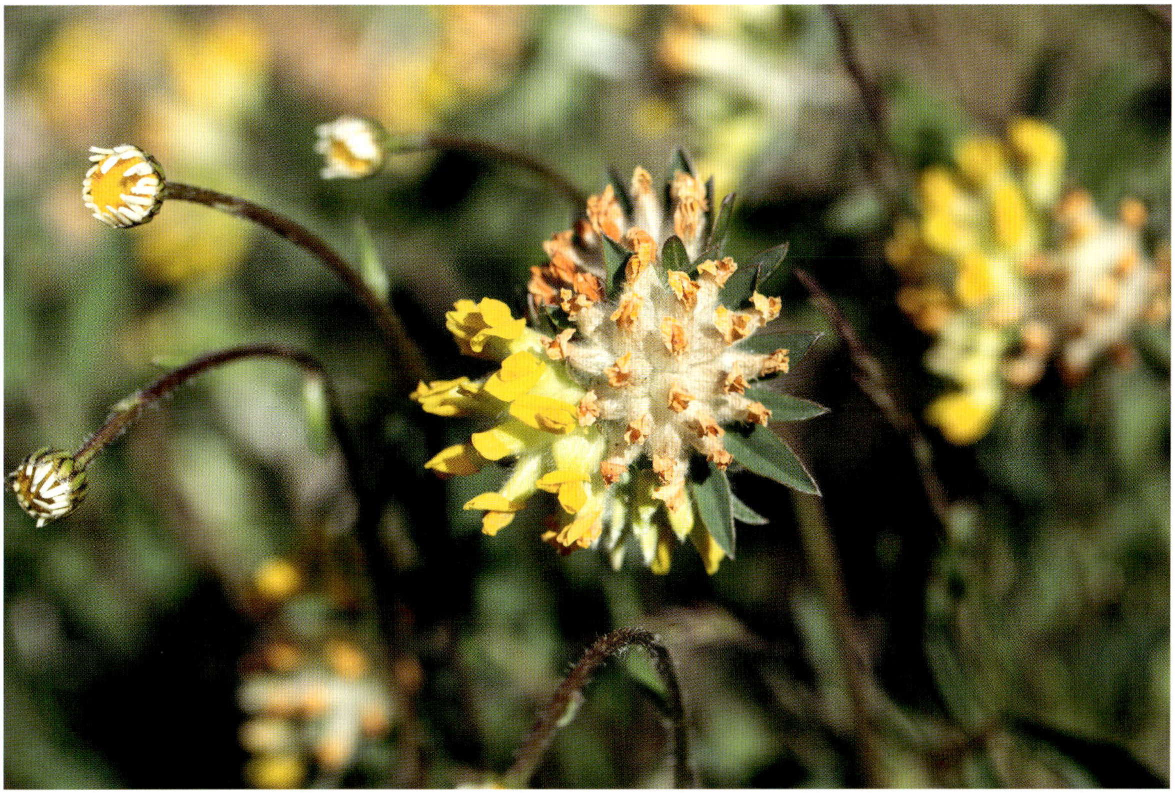

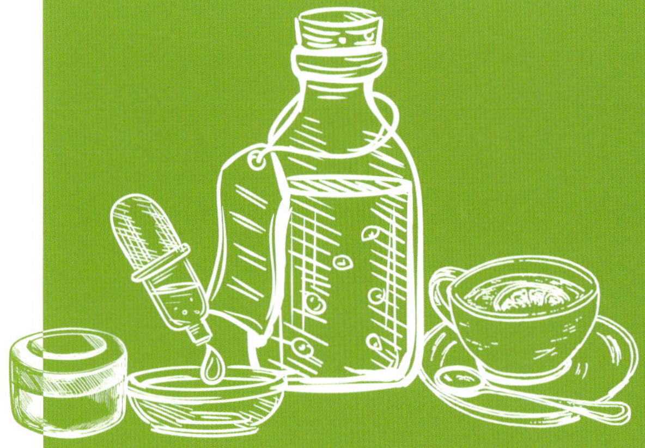

Wundkleetinktur
Das klein geschnittene, blühende Kraut in ein Glas geben und mit 38%igem Korn bedecken. Glas verschließen und mindestens 4 Wochen darin ausziehen lassen. Abfiltern und in einer dunklen Flasche verwahren. Bei Bedarf bis zu dreimal täglich 10 Tropfen einnehmen.

Wundkleetee
1 bis 2 Teelöffel getrockneten Wundklee in einer Tasse mit kochendem Wasser übergießen und dann 15 Minuten ziehen lassen. Anschließend abseihen und bei Bedarf täglich 3 bis 4 Tassen davon trinken.

Entschlackungstee
Frische oder getrocknete Birkenblätter, Löwenzahnwurzel und/oder -blätter, Brennnessel (junge Triebe), Wundkleeblüten und -blätter werden zu gleichen Teilen gemischt und mit heißem Wasser aufgegossen. 7 Minuten ziehen lassen. Je länger der Tee zieht, desto herber wird er, da sich mehr Gerbstoffe auslösen. 2 bis 3 Tassen pro Tag, max. 3 Wochen lang.

Wundkleeöl
Das klein geschnittene, frisch gesammelte Wundkleekraut und die Blüten werden in ein Glas gegeben und mit gutem Olivenöl übergossen, bis sie bedeckt sind. 2 bis 4 Wochen ziehen lassen. Gefäß die ersten vier Tage nur mit einem Baumwolltuch abdecken und erst dann verschließen. Abseihen und in kleine, dunkle Flaschen füllen. Am besten kühl und dunkel lagern.

Wundkleesalbe
100 g Wundkleeöl mit 10 g Bienenwachs über dem Wasserbad erwärmen, bis das Wachs vollständig geschmolzen ist. Nicht über 70 °C erhitzen! Abfüllen, abkühlen lassen und erst dann das Glas zuschrauben.

Die zweifach gefiederten Wedel des Wurmfarns werden bis zu 120 cm lang. Die braunen Sporenbehälter (Sori) sind deutlich an der Unterseite als Zweierreihe zu erkennen. Man findet ihn auf nassen Böden im Schatten.

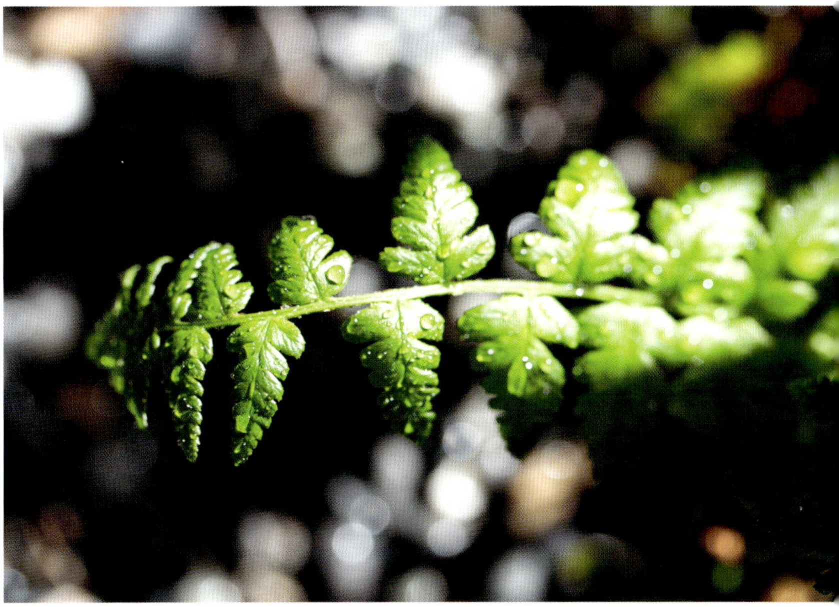

Wurmfarn

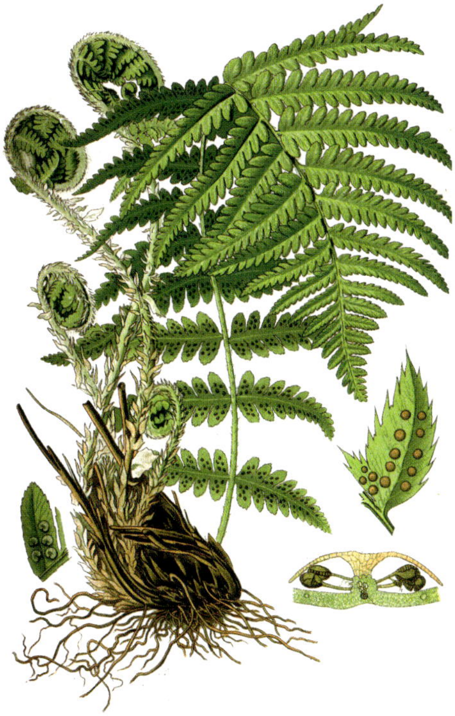

Lateinischer Name:	Dryopteris filix-mas
Andere Namen:	Echter Wurmfarn, Gewöhnlicher bzw. Gemeiner Wurmfarn, Männerfarn
Pflanzenfamilie:	Wurmfarngewächse (Dryopteridaceae)
Verwendete Teile:	Wedel
Zubereitungsarten:	Tinktur, Sud, Salbe, Umschlag, Bad, Essig, Kissen
Verwendung:	Schmerzen, Krämpfe

Nur äußerlich anwenden!

ZUR GESCHICHTE

Bereits zu Zeiten von Plinius, Dioskurides und Theophrast wurde der Wurmfarn gegen Parasiten verwendet. Hildegard von Bingen empfahl den Farnsamen gegen Taubheit, Demenz und Lähmungen und schrieb zum Farn: *„Wer taub ist, sodass er nichts hört, binde Farnsamen in ein Tüchlein und stecke diese oft in sein Ohr. Dann wird er sein Gehör wieder erlangen.“* Da der Farn keine Samen bildet, sondern nur Sporen, ist davon auszugehen, dass diese gemeint sind. Sie empfahl, auch bei Gicht ein Farnbad zu nehmen.

Diese Farnsamen wurden in der Volksmagie auch häufig verwendet, um wahrzusagen oder sich unsichtbar zu machen. Zudem wurde er früher häufig gegen Würmer verwendet.

Die ganze Natur ist eine Melodie, in der eine tiefe Harmonie verborgen ist.

Johann Wolfgang Goethe (1749–1832)

IN DER ALPINEN VOLKSHEILKUNDE

Der Wurmfarn ist ein wichtiges Mittel bei verschiedensten Gelenkschmerzen, bei Entzündungen, Hexenschuss, Arthrose, Gicht, Verstauchungen und Kopfschmerzen. Im Zillertal wird empfohlen, bei Gicht, Ischias und Rheuma auf Farnwedeln zu schlafen oder diese bei Hexenschuss aufzulegen. Farnkrautfußbäder werden bei Krampfadern und krampfartigen Kopfschmerzen angewandt. In den Alpen legt man außerdem Farnwedel unter die Äpfel, die man über den Winter bewahren will, um diese länger haltbar zu machen.

Der Wurzelstock, die Blattstiele und besonders die jungen Pflanzen des Wurmfarns sind giftig und sollten nicht eingenommen werden.

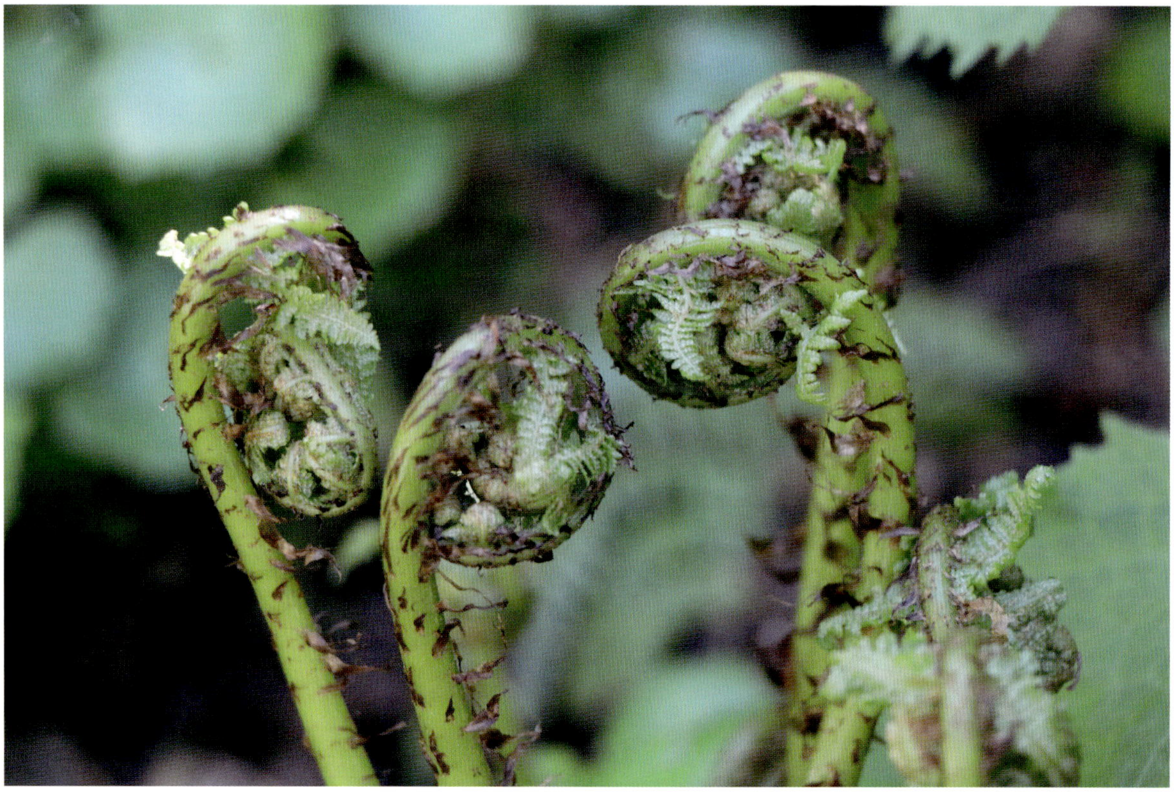

ANWENDUNGEN

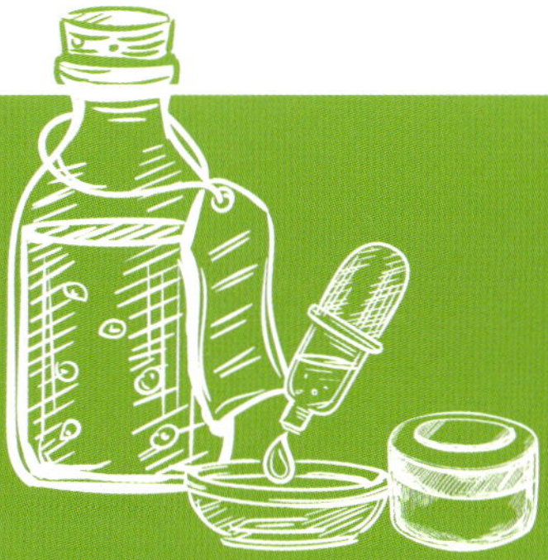

Wurmfarntinktur

Die sauberen, klein geschnittenen Wurmfarnwedel und etwas von der Wurzel in ein Glas geben und mit 38%igem Korn bedecken. Glas verschließen und mindestens 4 Wochen darin ausziehen lassen. Abfiltern und in einer dunklen Flasche verwahren. Bei Bedarf damit einreiben.

Wurmfarnöl

Klein geschnittene, frisch gesammelte Wurmfarnwedel werden in ein Glas gegeben und mit gutem Olivenöl übergossen, bis sie bedeckt sind. 2 bis 4 Wochen ziehen lassen. Gefäß die ersten vier Tage nur mit einem Baumwolltuch abdecken und erst dann verschließen. Abseihen und in kleine, dunkle Flaschen füllen. Am besten kühl und dunkel lagern. Bei Bedarf damit einreiben.

Wurmfarnsalbe

100 g Wurmfarnöl mit 10 g Bienenwachs über dem Wasserbad erwärmen, bis das Wachs vollständig geschmolzen ist. Nicht über 70 °C erhitzen! Abfüllen, abkühlen lassen und erst dann das Glas zuschrauben.

Wurmfarnessig

Die sauberen, klein geschnittenen Wurmfarnwedel in einem Glas mit Apfelessig gut bedecken und mindestens zwei Wochen darin ausziehen lassen. Auf die schmerzenden Stellen auftragen.

Wurmfarnkissen

Frische Wurmfarnwedel in ein altes Baumwollkissen geben und über Nacht darauf schlafen.

Wurmfarnbad

Ca. 1 kg frische Wurmfarnwedel mit 5 l Wasser erhitzen und ca. 20 Minuten zugedeckt ziehen lassen. Abseihen und den Sud zum Bad geben. Nicht länger als 15 Minuten darin baden.

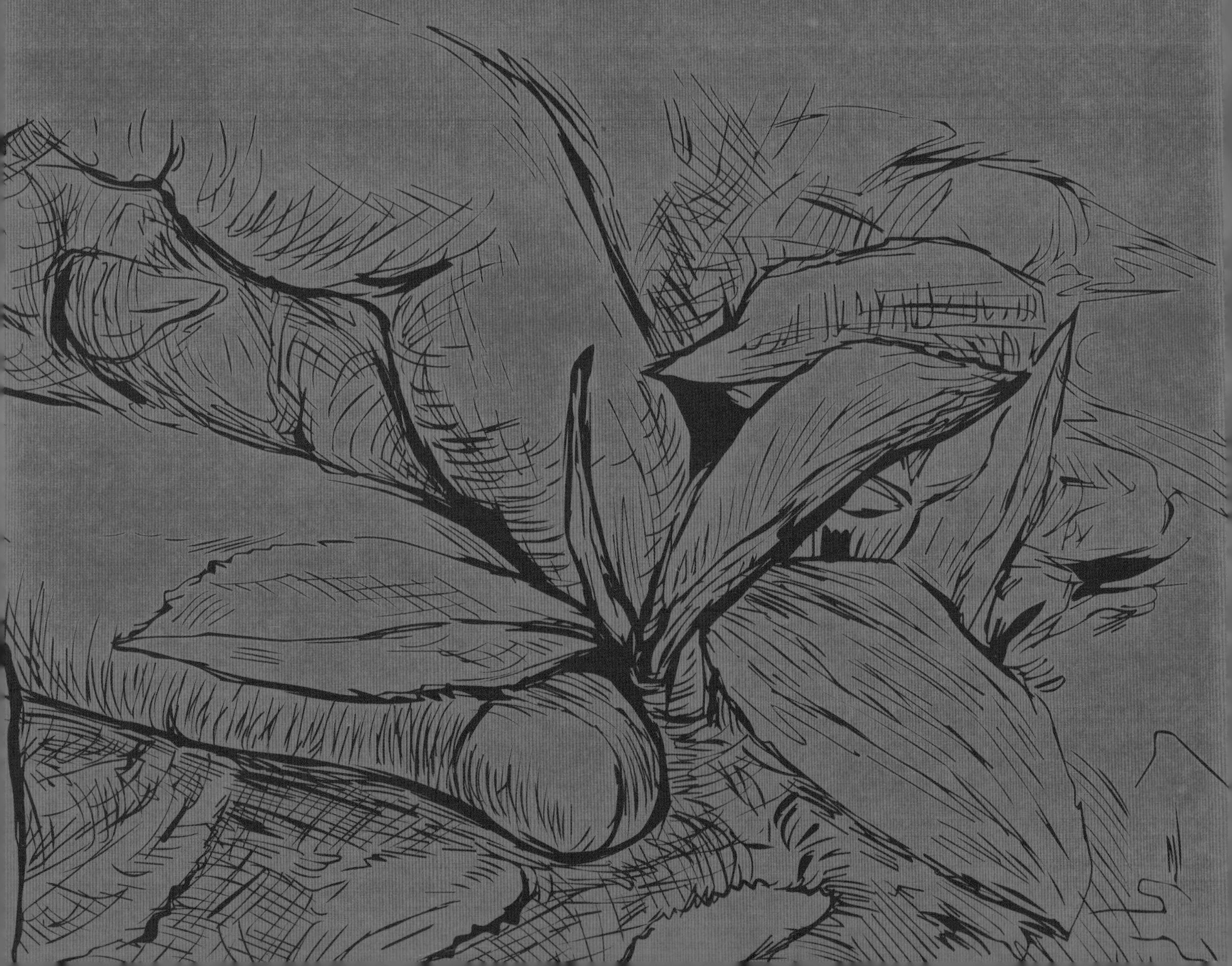

Sammeln | Ernten & Verarbeitung

5.

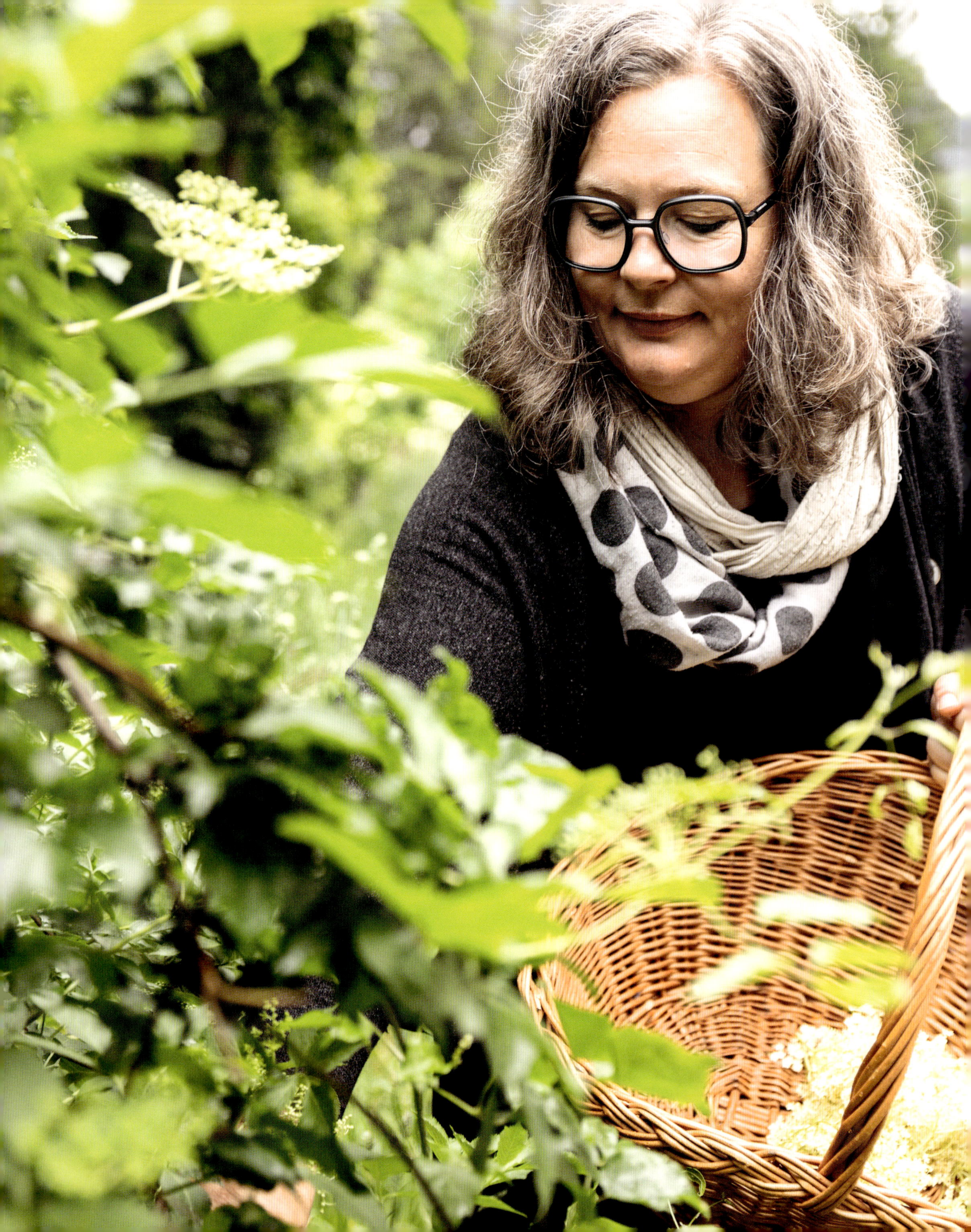

Ernten und Wurzeln graben

Sammle nur Pflanzen und grabe nur Wurzeln von Pflanzen, die nicht unter Naturschutz stehen! Das ist je nach Region verschiedenen. Erkundige dich nach den jeweiligen Bestimmungen!

KRÄUTER ERNTEN:

1. Sammle nur Pflanzen, die du eindeutig kennst.
2. Sammle nur an sauberen Orten, die nicht von Hunden verschmutzt sind oder gedüngt werden.
3. Die Sonne sollte mindestens zwei Tage geschienen haben, dann sind die ätherischen Öle und Wirkstoffe voll entwickelt.
4. Ernte nur an trockenen, sonnigen Tagen.
5. Sammle am besten kurz vor Mittag.
6. Die Pflanzen sollten trocken sein.
7. Nimm nur soviel, wie du brauchst und auch verbrauchen kannst.
8. Schneide die Pflanzen am besten mit einem Porzellanmesser ab.
9. An dem Ort, an dem gesammelt wurde, sollte man nicht sehen, dass jemand gesammelt hat.
10. Nimm nie alle vorhandenen Pflanzen, sonst können sie sich nicht mehr vermehren.
11. Verwende für den Transport der Pflanzen nur Körbe oder Papiersäcke. Kein Plastik!

WURZELN GRABEN:

1. Sammle nur Pflanzen, die du eindeutig kennst.
2. Sammle nur an sauberen Orten, die nicht von Hunden verschmutzt sind oder gedüngt werden.
3. Nimm nur so viel, wie du brauchst und auch verbrauchen kannst.
4. Grabe die Wurzeln im Herbst oder im Vorfrühling, wenn die Kraft der Pflanze in der Wurzel steckt.
5. An dem Ort, an dem gesammelt wurde, sollte man nicht sehen, dass jemand gesammelt hat.
6. Nimm nie alle vorhandenen Pflanzen, sonst können sie sich nicht mehr vermehren.
7. Verwende für den Transport der Pflanzen nur Körbe oder Papiersäcke. Kein Plastik!
8. Wasche die Wurzeln mit klarem Wasser.
9. Schneide sie mit einem Porzellanmesser klein und lasse sie im Schatten trocknen.

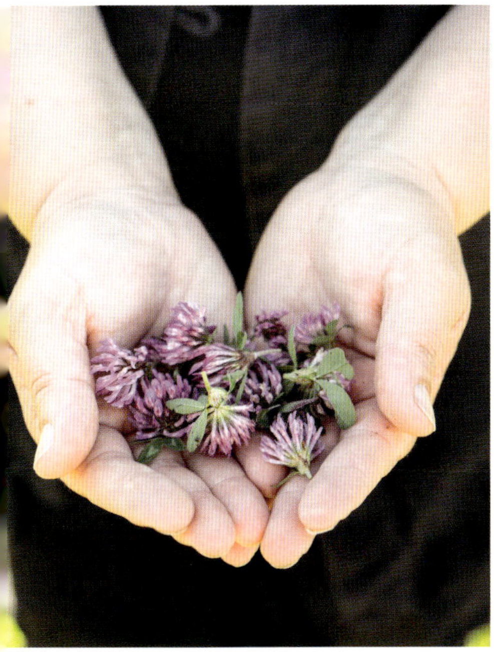

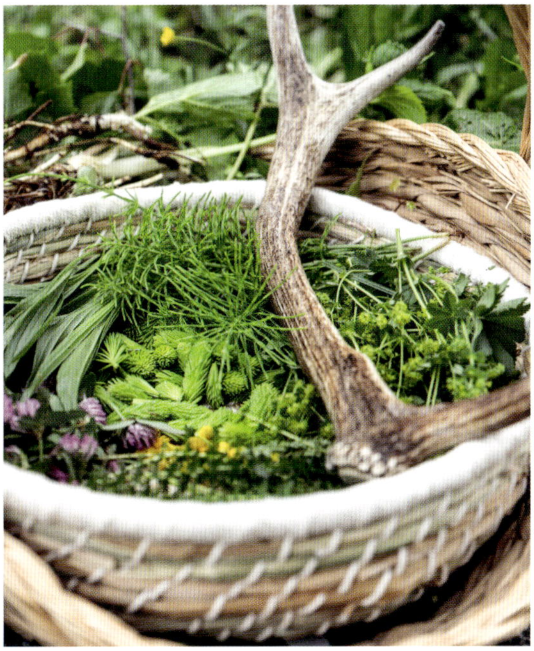

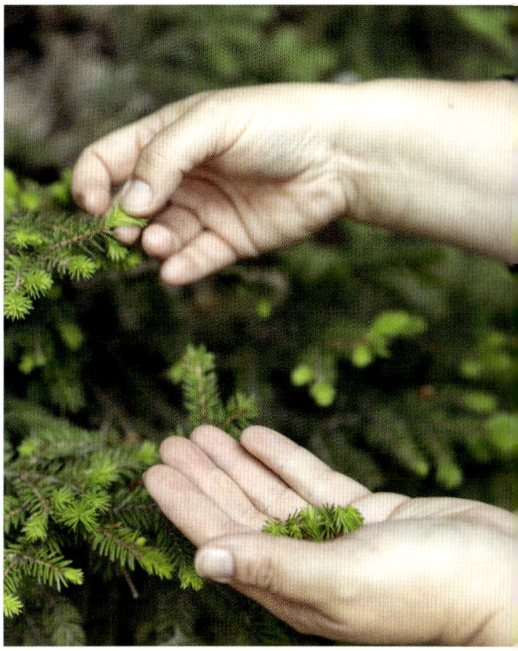

Trocknen

1. Sortiere schlechte bzw. kranke Pflanzen aus.
2. Trockne an einem schattigen, warmen, luftigen Ort.
3. Nicht an der Sonne trockenen – da gehen zu viele Wirkstoffe verloren!
4. Binde die Pflanzen zu kleinen Bündeln und trockne sie hängend.
5. Pflanzen, die nicht gut zu bündeln sind, kannst du liegend auf Gittern trocknen.
6. Verräume die Pflanzen dann, wenn sie rascheltrocken sind, am besten an einem trockenen Tag.
7. Verwende luftdichte, dunkle Gefäße aus Blech oder Glas zum Verwahren der Pflanzen.
8. Beschrifte die Gefäße mit Inhalt und Sammeldatum.
9. Sieh zu, dass du die getrockneten Pflanzen innerhalb eines Jahres aufbrauchst.

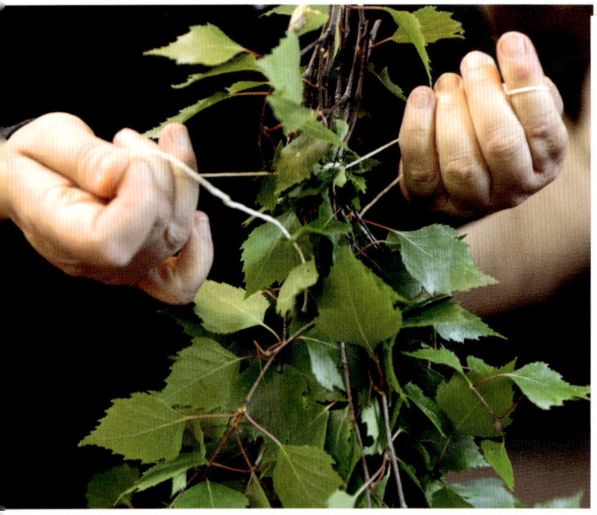

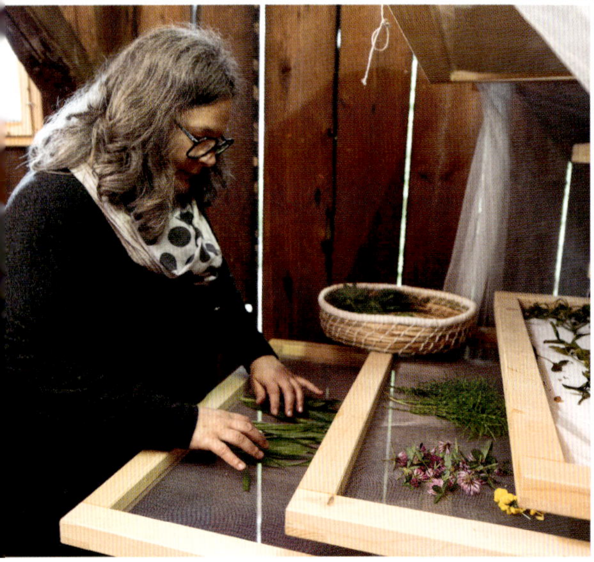

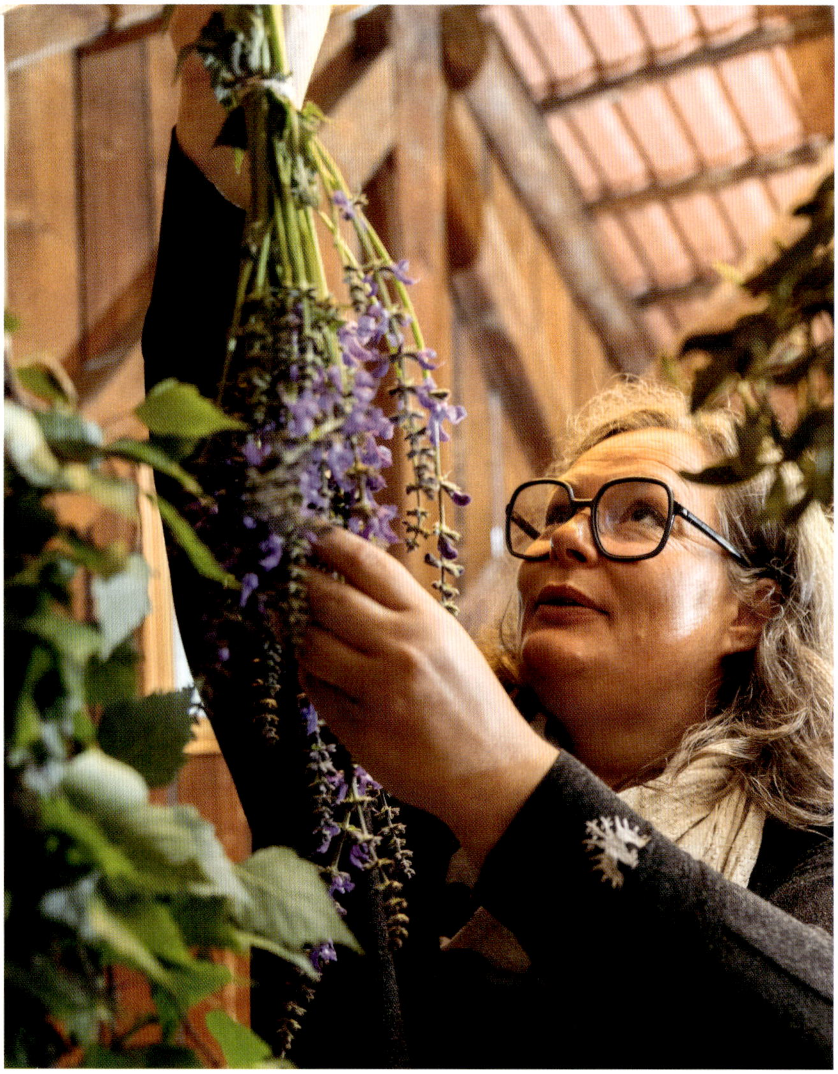

Tee

Alle Kräuter können für Tee auch frisch (nicht getrocknet) aufgegossen werden! Das Trocknen ist eine Form der Konservierung! Beim Trocknen wird den Pflanzen Wasser entzogen und sie verlieren dadurch stark an Gewicht und Volumen. Tee aus frischen Kräutern braucht im Allgemeinen nicht so lange zu ziehen wie der Aufguss aus getrockneten Kräutern. Wurzeln müssen meist etwas länger ziehen.

Je größer das Teeblatt, desto mehr Wirkstoffe sind enthalten. Am besten werden die Tees in dunklen, luftdicht verschließbaren Gefäßen aufbewahrt. Teekräuter verlieren, auch bei sachgerechter Trocknung und Lagerung, Vitalstoffe und Wirkstoffe und sind daher frisch am wirksamsten. Kräuter sollten immer trocken und vor Wärme geschützt gelagert werden und vor Aromen und Gerüchen, wie beispielsweise von anderen Tees oder von Gewürzen, bewahrt werden.

Dosierung

Bei losem Tee verwendet man pro Tasse eine „Drei-Finger-Prise“ bzw. einen Teelöffel der Kräuter oder Blüten. Nie denselben Tee länger als drei Wochen trinken.

Zubereitung

Bei der Zubereitung von Kräutertee ist Sorgfalt nötig, damit der Tee auch richtig wirken kann. Man unterscheidet zwischen Aufguss, Extrakt (Auszug) und Abkochungen.

- Beim Aufguss werden die gewünschten Teekräuter mit 100 °C heißem Wasser übergossen, zugedeckt und nach 5 bis 10 Minuten abgeseiht.

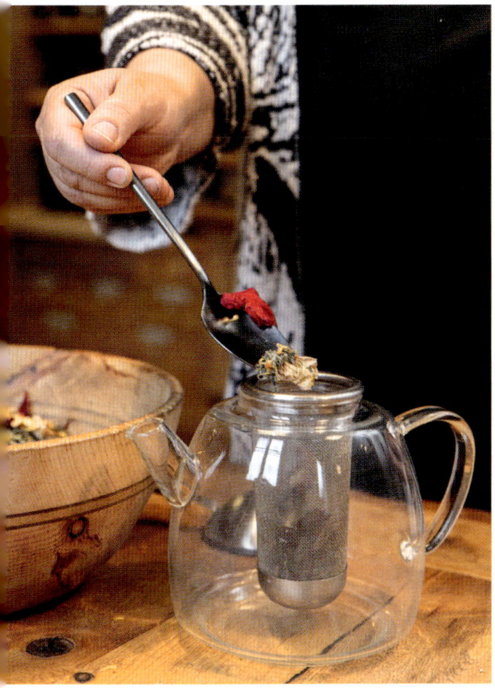

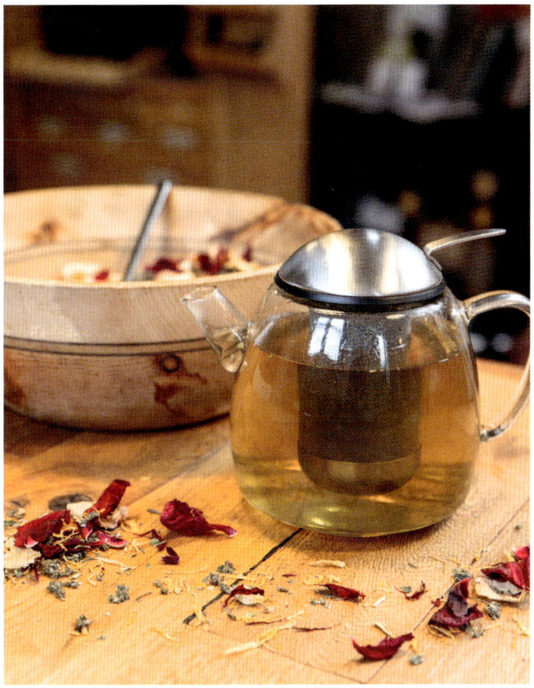

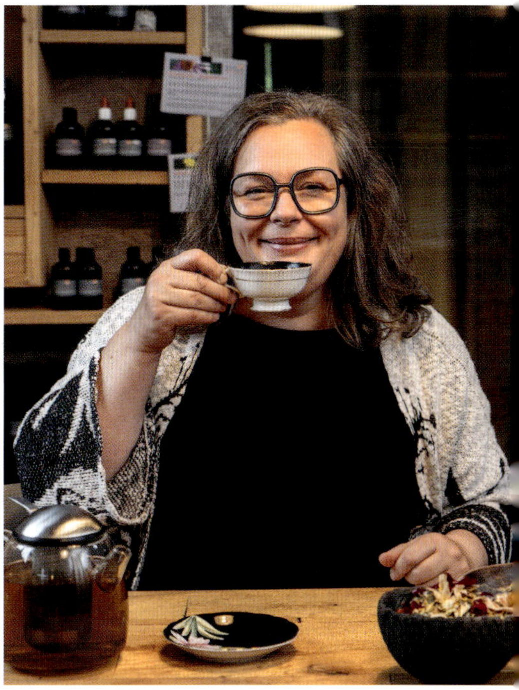

- Beim Abkochen werden die Kräuter zunächst mit kaltem Wasser bedeckt und erst dann aufgekocht (3 bis 10 Min.), anschließend abgeseiht.
- Ein Kaltauszug wird überhaupt nicht gekocht. Man lässt die Kräuter bis zu 8 Stunden in kaltem Wasser ziehen; danach werden sie abgeseiht (bei Malvengewächsen).

Je länger Sie den Tee ziehen lassen, desto mehr Gerbstoffe lösen sich.

Tee mischen

Die wichtigsten Kräuter der Teemischung nennt man Hauptkräuter. Diese tragen den wesentlichen Anteil an der Wirkung der Mischung. Eine Teemischung sollte 1 bis 3 Hauptkräuter (zum Beispiel Melisse, Ringelblume, Pfefferminze, Holunderblüten, Lavendelblüten, Brennnesselblätter, Thymianblätter) enthalten. Als Ergänzungskräuter werden Kräuter zur Geschmacksverbesserung (Minze, Melisse, Fenchel, Anis, Süßholz, Lavendel) bezeichnet, als Schmuckdrogen (Kamillenblüten, Rosenblüten, Lavendelblüten, Johanniskrautblüten, Malvenblüten, Ringelblumenblüten) die Kräuter, welche die Mischung stabilisieren. Zusätzlich kann man einer Teemischung aber auch Kräuter mit einer ergänzenden Wirkung beifügen. Da manche Heilkräuter nicht sehr gut schmecken, kann es sinnvoll sein, Kräuter mit gutem Geschmack hinzuzufügen. Viele der wohlschmeckenden Kräuter haben gute eigene Heilwirkungen, deshalb sollte man Kräuter als Geschmacksverbesserer einsetzen, welche sich auch als Hauptkräuter eignen würden.

Teekräuter sollten nicht zu lange aufbewahrt werden. Je älter sie sind, desto weniger Wirkstoffe haben sie.

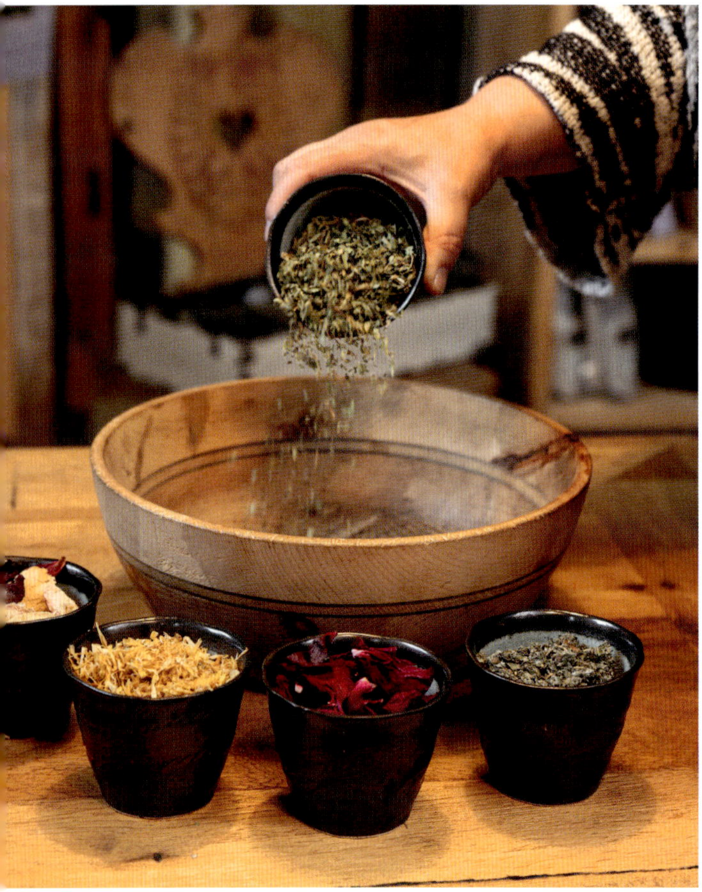

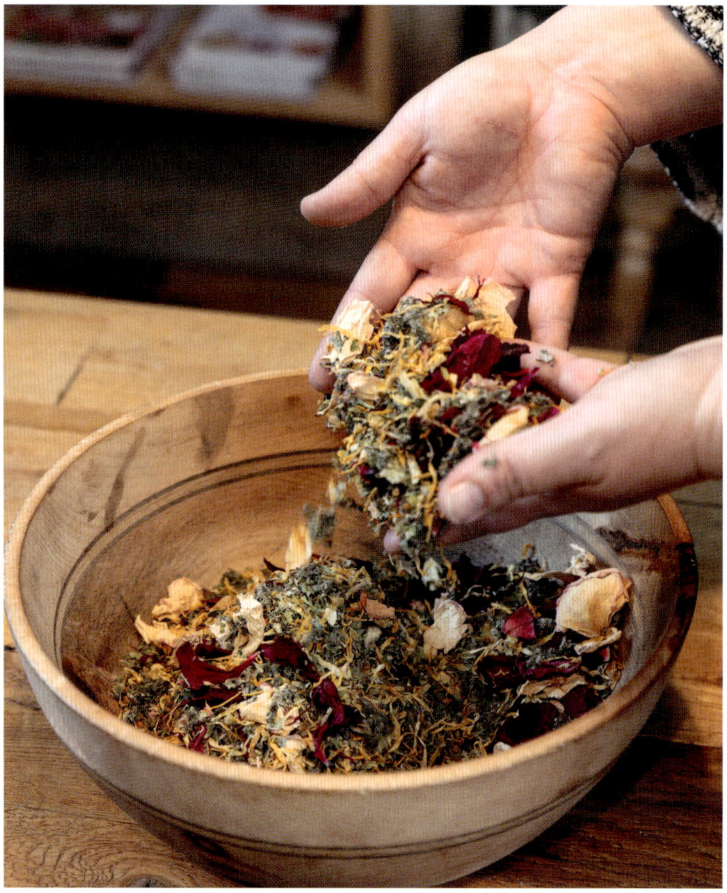

Tinktur

1. Eine Tinktur ist ein alkoholischer Auszug einer Pflanze.
2. Man kann Tinkturen aus allen Pflanzen herstellen.
3. Verwende neutralen Alkohol für die Tinkturen.
4. Schneide die Pflanze mit dem Porzellanmesser so klein wie möglich, dann wird sie besser ausgezogen.
5. Gib die klein geschnittenen Pflanzen in ein verschließbares Glas und bedecke sie gut mit Alkohol. Es sollten keine Pflanzenteile aus dem Alkohol herausragen.
6. Lass die Pflanze mindestens 2 Wochen im Schatten im Alkohol ausziehen.
7. Schüttle das Glas ab und zu gut durch.
8. Seihe die Pflanze mit dem Alkohol durch ein feines Tuch ab.
9. Fülle die Tinktur in eine dunkle Flasche ab, beschrifte sie mit Inhalt, Datum und Menge und verwahre sie.
10. Die Tinkturen sind bis zu 10 Jahre haltbar.

WIE VIEL VOLUMENPROZENT?

Die meisten Wirkstoffe lösen sich bei 38 bis 50 Volumenprozent gut.

Harz: 70 bis 80 Volumenprozent

Senföle & ätherische Öle: 60 bis 80 Volumenprozent

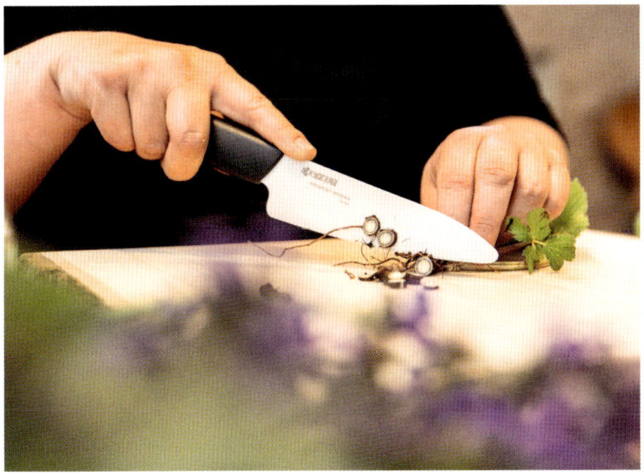

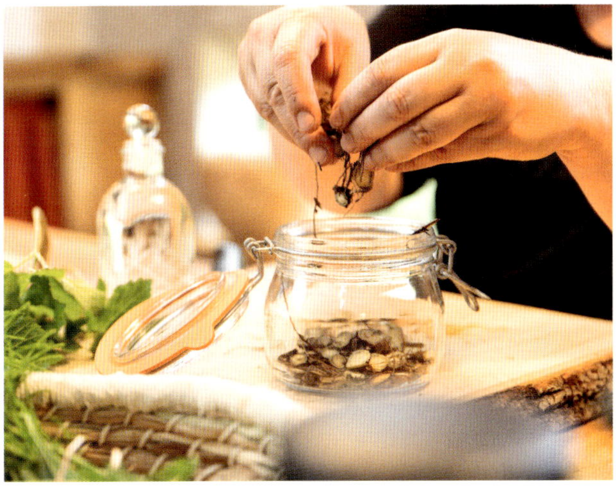

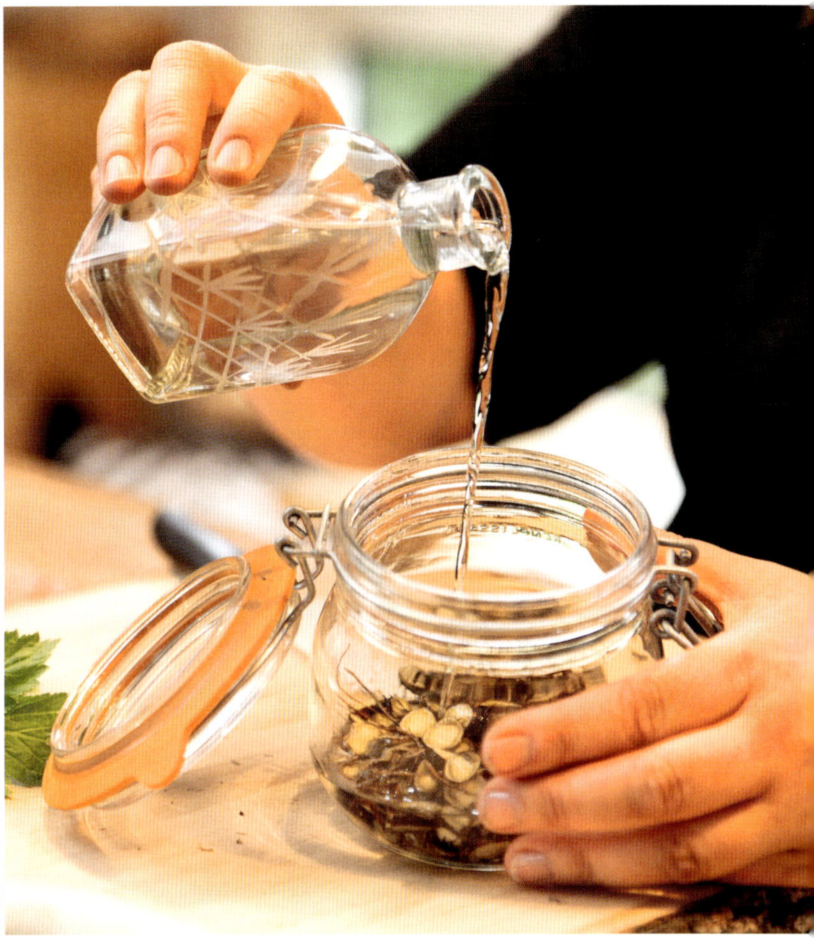

Likör

1. Likör ist eine mit Wasser und Zucker verdünnte Tinktur.
2. Stelle einen Zuckersirup aus 1 Teil Wasser und 1 Teil Zucker her. Einfach beides in einen Topf geben und erwärmen, bis die Flüssigkeit klar ist. Nicht kochen!
3. Verdünne die Tinktur 1:1 mit dem Zuckersirup.
4. Du kannst das Rezept nach Geschmack variieren.
5. Fülle den Likör in dunkle Flaschen ab und beschrifte sie mit Inhalt, Datum und Menge.

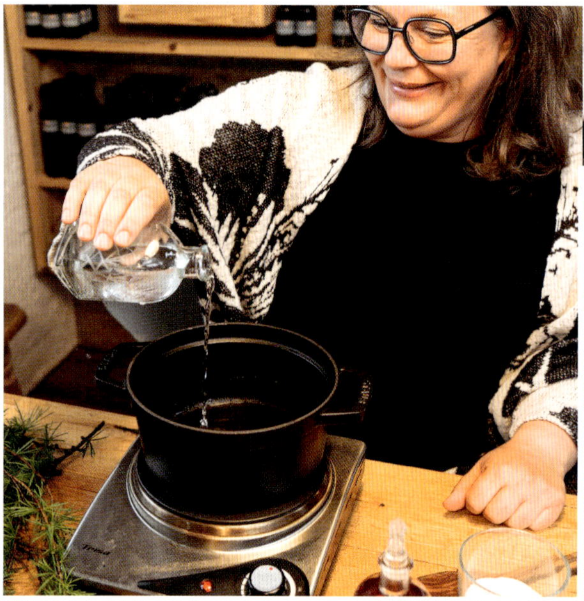

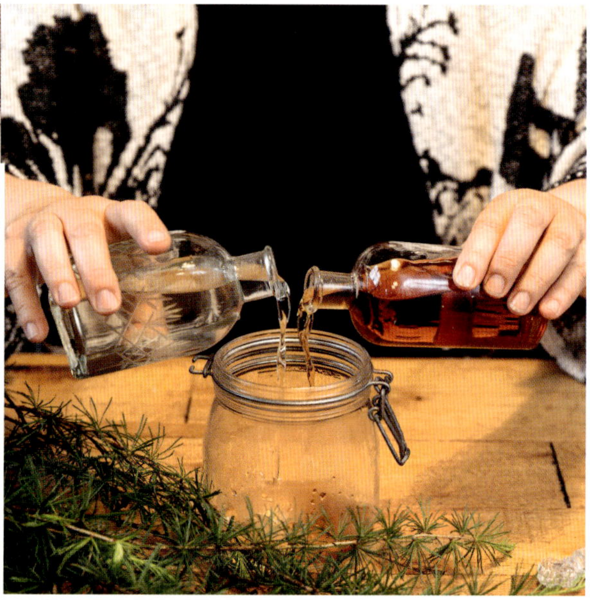

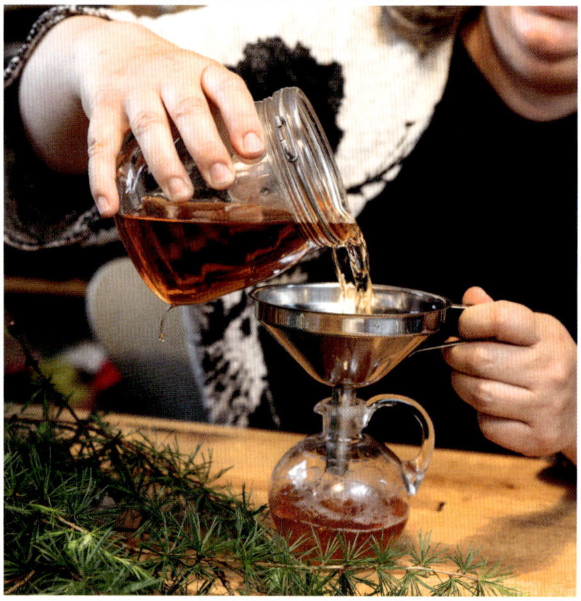

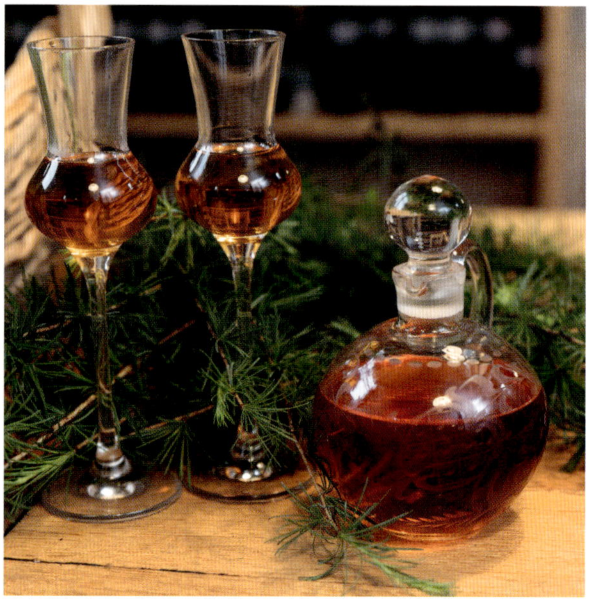

Ölauszug

KALTER ÖLAUSZUG

1. Man kann Ölauszüge aus allen Pflanzen herstellen.
2. Verwende nur Öle von guter, kalt gepresster Qualität für deine Ölauszüge.
3. Schneide die Pflanze mit dem Porzellanmesser so klein wie möglich, dann wird sie besser ausgezogen.
4. Gib die klein geschnittenen Pflanzen in ein verschließbares Glas und bedecke sie gut mit Öl, es sollten keine Pflanzenteile aus dem Öl herausragen.
5. Bedecke die ersten 4 Tage das Glas nur mit einem Baumwolltuch, damit die Feuchtigkeit entweichen kann.
6. Verschließe das Glas.
7. Lass die Pflanze mindestens 2 Wochen im Schatten im Öl ausziehen. (Ausnahme: Johanniskrautöl wird in der Sonne ausgezogen.)
8. Schüttle das Glas ab und zu gut durch.
9. Seihe die Pflanzen mit dem Öl durch ein feines Tuch ab.
10. Fülle den Ölauszug in eine dunkle Flasche ab, beschrifte diese mit Inhalt, Datum und Menge und verwahre sie.

WARMER ÖLAUSZUG

1. Man kann warme Ölauszüge aus allen Pflanzen herstellen.
2. Verwende nur Öle von guter, kalt gepresster Qualität für deine warmen Ölauszüge.
3. Schneide die Pflanze mit dem Porzellanmesser so klein wie möglich, dann wird sie besser ausgezogen.
4. Gib die klein geschnittene Pflanze in einen Topf mit Öl, es sollten keine Pflanzenteile aus dem Öl herausragen.
5. Erwärme das Öl auf maximal 70 °C.
6. Lass die Pflanze darin mindestens 1 Stunde, besser 3 Stunden ausziehen.
7. Seihe die Pflanzen mit dem Öl durch ein feines Tuch ab.

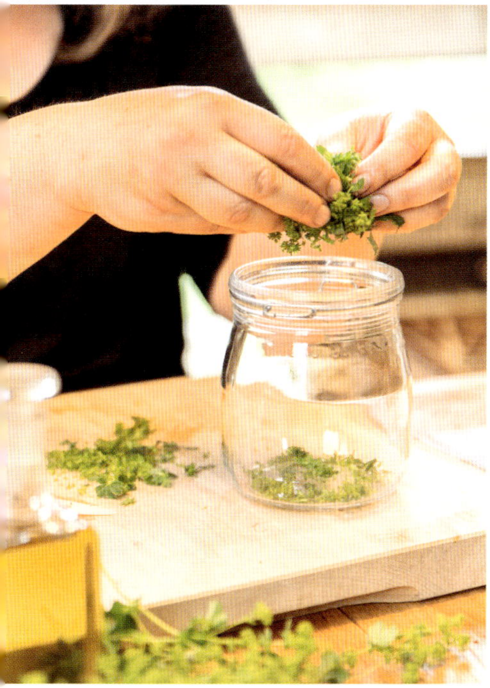
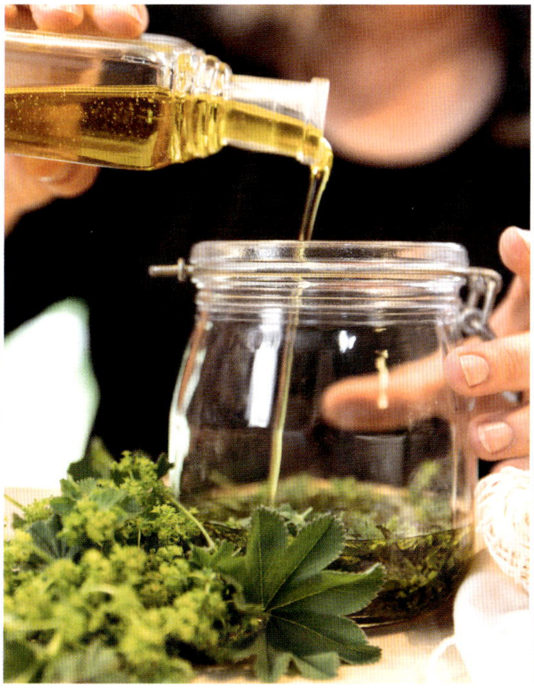
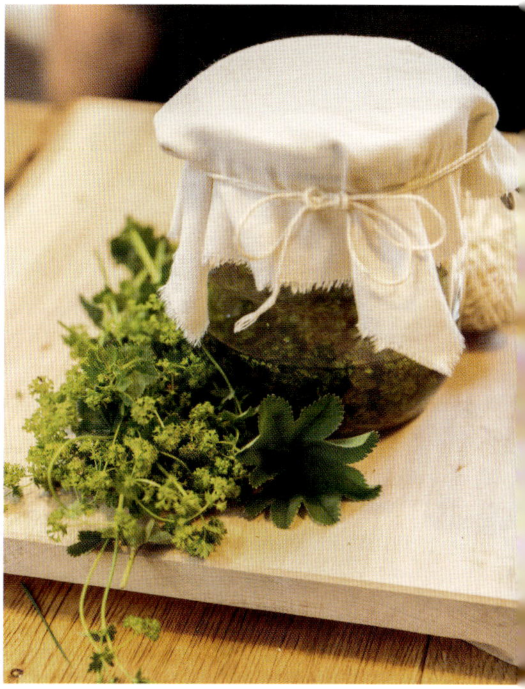

Salbe

Zutaten für 100 g Salbe:

+ 90 g kalter oder warmer Ölauszug
+ 9 g Bienenwachs
+ evtl. ätherische Öle

1. 90 g Ölauszug mit 9 g Bienenwachs in ein hitzebeständiges Gefäß geben.
2. Topf mit Wasser auf den Herd stellen und hitzebeständiges Gefäß hineinstellen.
3. Öl auf maximal 70 °C erwärmen, bis das ganze Wachs geschmolzen ist.
4. Hitzebeständiges Gefäß aus dem Wasserbad nehmen und rühren, bis die Flüssigkeit ca. Körpertemperatur erreicht hat.
5. Eventuell 10 Tropfen naturreines ätherisches Öl einrühren.
6. In ein sauberes Glas abfüllen und ganz abkühlen lassen.
7. Verschließen.
8. Mindestens 1 Jahr haltbar.

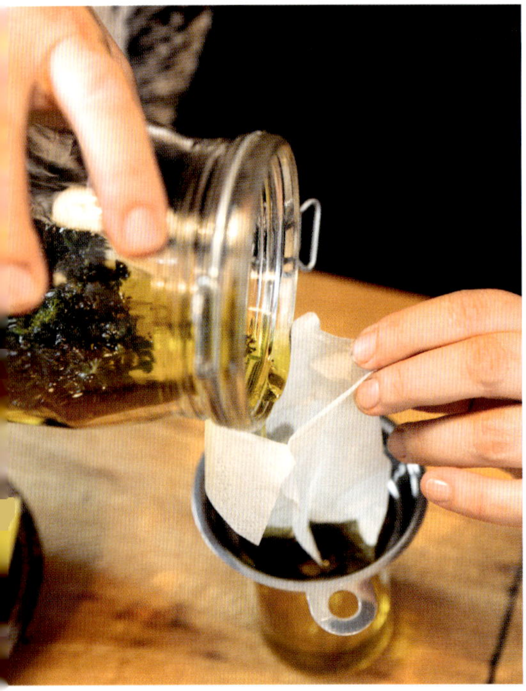

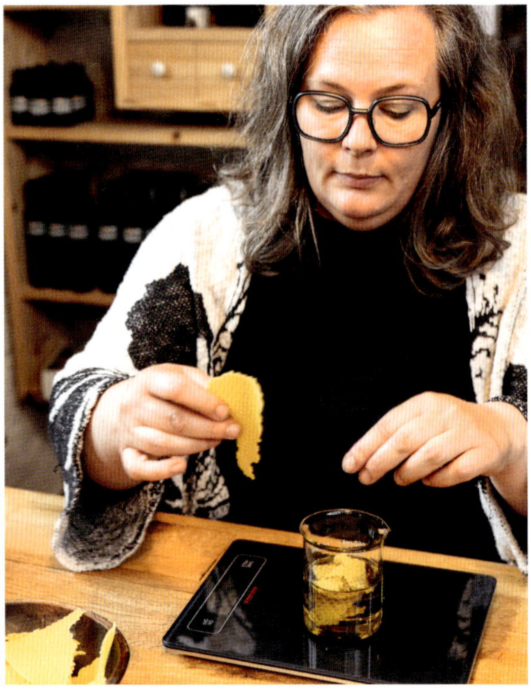

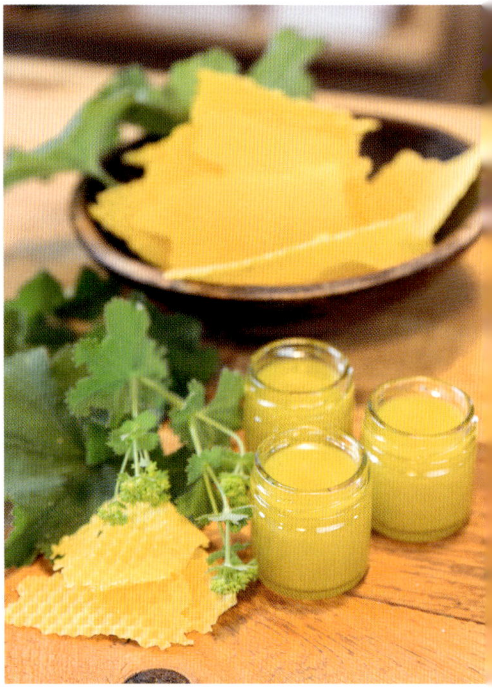

Sirup zum Verdünnen

Zutaten:

+ 2 Handvoll Kraut oder Blüten
+ 3 EL Zitronensäure oder den Saft von 4 Zitronen
+ 2 kg Zucker
+ 2 l Wasser

1. Den Zucker im Wasser auflösen, kurz aufkochen und heiß über die Pflanzen und die Zitrone gießen.
2. Mit einem Tuch abdecken und zwei Tage lang bei Zimmertemperatur ausziehen lassen.
3. Immer wieder umrühren.
4. Dann abseihen und in saubere Flaschen füllen.
5. Um die Haltbarkeit des Sirups zu verlängern, kannst du den Sirup für 7 Minuten kochen und dann abfüllen.
6. Mit Inhalt, Datum und Menge beschriften und verwahren.
7. 1:10 verdünnt mit Wasser genießen.

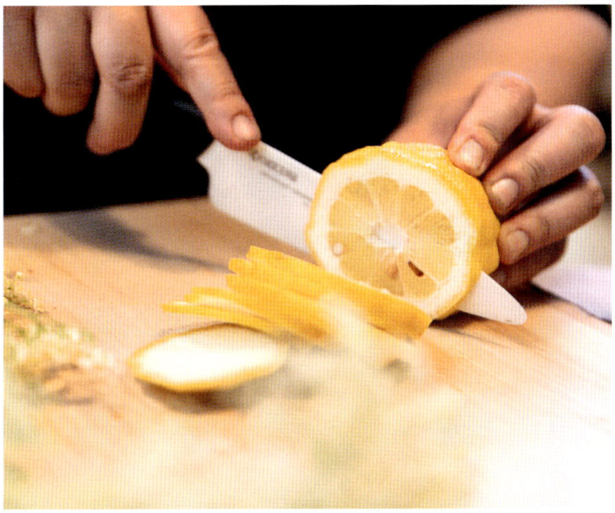

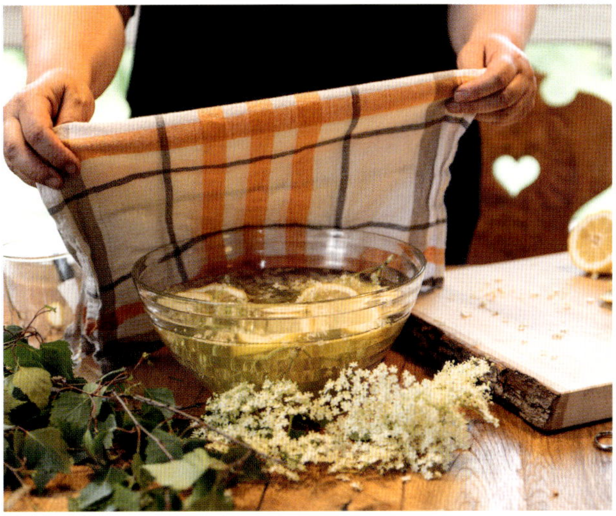

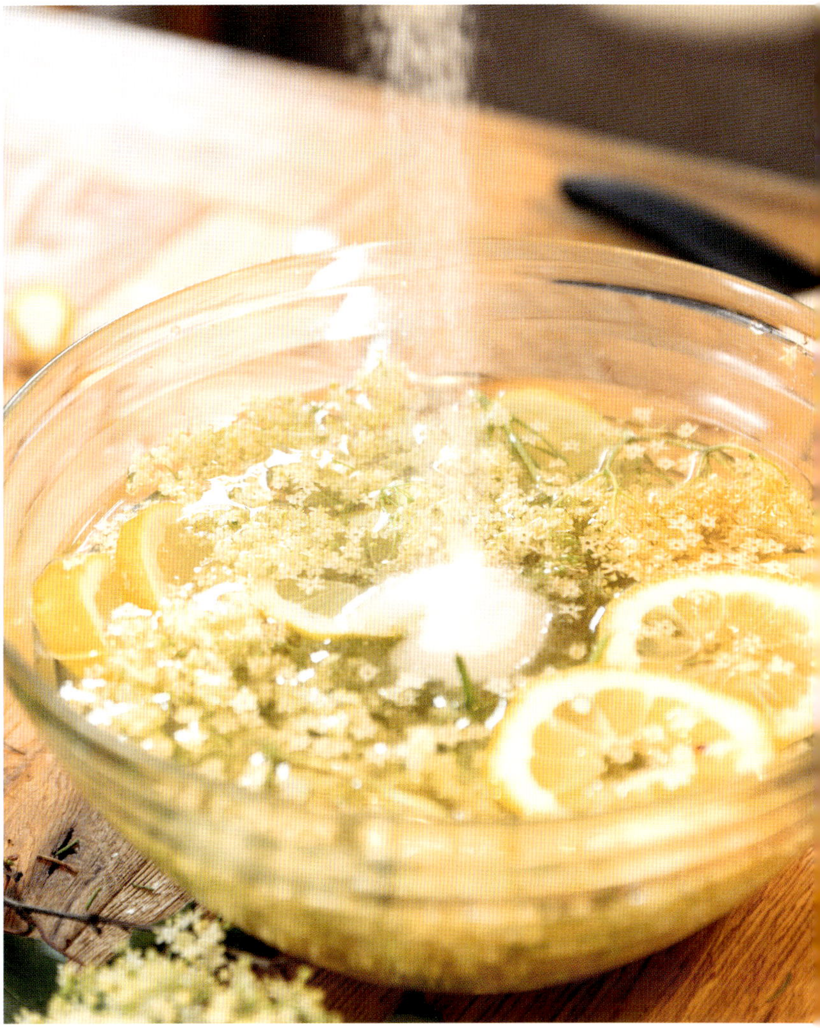

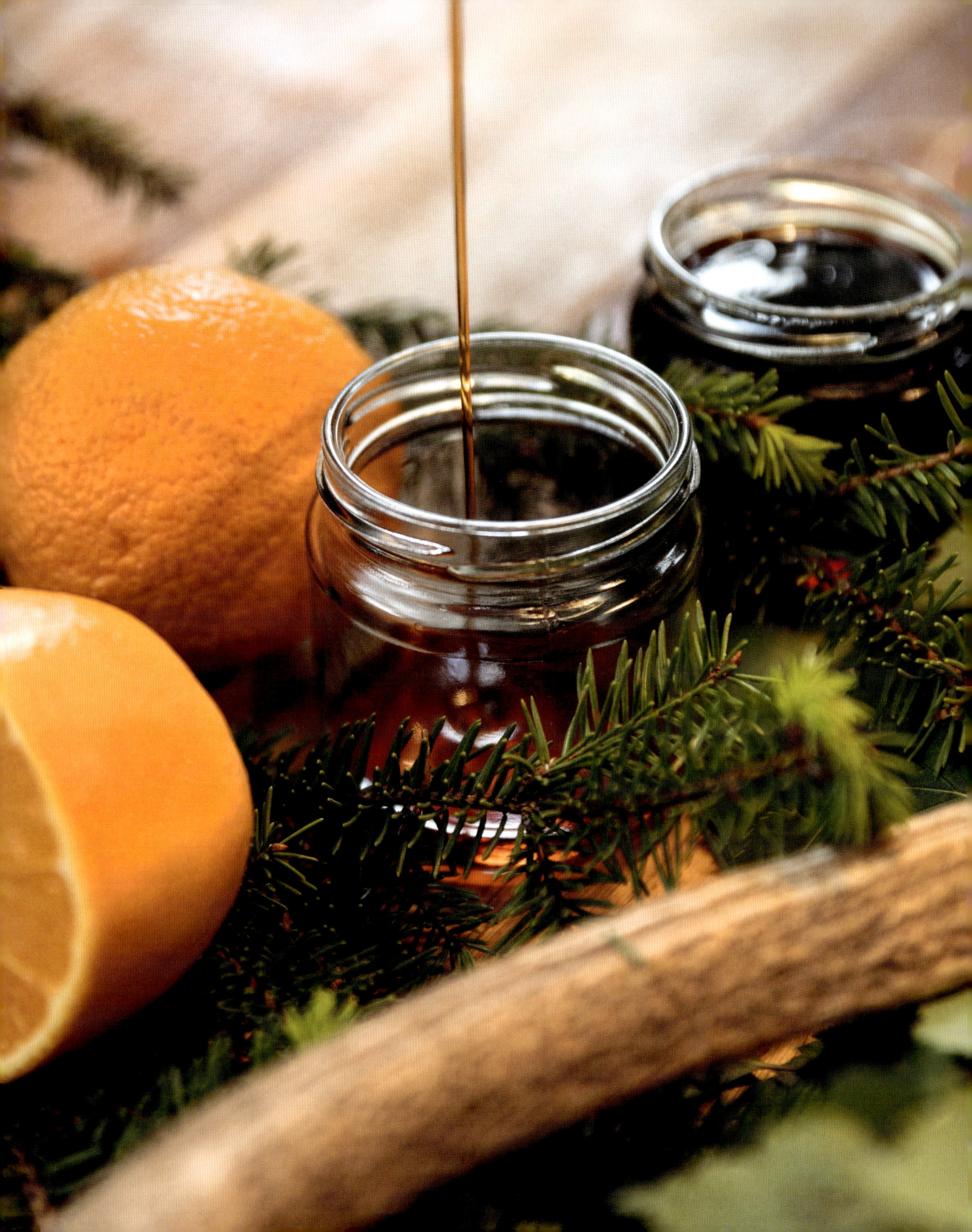

Sirup zum Einnehmen

1. Pflanzen sammeln und klein schneiden.
2. Pflanzenteile in einen Kochtopf geben und mit Wasser gut bedecken. Einige Orangen- oder Zitronenscheiben dazugeben.
3. Das Ganze aufkochen und ca. 10 Minuten kochen lassen.
4. Dann vom Herd nehmen und zugedeckt über Nacht stehen lassen.
5. Alles abseihen und die Flüssigkeitsmenge abmessen.
6. Die gleiche Menge Zucker hinzufügen und leise 3 bis 4 Stunden köcheln lassen, bis die Masse eingedickt ist. Bei kleinen Mengen kann das auch schneller gehen.
7. Heiß in Gläser abfüllen und gleich verschließen.
8. Die Gläser mit Inhalt, Datum und Menge beschriften und verwahren.
9. Bei Bedarf bis zu 3 Teelöffel pro Tag einnehmen.

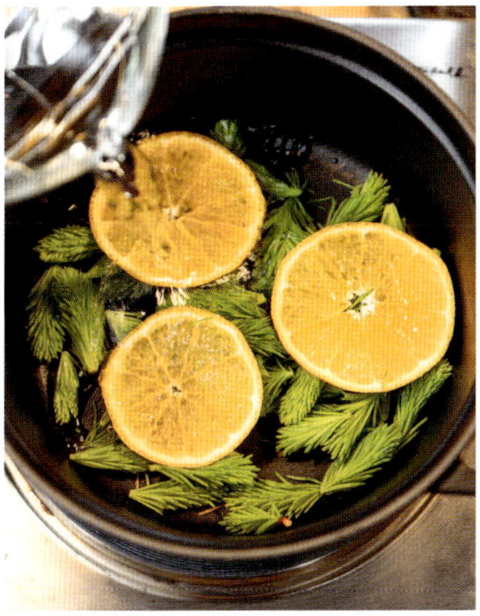
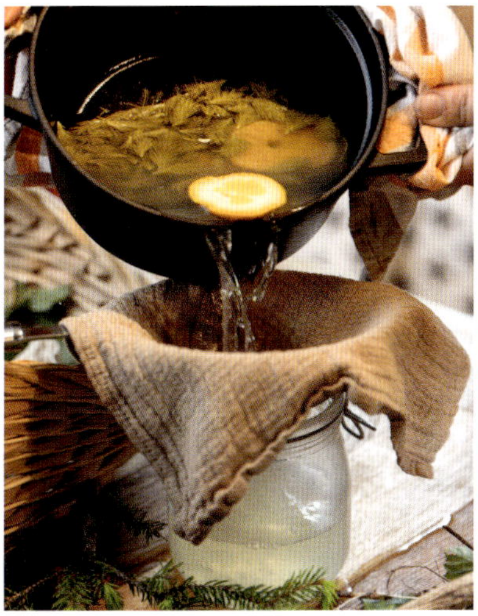
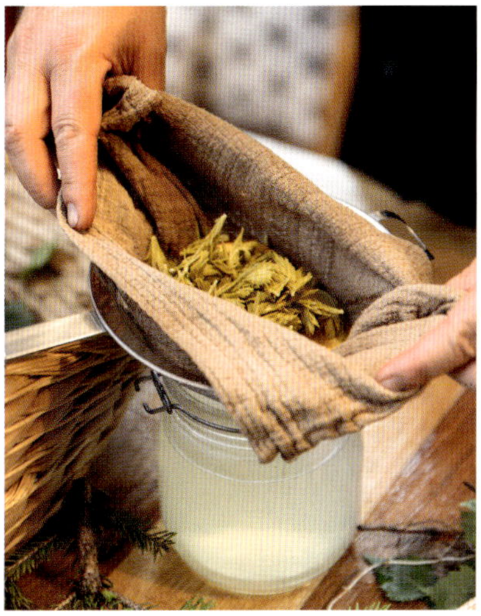
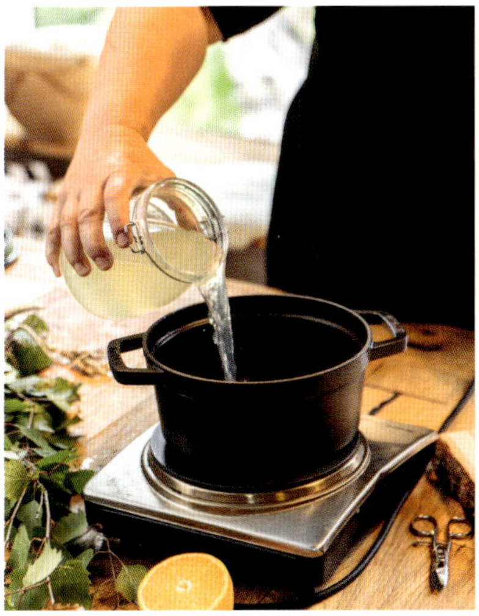
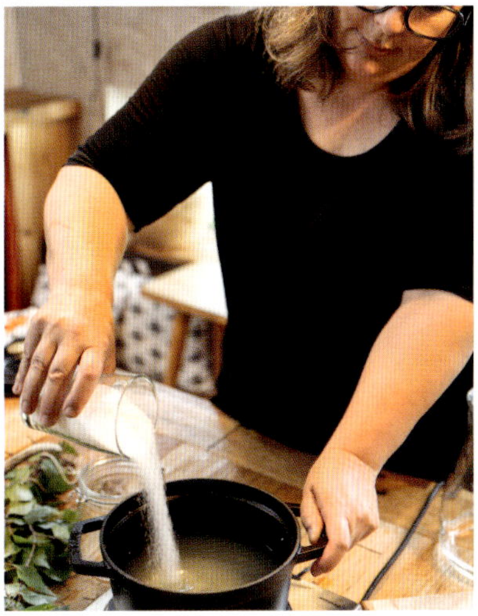
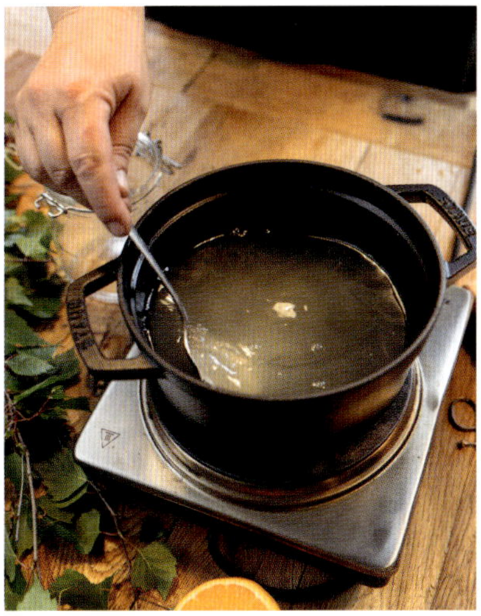

Kräutersalz

1. Frische Kräuter sammeln.
2. Grob klein schneiden.
3. Kräuter mit naturbelassenem Ursalz ohne Zusatzstoffe im Mörser (bei kleiner Menge) oder in der Küchenmaschine so lange verreiben, bis sich das Salz schön mit der Pflanze verbunden hat.
4. Das Mischverhältnis variiert von 2 Teilen Kräuter auf 1 Teil Salz bis zu 9 Teile Salz auf 1 Teil Kräuter. Einfach ausprobieren!
5. Das feuchte Salz auf ein Backblech mit Backpapier geben und verteilen. Mit einem Geschirrtuch abdecken und über Nacht (manchmal dauert es auch länger) trocknen lassen.
6. Nochmals das Salz im Mörser oder in der Küchenmaschine verreiben, sodass keine Klumpen mehr vorhanden sind.
7. In saubere Gläschen füllen.
8. Beschrifte diese mit Inhalt, Datum und Menge und verwahre sie.
9. Welche Kräuter man mit Salz mischt, hängt ganz vom persönlichen Geschmack ab.

Anmerkung: Man kann auch Kräutersalz mit getrockneten Kräutern herstellen.

Dabei vermengt man getrocknete Kräuter mit Ursalz. Der Nachteil bei dieser Methode ist, dass sich das Salz und die Kräuter nicht so gut verbinden und im Glas oft trennen.

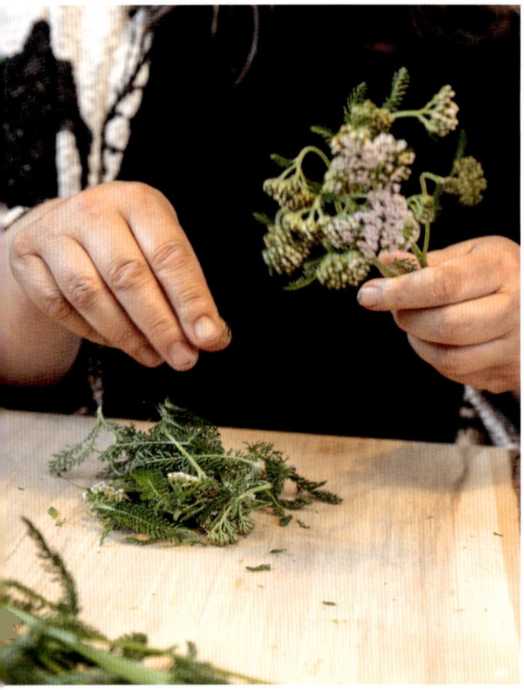

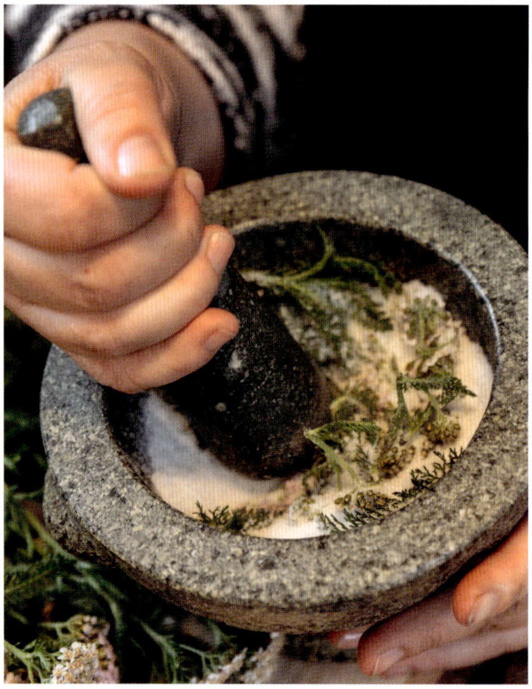

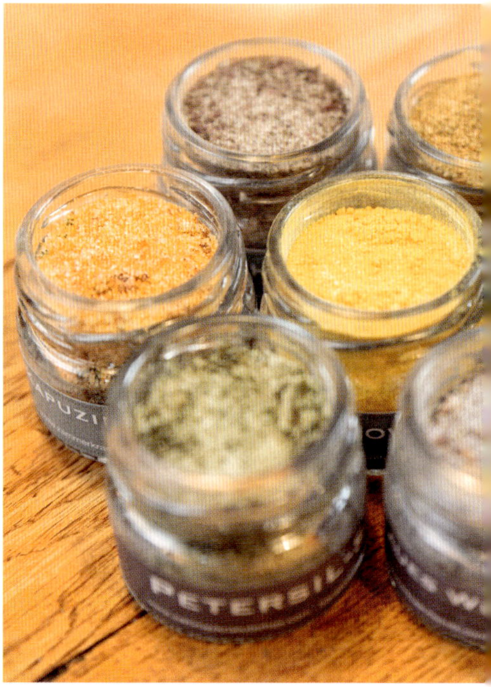

Kräuterpulver

1. Getrocknete Kräuter in die Küchenmaschine oder den Mörser geben und zu Pulver vermahlen.
2. In saubere Gläschen füllen.
3. Beschrifte diese mit Inhalt, Datum und Menge und verwahre sie in dunklen Glasgefäßen.

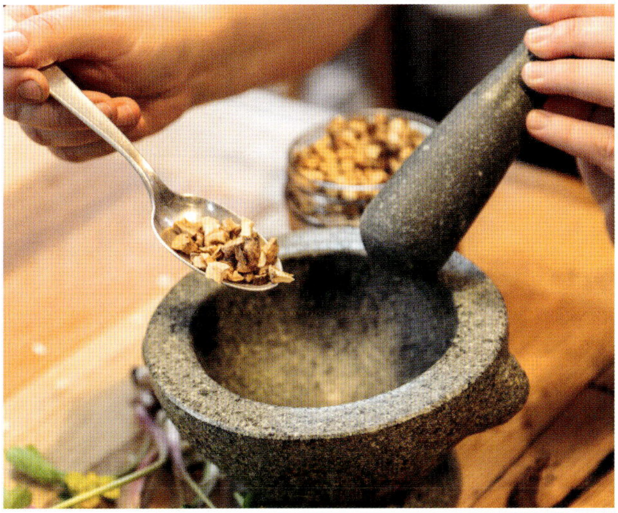

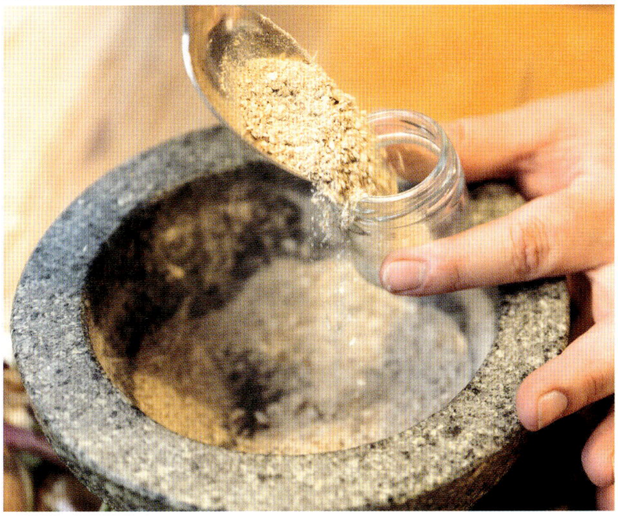

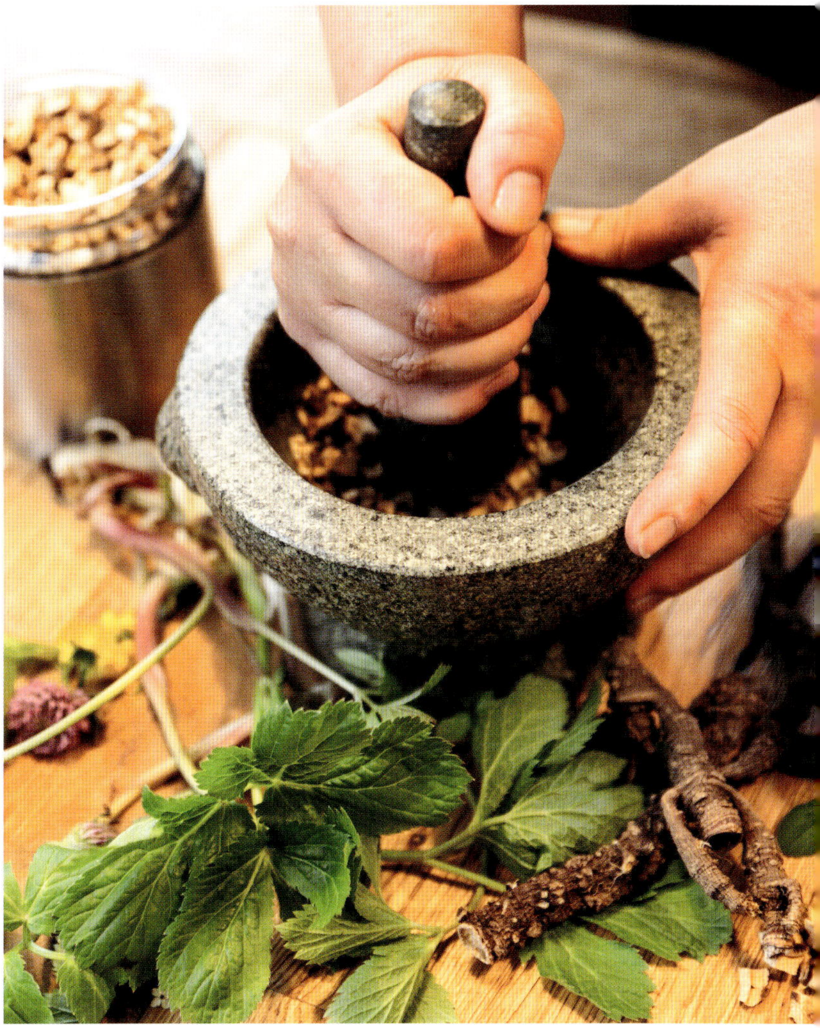

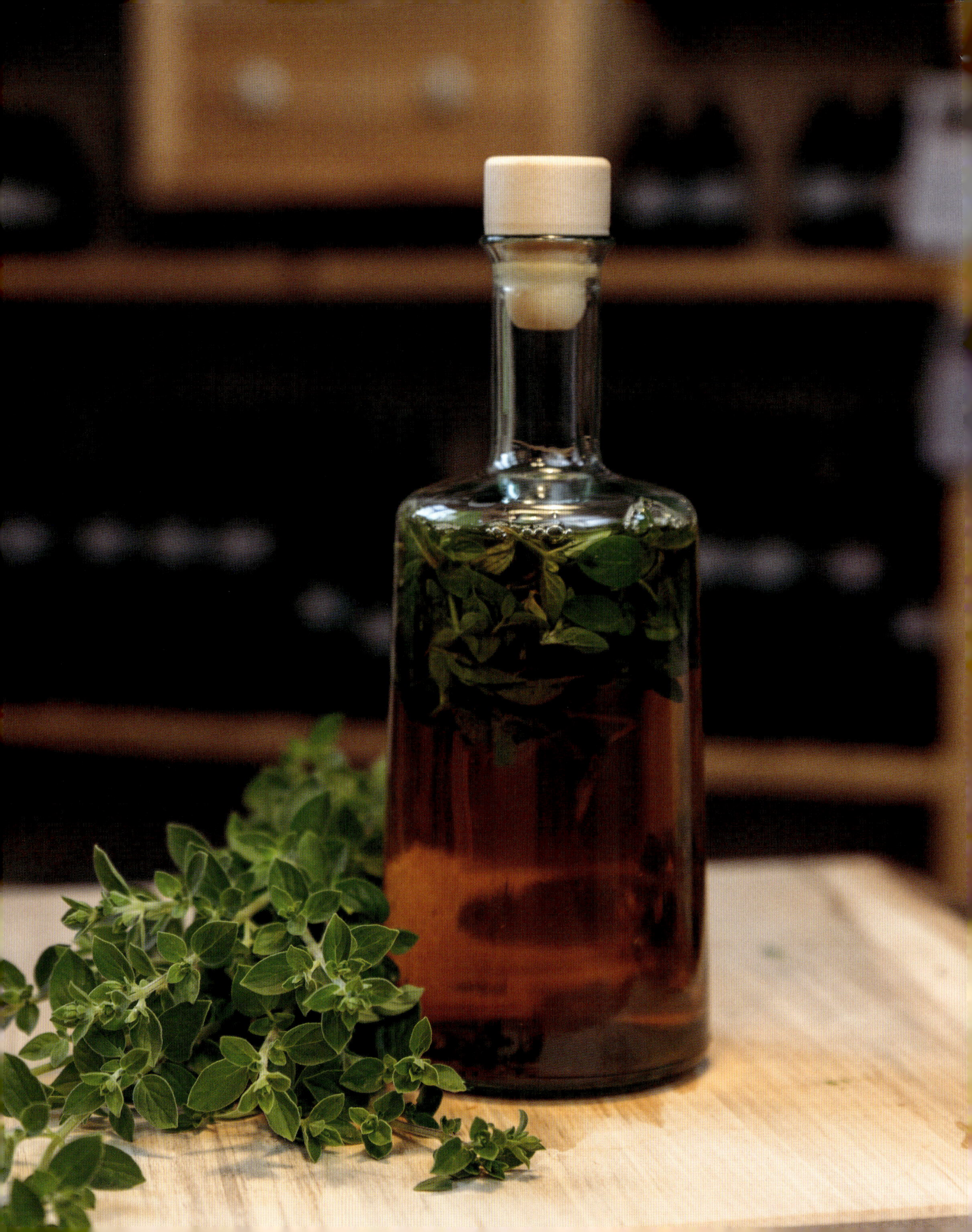

Kräuteressig

Zutaten:

+ 1 Handvoll Kraut oder Blüten
+ 0,7 l guter Natur-Apfelessig

1. Pflanzen klein schneiden und mit dem Essig in einem Glas ansetzen.
2. Die Pflanzen sollten dabei gut bedeckt sein.
3. Für ca. 4 Wochen stehen lassen.
4. Dann abseihen und in saubere Flaschen füllen.
5. Beschrifte diese mit Inhalt, Datum und Menge und verwahre sie.
6. Bei Bedarf 10 Tropfen mit Wasser verdünnt einnehmen oder als Salatdressing verwenden.

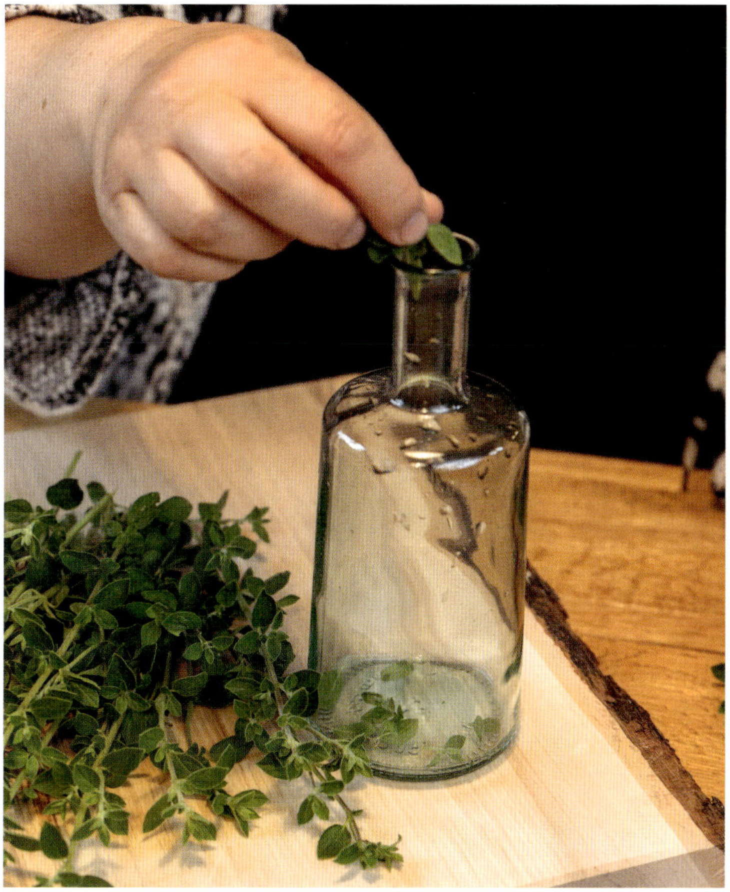

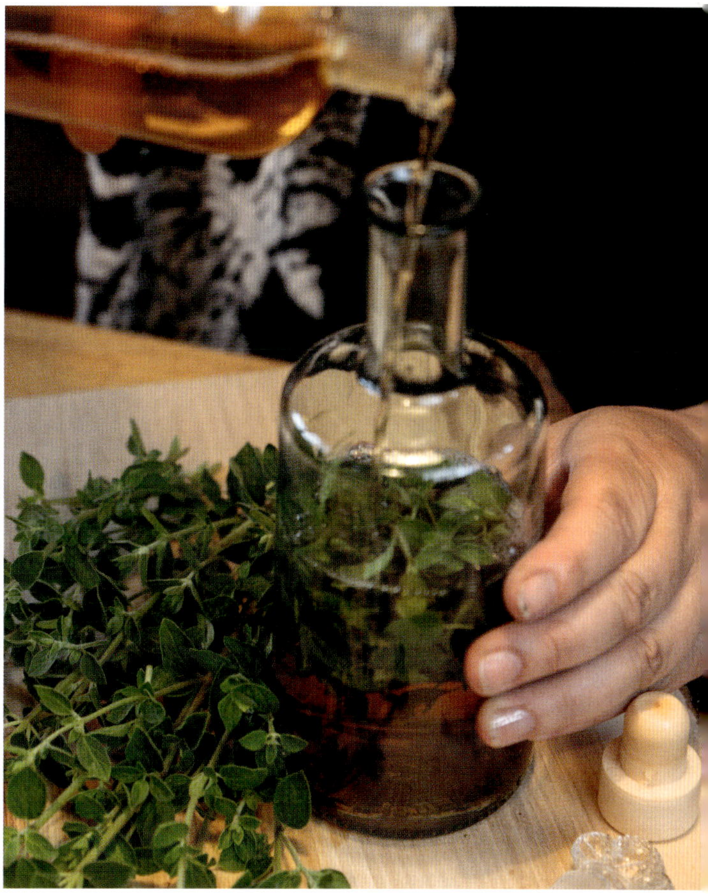

Oxymel | Sauerhonig

KOMBI-SAUERHONIG (OXYMEL COMPOSITUM)

Zutaten:

+ 2 Handvoll zerkleinerte Kräuter oder Früchte (mit dem Porzellanmesser sehr klein schneiden), bei getrockneten Kräutern eine Handvoll, bei Gewürzen 75 g
+ 750 g Einfacher Sauerhonig

1. Einfachen Sauerhonig in ein sauberes Glas füllen.
2. Zerkleinerte Kräuter bzw. Früchte dazugeben und gut verrühren..
3. Im Dunklen mindestens 2 Wochen, besser 3 Monate ausziehen lassen (harziges Pflanzenmaterial 2 bis 3 Monate).
4. Durch ein Tuch filtern und in dunkle Flaschen füllen.
5. Beschrifte diese mit Inhalt, Datum und Menge und verwahre sie.
6. Dunkel und kühl (10 bis 12 °C) aufbewahren.

EINFACHER SAUERHONIG (OXYMEL SIMPLEX)

Zutaten:

+ 500 g heimischer Bienen-Honig
+ 250 g guter Natur-Apfelessig

1. 500 g Honig mit 250 g Apfelessig in ein sauberes Gefäß füllen und gut verrühren.
   Bei Temperaturen von 10 bis 12 °C und im Dunklen verwahren. Der Einfache Sauerhonig ist ca. 1 bis 1,5 Jahre haltbar.

Magst du deinen Sauerhonig lieber süßer oder saurer, dann verändere einfach das Mischverhältnis von Honig und Essig.
Sauer: 250 g Essig, 250 g Honig,
Sehr sauer: 500 g Essig, 250 g Honig
Süß: 500 g Honig, 125 g Essig

Wenn du eine Prise Salz dazugibst, erhältst du ein besonders gutes Isotonikum für den Sport.

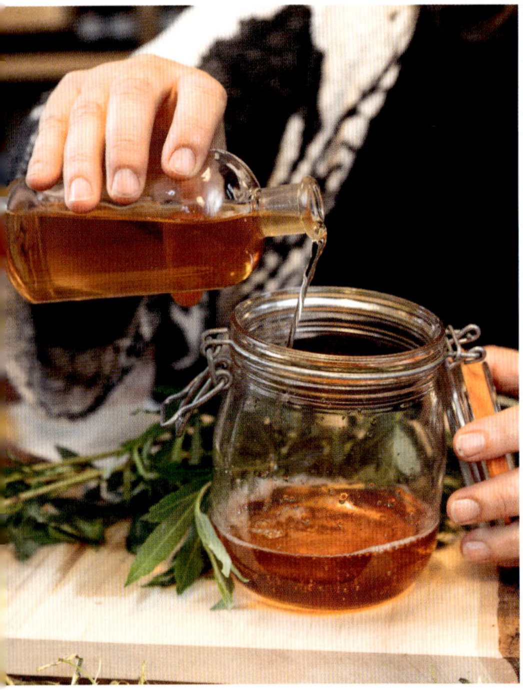

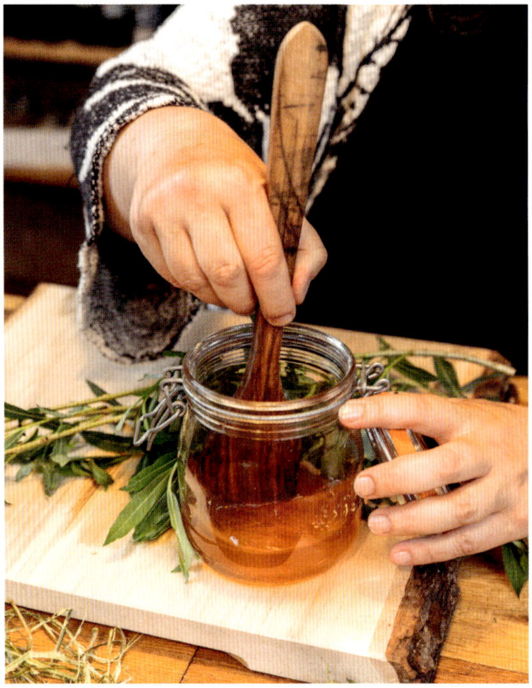

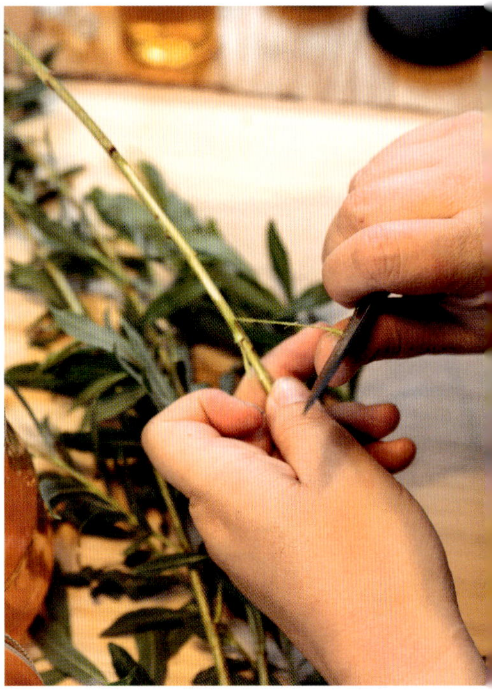

VERWENDUNG & EINNAHME VON SAUERHONIG

Unverdünnt

- Löffel- oder stamperlweise als Krafttrunk und Stärkungsmittel
- 1/2 Stunde vor der Mahlzeit
  Kinder 1 Teelöffel, Erwachsene 1 Esslöffel bei Bedarf
- oder als Kur täglich 3 Wochen, 1 Woche Pause
- Nach der Pause kann bei Bedarf die Kur fortgesetzt werden.

Gemischt

- 1:10 mit Wasser oder Mineralwasser
- ein Glas oder einen halben Liter über den Tag verteilt trinken bei Bedarf
- oder als Kur täglich 3 Wochen, 1 Woche Pause
- Nach der Pause kann bei Bedarf die Kur fortgesetzt werden.

Küche

- Würze oder Marinade für Salate oder Saucen

Äußerlich

- Als Auflagen 1:2 verdünnt mit Wasser oder Tee

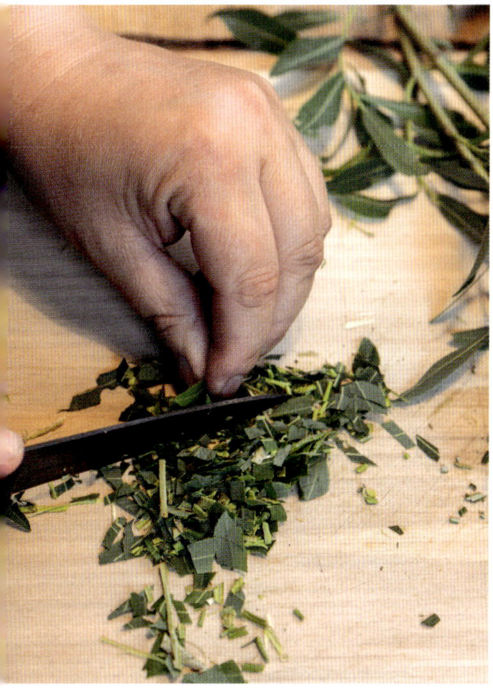

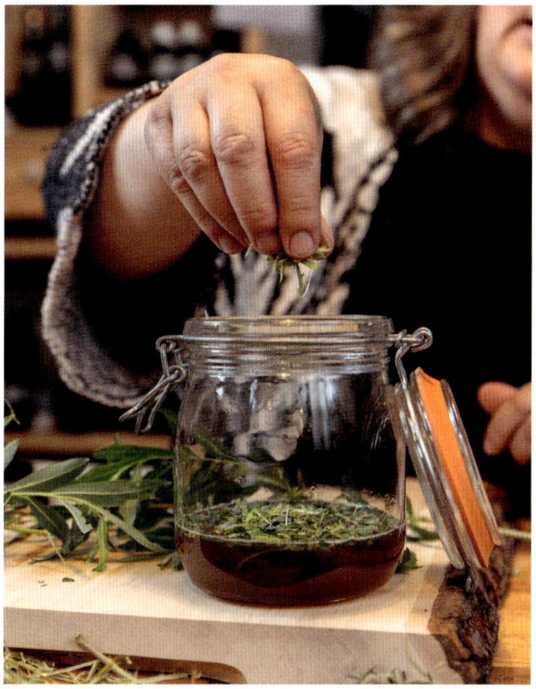

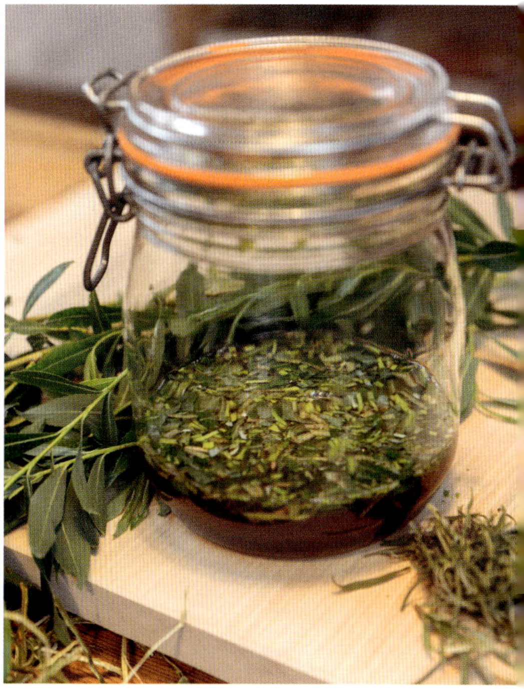

Wein

Zutaten:
+ 1 Handvoll Kraut oder Blüten
+ 0,7 l Rot- oder Weißwein

1. Pflanzen klein schneiden und mit dem Wein in einem Glas ansetzen.
2. Die Pflanzen sollten dabei gut bedeckt sein.
3. Für ca. 10 Tage stehen lassen.
4. Dann abseihen und in saubere Flaschen füllen.
5. Beschrifte diese mit Inhalt, Datum und Menge und verwahre sie.
6. Bei Bedarf bis zu drei Stamperl täglich trinken.

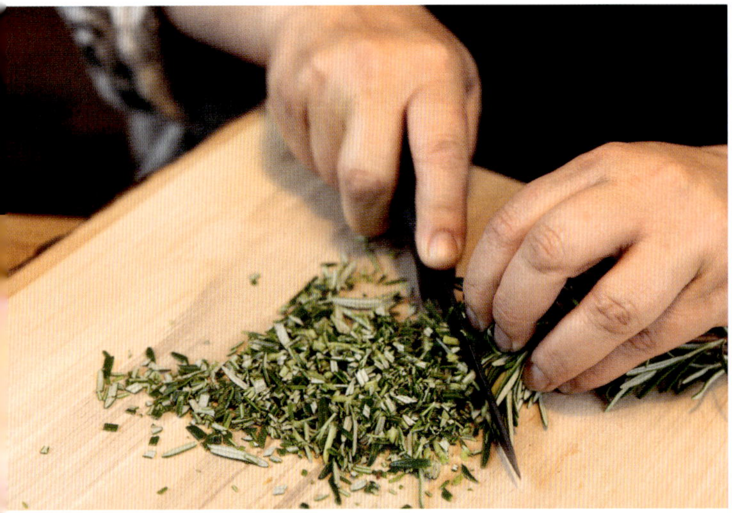

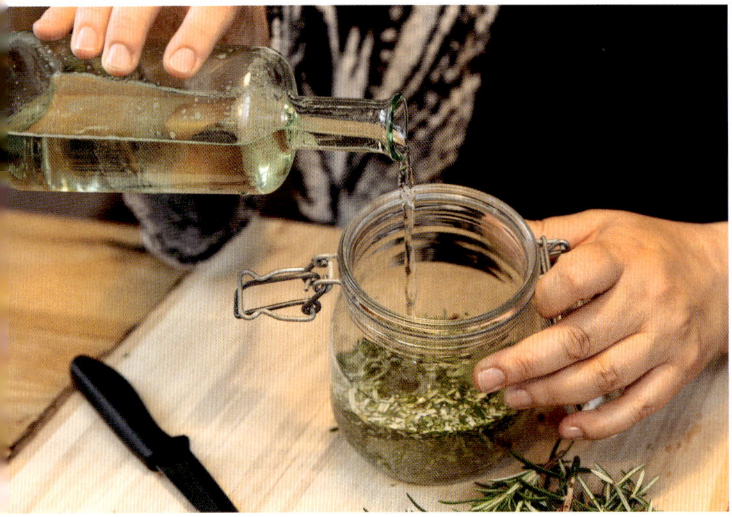

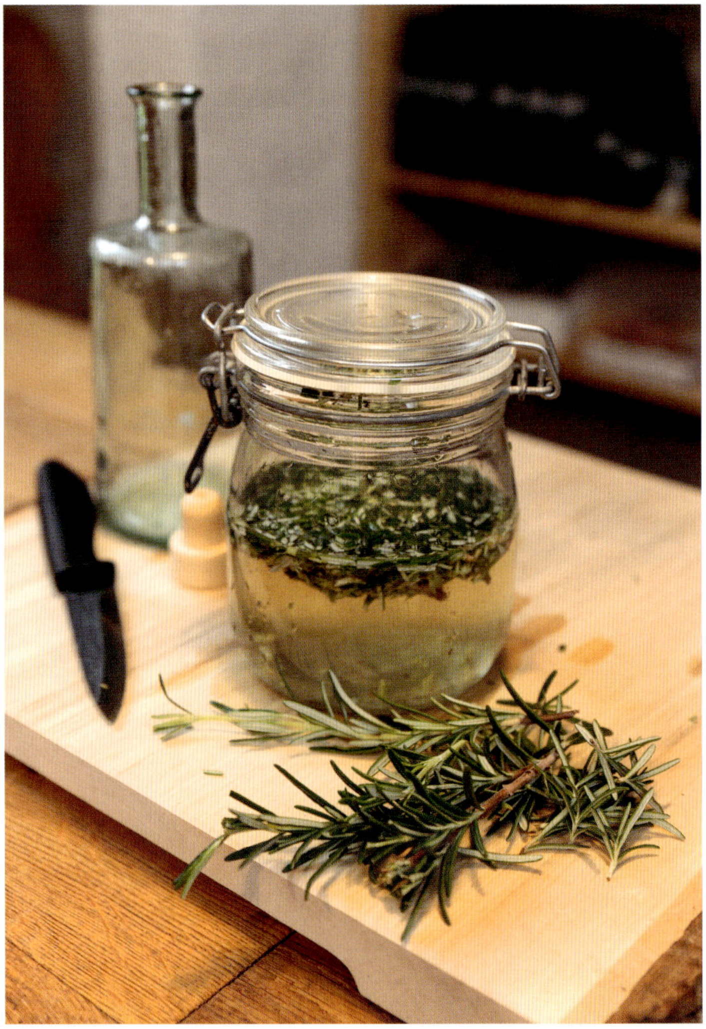

Räuchern

Das Räuchern ist eine sehr alte, weltweit verbreitete Praxis, die für medizinische Zwecke, zur Konservierung, als hygienische Maßnahme, religiöse Opferhandlung oder zu energetischen Zwecken angewendet wird oder wurde. Beim Vorgang des Räucherns verglühen pflanzliche Materialien, die auf glühender Kohle Rauch, Duft- und Wirkstoffe an die Umgebung abgeben.

ANWENDUNGSGEBIETE

- **Ritual zum Schutz**
  Traditionell begleiten Räucherungen Rituale, die zu bestimmten Zeiten (zum Beispiel in den Rauhnächten oder bei Gewittern) durchgeführt werden bzw. wurden, um Haus und Hof vor negativen Ereignissen zu schützen.
- **Medizin**
  In der konventionellen Medizin spielen Räucherungen heute kaum mehr eine Rolle, da sich die Krankheitskonzepte, Erklärungsmodelle und Lebensumstände geändert haben. In den Alpen

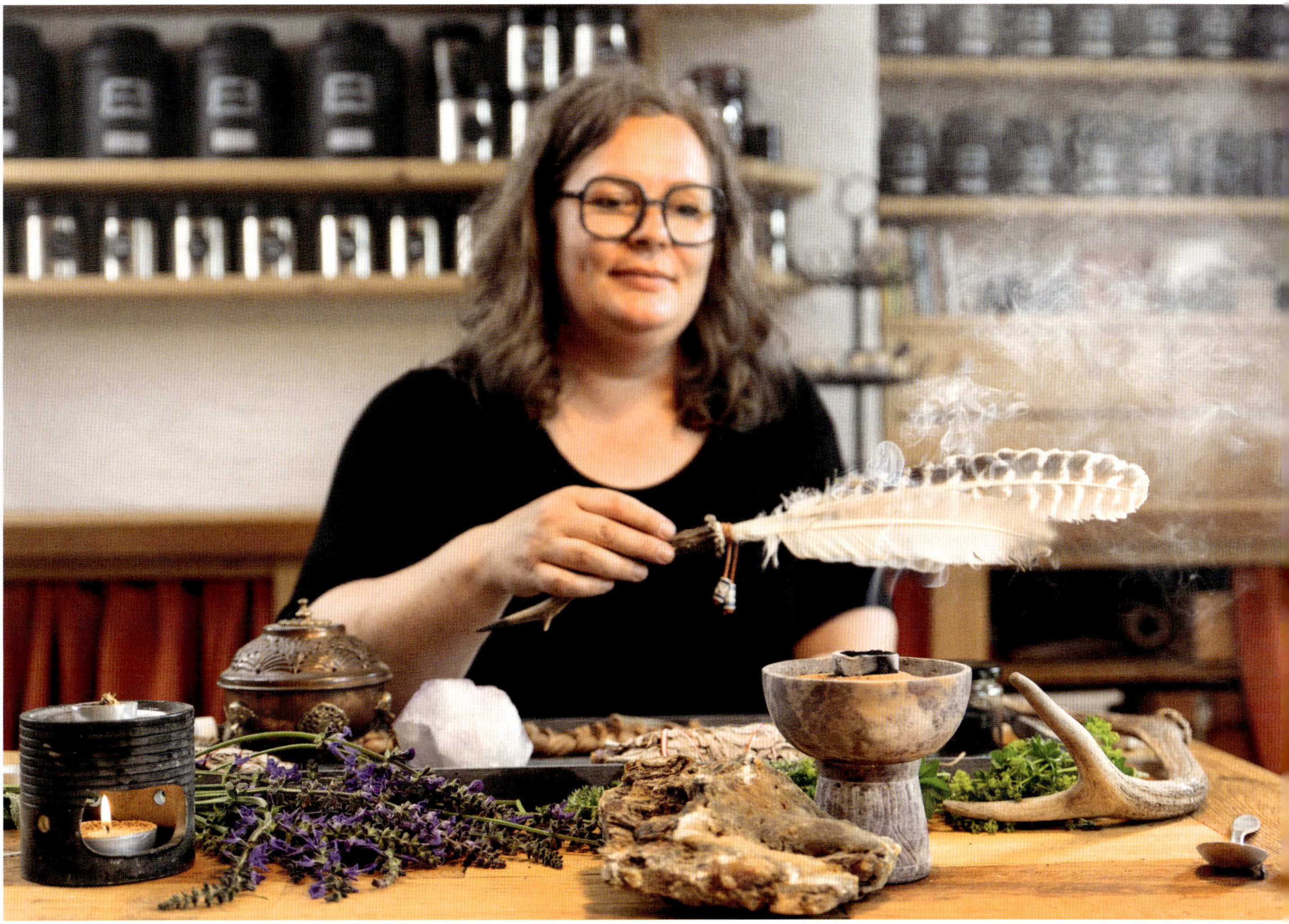

war und ist es jedoch immer noch eine gängige Praxis, Stall und Haus auszuräuchern, um sich vor Krankheiten zu schützen.

- **Energetische Reinigung**
  Es werden energetische Wohnraumreinigungen mit Räuchermitteln im Falle von Unwohlsein, Unglück, häufigen Erkrankungen oder dem Gefühl, dass etwas Fremdes oder nicht Aufgearbeitetes vorhanden ist, durchgeführt.
- **Haltbarmachen von Lebensmitteln**
  wie z. B. Fisch und Fleisch
- **Zeit nehmen / Entspannung**

In den Alpen räucherten unsere Ahnen zu den keltischen Jahreskreisfesten und später zu den christlichen Festtagen sowie zu allen wichtigen Gelegenheiten des Lebens wie Tod oder Geburt. Mit dem Rauch von Beifuß, Meisterwurz und Alantwurzel wurden Hof und Stall desinfiziert. Auch Paracelsus empfahl das Räuchern zur Desinfektion bei Krankheiten und Seuchen wie der Pest.

Um sich vor Unwettern zu schützen, wurde der Kräuterbuschen verräuchert, welcher zu Maria Himmelfahrt aus regional unterschiedlichen Kräutern gebunden wurde. Druiden und Schamanen nutzten und nutzen die Wirkung bestimmter Pflanzen zur Weissagung.

RÄUCHERN MIT DER KOHLE

Zum Räuchern mit der Kohle werden folgende Zutaten benötigt:

- Feuerfestes Räuchergefäß
- Räucherkohle oder Kohle aus dem Ofen
- Zange zum Halten der Kohle
- Sand (Kein Vogelsand! Dieser ist chemisch behandelt!)
- Mörser zum Zerkleinern des Räucherwerkes
- Feder zum Verteilen des Rauches
- Räucherwerk von guter Qualität

UND SO GEHTS:

Ca. die Hälfte bis Dreiviertel der Schale wird mit Sand gefüllt, dieser dient als Isolation gegen die Hitze. Nun die Räucherkohle mit der Zange über eine Kerze halten, so dass die Kante der Kohle in die Flamme zeigt. Die Kohle ist selbstzündend: Nach ein paar Sekunden sieht man einen Glutfunken durch die Kohle laufen. Die Räucherkohle auf den Sand legen und gut durchglühen lassen. Erst wenn die Kohle außen gräulich oder weiß ist, das Räucherwerk darauflegen. Dazu das ausgewählte Räucherwerk etwas zerkleinern; Harze sollten gemörsert sein.

Eine Messerspitze des Räucherwerks auf die glühende Kohle legen und mit der Feder den Rauch fächeln, damit er sich im Raum gut verteilt. Die Koh-

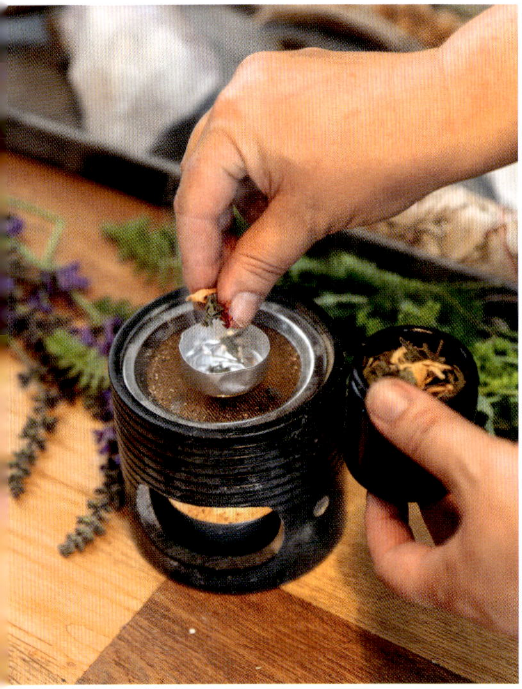

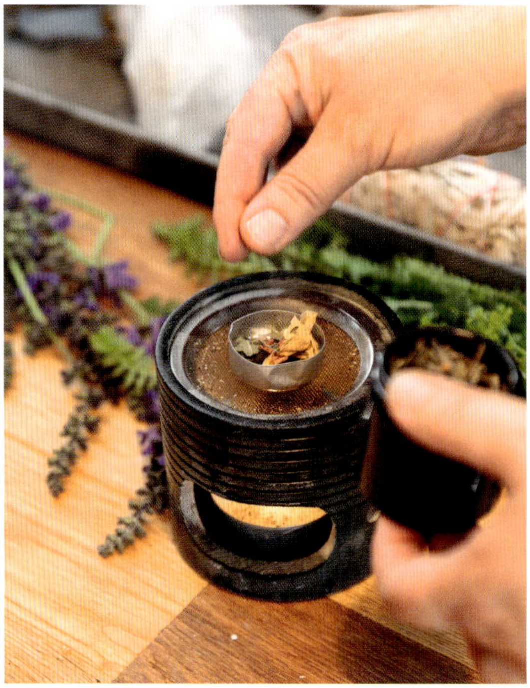

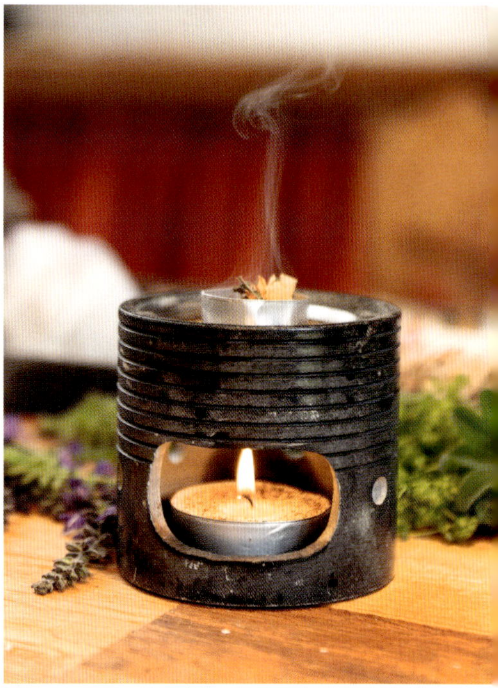

le wird sehr heiß, ca. 800 °C. Das führt dazu, dass das Räucherwerk schnell verbrennt. Das verkohlte Räucherwerk immer gleich von der Kohle entfernen. Je nach gewünschter Duft- und Rauchstärke weiteres Räucherwerk auflegen.

Das Räuchern mit Kohle empfiehlt sich für das energetische Reinigen von Räumen und Aura und für Rituale und Zeremonien. Eine Hausräucherung sollte immer mit Kohle durchgeführt werden. Der Rauch neutralisiert schwere, dichte Energien.

RÄUCHERN AUF DEM STÖVCHEN

Das Stövchen ist eine moderne Errungenschaft des Räucherns. Hier wird die Räucherware auf ein Edelstahlsieb aufgelegt. Durch die Hitze des darunter stehenden Teelichtes lösen sich sanft die Duftstoffe aus dem Räucherwerk. Dabei entsteht kein oder kaum Rauch, im Gegensatz zum Räuchern auf Kohle. Diese Methode ist sehr unkompliziert in der Anwendung. Je nach Räucherwerk kann das entspannend, belebend, zentrierend usw. wirken.
Tipp: Gib ein altes, leeres Teelicht auf das Sieb des Stövchens um Harze und Pflanzen hineinzugeben. So bleibt das Sieb sauber und es besteht nicht die Gefahr, dass etwas Feuer fängt!

HAUSRÄUCHERUNG

Das Ausräuchern von Wohnräumen und Ställen gehört zur ältesten Anwendung des Räucherns von Kräutern und Harzen auf Kohle. In ländlichen Gebieten wird diese uralte Praxis noch heute vor allem an Weihnachten angewandt, um Krankheiten zu bannen und gleichzeitig Haus und Stall zu schützen und zu segnen. Heute erinnern sich immer mehr Menschen wieder an diese Tradition.

Gehen Sie das Haus von unten nach oben ab und räuchern Sie in jedem Raum gut (auch in den Ecken), umkreisen Sie anschließend das Haus im Uhrzeigersinn. Verwenden Sie hierzu eine reinigende Räuchermischung. Lüften Sie dann die Räume gut durch und wiederholen Sie den Vorgang mit einer harmonisierenden Räuchermischung.

Lassen sie das Stövchen mit brennendem Teelicht oder die heiße Kohle nie unbeaufsichtigt!

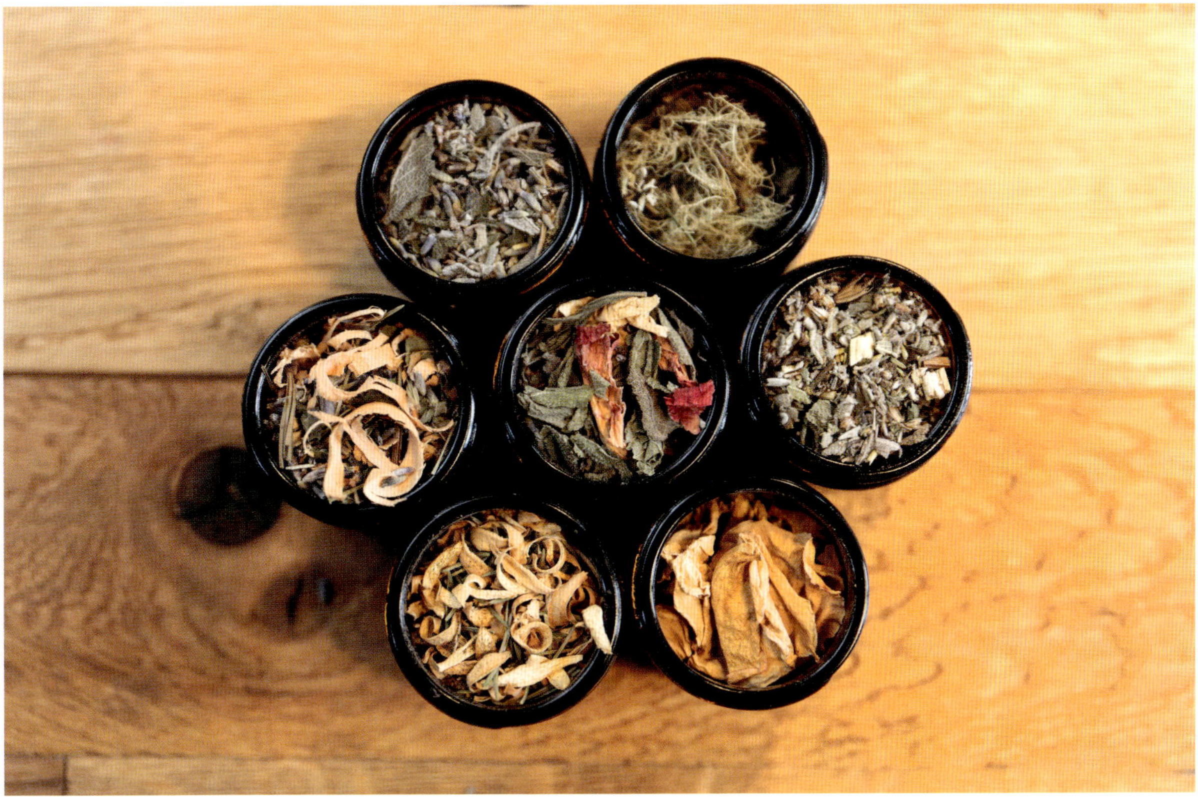

LITERATURVERZEICHNIS

Abraham Hartwig, Thinnes Inge – Hexenkraut und Zaubertrank, Freund, 1997

Achmüller Arnold – Alpenmedizin, Raetia Verlag, Gebundene Ausgabe – 30. September 2018

Achmüller Arnold – Wickel, Salben und Tinkturen: Das Kräuterwissen der Bauerndoktoren in den Alpen, Raetia Verlag, 2016

Ausserer Oskar – Volksmedizin in Tirol. Ein EU Interreg-II-Projekt, 2001

Bader, Marlis – Räuchern mit heimischen Kräutern. Anwendung, Wirkung und Rituale im Jahreskreis. Kösel, München, 2003

Buchart Karin, Wiegele Miriam – Die Naturapotheke, Servus Verlag, 2016

Courtenay Elfi – Rauhnächte. Die geheimnisvolle Zeit zwischen den Jahren. Heyne, München, 2013

Dioskurides Pedanios – De materia medica, 1. Jhd. n. Chr., Übersetzung von Julius Berendes, 1902

Dörler, Gerhard – Alt-Tiroler Naturapotheke. Wirksame Rezepte aus acht Jahrhunderten, Pinguin Verlag, 1986

Düll Ruprecht, Kutzelnigg Herfried – Taschenlexikon der Pflanzen Deutschlands und angrenzender Länder: Die häufigsten mitteleuropäischen Arten im Portrait, Verlag: Quelle & Meyer; 7. Auflage 2013

Fischer-Rizzi, Susanne – Blätter von Bäumen: Legenden, Mythen, Heilanwendung und Betrachtung von einheimischen Bäumen. Zeichn. von Peter Ebenhoch u. Fotos v. Ursula Graubner. München: Hugendubel, 5. korr. Aufl. 1992

Fleischhauer, Steffen Guido, Jürgen Guthmann, Roland Spiegelberger – Enzyklopädie Essbare Wildpflanzen. 2000 Pflanzen Mitteleuropas, AT Verlag, 1. Auflage 2013

Götting Ferdinand, Pflanzenbilder aus den Alpen, 1938

Größing, Sigrid-Maria, Das Arzneimittelbuch der Philippine Welser: eine kritische Untersuchung der Ambraser Handschrift, Salzburg, Univ., Diss., 1992

Größing, Sigrid-Maria, Die Heilkunst der Philippine Welser, Sankt Ulrich Verlag, 1998

Heepen, Günther H., Das Heilwissen der Hildegard von Bingen, Gräfe und Unzer Verlag, 2015

Hirsch Sigrid und Grünberger Felix, Die Kräuter in meinem Garten, Freya Verlag, 2014

Hofer Rudolf (Hrsg.), Die Alpen. Einblicke in die Natur, alpine space - man & environment: vol. 9, iup • innsbruck university press, 2009, Christian Zidorn – Heilpflanzen in den Alpen

Johanneum Research Institut für Nichtinvasive Diagnostik, Evaluation der Auswirkungen eines Zirbenholzumfeldes auf Kreislauf, Schlaf, Befinden und vegetative Regulation, 2002/03

Merhart, Nenna von, Bauerndökter und Heiler in Tirol, Tyrolia, 1988

Nedoma, Gabriela, Oxymel, Das große Buch vom OXYMEL - Medizin aus Honig und Essig, Aesculus Verlag (Nova MD); 2019

Nembt Kranwetöhll Und Regenwürmb. Hausarzneibuch der Susanna von Tobar Gutsherrin auf Enzesfeld 1565, Niederösterreichisches Pressehaus, 1. Auflage 1984

Obwegs, Anna C., Volksmedizin und Magie im Mittelalter und in der frühen Neuzeit: Heilkräuter und Zauberpflanzen, 1994, Univ. Angaben, Innsbruck, Univ., Dipl.-Arb., 1994

Prevedel, Mag. Walter Erich, Die Hausmittel- und Heilrezeptsammlung des Tiroler Bauerndoktors Anton Auer im Vergleich mit der Encyklopädie der Volksmedicin des Arztes Georg Friedrich Most, Universität Wien, 2011

Schlifni Ignaz, Schlag nach über Heilpflanzen, Ennsthaler Verlag, 2013

Süßmuth Astrid, Lexikon der Alpenheilpflanzen: Heilkunde und überliefertes Wissen, AT Verlag, 2013

Thoma Erwin, Moser Maximilian, Die sanfte Medizin der Bäume: Gesund leben mit altem und neuem Wissen, Verlag: Servus; Auflage: 1. Aufl., 5. April 2014

Wagners Jacob Christoph, Heylsame Hauß-Apotecken, Innsbruck, 1714

https://olionatura.de

Solothurn, Zentralbibliothek, Cod. S 386, Vorderseite – Medizinische Sammelhandschrift http://www.e-codices.ch/de/zbs/S-0386/bindingA/0/Sequence-1119

FOTOS

Pflanzenillustrationen: www.biolib.de
S. 9: Hieronymus Bock, Kräuterbuch, Quelle: Wikipedia
S. 10: E-codices – Virtual Manuscript Library of Switzerland (Public Domain)
S. 11: Philippine Welser, Quelle: Wikipedia
S. 14 bis 238: Michaela Thöni-Kohler (mit Ausnahme von S. 42 und 189 aus dem Archiv Tyrolia, S. 95 oben, 199 von Kary Wilhelm, S. 24, 137 von Bert Heinzlmeier und S. 50 unten, 51, 91, 108 von Johannes Kernmayer)
S. 242 bis 263: Kary Wilhelm

Fotos Umschlag: AdobeStock (Vorderseite), Kary Wilhelm (Rückseite rechts und links), Michaela Thöni-Kohler (Rückseite Mitte)

BEZUGSQUELLEN

www.zammerkraeuterhex.com
Kräuter, Tees, Tinkturen, Kräutersalz, Räucherwerk, Liköre, Eingekochtes und vieles mehr

Tiroler Imkergenossenschaft
Innsbruck, Meraner Straße 2
Tel. 0512 582383, info@tirolerbienenladen.at
Imst, Meraner Straße 8
imst@tirolerbienenladen.at
Bienenwachs, Gläser und vieles mehr

www.kraeuterundgeist.at

www.giggus.at
Traditionelle Schnäpse

www.seit1887.de
Kräuterhaus – Kräuter, Tees, Gewürze

www.bergila.com
Ätherische Öle, regional produziert

VERZEICHNIS DER ANWENDUNGSMÖGLICHKEITEN

Abwehrkräfte Engelwurz, Gundelrebe, Heublumen, Holunder, Hundsrose, Karde, Latsche, Linde, Meisterwurz, Melisse, Mistel, Sonnenhut

Angstzustände Ackerschachtelhalm, Baldrian, Hopfen, Hundsrose, Johanniskraut, Lavendel, Melisse, Thymian, Veilchen (Duftendes)

Antibakteriell Melisse, Zwiebel

Aphrodisierend Arnika, Baldrian, Hauswurz

Arteriosklerose Rosskastanie

Augenleiden Augentrost, Hundsrose

Bauchschmerzen Edelweiß, Sanikel, Schafgarbe

Beruhigung Baldrian, Hopfen, Labkraut (Echtes), Lavendel, Melisse, Stiefmütterchen (Wildes), Veilchen (Duftendes), Walderdbeere, Weißdorn, Zirbe

Blähungen Blutwurz, Engelwurz, Enzian, Linde, Mädesüß, Mutterwurz, Rosmarin, Schafgarbe

Blasenentzündung Ackerschachtelhalm, Beifuß, Brennessel, Preiselbeere, Taubnessel (Weiße), Veilchen (Duftendes), Wacholder

Blasenschmerzen Malve (Wilde)

Blasenschwäche Gundelrebe, Schafgarbe

Blutdruckprobleme Linde, Meisterwurz, Mistel, Walderdbeere, Weißdorn, Zwiebel

Blutergüsse Beinwell, Gänsefingerkraut, Honigklee, Salomonssiegel, Sanikel

Borreliose Karde (Wilde)

Cholesterin Blaubeere, Edelweiß, Ehrenpreis, Linde, Salbei, Zwiebel

Depressionen Alant, Baldrian, Echtes Labkraut (Echtes), Himmelschlüssel, Johanniskraut, Königskerze, Lavendel, Stinkender Storchenschnabel

Durchblutung Enzian, Fichte, Heublumen, Honigklee, Kapuzinerkresse, Linde, Nussbaum, Pfefferminze, Rosmarin, Rosskastanie, Weißdorn, Zirbe

Durchfall Blaubeere, Blutwurz, Frauenmantel, Linde, Rosskastanie, Schafgarbe, Stinkender Storchenschnabel, Walderdbeere

Entzündungen Ackerschachtelhalm, Arnika, Beifuß, Blutwurz, Echte Goldrute, Edelweiß, Gänsefingerkraut, Gundelrebe, Heublumen, Karde, Lärche, Malve (Wilde), Mistel, Preiselbeere, Salomonsiegel, Spitzwegerich, Ringelblume, Rotklee, Rosskastanie, Salbei, Sonnenhut, Taubnessel (Weiße), Veilchen (Duftendes), Walderdbeere, Weide, Wermut, Zirbe

Erkältung Fichte, Föhre, Frauenmantel, Gundelrebe, Heublumen, Kapuzinerkresse, Latsche, Mädesüß, Rosskastanie, Silberdistel, Stiefmütterchen (Wildes), Wacholder, Zirbe

Erschöpfung Gundelrebe, Wermut

Fieber Enzian, Gänsefingerkraut, Heublumen, Holunder, Honigklee, Löwenzahn, Mädesüß, Malve (Wilde), Meisterwurz, Mutterwurz, Spitzwegerich, Stiefmütterchen (Wildes), Walderdbeere, Weide

Fieberblasen Melisse, Stinkender Storchenschnabel, Wundklee

Gallenblase Karde (Wilde), Löwenzahn, Rosmarin, Walderdbeere, Wermut

Gedächtnis Augentrost, Blaubeere, Edelweiß, Ehrenpreis, Rosmarin

Gelenkschmerzen Ackerschachtelhalm, Enzian, Latsche, Wacholder, Zirbe

Gicht Alpenrose, Baldrian, Beinwell, Brennnessel, Echte Goldrute, Engelwurz, Fichte, Gundelrebe, Heublumen, Himmelschlüssel, Karde (Wilde), Mädesüß, Stiefmütterchen (Wildes), Walderdbeere, Weide, Wurmfarn

Gliederschmerzen Gundelrebe, Löwenzahn, Rosmarin, Veilchen (Duftendes)

Grippe Holunder, Linde, Mädesüß, Weide

Halsschmerzen Alpenrose, Ehrenpreis, Fichte, Frauenmantel, Holunder, Königskerze, Ringelblume, Salbei, Wacholder, Zwiebel

Harnwegserkrankungen und -infekte Ackerschachtelhalm, Birke, Brennnessel, Goldrute (Echte), Kapuzinerkresse, Pestwurz, Preiselbeere, Wacholder

Haut(erkrankungen) Birke, Blaubeere, Blutwurz, Ehrenpreis, Gänseblümchen, Gundelrebe, Hauswurz, Heublumen, Holunder, Huflattich, Hundsrose, Isländisches Moos, Kapuzinerkresse, Karde (Wilde), Labkraut (Echtes), Linde, Mädesüß, Melisse, Ringelblume, Rosskastanie, Salbei, Sanikel, Schafgarbe, Silberdistel, Stiefmütterchen (Wildes), Stinkender Storchenschnabel, Taubnessel (Weiße), Thymian, Veilchen (Duftendes), Walderdbeere, Wermut

Heiserkeit Augentrost, Königskerze, Vogelbeere

Herzbeschwerden Hundsrose, Melisse, Nussbaum, Stinkender Storchenschnabel, Weißdorn

Herzrhythmusstörungen Nussbaum

Husten Ackerschachtelhalm, Alant, Alpenrose, Ehrenpreis, Engelwurz, Fichte, Gänseblümchen, Gänsefingerkraut, Himmelschlüssel, Holunder, Huflattich, Isländisches Moos, Knabenkraut, Königskerze, Lärche, Latsche, Linde, Malve (Wilde), Mutterwurz, Pestwurz, Pfefferminze, Preiselbeere, Rosskastanie, Rotklee, Salbei, Sanikel, Spitzwegerich, Stiefmütterchen (Wildes), Thymian, Veilchen (Duftendes), Vogelbeere, Wacholder, Wundklee, Zirbe, Zwiebel

Insektenstiche Ehrenpreis, Gänseblümchen, Hauswurz, Pestwurz, Spitzwegerich, Zwiebel

Ischias Ackerschachtelhalm, Heublumen

Koliken Schafgarbe

Kopfschmerzen Augentrost, Gänseblümchen, Heublumen, Honigklee, Hundsrose, Karde (Wilde), Mädesüß, Melisse, Pfefferminze, Rosmarin, Spitzwegerich, Stiefmütterchen (Wildes), Stinkender Storchenschnabel, Thymian, Veilchen (Duftendes), Weide, Wurmfarn

Krämpfe Gänsefingerkraut, Heublumen, Honigklee, Labkraut (Echtes), Melisse, Pestwurz, Ringelblume, Wundklee, Wurmfarn

Lungenleiden Alpenrose, Alant, Blaubeere, Engelwurz, Föhre, Huflattich, Isländisches Moos, Königskerze, Lärche, Sonnenhut, Veilchen (Duftendes)

Magen- oder Darmschleimhautentzündungen Knabenkraut, Veilchen (Duftendes)

Magenblutungen Hirtentäschel

Magen-Darm-Beschwerden Alant, Alpenrose, Augentrost, Beifuß, Blaubeere, Blutwurz, Edelweiß, Engelwurz, Enzian, Gänsefingerkraut, Hopfen, Karde (Wilde), Knabenkraut, Königskerze, Latsche, Linde, Malve (Wilde), Meisterwurz, Melisse, Mutterwurz, Nussbaum, Ringelblume,

Sanikel, Schafgarbe, Silberdistel, Thymian, Wacholder, Weiße Taubnessel, Wermut

Magengeschwüre Honigklee, Nussbaum, Wermut

Magenkrämpfe Gänsefingerkraut, Pfefferminze, Rosmarin

Menstruationsbeschwerden Alant, Gänsefingerkraut, Gundelrebe, Hundsrose, Melisse, Mistel, Mutterwurz, Preiselbeere, Ringelblume, Rotklee, Schafgarbe (ausbleibende Menstruation), Stinkender Storchenschnabel, Thymian, Weiße Taubnessel, Wermut

Muskelkater Gänseblümchen, Latsche

Muskelschmerzen Enzian, Föhre, Johanniskraut, Pfefferminze, Rosmarin, Zirbe

Nervenschmerzen Engelwurz, Föhre, Malve (Wilde)

Ödeme Birke

Ohrenschmerzen Heublumen, Honigklee, Königskerze, Rosmarin, Spitzwegerich, Stinkender Storchenschnabel, Zwiebel

PMS Frauenmantel

Potenz Brennnessel, Enzian, Knabenkraut, Meisterwurz, Silberdistel, Zwiebel

Prellungen Arnika, Beinwell, Holunder, Honigklee, Johanniskraut, Kapuzinerkresse

Prostata Brennnessel, Nussbaum

Quetschungen Arnika, Gänseblümchen, Hauswurz, Ringelblume, Salomonssiegel

Regelblutung, Regulierung Frauenmantel, Gänseblümchen, Hirtentäschel

Rheuma Ackerschachtelhalm, Alpenrose, Arnika, Beinwell, Birke, Brennnessel, Echte Goldrute, Edelweiß, Engelwurz, Enzian, Fichte, Föhre, Gundelrebe, Heublumen, Himmelschlüssel, Holunder, Honigklee, Karde (Wilde), Latsche, Mädesüß, Mistel, Nussbaum, Pfefferminze,Preiselbeere, Rosskastanie, Rotklee, Stiefmütterchen (Wildes), Thymian, Veilchen (Duftendes), Wacholder, Walderdbeere, Weide, Wermut, Wurmfarn

Schlafstörungen Baldrian, Honigklee, Hopfen, Johanniskraut, Lavendel, Melisse, Weißdorn, Zirbe

Schmerzen (allgemein) Fichte, Goldrute (Echte), Heublumen, Kapuzinerkresse, Karde (Wilde), Lavendel, Mädesüß, Pfefferminze, Salomonssiegel, Veilchen (Duftendes), Wacholder, Weide, Wurmfarn, Zirbe

Schnupfen Kapuzinerkresse, Latsche, Mutterwurz

Sodbrennen Alant, Mädesüß, Wermut

Stärkung Alant, Brennnessel, Enzian, Holunder, Hundsrose, Isländisches Moos, Kapuzinerkresse, Knabenkraut, Meisterwurz, Silberdistel, Wermut

Stoffwechsel Birke, Gänseblümchen, Gundelrebe, Heublumen, Löwenzahn, Mistel, Stiefmütterchen (Wildes), Vogelbeere, Wermut, Wundklee

Traurigkeit Königskerze

Übelkeit Pfefferminze, Zirbe

Venenprobleme Beinwell, Honigklee, Ringelblume, Rosmarin, Rosskastanie

Verbrennungen Ehrenpreis, Holunder, Johanniskraut

Verdauungsprobleme Alant, Beifuß, Blaubeere, Blutwurz, Edelweiß, Engelwurz, Enzian, Hopfen, Isländisches Moos, Latsche, Lavendel, Meisterwurz, Mistel, Nussbaum, Pfefferminze, Rosmarin, Silberdistel, Vogelbeere, Wacholder, Wermut, Zwiebel, Thymian

Verspannungen Gänseblümchen, Latsche, Johanniskraut

Verstauchungen Beinwell, Enzian, Gänseblümchen, Hauswurz, Holunder, Johanniskraut, Ringelblume, Wurmfarn

Verstopfung Blaubeere, Linde, Mutterwurz, Walderdbeere

Völlegefühl Engelwurz, Enzian, Latsche, Mädesüß, Rosmarin, Wermut

Wadenkrämpfe Honigklee

Wallungen Linde, Rotklee

Wechseljahrbeschwerden Frauenmantel, Heublumen, Hirtentäschel, Hopfen, Johanniskraut, Linde, Melisse, Mistel, Rotklee, Salbei

Weißfluss Mutterwurz, Ringelblume, Taubnessel (Weiße)

Wundheilung Ackerschachtelhalm, Beinwell, Ehrenpreis, Enzian, Fichte, Föhre, Frauenmantel, Gänseblümchen, Goldrute (Echte), Gundelrebe, Hauswurz, Hirtentäschel, Honigklee, Huflattich, Johanniskraut, Kapuzinerkresse, Karde (Wilde), Königskerze, Echtes Labkraut, Lärche, Linde, Malve (Wilde), Meisterwurz, Mutterwurz, Pestwurz, Ringelblume, Salomonssiegel, Sanikel, Schafgarbe, Sonnenhut, Spitzwegerich, Stinkender Storchenschnabel, Thymian, Walderdbeere, Wermut, Wundklee, Zirbe

Zahnschmerzen Heublumen, Pfefferminze

Zellerneuerung Beinwell, Birke

Zerrungen Beinwell, Johanniskraut

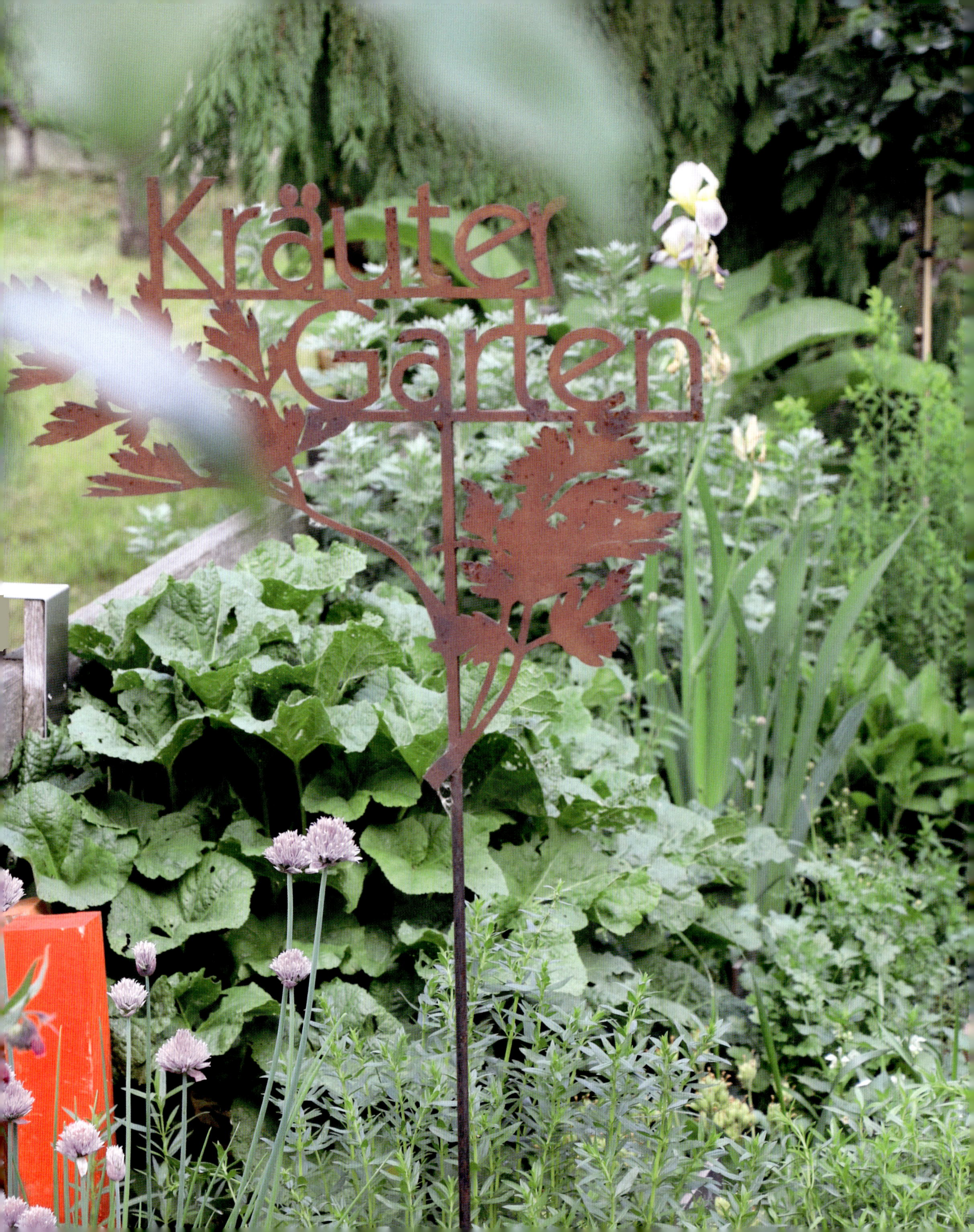
Kräuter
Garten

DIE AUTORIN

Mag.a phil. Michaela Thöni-Kohler, geboren 1975, aufgewachsen im Tiroler Oberland, wo sie mit ihrer Familie heute lebt. Seit 1998 als Kommunikations-Designerin tätig. Den Grundstein für ihr Interesse an Heilpflanzen legte vor Jahren ihr Großvater. Seit der Ausbildung zur Kräuterexpertin ist ihre Freude daran ungebrochen. Seit vielen Jahren gibt sie ihr erworbenes Wissen über Wildkräuter und Heilpflanzen bei individuell abgestimmten Kursen, Seminaren, Workshops und Vorträgen weiter. Mehr Infos unter www.zammerkraeuterhex.com

WICHTIGER HINWEIS:

Die in diesem Buch angeführten möglichen Heilwirkungen von Pflanzen und Zubereitungen sind nicht als ärztliche Handlungsempfehlungen zu verstehen und ersetzen keinesfalls die fachliche Beratung durch einen Arzt oder Apotheker. Für allfällige Schäden wird keine Haftung übernommen.

FSC www.fsc.org MIX Papier aus verantwortungsvollen Quellen FSC® C014138

Nachhaltige Produktion ist uns ein Anliegen; wir möchten die Belastung unserer Mitwelt so gering wie möglich halten. Über unsere Druckereien garantieren wir ein hohes Maß an Umweltverträglichkeit: Wir lassen ausschließlich auf FSC®-Papieren aus verantwortungsvollen Quellen drucken, verwenden Farben auf Pflanzenölbasis und Klebestoffe ohne Lösungsmittel. Wir produzieren in Österreich und im nahen europäischen Ausland, auf Produktionen in Fernost verzichten wir ganz.

Mitglied der Verlagsgruppe „engagement"

2025

Exlgasse 20, A-6020 Innsbruck
Umschlaggestaltung: Tyrolia-Verlag, Innsbruck
Layout und digitale Gestaltung: Tyrolia-Verlag, Innsbruck
Druck und Bindung: FINIDR, Tschechien
ISBN 978-3-7022-4272-5
E-Mail: buchverlag@tyrolia.at
Internet: www.tyrolia-verlag.at

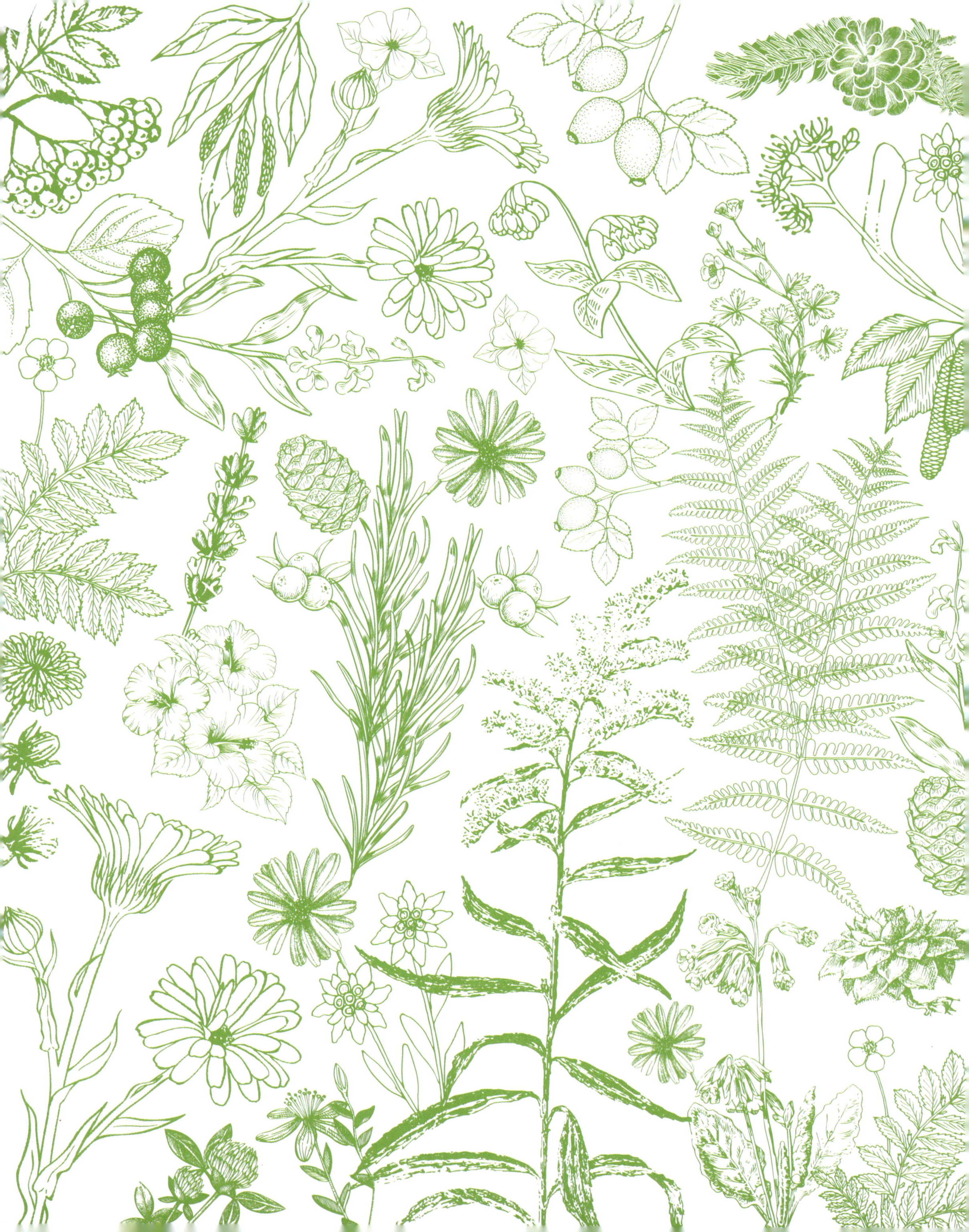